临床检验质量指标
——室内质量控制和室间质量评价

主　编　王　薇

副主编　杜雨轩

主　审　王治国

编　者　（按姓氏笔画排序）

王　薇（北京医院　国家卫生健康委临床检验中心）

王治国（北京医院　国家卫生健康委临床检验中心）

刘佳丽（北京医院　国家卫生健康委临床检验中心）

杜雨轩（北京医院　国家卫生健康委临床检验中心）

李婷婷（广东省中医院）

何书康（北京协和医学院）

张传宝（北京医院　国家卫生健康委临床检验中心）

张诗诗（厦门大学附属中山医院）

张建平（首都医科大学附属北京朝阳医院）

赵海建（北京医院　国家卫生健康委临床检验中心）

胡丽涛（中南大学湘雅医院）

段　敏（安徽医科大学第一附属医院）

黄钰竹（武汉大学人民医院）

康凤凤（浙江省人民医院　浙江省临床检验中心）

章晓燕（浙江大学医学院附属第一医院）

人民卫生出版社

图书在版编目（CIP）数据

临床检验质量指标.室内质量控制和室间质量评价 /
王薇主编 . —北京：人民卫生出版社，2020
ISBN 978–7–117–29999–2

Ⅰ.①临… Ⅱ.①王… Ⅲ.①临床医学 — 医学检验 —
质量指标 Ⅳ.①R446.1

中国版本图书馆 CIP 数据核字（2020）第 079871 号

人卫智网	www.ipmph.com	医学教育、学术、考试、健康，购书智慧智能综合服务平台
人卫官网	www.pmph.com	人卫官方资讯发布平台

临床检验质量指标
——室内质量控制和室间质量评价

主 　编：王　薇
出版发行：人民卫生出版社（中继线 010-59780011）
地 　址：北京市朝阳区潘家园南里 19 号
邮 　编：100021
E - mail：pmph @ pmph.com
购书热线：010-59787592　010-59787584　010-65264830
印 　刷：北京九州迅驰传媒文化有限公司
经 　销：新华书店
开 　本：787 × 1092　1/16　印张：32
字 　数：799 千字
版 　次：2020 年 6 月第 1 版　2024 年 2 月第 1 版第 3 次印刷
标准书号：ISBN 978-7-117-29999-2
定 　价：110.00 元

打击盗版举报电话：010-59787491　E-mail：WQ @ pmph.com
质量问题联系电话：010-59787234　E-mail：zhiliang @ pmph.com

内容提要

本书对临床检验质量指标的室内质量控制和室间质量评价从理论和实践上做了详细的阐述。2015 年,原国家卫生和计划生育委员会组织麻醉、重症医学、急诊、临床检验、病理、医院感染 6 个专业国家级质控中心,制定了相关专业的质控指标(国卫办医函〔2015〕252 号),其中临床检验专业的 15 项质量指标中也有 5 项指标与室内质量控制和室间质量评价相关。虽然有这些文件要求,但目前规范化实验室室内质量控制和开展室间质量评价工作仍需努力。《医疗质量管理办法》(中华人民共和国国家卫生和计划生育委员会令第 10 号)第二十条,医疗机构应当加强医技科室的质量管理,建立覆盖检查、检验全过程的质量管理制度,加强室内质量控制,配合做好室间质量评价工作,促进临床检查检验结果互认。

全书共二十五章,既有室内质量控制和室间质量评价的定义和概念,又有室内质量控制和室间质量评价程序的设计与应用。系统地介绍临床检验定量测定项目性能规范的制定,定量测定项目和定性测定项目室内质量控制程序运行及要求,室间质量评价运行及要求,以及室间质量评价不及格原因如何进行分析等。并详细地介绍了我国室内质量控制和室间质量评价相关质量指标的调查和研究结果。为临床实验室提供了科学可靠、切实定量的指导。

本书主要适用于各级医疗部门从事医学检验的专业人员和相关行政部门的工作人员,也可作为基础医学和临床实验室工作者、管理者和相关的医学教学人员及医学检验学生的参考书。

前　言

由原国家卫生和计划生育委员会颁布的《医疗质量管理办法》第二十条,强调医疗机构应当加强医技科室的质量管理,建立覆盖检查、检验全过程的质量管理制度,加强室内质量控制,配合做好室间质量评价工作,促进临床检查检验结果互认。

严格执行 ISO 15189：2012《医学实验室——质量和能力的专用要求》是临床检验结果质量的重要保证,实验室应在规定条件下进行检验操作以保证检验的质量(5.6.1 总则)。实验室应设计质量控制程序以验证达到预期的结果质量(5.6.2.1 总则),实验室应参加适于相关检验和检验结果解释的实验室间比对计划,如外部质量评价计划或能力验证计划,实验室应监控实验室间比对计划的结果,当不符合预定的评价标准时,应实施纠正措施(5.6.3.1 参加实验室间比对)。当无实验室间比对计划可利用时,实验室应采取其他方案并提供客观证据确定检验结果的可接受性(5.6.3.2 替代方案)。

临床检验室内质量控制和室间质量评价也是《医疗机构临床实验室管理办法》(卫医发〔2006〕73 号)的主要内容。由于开展室内质量控制(IQC)和参加室间质量评价(EQA)是实验室质量管理的重要工作,国内外许多文件都对室内质量控制和室间质量评价的监管提出了要求。2015 年,原国家卫生和计划生育委员会组织麻醉、重症医学、急诊、临床检验、病理、医院感染 6 个专业国家级质控中心,制定了相关专业的质控指标(国卫办医函〔2015〕252 号),其中临床检验专业的 15 项质量指标中有 5 项指标与室内质量控制和室间质量评价相关。在这些文件的推动下实验室对开展室内质量控制和参加室间质量评价更为重视,我们需要努力规范化实验室室内质量控制和室间质量评价工作以提升实验室质量水平。

全书共二十五章,既有室内质量控制和室间质量评价的定义和概念,又有室内质量控制和室间质量评价程序的设计与应用。系统地介绍临床检验定量测定项目性能规范的制定,定量测定项目和定性测定项目,室内质量控制程序运行及要求,室间质量评价运行及要求,以及室间质量评价不及格原因如何进行分析等。并详细地介绍了我国室内质量控制和室间质量评价相关质量指标的调查和研究结果。期望能帮助实验室理解室内质量控制和室间质量评价,并促进相关质量指标的监控。

段敏编写第一章和第二十二章,杜雨轩编写第二章、第十五章和第二十章,张诗诗编写第三章,王薇编写第四章、第十二章、第十九章和第二十四章,胡丽涛编写第六章,康凤凤编写第七章、第八章和第十四章,黄钰竹编写第九章、第十一章和第二十三章,何书康编写第十章,张传宝编写第十三章,李婷婷编写第五章和第十六章,赵海建编写第十七章,张建平编写

第十八章,章晓燕编写第二十一章,刘佳丽编写第二十五章。王治国对全文进行了审核。

　　本书得到国家自然科学基金(87871737)、浙江省医药卫生科技计划项目(2018KY009)、北京市自然科学基金资助项目(7143182)和北京医院课题(BJ-2015-025)的资助。

　　本书的编写目的,是希望能对广大检验人员有所帮助,但由于本人知识水平有限,书中难免存在缺点和错误,恳请广大读者批评指正。

编　者

2020 年 1 月

目　录

第一章

临床检验质量指标

检验科作为临床科室的重要辅助科室,其提供的结果可直接影响患者的医疗决策。从开出检验申请单到标本的采集运输,从结果发放到报告解释,临床检验中的每个环节都可能产生差错,而这些差错可能对患者产生重大影响。除了造成诊断错误、住院时间延长、治疗成本增加、治疗决策错误等后果,检验科的差错甚至可能威胁患者的生命安全。例如,在输血之前,如若发生交叉配血结果错误,将会导致输血错误,进而发生急性溶血等严重后果。此外,在危急值报告中的任何延误都可能错过及时治疗,危害患者健康。因此,我们有必要及时地监测和纠正差错。质量指标正是国内外多个临床实验室管理机构和组织所推荐的,并在国外有良好应用背景的质量管理工具。

第一节　质量指标的基本概念

一、质量指标的定义

根据国际标准化组织(International Organization for Standardization,ISO)新颁布的 ISO 15189:2012 文件中的定义,质量指标(quality indicators,QI)是一组内在特征满足要求的程度的度量。质量的测量指标可表示为产出百分数(在规定要求内的百分数)、缺陷百分数(在规定要求外的百分数)、百万机会缺陷数(DPMO)或六西格玛级别等。质量指标可测量一个机构满足用户需求的程度和所有运行过程的质量。例如,若"要求"为实验室接收的所有尿液样本未被污染,则收到被污染的尿液样本占收到的所有尿液样本(此过程的固有特性)的百分数就是此过程质量的一个度量。美国临床和实验室标准化研究院(Clinical and Laboratory Standards Institution,CLSI)指南 GP35 也对质量指标进行了定义,指一种为了提供一个体系的质量信息有关的系统性测量过程,是强调实验室如何更好地满足客户需求的一种测量过程。美国医学研究所(Institute of Medicine,IOM)对质量指标的定义为:"能够使使用者通过与标准对比来定量其所选择的医疗质量的工具。"此处的医疗质量是指"个人和群体的医疗卫生服务增加期望的健康的可能性及与目前专业知识一致的程度"。质量指标是一项能够评估 IOM 所规定的医疗卫生关键领域量度,包括有效性、效率、公正性、以患者为中心、安全性和及时性六个方面。质量指标正是基于与这些领域相关的证据,并且随时间改变用一种持续的可比较的方式来完成的。此外,国内外临床实验室质量管理相关组织对于质量指标有明确的规定,美国临床实验室改进修正法案(Clinical and Laboratory Improvement Amendment, CLIA'88)、CLSI 的其他文件(GP26-A3 和 GP33-P)、我国《医院管理评价指南》、《综合医院评价标准》、《患者安全目标》及《医疗机构临床实验室管理办法》等,都对质量指标进行了详细的描述和规定。简言之,质量指标就是可被监测用来观察临床检验质量变化,从而及时进行质量改进的有效工具。临床检验质量指标是医疗体系质量指标中的一个重要组成部分,其能提供与医疗保健过程中其他要素相关的完整信息。例如,微生物实验室的数据可以衡量医院感染控制情况。

二、质量指标的分类

理想的质量指标应该能够客观而规律地监测实验室分析全过程中的各个方面。因此,其应包括检验前、检验中和检验后三个阶段中的重要指标。除了关键性过程指标外,完整的质量指标体系还应该包括全局性和支持性指标。

(一)关键性过程质量指标

1. 检验前 检验前过程是指从医生开出检验申请单到开始检测标本之前的过程。包括如下几个方面的指标:

(1)检验项目的申请是否适当有效:申请医生的身份不明确率、申请科室信息错误率、申请单上患者信息错误率;

(2)患者和标本信息标识:住院患者腕带识别错误率、标签不合格率、患者信息录入错误率;

(3)采样操作符合规范要求:每 100 000 次采血中的采血人员被针刺的次数、采集时间错误的标本率、采集量不足的标本率、采集标本类型错误率、采样容器错误的标本率;

(4)标本运输与接收:运输途中丢失的标本率、运输途中损坏的标本率、运输时间不合格的标本率、运输条件不合格的标本率、实验室接收到不合格标本率、微生物检验中不合格的标本率;

(5)标本性状:凝血的标本率、溶血的标本率、血培养污染率。

2. 检验中 检验中的质量指标是目前我国临床实验室关注最多、发展最完善、监测最频繁的指标。包括:不精密度、偏倚、室内质控失控率、室内质控失控处理率、实验室内部比对、实验室内部比对合格率、分析设备故障数、能力验证 / 室间质量评价结果可接受性、能力验证 / 室间质量评价结果不合格处理率、实验室信息系统(LIS)各级授权不符合要求数、是否通过《医疗机构临床实验室管理办法》要求的安全审核。

3. 检验后

(1)结果报告的及时性:常规报告周转时间(TAT)符合率、急诊报告周转时间(TAT)符合率、常规标本接收到报告发放(实验室内)时间符合率、急诊标本接收到报告发放(实验室内)时间符合率;

(2)结果报告的正确有效:未检验的标本率、错误的报告率、错误报告的纠正率、报告的修改率;

(3)危急值报告及时有效:住院患者危急值结果的报告率、门诊患者危急值结果的报告率、急诊患者危急值结果的报告率、临床与实验室危急值记录核对一致性；

（4）实验室服务满意：患者对采样服务的满意度、临床对实验室服务的满意度、检验账单的准确性、实验室投诉／抱怨数、实验室与临床沟通数、实验室员工对实验室流程的满意度；

（5）实验室信息系统（laboratory information system，LIS）性能符合规范要求：LIS故障次数、LIS传输准确性验证符合率、累计故障时间中位数、数据处理网络相关事件的发生数；

（6）实验室人员的能力满足要求：技术人员的差错数、非技术人员的差错数、实验室工作人员定期接受培训次数、实验室技术人员从事相关专业的资质符合率；

（7）实验室的成本效益比科学合理：新增检验项目的业务量、是否达到财政预算目标；

（8）实验室废物处理符合规范要求：实验室废物处理是否严格遵守《医疗废物管理条例》。

（二）全局性质量指标

1. 目标达到率是指实验室达到的目标数占设定的总目标数的百分率。实验室的目标可能包括危急值结果报告率需达到100%，应记录从病房采样到实验室接收标本的运输时间、在手册中详细描写实验室安全程序等。实验室间的目标可能有所不同。

2. 委托试验百分率即送往实验室外的检验数占总检验数的百分率。委托试验本身存在潜在误差，例如在运输至其他实验室时出现样本丢失、分析物稳定性受损或者样本污染等问题。

（三）支持性质量指标

1. 患者与临床医生对实验室的满意度、患者对采血服务的满意度、临床对实验室服务的满意度及账单的准确性。

2. 实验室计算机的性能　计算机故障次数、累计故障时间中位数及数据处理网络相关事件。

3. 实验室人员的能力　计数人员的差错率、非计数人员的差错率及是否对实验室工作人员定期进行培训。

4. 实验室的成本效益比是否达到既定的合理利润目标、增加收费的检验项目业务量及达到财政预算目标。

5. 基础设施维护数是指1年内对基础设施维护的次数。

6. 购买和储存过程关注的对象是仪器、试剂及其他材料或者服务的供应商。不合格的供应商是根据不满足由实验室和供应商达成一致的要求（例如产品特征、交付时间）的事件来计算的，以正式的书面抱怨来表达。

第二节　质量指标的建立与发展

临床实验室可参照CLSI文件GP35中质量指标体系的建立原理来制订适合自身实际情况的质量指标，建立指标对应的质量规范（quality specifications），并采用质控图、帕累托图等质控工具形象地观察质量变化趋势，及时发现和解决问题。质量指标的建立包括了计划（质量指标的选择）、发展、完成、解释和行动五个部分。

一、质量指标的选择

质量指标的选择包括如下三个步骤:建立指标检测原理、确定待测量的概念(指标的类型)以及选择特定的指标。

(一)建立测量原理

建立过程性能检测原理是计划 - 实施 - 检查 - 行动(plan-do-check-action,PDCA)环质量改进周期中的第一步。临床实验室应重点考虑首要测量因素、采集和分析数据、性能靶值的建立以及报告的使用和解释方面。根据 IOM 的规定,质量指标能测量的领域包括安全性、有效性、以患者为中心、及时性、效率、公平性、适当性、可得性及医疗持续性等方面。此外,测量原理还应定义贯穿于整个医院质量评估中临床实验室的责任范围。实验室不仅应该选择在实验室质控中直接评估的关键过程性质量指标,还应选择与临床共同承担的评估过程。尽管当质控点和责任从实验室延伸到其他部门时测量过程性能要更困难,但是当有明确的质量标准时,这项活动会更有效地促进过程改进。功能交叉的测量过程性能需要阐明角色和责任,明白任何可能的竞争优先权或对缺乏标准化贡献的责任。

(二)确定待测概念

待测概念的识别是有战略性和可操作性的,并且是实验室希望或需要监测的指标类型。各种组织、规则、共识标准和 / 或合同性的安排都可能影响实验室选择的质量指标概念。CLIA'88 中要求实验室监测工作流程中的所有方面(检验前、检验中和检验后),但临床实验室实施起来有一定的难度。通常情况下,实验室对自己管辖范围内的质量指标的监督是可以做到位的,而实验室以外的监督工作则需要临床与实验室共同合作完成。例如,临床医生满意度这个指标需要临床医生反馈其对实验室的意见。尽管监测所有实验室过程是很理想的,但却很不现实。因此,每个实验室都必须识别特定的指标来实现自身独特的质量目标。

(三)选择特定的指标

在选择质量指标时,需要确定一项能被准确测量且有显著预测价值的项目,以便为促进差错检出,提供早期警报系统。

当决定选择一项特定的质量指标时,实验室必须考虑监测这项特殊概念的理由。它是否为关键过程的检测? 它是否涉及众多活动或复杂过程? 它是否为高度自动化的系统? 它是否为已知的缺陷? 它是否能达到预期目标?

实验室质量指标的选择通常包括 PDCA 环中各个阶段的信息指标,这包括对医疗功效和成本效果、患者和工作人员安全及机构风险有显著影响的实验室关键服务指标和检验全过程中的关键过程指标。工作人员根据反馈的监测结果,可以决定补救措施和计划执行纠正或预防措施。

(四)可能的质量指标

以下列出了能够作为质量指标的特殊项目的一些实例。

关键的服务指标:通过监测高风险的诊断和基于实验室信息文件记录干预的有效性就可以评价涉及提供关键服务的实验室。实验室指标,因干预而不同,形成监测医疗效力和实验室信息的成本有效性。例如:监测由床旁检测并未经过实验室方法确认所提供的关键血糖水平的干预。

关键过程指标:监测近来已被改变来确保所有关键控制点仍然足够用来对质量进行评估的过程。分析监测结果来提供反馈给工作人员、决定补救措施和计划执行纠正或预防措施。例如:检测前过程指标:患者识别;样本申请(电子和 / 或手工)是完整而准确的;样本适当地采集和标记;样本适当储存和运输。检测中过程指标:监测质量控制性能和纠正措施;监测能力验证(PT)性能和纠正措施。检测后过程指标:检验报告(电子和 / 或手工的)是完整和准确的;解释信息(如参考区间)与实际标准是一致的且提供足够的解释检测结果的信息;计算结果的准确性周期性的验证。

二、质量指标的建立

一旦选择了特定的指标,实验室管理者就需要清楚地定义所选择的指标,并制订收集数据计划。包括如下三个步骤:为每个指标制订可操作性定义、确定数据采集和分析策略以及设定靶值或行动阈值。

(一)指标的可操作性定义

质量指标的可操作性定义除了要确保履行与选择特定指标相关的目的外,还应确保数据收集的持续性。对每个所选择的质量指标建立可操作性的定义,负责追踪每个指标的人员要共同处理以下项目:

指标的确认:测量的名称或参考数量(如"急诊钾的周转时间")。

指标的目的:为什么要作出这样的测量? 如何描述它与顾客或社会需求,组织的价值,或组织的利益相关者的优先权之间的相关性? 为什么要收集这些特定的数据? 收集这些数据而不是其他类型的数据的原理是什么? 这些数据的收集和分析会怎样为质量改进努力增加价值? 它所试图定义的目标时什么? 一项指标可能与一个以上的目标有关联。

范围:描述那些特定的活动和被测量的分界线和任何被排除的活动。

权力:在谁的权力下进行监测? 实验室的主任? 部门经理? 实验室的所有者?

指标强调的领域:有些组织发现将指标和质量体系基本要素(QSEs)(如"供应商")或其他一些分类法譬如组织的单元(如"血液学")或检验的阶段(如"检验前")对应起来是有用的。这种对应关系可帮助确保指标集合测量广泛的多种属性。

(二)数据收集的记录过程

每个实验室应用文件记录每项指标的特定数据收集计划,包括上述所建立的可操作性定义、被监测活动的明确范围及其与组织的相关性。需要考虑如下项目:

负责收集数据的成员:谁来采集数据? (大多数的小组忽视了这个基本的问题)也该考虑收集数据所需的时间以及目前的责任。

测量的频率:收集数据将需要多久一次(频率)和多长时间(持续时间)?

数据来源:如何收集数据? (是否要用数据表格来记录原始的观察和测量? 是否要用到调查、焦点组讨论、电话采访或这些方法的联合?)能否从已存在的报告或作用于信息系统的项目中提取数据? 是否考虑到了分层对指标可能影响? 是否有必要在数据收集过程中来对数据进行编码、编辑和 / 或验证?

所需数据的类型:数据通常能被分为两类:计数数据和计量数据。计数数据能被作为分散项目或事件的计数,如不可接受样本的数量。当进行计数时,确定是否只需绝对值或是否相对测量更好。例如,如果选择不可接受的样本为一项指标,是否在特定的时期内简单地计算一下不可接受的样本个数就足够了? 是否也计算过同一时期内被采集的样本总数？用这两部分数据，就能计算出决定特定时期内不可接受的样本与可接受的样本之间的百分数。计量数据能在一个连续的刻度（如，时间、体积、重量或长度）内进行测量及绘制图形。

抽样计划：抽样包含了仅小部分事件的测量或观察，然后它们能用于预测总体性能。是否要用抽样？如果是，抽样该如何进行？是否随机？是否要测量每个发生事件的序数？这个样本中要包含多少测量或观察？

确认研究：描述用来提取数据的计算机程序已执行确认研究。

外部参考文献：描述抽样计划或数据处理方法。

目标和阈值：这项指标目前的基线是什么？是否已建立靶值及目标？预试验的使用：在数据收集之前，是否在组织内的一个合适地点已执行预试验？

数据收集计划也应包括如下部分：

计算和数据处理：数据将是由手工还是计算机制表和分析？数据有必要编码、编辑和验证吗？

表达的格式：如何表达指标数据（如图、表、质控图）？对传播数据收集努力的结果是否已制订计划？

接受者：什么样的个人、委员会或团体应该接受监测的结果？报告的时间框架和格式及分发的途径是什么？

在执行数据收集计划之前也该考虑如下的问题：

收集这些数据的成本（金钱加时间成本）是多少？

收集数据是否会对患者或工作人员产生负面的作用？

将如何使用这些数据来改进患者结果？

（三）靶值的设定

对于每个质量指标而言，需建立监测目标及基于实验室质量计划目标的性能改进的基准。建立性能目标的步骤如下：

1. 确定当前的性能（建立基线数据）。是否当前的数据表明有改进的机会？是否存在能被行动阈值确定的性能差距。

2. 在实验室或组织性能目标的基础上建立合适的目标。量度是否与获得和维持改进的战略和目标相均衡？有无这个目标驱动性能？

3. 这个目标对患者安全性、临床有效性、服务质量或成本利益的改进有多关键？

4. 这个目标应该是可行的。其他的组织是否完成了类似的目标？实验室有没有资源来获得过程中小的或是显著的变化？实验室能伸展来获得 10%、20% 或 50% 的改进吗？

5. 调查行业标准和 / 或发表的数据：是否有循证基准？

在建立指标的目标之前，实验室可考虑上述的每一步骤；然而，并非每项指标都有相关的研究，而且行业基准可能与实验室目标不符合。在某些情况下，来自外界来源或研究的基准可能并不是实验室想获取的东西。实验室应收集所有可得的数据并且据此设定一个最佳性能目标。

原国家卫生计生委临床检验中心根据相关文献和文件，基于我国国情，分别于 2012、2013 年组织专家讨论会，并四次在全国范围内广泛征求意见，以此制定了包含 28 项质量指标的临床实验室质量指标体系，其中检验前 12 项，检验中 8 项，检验后 5 项，支持过程 3 项。

三、质量指标的执行

(一)预试验

一个简单的预试验可以确定质量指标是否客观、独特并达到实验室的基本要求。在数据采集时,前瞻性的信息更好,但不排斥使用回顾性信息。预试验中任何程序的变化都应记录在新版本的指标发展程序文件中。而具有修正注解的旧版本也应该被保存下来,以防止同样错误的发生。除此之外,预试验中还应考虑数据表达的方式,采用图表来形象地展示信息。

(二)收集指标数据

一旦预试验完成并修订数据收集计划(如果需要),实验室就能着手进行数据收集。所有涉及数据收集的人员都应该熟悉并严格遵守数据收集程序。

四、质量指标数据的分析和表达

(一)数据分析方法

有效的数据分析能够帮助实验室准确指出变异方向。实验室应根据自身情况选择正确的测量工具,这些工具可用于确定改进的靶值,并且显示性能是否达到了质量规范。最好采用统计过程控制(statistical process control,SPC)的分析方法。实验室差错检查表和帕累托图可以准确地指出过程性能中最有问题的一个或两个独立变量。大部分实验室人员熟悉使用控制图,能将分析仪的质量控制数据绘制成 Levy-Jennings 图。同样类型的质控图可适用于质量指标信息的分析。质控图展示了过程是如何随时间变化的。通过将目前的数据与图中的质控上限、均值和下限进行比较,实验室管理者就能得出关于过程变异的结论。图 1-1 展示的是以质控图的形式来观测实验室血培养污染率的情况。以每个月污染率 2% 为行动阈值,当实验室污染率超过该阈值时,应立即分析原因,采取行动。

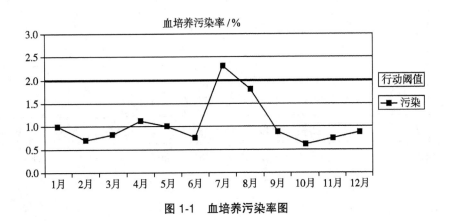

图 1-1 血培养污染率图

一旦选择了正确的质控图,完整的质控图能够准确指出进程中变异的类型,包括特殊原因变异或通常原因变异。特殊原因变异是不可预料的,包括人员差错、仪器功能异常和电力波动,其在质控图上的表现有异常值、偏移、趋势和锯齿波。通常原因变异是系统的差错,如仪器性能不佳、设计不合理或缺乏清楚定义的标准操作规程、未达到标准的试剂、培训不充分等。此时,质控图上的数据在控制限内上下波动。通常原因变异的出现表明需要基本的过程改进,而特殊原因变异的出现则表明需要过程控制。

质控图显示了一个过程随时间的表现,而直方图能够提供直观的数据频数分布的图形。它允许对非典型钟形曲线分布的检出。直方图的展示对于总结一段时间内采集的过程数据是有用的,且能形象地以条形展示频数的分布。它常用在计量数据中,且需要 50~100 个数据点。为了评估一个直方图,使用者应进行如下检查:

集中——过程是否集中在指标的靶值上?是否过高或过低?

变异——这些数据的散布如何?是否太易变?

形状——是否为正常的钟形分布?是正偏还是负偏?是否有双峰顶点?

散点图用来显示两种变量之间是否有相关性。例如,实验室可能会用散点图来展示增加的周转时间和人员可得性的相关性。

(二)指标数据的表达

指标应清楚地以数据的形式表现出来,最好以表格形式进行描述,也可用直方图、散点图等图形方式进行描述。具体实例如下:

一个临床实验室定义血培养质量指标为可能污染的套数,因为这个数值在某方面反映了血培养的标本采集质量。在一系列的仅含有皮肤或环境菌群(凝聚酶阴性的葡萄球菌或白喉棒状杆菌,或杆菌属)的多瓶中,由于污染原因出现单个阳性瓶,在临床条件下这样的阳性结果与临床表现不相符。阳性结果定义为存在细菌生长并且不是由污染造成的。实验室定义一个月的污染超过 2% 表明污染需要关注。所收集的数据见表 1-1、表 1-2 及图 1-2。

表 1-1 以表格形式的数据表达(绝对值)

	一月	二月	三月	四月	五月	六月	七月	八月	九月	十月	十一月	十二月
阴性	1 574	1 580	1 573	1 566	1 574	1 594	1 506	1 489	1 577	1 605	1 574	1 568
污染	16	11	13	18	16	12	36	28	14	10	12	14
阳性	10	14	12	16	12	14	8	8	9	10	14	16
合计	1 600	1 605	1 598	1 600	1 602	1 620	1 550	1 525	1 600	1 625	1 600	1 598

表 1-2 以表格形式的数据表达(百分数)

	一月	二月	三月	四月	五月	六月	七月	八月	九月	十月	十一月	十二月
阴性	98.4	98.4	98.4	97.9	98.3	198.4	97.2	97.6	98.6	98.8	98.4	98.1
污染	1.0	0.7	0.8	1.1	1.0	0.8	2.3	1.8	0.9	0.6	0.8	0.9
阳性	0.6	0.9	0.8	1.0	0.8	0.9	0.5	0.5	0.6	0.6	0.9	1.0
合计	1 600	1 605	1 598	1 600	1 602	1 620	1 550	1 525	1 600	1 625	1 600	1 598

在这个例子中,每种数据表达的形式都提供了相同的数据,但强调的是不同的方面。对于这套数据给出的证据是,在夏天的七月和八月中升高的污染率在表格形式和条形图中被隐藏了(表 1-1 和表 1-2 以及图 1-2)。线图(图 1-3 和图 1-4)显示了和真阳性率和阈值率的对比,突出了升高的污染率。

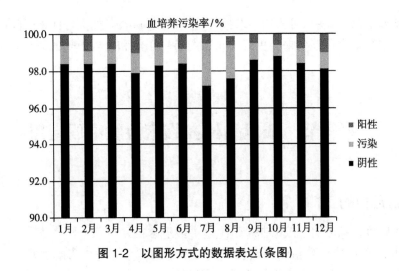

图1-2 以图形方式的数据表达(条图)

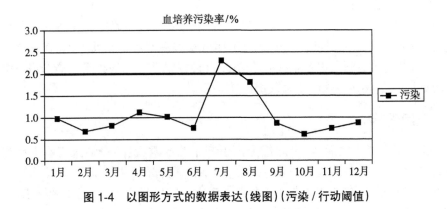

图1-3 以图形方式的数据表达(线图)(阳性/污染)

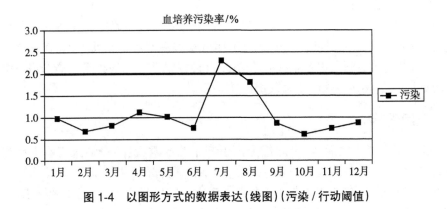

图1-4 以图形方式的数据表达(线图)(污染/行动阈值)

(三) 针对质量指标数据采取的行动

继续监测指标,包括确定改进机会、实施补救行动、进行根源分析、实施校正行动、发展质量改进战略、修正靶值或行动阈值及报告给客户、认可委员会和公共机构;或者停止监测指标。

在报告数据时,应该包括以下信息:采集的数据、时间、采集方法、数据解释、局限性以及需要的行动和干预。有些认可机构要求报告特定的质量指标，如报告回报时间。某些情况下，以其他形式递交数据可能效果会更好。每次与特定采集和报告模式的偏差都可能导致模糊和误差。

第三节　质量指标在临床检验中的应用

一、应用目的

有效的质量指标可用于以下四种情况之一或更多：

1. 监测那些可能导致检测失败和对实验室产品质量有重要影响的功能　以血库冰箱温度定期监测为例。此类质量指标构成了质控的一部分。充当质控功能的指标涉及重复的测量，有定义好的行动阈值，并且当超过行动阈值时，停止生产直到纠正偏差的原因。质控指标对于监测潜在的不能立刻被观察者观察到的微小变化很适合。

2. 监测涉及多种输入或多重连续活动的复杂过程　以急诊检查中下医嘱到审核报告的回报时间为例。此类指标也应定义好行动的阈值。其可能关注的是工作流程途径中的关键交叉点。因为复杂的过程受到多重因素的作用，因此性能差别的原因经常不清楚，且结果偏差也不能确定。在此类质量指标中，对超过行动阈值的性能偏差更常见的做法是进一步调查，而非立刻停止生产过程。

3. 监测操作中计划改进的有效性　质量改进可能应以回应客户关注或重大事件，来完成一所医院的战略计划，或是更好地满足目标如 IOM 的六个质量领域。在"平衡记分卡"中的大部分指标都是此类，质量改进指标通常没有经典的行动阈值。当质量指标被用在PDCA 质量循环中的检查阶段时，性能的目标水平可能由领导者根据经验设定，或观察者可能对任何有统计学意义的改进满意。

4. 探索潜在的质量危险　对于大部分差错，领导者可能不确定哪一种质量问题存在或哪几种因素有责任。几种测量方式可能用于测量实验室服务的某些方面，在这之后性能将会与行业基准相比或是进行其他类型的分析。这种探索性评估的结果可能会或不会导致更多的监测或建议，是某些特殊的质量改进的第一步。

二、应用现状

质量指标概念提出之后，在全球范围内引起了广泛重视，很多临床实验室都将其作为质量监测和改进的重要工具。早在 1989 年，CAP 就开始开展了质量探索（Q-Probes）计划，该计划在开展的十年期间内建立了多个临床实验室质量指标，包括患者标识准确率、医嘱准确性、标本可接受性、血培养污染率等检验前质量指标，危急值、报告周转时间（TAT）、临床满意度调查等检验后质量指标。Q-Probes 计划使得参与的几百家临床实验室获益匪浅，尤其是连续参与的实验室，其质量水平有显著的提升。1998 年，由 CAP 发起的质量跟踪（Q-Tracks）计划在 Q-Probes 计划的经验基础上选择了包括腕带标识、标本可接受性等 12 个重要的指标进行连续的纵向监督，该计划的参与实验室在参与期间有明显的性能改进趋势。国际上对临床实验室管理有重要影响的另一组织——国际临床化学和检验医学联合会(IFCC)也成立了专门的"实验室差错与患者安全工作小组",该小组由意大利 Mario Plebani 教授牵头下发起了"质量指标模型"(model of quality indicators,MQI)计划。该计划召集了全球多个实验室参与,其中我国也有四十几家实验室参与调查,通过采集质量指标相关数据和各国专家意见,不断改进质量指标模型,实现质量指标的全球一致化。除此之外,其他国家也已通过连续监测质量指标取得了持续性临床实验室质量改进的成效。由此可见,质量指标在临床实验室中的成功应用可以有效地改进其性能和质量。

在过去的 30 年里,我国在临床实验室质量改进方面取得了长足的进步,检验结果的准确性有了很大的提高,甚至有些方面可以达到世界先进水平。但是,因为多年来对临床实验室检验中质量的强调,目前在实验室中发展较为成熟的只有检验中阶段的质量指标,包括不精密度和偏倚,检验前和检验后质量指标被忽视了。而调查研究表明,在临床实验室检测活动中,检验前和检验后过程恰是临床实验室产生差错的主要阶段。除了质量指标选择与监督中存在局限性外,我国临床实验室还存在质量指标定义不一致的问题。调查表明,临床实验室间对报告周转时间(TAT)的定义不同,有的 TAT 起点定义为实验室接收标本的时间,而有的则定义为临床开始下医嘱的时间。其他质量指标也存在同样的问题。这是由于目前国内缺乏对质量指标建立方法的纲领性文件,大多数建立了部分质量指标的临床实验室所选择的指标及建立指标的方法都不尽相同,这为我国实验室间质量指标的数据比对和检验过程中的差错识别带来了困难。因此,有必要建立一套能够识别出检验全过程差错的质量指标体系,并将其应用于临床实验室的实际工作中。2015 年,原国家卫生计生委组织麻醉、重症医学、急诊、临床检验、病理、医院感染 6 个专业国家级质控中心,制定了相关专业的质控指标(国卫办医函〔2015〕252 号)。并要求各省级卫生计生行政部门加强对辖区内质控中心和医疗机构的培训指导,加强指标应用、信息收集和反馈工作。原国家卫生计生委临床检验中心也已经开展 15 项质量控制指标的室间质量评价活动。原国家卫生计生委发布的临床检验质量控制指标共 15 项,其中检验前 6 项、检验中 6 项、检验后 3 项。此 15 项质量控制指标的发布和在全国的宣贯加速了医学检验质量指标的普及。

临床实验室质量指标的应用中,最为关注的是质量规范的设定。自 2011 年 3 月开始,原卫生部临床检验中心开始开展质量指标的室间质量评价调查。目前已陆续开展调查的指标包括危急值、报告周转时间(TAT)、标本可接受性、血培养污染率及检验报告适当性。这些指标相应的初步规范基于国内相关实验室管理文件和室间质量评价回报结果来设定,实验室再根据自身情况进行调整,纵向监测数据,并确定最终的质量规范。切不可盲目搬用国外文献中的质量规范,应先对其科学性和适用性进行考察。

实验室可参照上文所描述的指标建立原理,选择合适的指标,设定质量规范,采用质控图等形象的工具进行趋势观察,看是否需要对规范进行调整,积极采取纠正措施,从而达到质量改进的目的。

笔者根据上述原则,参考相关文献,组织多轮专家讨论,最终制定了如下包含检验全过程三个阶段和支持过程共 28 项质量指标以供临床实验室参考,其中检验前 12 项,检验中 8 项,检验后 5 项,支持过程 3 项。各项指标的定义、公式及单位详细信息见表 1-3~表 1-6。

表 1-3 检验前质量指标

质量指标	计算方法
标本标签不合格率	标签不合格的标本数 / 标本总数 ×100%
标本类型错误率	类型错误或不适当的标本数 / 标本总数 ×100%
标本容器错误率	采集容器错误的标本数 / 标本总数 ×100%
标本采集量不正确率	量不足或过多(抗凝标本)的标本数 / 标本总数 ×100%
标本采集时机不正确率	采集时机不正确的标本数 / 标本总数 ×100%
血培养污染率	血培养污染标本数 / 血培养标本总数 ×100%
标本运输丢失率	丢失的标本数 / 标本总数 ×100%
标本运输时间不当率	运输时间不合理的标本数 / 标本总数 ×100%
标本运输温度不当率	运输温度不合理的标本数 / 标本总数 ×100%
抗凝标本凝集率	凝集的标本数 / 需抗凝的标本总数 ×100%
标本溶血率	溶血的标本 / 标本总数 ×100%
检验前周转时间	标本采集到标本接收时间中位数(min)和第 90 位百分数(min)

表 1-4 检验中质量指标

质量指标	计算方法
分析设备故障数	每年分析设备故障导致检验报告延迟的次数
实验室信息系统(LIS)故障数	每年 LIS 故障导致检验的次数
LIS 传输准确性验证符合率	LIS 传输准确性验证符合数 /LIS 传输结果总数 ×100%
室内质控项目开展率	开展室内质控项目 / 检验项目总数 ×100%
室内质控项目变异系数	室内质控项目变异系数值
室间质量评价项目覆盖率	参加室间质量评价项目数 / 已有室间质量评价项目总数 ×100%
室间质量评价项目不合格率	每年参加室间质量评价不合格项目数 / 参加室间质量评价项目总数 ×100%
实验室间比对率(无室间质量评价计划项目)	实验室间比对的项目数 / 无室间质量评价计划项目数 ×100%

表 1-5 检验后质量指标

质量指标	计算方法
实验室内周转时间	实验室标本接收到报告发送的时间中位数(min)和第 90 位百分数(min)
检验报告不正确率	实验室发出的不正确报告数 / 报告总数 ×100%
报告召回率	召回的报告数 / 报告总数 ×100%
危急值通报率	已通报危急值数 / 需要通报危急值总数 ×100%
危急值通报及时率	危急值通报时间(从结果确认到与临床医生交流的时间)满足规定时间的检验项目数 / 需要危急值通报的检验项目总数 ×100%

表 1-6　支持过程质量指标

质量指标	计算方法
医护满意度	医生或护士对实验室服务满意的人数 / 调查的医生或护士总数 ×100%
患者满意度	患者对实验室服务满意的人数 / 调查的患者总数 ×100%
实验室投诉数	实验室收到的投诉数

第二章

临床检验定量测定项目性能规范

第一节 质量规范概述

现代质量管理（quality management）涉及的内容要比每天日常工作中执行的简单统计质量控制丰富得多。在质量管理中还包括良好的实验室规范（实践）（quality laboratory practice，QLP）、质量保证（quality assurance，QA）、质量改进（quality improvement，QI）和质量计划（quality planning，QP）。这些要素组成了检验医学领域全面质量管理的基本要素。

质量的定义有许多，但在医学领域可解释为建立在检验医学上执行所有试验的质量，是可帮助临床医生进行良好医学实践的条件。因此，在我们可控制、实践、保证或提高实验室质量之前，我们必须准确地知道确保满意的临床决策时需要什么样的质量水平。因此，规定要求的质量是建立质量管理所必需的前提条件（图 2-1）。

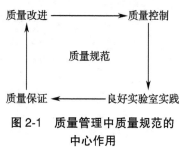

图 2-1 质量管理中质量规范的中心作用

一、设定质量规范

帮助临床医学决策所要求的执行的水平已给出了不同的名称。当前最广泛的名词是质量规范（quality specification）。其他的名词包括质量目标（quality goals）、质量标准（quality standards）、适当的标准（desirable standards）、分析目标（analytical goals）和分析性能目标（analytical performance goals）。

如果你询问与试验结果产生有关的不同人员和涉及申请试验的其他人员来规定良好的实验室试验，每个人将可能给出非常不同的回答。例如：

（1）实验室负责人可能回答，"试验在能力验证和室间质量评价计划中取得满意的成绩"。

（2）实验室管理者可能回答为，"试验价廉、容易执行"。

（3）技术人员可能回答为，"试验均在室内质量控制范围内"。

（4）急诊室临床医生可能回答为，"在床旁和利用全血就能非常快速地执行试验"。

（5）科研医生可能回答为，"试验具有高的临床灵敏度、特异性和预测值"。

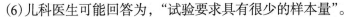

（6）儿科医生可能回答为，"试验要求具有很少的样本量"。

这些假设的回答反映出事实上实验室试验具有许多不同特性，最好的名称为性能特征（performance characteristics）。每一方法可由其性能特征进行充分的描述，其可分为两大类：

（1）实用性特征（practicability characteristics）：是关于执行程序的详细描述，包括如要求的技术熟练程度、分析速度、要求的样本量、分析样本的类型等许多方面。

（2）可靠性特征（reliability characteristics）：是关于方法的科学方面，如精密度、偏倚、检出限和测量范围。

在理想情况下，对实验室程序的每一性能特征都应有质量规范，特别是可靠性特征，特别是精密度和偏倚。为了执行适当的实验室质量管理体系，我们必须规定精密度和偏倚以及允许总误差的质量规范。

二、质量规范的使用

通过考虑如何将任何新的分析系统、仪器或方法引入到临床实验室服务，就能很好地阐述实验室质量管理的许多方面需要客观的质量规范。

这些步骤包括：①文件化要求；②评价可用的系统；③准备规范；④建立简单评价目录；⑤执行方法评价或确认及评估评价数据；⑥制订有计划的室内质量控制系统；⑦参加适当的能力验证或室间质量评价计划。

（一）文件化要求

在过程的开始就规定客观的质量规范是基本的要求。引进任何新的技术的第一步就必须仔细完成此项工作，并且应有相当多的思想。我们必须详细地记录关于适当的实用性和可靠性性能特征。我们必须规定我们需要什么，如试验项目目录，样本基质（血清、血浆、脑脊液、尿液、体液），样本量（成人、儿童、新生儿），急诊及常规试验的时间及通量，方法的化学性，试剂包装大小，校准物的赋值，校准频率及稳定性，质控样本的数量及质控规则的种类。我们应该描述我们可获得的空间（区域）及目前具有及可能的服务（如电源、水、照明、电线）。我们应该知道我们目前或将来应有的经费。在这一阶段更重要的是，我们应该规定精密度、偏倚和总误差的质量，以及检出限、可测量范围、干扰、特异性及携带污染。

（二）评价可用的系统

一旦我们已精确地规定了所需要的，我们就可以评价可获得的潜在的满足我们的需求。我们可以参考杂志、出版物和主要生产厂家杂志的文章。我们可研究厂家的广告宣传和数据，并参加他们的学术会议或讲座，特别是讨论和代表大会。我们可访问其他的实验室并与同行讨论解决方案的正反方面的问题。我们可研究能力验证和室间质量评价报告，以获得丰富的信息。然后我们使用以前设定的质量规范与我们技术上和方法学上可能获得的期望的规范进行比较。

1. 准备规范　当我们对可用的系统进行评价后，我们可能进行回顾分析，并对需要的定义进行修订。然后我们应该为商业投标的潜在的提供商制定详细的文件。规范和投标文件应包括尽可能多性能特征的详细的数值的质量规范。我们至少应该这样做提醒厂家，方法可靠性特征影响着临床的决策，并且在实验室仍然是重要的考虑。

2. 建立简单评价目录　一旦厂家和提供商对规范或投标文件已作出反应，为实验室建立可能解决问题的目录。然后将厂家每一可靠性特征的规范声明与已规定的质量规范进行比较。

3. 评价分析或评估数据　在购买或租赁之前,及在引入实验室服务之前通常需要对候选的分析系统或仪器进行简单的或详细的评价。已有许多优秀发表方案详细地告诉我们如何进行方法评价或确认。将这些产生性能特征大量的数据与期望的质量规范进行比较的目的是作出可接受性的判断。

4. 建立室内质量控制系统　当引入分析系统或仪器进行服务时,应建立良好的质量控制系统,同时引入质量管理的所有其他方面。质量计划是决定检测质控物的数量及判断用于接受和拒绝(判断失控)质量控制规则的基础,并且如果没有详细的使用质量规范就不能完成此项工作。

5. 参加能力验证或室间质量评价计划　对于实验室开展的检验项目,有时,甚至通常是强制性要求参加能力验证或室间质量评价计划。这些计划和方案最好是使用客观的设定的质量规范,使用产生的固定限来判断其可接受性。

文件很好地记录了在方法评价和质量控制中需要客观的质量规范。例如,在 1999 年,检验医学权威杂志《临床化学》在其作者说明中陈述,获得的性能特征结果应客观地与文件记录的质量规范、发表的当前技术水平、法律机构要求的性能,如美国临床实验室改进法案修正案(CLIA'88),或专家小组推荐等进行比较。而且,临床实验室标准化委员会(NCCLS)最近更新了美国的统计质量控制指南。修订的指南包括计划统计质量控制方法的信息,其第一要求就是规定质量要求。

三、设定质量规范的问题

质量计划使室内质量控制系统得到了彻底的改革。然而,有专家认为在质量计划过程中难以设定质量规范,建议最好坚持采用传统的统计质量控制。其他的建议对使用数值质量规范有一些异议,如下列所示:

(1)在全世界出版的书籍、综述、论文中有许多发表的推荐,这些建议对于非专业人员来说难以决定哪一模型是好的,哪一模型有问题,在选择最适当的质量规范用于质量计划方面将面临挑战。

(2)试验结果可用于许多不同的临床情况,包括研发,教学和培训,监测、诊断、病例发现及筛查。可能没有单一的设置质量规范使任何方法适合于所有临床目的。

(3)随着时间变迁,新的推荐不断地发表,甚至专家可能要改变他们观点和建议。这可能是提出实际上没有普遍存在的专业上协商一致的关于设定质量规范的最好方法。

(4)有些人已提到有证据表明当前的方法学和技术性能水平已损害到患者(或临床医生)。

(5)由于存在涉及能力验证的规则的立法而不是教育类型的室间质量评价,如美国CLIA'88 要求,实验室努力的方向主要是通过要求的标准,这样,由能力验证设定的固定限成为应用于实践的质量规范。

(6)临床检验分析系统的生产厂家并没有使用专业客观设置规范作为开发或市场主要考虑,而更主要考虑的是当前技术和在合理成本上可达到的技术。

不管所有这些存在的困难,质量规范是质量计划和质量管理的关键点。关于它们的建立和应用的知识对于现代临床实验室运作是至关重要的。

第二节　设定质量规范的层次模式

关于设定质量规范已有许多文章:论著、综述、检验医学教材。已举行了讨论这方面话题的特殊主题会议。因此,对设定质量规范的一种争论就是,有许多发表的建议,对于非专业人员来说,决定哪一种模式是好的,哪一种模式是有问题的是不容易的。

因此,国际理论和应用化学联合会(IUPAC)、国际临床化学和检验医学联合会(IFCC)和世界卫生组织(WHO)于 1999 年 4 月在瑞典斯德哥尔摩召开了相关会议,讨论在检验医学设定质量规范的全球策略上是否能达到协商一致,无论实验室是大还是小,私立还是公立,发达的还是发展中的。会议邀请了来自 23 个国家发表设定质量规范模式的原创工作的人员做报告。

本次会议达到了其目的,文章和协商一致的声明已发表在《斯堪的纳维亚临床和实验室研究杂志(Scandinavian Journal of Clinical and Laboratory Investigation)》的增刊中。协商一致声明将可获得的模式以分等级结构方式进行表示(表 2-1)。

表 2-1　设定质量规范策略的分等级结构

等级	策略	条款
1	评价分析性能对特定临床决策的影响	特定临床情况下的质量规范
2	评价分析性能对一般临床决策的影响	A. 基于生物变异的一般质量规范; B. 基于医疗观点的一般质量规范
3	专业建议	A. 国家或国际专家小组指南; B. 个别或学会工作组专家指南
4	由法规机构或室间质量评价组织者制定的质量规范	A. 由法规机构制定的质量规范; B. 由室间质量评价组织者制定的质量规范
5	已发表的当前技术水平数据	A. 已发表的能力验证和室间质量评价的数据; B. 已发表的特定的方法学

层次是根据临床化学杂志早期社论的建议。层次中较高的模式优于层次中较低模式,一般建议是适当的模式用于特定的临床目的。然而,这些建议并不是固定不变的,因为有可能获得新的和更好的模式,这样就有更好的模式用于特定的专业。

将层次中提倡的质量规范进行比较的困难之一就是规范有不同的表示形式。有些规范讲的是允许不精密度,有些是允许偏倚或允许总误差。

允许总误差质量规范对随机变异和系统变异的联合效果设定可接受准则。许多人建议医生考虑总误差,质量计划的思想要求使用总误差质量规范,并且能力验证和室间质量评价计划使用的固定限也是以允许总误差表示质量规范的形式。因此,至关重要的是在我们考虑设定质量规范层次及模式结果的实际意义之前确定如何计算总误差。

2014 年,欧洲临床化学和检验医学联合会(European Federation of Clinical Chemistry and Laboratory Medicine,EFLM)等机构在意大利米兰举行了主题为"在斯德哥尔摩会议 15

年之后定义分析质量规范”的会议。米兰会议对斯德哥尔摩会议共识中设定质量规范的等级结构进行了调整，并简化为 3 个水平，分别是基于临床结果、基于生物学变异和基于当前技术水平的质量规范设定策略。以此为基础，可以构建设定质量规范的一般框架并说明其转化。

在检验医学中，我们的目标是维持质量高于最低的医疗质量规范并追求最佳的质量规范（图 2-2A）。当检验结果无法达到最佳的质量规范时，只要它高于最低的质量规范，就仍然是可以接受的；但是太过接近于最低的质量规范也是不可取的，因为性能的一点点下降就会使其不可接受。

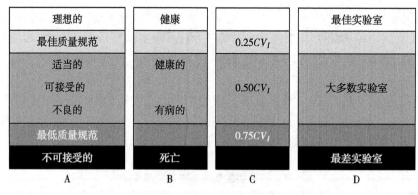

图 2-2　质量规范的一般框架及其转化

质量规范的一般框架可以转化成基于临床结果的质量框架（图 2-2B）。理想的结果是实现完美的健康（尽管对于许多患者是不可实现的），而不可接受的结果则是不可取的。

质量规范的一般框架也可以转化成基于生物学变异理论的质量框架（图 2-2C）。分析变异也称为测量不确定度，通常定义为单个样本所获结果与测量均值相比较的离散程度，可以概括为分析变异系数（CV_A）。人们普遍认为，CV_A 过大会掩盖患者的真实状态。然而，个体患者也有日间的个体内生物学变异（CV_I）。当 CV_A 超过 CV_I 时，则无法区别结果的偏离是因测量误差还是患者状态的真实改变而导致。根据生物学变异理论，CV_A 必须保持在 CV_I 之下，并且通常要求 $CV_A<0.5CV_I$。

当基于临床结果的质量规范尚未确定或基于生物学变异的质量规范无法实现时，也可以使用基于当前技术水平的质量规范作为质量框架（图 2-2D）。由于该框架具有随意性，因此最佳的质量规范应该使用最好的 25% 或 10% 的实验室来规定，当前技术水平基准会随着该框架的随意性而发生改变。相似地，最低的质量规范是否被用于惩罚框架中的少数实验室或者鼓励框架中更多的实验室进行改进，也取决于由谁来规定基于当前技术水平的质量规范。

第三节　总误差概念

总误差（total error，TE）能以不同的方式来进行计算。最常用的方式是偏倚（bias）和不精密度(标准差 s 或变异系数 CV)的线性相加。注意,在这些计算中,偏倚使用的是绝对值,实际上就是不考虑偏倚的正或负。文献中有一些推荐方式,包括:

(1)偏倚加 2 倍的不精密度,或 $TE = $ 偏倚 $+ 2s$(或 CV);

(2)偏倚加 3 倍的不精密度,或 $TE = $ 偏倚 $+ 3s$(或 CV);

(3)偏倚加 4 倍的不精密度,或 $TE = $ 偏倚 $+ 4s$(或 CV)。

然而,有许多质量计划的理论与实践的基本文献使用下列公式计算允许总误差(TEa)。

(4)偏倚加 1.65 倍的不精密度,或 $TE = $ 偏倚 $+ 1.65s$(或 CV)(图 2-3 显示这一计算公式的基础)。

当采用报告结果的单位表示时采用 s,当以百分数表示变异或误差时采用 CV,$CV = (s/\bar{x}) \times 100$。

在此使用的允许总误差的公式来源于以下方式。通常使用 95% 概率允许 5% 的误差。如图所示,想要排除的数据仅是分布的一端。因此,在分布两端即上端和下端有 5% 的要排除,总和为 10%。因此,仅有 90% 的分布,这时适当乘数是 1.65。这些乘数就被称为 Z- 分数,稍后将研究其用途。

然后,允许总误差的公式为:

允许总误差 $=bias + Z \times$ 不精密度,或

允许总误差 $=bias + 1.65 \times$ 不精密度(95% 概率),或

$TEa = B_A + 1.65CV_A$

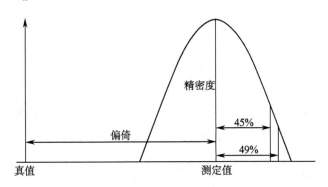

图 2-3 总误差概念

第四节 设定质量规范的策略

在层次模式中并没有包括所有的设定质量规范的策略。在文献中,特别是标准教材中,已发现某些模式有许多缺陷,应考虑淘汰。

可获得的模式由专业人员认为仍然具有其优点按分层的方式表示,如表 2-1。然而,包含的任何特定的策略并不意味着其没有任何缺陷。

一、特定临床情况下的质量规范

理想情况下,质量规范应由评价分析性能对特定临床决策影响并以数字方式导出。因

此,对每一试验及每一临床情况,我们导出的质量规范直接与临床结果相关联。这种方法几乎是处在层次中的最上层。遗憾的是,这种方法是非常难的,仅在有限数量的不同的临床情况下对很少的分析物进行计算。

让我们考虑血清胆固醇用于筛查试验,且假定有如图 2-4 所示的真实总体分布的理论实例。我们假定血清胆固醇具有高斯分布,关于临床措施的固定浓度具有广泛的一致性。

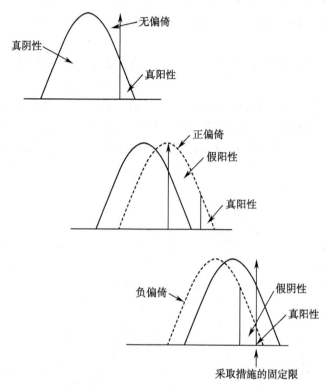

图 2-4　偏倚对血清胆固醇检测结果影响

如果实验室分析偏倚是正的,则曲线将向右移动,如图 2-4 中间的图形所示。现在总体中有更多的部分高于选定的临床决策固定限,包括真正高于固定限的血清胆固醇浓度的个体,及由于正的分析偏倚导致高浓度的个体。因此,将出现"假阳性"的结果。

因此,分析本身的性能特征影响临床结果。例如,协商的临床指南规定的政策是对血清胆固醇高于固定限的每一个人进行饮食的建议,然后召回到门诊、药物治疗,进行进一步的实验室检测及追访,甚至简单地重复试验,这将导致花费在卫生保健资源超出所需。高于预期比例的人群将被标记为"高风险人群",其中一些人是由于分析偏倚所导致的错误划分。

与此相反,如果实验室的偏倚是负的,曲线将向左侧移动。如图 2-4 最下面图形的显示结果。由于偏倚,某些人的实际血清胆固醇浓度高于临床行动的固定限,但是却得出了较低的值。因此,"假阴性"的数量将增加。这将导致在短期上由于没有额外的试验和药物的成本节约,但是从长期方面潜在地导致巨额成本,正如人群中的某些人失去了对早期冠心病的最初的检测。

正偏倚和负偏倚对高危人群比例的影响可从高斯分布简单计算知识导出:通过计算在固定界限内和外的人群所占百分数,及对一些偏倚计算这些值。然后,就可计算出分析偏倚和高危人群百分比增加和降低之间的关系,如图 2-5 所示。

　　如果我们根据允许错误划分百分比来规定医学要求,允许的分析偏倚 - 质量规范就很容易通过插入方式获得。在本实例中,如果临床医生同意 5% 人群不正确地划分是满意的话,我们将允许的分析偏倚可达到 ±3%~4%。

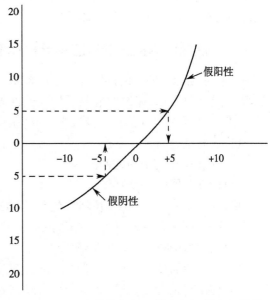

图 2-5　正和负偏倚与假阳性和假阴性个数提供
产生质量规范方法之间的关系

　　注意:这种方法给出偏倚质量规范。可执行类似(但更困难)的计算来检查不精密度对临床结果的影响。然而,当使用固定限进行试验解释时偏倚是最重要的性能特征。

　　将这种清楚的临床策略规定为一种设定质量规范可能的最好方法。

　　然而,主要的缺点是大多数的试验结果用在多种临床情况下,且只有很少的试验用在单一明确的临床情况下,其标准化可接受的医学策略直接与试验结果相关。另一重要的缺点就是计算的质量规范很大程度上依赖于临床医生如何使用数字的试验结果。我们已试图询问临床医生他们实际上如何使用有限的临床情况解释试验,如检测糖尿病的糖化血红蛋白 A1c,但是他们不愿意或不能以特定的名词在实际上规定,在临床实践上如何精确地使用试验结果。

二、基于试验结果一般临床使用的质量规范

　　我们知道临床实验室试验结果可用于许多场合。使用试验结果的两种主要临床情况:①监测特定患者;②使用参考区间进行诊断或发现病例。一般可应用的质量规范是基于生物学变异,即个体内和个体间生物学变异。

　　在本组中(层次中的第二层)的第二种方法的基础是通过寻求临床输入我们能产生一般的质量规范的观点。在过去,只有很少的研究是这样做的,而且一般而言,相当的差。然而,观念是很不错的:临床医生使用我们的试验结果,这样他们应该能够告诉我需要什么样的质量。因此,这一策略产生质量规范基于感知的医学需求。在试验结果常规解释的基础上,我们计算质量规范基于临床医生对一系列短期病例研究作出的反应。应用实例如下:

　　一位 63 岁的老人,男性,高血压,胆固醇浓度为 6.60mmol/L。对他的建议是改变生活方式,包括饮食的改变。两个月后您对他的评论。

　　血清胆固醇浓度应该是多少表示他已采取你的建议?

　　调查临床医生最好的方法应采用如下步骤:

　　(1)理想情况下,选择单一试验和单一主要的临床情况,所要求的质量规范。

　　(2)然后选择一组临床医生定期地使用分析。

　　(3)写出一系列病史,描述常见、相对明确的临床情况,其分析物是患者保健的至关重要的部分。

　　(4)亲自一对一与医生交流,向临床医生分发调查表。

病史是关于患者具有明确的临床状况。对于特定患者要给出第一次结果。然后,询问临床医生给出特定的值,被认为是足够地不同于第一次值,这样修改临床决策。第一次值可能是在常规参考区间或基于总体的参考界限内或外。

三、从对临床描述的响应中计算精密度质量规范

执行数据分析要求的详细计算是很容易的。既然我们在此关注的随时间的过去单个受试者(对象)的变化,在这种情况下重要的性能特征是精密度而不是偏倚,尽管后面还会见到,偏倚应包括在内。其研究步骤如应用前面描述的 65 岁男人研究的步骤如下:

(1)核对整理回复或回答。

(2)计算 6.60 与响应之间的差值。

(3)计算差值的频数分布。

(4)计算差值的中位数、第 25% 位数、第 75% 位数。

(5)决定概率大小表明和发现适当的 $Z-$ 值。

(6)从文献中找到个体内生物学变异。

(7)在期望的概率水平上计算出作出临床决策所要求的分析性能。

(8)使用差值的中位数、25% 位数、75% 位数来建立三种水平的质量规范:适当的、最适当的和最低的。

临床医生已告诉我们什么样的变化是临床上有意义的,然后我们考虑概率,其必须是适合提交给临床医生问题的语义,因为不同用词意味着不同水平的概率。此外,给定差值建议有意义是在特定个体的系列结果的基础上,这些差值包括生物变异。个体内生物学变异,必须考虑从广泛的文献中进行收集。

即使对于特定的临床情况下单个分析物,我们经常获得广泛的响应。我们通常使用响应的中位数为适当的质量规范。由响应的 25% 和 75% 位数来规定最适当的和最低的质量规范。这些质量规范通常是与适当的精密度有关。

复杂的研究可假定感兴趣的变化是由于总误差和由于精密度和偏倚将其分解。

四、来自专业人员推荐的质量规范

一些国际的和国家级的专业团体已推荐了详细的质量规范。其中有些是关于精密度,有些是关于偏倚,有些是关于允许的总误差。基于这些建议广泛采用的质量规范包括如下步骤:

(1)美国国家胆固醇教育计划专家组已发表脂类分析的精密度、偏倚和允许总误差的推荐。

(2)美国糖尿病协会文件规定自身监测血糖系统和糖化血红蛋白分析的质量规范。

(3)美国国家临床生物化学科学院已推荐甲状腺素检测、治疗药物监测及用于糖尿病和肝功能诊断和监测的试验的质量规范。甲状腺素检测指南正在审核中,且新的指南建议精密度、偏倚和允许总误差的质量规范最好是基于生物学变异,正如糖尿病和肝功能指南的一样。

(4)欧洲工作组已提议基于生物学变异用于分析系统精密度和偏倚评价的质量规范。

(5)另外,欧洲工作组已建议确认常规方法和用于能力验证或室间质量评价计划材料赋值的参考方法的质量规范,也是基于生物学变异。

这些质量规范是建立在此项研究的大量实验和临床经验基础之上,在它们发表之前,通常是对可获得的证据经过详细的讨论。这些规范的使用者可评价得出结论过程的客观性,因为得出推荐的方法是在文献中发表的。

五、准备协商一致文件的步骤

使用专家专业推荐导出质量规范指南的推荐策略方法如下:

(1)专业团体决定需求并任命专家小组成员。

(2)专家小组决定推荐范围。

(3)专业机构对范围达成协议并批准进一步的工作。

(4)专家书写文件内容。

(5)外部同行评审文件内容。

(6)校对文件。

(7)在会议(和网络)上介绍文件,征求意见。

(8)修订文件。

(9)外部同行评审重新起草的文件。

(10)在网络上张贴重新起草的文件再次进行评论。

(11)考虑适当的观点。

(12)准备最后文件。

(13)在适当的杂志上发表最终文件。

(14)广泛地发表执行摘要。

(15)在规定的未来的时间内审核文件。

在已发表的指南中已推荐了不太广泛使用的那些质量规范——"最好的实践"或"良好的实验室实践"指南。这些质量规范通常是在单个协商一致会议上提出而没有经过广泛的讨论。它们有一定的价值,它们通常是建立在某个特定机构的专家或专家组的广泛知识基础上。然而,指南通常是主观的,不常基于可接受的模型,新的方法或实验数据。这些质量规范处于国家或国际专家组推荐更下的层状结构下。

因为质量规范是完全不同的类型,有些是分别给出精密度、偏倚和允许总误差数据,其他情况仅给出这些特征中的一种情况或两种情况的数据,所以强烈建议在不适当地应用它们之前仔细地阅读有关的建议。

六、基于法规和室间质量评价的质量规范

(一)美国临床实验室改进修正案'88(CLIA'88)能力验证(室间质量评价)分析质量要求

一些国家已规定分析性能标准,为了达到可接受的标准,或达到和/或保持认可状态,实验室必须满足该标准。美国临床实验室改进法案修正案(CLIA'88)法规文件记录允许总误差,其是不精密度加偏倚,当然,只是针对一些常见的检测项目。表2-2列出一些项目。类似的法规也存在于德国。但是其质量规范完全不同于美国(例如,德国联邦法律要求不精密度小于1/12参考区间)。

这种策略的优点是CLIA'88质量规范很知名,并易于理解及广泛可获得,甚至在互联网上(www.westgard.com/clia.htm)可获得。然而,主要的缺点是CLIA'88质量要求是基于可达到的标准而不是适当的标准。此外,当法规存在及制定可接受性能标准,则实验室可以看

23

到如适当目标达到而不是使用任何其他的质量规范。许多最近的关于质量计划的文献使用 CLIA'88 作为允许总误差质量规范为模型的基础。

表 2-2　CLIA'88 可接受性能质量规范的实例

检验项目	可接受范围
常规临床化学	
丙氨酸氨基转移酶	靶值 ±20%
白蛋白	靶值 ±10%
碱性磷酸酶	靶值 ±30%
淀粉酶	靶值 ±30%
天门冬氨酸氨基转移酶	靶值 ±20%
胆红素	靶值 ±6.84μmol/L（0.4mg/dl）或 ±20%（取大者）
血气 PO_2	靶值 ±3s
血气 PCO_2	靶值 ±5mmHg 或 ±8%（取大者）
血气 pH	靶值 ±0.04
总钙	靶值 ±0.250mmol/L（1.0mg/dl）
氯	靶值 ±5%
胆固醇	靶值 ±10%
高密度脂蛋白胆固醇	靶值 ±30%
肌酸激酶	靶值 ±30%
肌酸激酶同工酶	MB 升高（存在或不存在）或靶值 ±3s
肌酐	靶值 ±26.52μmol/L（0.3mg/dl）或 ±15%（取大者）
葡萄糖	靶值 ±0.33mmol/L（6mg/dl）或 ±10%（取大者）
铁	靶值 ±20%
乳酸脱氢酶	靶值 ±20%
乳酸脱氢酶同工酶	LD_1/LD_2（+ 或 −）或靶值 ±30%
镁	靶值 ±25%
钾	靶值 ±0.5mmol/L
钠	靶值 ±4mmol/L
总蛋白	靶值 ±10%
甘油三酯	靶值 ±25%
尿素氮	靶值 ±0.71mmol/L 尿素（2mg/dl 尿素）或 ±9%（取大者）
尿酸	靶值 ±17%
内分泌	
皮质醇	靶值 ±25%
游离的甲状腺素	靶值 ±3s

续表

检验项目	可接受范围
人绒毛膜促性腺激素	靶值 ±3s 或（阳性或阴性）
T$_3$ 摄取	靶值 ±3s（方法）
三碘甲状腺素原氨酸	靶值 ±3s
促甲状腺激素	靶值 ±3s
甲状腺素	靶值 ±20% 或 12.9%（1.0μg/dl）（取大者）
毒理学	
乙醇（血）	靶值 ±25%
血铅	靶值 ±10% 或 ±0.019μmol/L（4μg/dl）（取大者）
卡马西平	靶值 ±25%
地高辛	靶值 ±20% 或 0.2μg/L（取大者）
乙琥胺	靶值 ±20%
庆大霉素	靶值 ±25%
锂	靶值 ±0.3mmol/L 或 ±20%（取大者）
苯巴比妥	靶值 ±20%
苯妥英	靶值 ±25%
扑痫酮	靶值 ±25%
普鲁卡因胺（及代谢物）	靶值 ±25%
奎尼丁	靶值 ±25%
茶碱	靶值 ±25%
妥布霉素	靶值 ±25%
丙戊酸	靶值 ±25%
血液学	
红细胞计数	靶值 ±6%
血红蛋白	靶值 ±7%
白细胞计数	靶值 ±15%
血小板计数	靶值 ±25%
纤维蛋白原	靶值 ±20%
激活部分凝血酶时间	靶值 ±15%
凝血酶原时间	靶值 ±15%
一般免疫学	
α$_1$- 抗胰蛋白酶	靶值 ±3s
抗核抗体	靶值 ±2 个稀释或（阳或阴）
抗 -HIV	反应或不反应

续表

检验项目	可接受范围
补体 3	靶值 $\pm 3s$
补体 4	靶值 $\pm 3s$
α-甲胎蛋白	靶值 $\pm 3s$
肝炎(HBsAg,anti-HBc,HBeAg)	反应(阳性)或不反应(阴性)
IgA	靶值 $\pm 3s$
IgE	靶值 $\pm 3s$
IgG	靶值 $\pm 25\%$
IgM	靶值 $\pm 3s$
传染性单核细胞增多(症)	靶值 ± 2 个稀释或(阳性或阴性)
类风湿因子	靶值 ± 2 个稀释或(阳性或阴性)
风疹	靶值 ± 2 个稀释或(阳性或阴性)

(二)欧洲国家临床化学室间质量评价的评价限

欧洲各国主要采用两种方式:一种是基于生物变异、专家意见、"固定"的目前技术水平,或结合这些观点得出的"固定限"。另一种是采用每次调查结果的统计标准,即是"可变的限"(实际技术水平限)(表 2-3 和表 2-4)。

表 2-3 欧洲室间质量评价界限标准

国家	固定限
丹麦	$3(1/2CV_I)$
荷兰	$3(1/2CV_I)$
比利时	生物学
德国	$3(CV_{wlab})$
捷克	$3(CV_{wlab})$
卢森堡	$3(CV_{wlab})$
芬兰	专家,P_{95}
挪威	同上
瑞士	临床医生、分析专家
克罗地亚	$2(CV_{wlab})$
爱尔兰	CCV
英国	CCV
意大利	P_{95}
西班牙	P_{95}
法国	P_{95},P_{99}
葡萄牙	P_{95},P_{99}

注:CV_I=个体内生物变异,CV_{wlab}=室内变异系数,P_{95}=第 95% 位数,P_{99}=第 99% 位数;CCV=选定变异系数

表2-4 欧洲不同国家临床化学室间质量评价的评价标准(百分变异)

项目	丹麦	荷兰	比利时	瑞士	克罗地亚	立陶宛	西班牙	意大利	法国	葡萄牙
钾	8.2	7.2	8.0	3.0	5.0	2.0	7.4	3.0	6.8	5.0
钠	0.9	0.9	2.0	2.0	3.0	3.0	6.6	3.0	3.5	2.5
氯	2.1	2.1	3.0	3.0	4.0	3.0	10.0	4.0	4.0	6.0
钙	2.7	2.7	4.5	4.0	5.0	2.0	10.0	5.5	4.6	7.0
磷	12.0		14.0	10.0	10.0	5.0	12.0	9.5		8.0
血糖	6.6	10.0	14.0	7.0	5.0	5.0	9.8	6.0	11.0	6.0
尿素	19.0	19.0	16.0	7.0	7.0	7.0	10.0	9.5	16.0	6.0
尿酸	13.0	10.0	15.0	10.0	10.0	7.0	15.0	8.0	16.0	9.0
肌酐	6.6	6.6	8.0	15.0	10.0	5.0	14.0	8.8	11.0	12.0
总蛋白	4.2	4.2	5.5	3.0	8.0	3.0	9.2	4.0	10.0	5.0
白蛋白	4.2	4.2	6.2	6.0		3.0	14.0	4.0	10.0	
胆固醇	8.1	8.1	8.4	3.0	10.0	7.0	9.8	5.5	16.5	5.0
甘油三酯	34.0	33.0	20.0	10.0	10.0	7.0	14.0	8.5	15.0	7.0
胆红素	34.0	33.0	24.0	30.0	10.0		28.0		15.0	13.0
丙氨酸氨基转移酶	41.0	10.0	20.0	15.0	20.0	7.0	17.0	13.0	20.0	11.0
天冬氨酸氨基转移酶	22.0	7.0	16.0	15.0	20.0	7.0	17.0	10.0	20.0	12.0
碱性磷酸酶	10.0	8.0	10.0	15.0	20.0	7.0	22.0	18.0	20.0	29.0
淀粉酶	11.0	10.0	17.0	20.0		10.0	56.0		25.0	
肌酸激酶	62.0	63.0	20.0	20.0	20.0	7.0	52.0	16.0	25.0	14.0
乳酸脱氢酶	12.0	3.0	15.0	15.0	20.0	7.0	17.0	20.0	20.0	16.0
铁	48.0	30.0		12.0	10.0	5.0	16.0	9.0	20.0	7.0
镁	3.5	3.3	9.5	4.0					12.0	
锂		5.0	10.0	6.0			22.0		10.0	
γ-谷氨酰基转移酶	22.0	18.0	15.0	15.0	20.0	10.0	18.0	13.0	20.0	11.0

（三）澳大利亚室间质量评价标准（表 2-5~ 表 2-11）

表 2-5　血气室间质量评价标准

检测项目	允许性能界限（浓度水平）	
PO$_2$	± 5	（≤ 100mmHg）
	± 5%	（≥ 100mmHg）
PCO$_2$	± 2.0	（≤ 25.0mmHg）
	± 8%	（>25.0mmHg）
pH	± 0.04	
钠	± 3mmol/L	
钾	± 0.2mmol/L	
氯	± 3mmol/L	
离子钙	± 0.05mmol/L	
葡萄糖	± 1.0	（≤ 10.0mmol/L）
	± 10%	（>10.0mmol/L）
乳酸	± 1.0	（≤ 10.0mmol/L）
	± 10%	（>10.0mmol/L）
尿素	± 1.0	（≤ 10.0mmol/L）
	± 10%	（>10.0mmol/L）
肌酐	± 10	（≤ 100mmol/L）
	± 10%	（>100mmol/L）

表 2-6　内分泌室间质量评价标准

检测项目	允许性能界限（浓度水平）	
甲胎蛋白	± 2	（≤ 17kIU/L）
	± 12%	（>17kIU/L）
皮质醇	± 15	（≤ 100nmol/L）
	± 15%	（>100nmol/L）
人绒毛膜促性腺激素	± 1	（≤ 10IU/L）
	± 10%	（>10IU/L）
游离 T$_3$	± 0.7	（≤ 3.5pmol/L）
	± 20%	（>3.5pmol/L）
总 T$_3$	± 0.2	（≤ 1.3nmol/L）
	± 15%	（>1.3nmol/L）
促甲状腺素	± 0.10	（≤ 0.5mU/L）
	± 20%	（>0.5mU/L）
游离 T$_4$	± 1.5	（≤ 12pmol/L）
	± 12%	（>12pmol/L）

续表

检测项目	允许性能界限（浓度水平）
总 T_4	± 12　（≤ 120nmol/L） ± 10　（>120nmol/L）
癌胚抗原	± 0.6　（≤ 5.0μg/L） ± 12%　（>5.0μg/L）
铁蛋白	± 4.0　（≤ 27.0μg/L） ± 15%　（>27.0μg/L）
总 PSA	± 0.4　（≤ 5.0μg/L） ± 8%　（>5.0μg/L）
游离 PSA	± 0.2　（≤ 1.4μg/L） ± 15%　（>1.4μg/L）
CA-125	± 6　（≤ 50kIU/L） ± 12%　（>50kIU/L）
IgE	± 4.0　（≤ 20.0IU/ml） ± 20%　（>20.0IU/ml）
叶酸盐	± 1.5　（≤ 6.0nmol/L） ± 25%　（>6.0nmol/L）
维生素 B_{12}	± 18　（≤ 120pmol/L） ± 15%　（>120pmol/L）
皮质醇	± 15　（<100.0nmol/L） ± 15%　（>100.0nmol/L）
17- 羟黄体酮	± 2.0　（≤ 10.0nmol/L） ± 20%　（>10.0nmol/L）
雄（甾）烯二酮	± 1.5　（≤ 10nmol/L） ± 15%　（>10nmol/L）
脱氢表雄酮硫酸盐	± 1.2　（≤ 10.0μmol/L） ± 12%　（>10.0μmol/L）
雌二醇	± 25　（≤ 100pmol/L） ± 25%　（>100pmol/L）
雌三醇（总）	± 20　（≤ 200nmol/L） ± 10%　（>200nmol/L）
雌三醇（未结合）	± 0.9　（≤ 6.0nmol/L） ± 15%　（>6.0pmol/L）
促卵泡成熟激素	± 1.0　（≤ 10.0IU/L） ± 10%　（>10.0IU/L）
促胃酸激素	± 25.0　（≤ 250.0pmol/L） ± 10%　（>250.0pmol/L）
生长激素	± 1　（≤ 7mU/L） ± 15%　（>7mU/L）

续表

检测项目	允许性能界限（浓度水平）
胰岛素	± 0.6 （≤ 5.0mU/L） ± 12% （>5.0mU/L）
黄体生成激素	± 1.5 （≤ 10.0IU/L） ± 15% （>10.0IU/L）
黄体酮	± 2 （≤ 10nmol/L） ± 15% （>10nmol/L）
催乳激素	± 40 （≤ 400mIU/L） ± 10% （>400mIU/L）
睾酮	± 0.4 （≤ 2.7nmol/L） ± 15% （>2.7nmol/L）
醛固酮	± 24 （≤ 160pmol/L） ± 15% （>160pmol/L）
PTH	± 1.0 （≤ 8.0pmol/L） ± 12% （>8.0pmol/L）
血管紧张肽原酶	± 1.0 ［≤ 4.0ng/（ml·h）］ ± 25% ［>4.0ng/（ml·h）］
维生素 D_3	± 9 （≤ 60nmol/L） ± 15% （>60nmol/L）

表 2-7 常规化学室间质量评价标准

检测项目	可接受性能界限（浓度水平）
白蛋白	± 2.0 （≤ 33.0g/L） ± 6% （>33.0g/L）
碳酸氢盐	± 2.0 （≤ 20.0mmol/L） ± 10% （>20.0mmol/L）
胆红素（总）	± 3 （≤ 25μmol/L） ± 12% （>25μmol/L）
胆红素（结合）	± 3 （≤ 15μmol/L） ± 20% （>15μmol/L）
钙	± 0.10 （≤ 2.5mmol/L） ± 4% （>2.5mmol/L）
氯	± 3 （≤ 100mmol/L） ± 3% （>100mol/L）
肌酐	± 8.0 （≤ 100.0μmol/L） ± 8% （>100.0μmol/L）

检测项目	可接受性能界限(浓度水平)	
果糖胺	± 15	(≤ 250μmol/L)
	± 6%	(>250μmol/L)
葡萄糖	± 0.4	(≤ 5.0mmol/L)
	± 8%	(>5.0mmol/L)
铁	± 3.0	(≤ 25.0μmol/L)
	± 12%	(>25.0μmol/L)
铁蛋白	± 4.0	(≤ 27μg/L)
	± 15%	(>27μg/L)
总铁结合力	± 4.0	(≤ 50.0μmol/L)
	± 8%	(>50.0μmol/L)
转铁蛋白	± 0.20	(≤ 2.50g/L)
	± 8%	(>2.50g/L)
乳酸	± 0.5	(≤ 4.0mmol/L)
	± 12%	(>4.0mmol/L)
锂	± 0.20mmol/L	
镁	± 0.10	(≤ 1.25mmol/L)
	± 8%	(>1.25mmol/L)
渗透压	± 8	(≤ 266mmol/kg)
	± 3%	(>266mmol/kg)
磷	± 0.06	(≤ 0.75mmol/L)
	± 8%	(>0.75mmol/L)
钾	± 0.2	(≤ 4.0mmol/L)
	± 5%	(>4.0mmol/L)
总蛋白	± 3.0	(≤ 60g/L)
	± 5%	(>60g/L)
钠	± 3	(≤ 150mmol/L)
	± 2%	(>150mmol/L)
尿酸	± 0.030	(≤ 0.380mmol/L)
	± 8%	(>0.380mmol/L)
尿素	± 0.5	(≤ 4.0mmol/L)
	± 12%	(>4.0mmol/L)
酸性磷酸酶	± 1.5	(≤ 10.0U/L)
	± 15%	(>10.0U/L)

续表

检测项目	可接受性能界限(浓度水平)	
丙氨酸氨基转移酶	± 5	(≤ 40U/L)
	± 12%	(>40U/L)
碱性磷酸酶	± 15	(≤ 125U/L)
	± 12%	(>125U/L)
淀粉酶	± 10	(≤ 100U/L)
	± 10%	(>100U/L)
天门冬氨酸氨基转移酶	± 5	(≤ 40U/L)
	± 12%	(>40U/L)
肌酸激酶	± 15	(≤ 125U/L)
	± 12%	(>125U/L)
γ- 谷氨酰基转移酶	± 5	(≤ 40U/L)
	± 12%	(>40U/L)
乳酸脱氢酶	± 20	(≤ 250U/L)
	± 8%	(>250U/L)
脂肪酶	± 12	(≤ 60U/L)
	± 20%	(>60U/L)
胆固醇	± 0.30	(≤ 5.00mmol/L)
	± 6%	(>5.00mmol/L)
高密度脂蛋白胆固醇	± 0.10	(≤ 0.08mmol/L)
	± 12%	(>0.08mmol/L)
甘油三酯	± 0.20	(≤ 1.60mmol/L)
	± 12%	(>1.60mmol/L)
皮质醇	± 30	(≤ 150nmol/L)
	± 15%	(>150nmol/L)
甲状腺素	± 12	(≤ 120nmol/L)
	± 10%	(>120nmol/L)
游离 T_4	± 1.5	(≤ 12pmol/L)
	± 12%	(>12pmol/L)
促甲状腺素	± 0.1	(≤ 0.5mU/L)
	± 20%	(>0.5mU/L)
总 T_3	± 0.2	(≤ 1.3nmol/L)
	± 15%	(>1.3nmol/L)
游离 T_3	± 0.7	(≤ 3.5pmol/L)
	± 20%	(>3.5pmol/L)

续表

检测项目		可接受性能界限（浓度水平）
人绒毛膜促性腺激素	定量	±1.0 （≤10.0IU/L）
		±10% （>10IU/L）
	定性	阴性 （≤5IU/L）
		可疑 （5~25IU/L）
		阳性 （>25IU/L）
肌钙蛋白 I		±0.002 （≤0.01μg/L）
		±20% （>0.01μg/L）
肌钙蛋白 T		±0.01 （≤0.05μg/L）
		±20% （>0.05μg/L）
胆碱酯酶		±500 （≤5 000U/L）
		±10% （>5 000U/L）
肌酸激酶 -MB		±3 （≤15U/L 或 15μg/L）
		±20% （>15U/L 或 15μg/L）
NT-Pro-BNP		±25 （≤125ng/L）
		±20% （>125ng/L）
BNP		±20 （≤100ng/L）
		±20% （>100ng/L）

表 2-8 治疗药物监测室间质量评价标准

检测项目	可接受性能界限（浓度水平）
卡马西平	±2.0 （≤20.0μmol/L）
	±10% （>20.0μmol/L）
地高辛	±0.2 （≤2.0nmol/L）
	±10% （>2.0nmol/L）
对乙酰氨基酚	±20 （≤200μmol/L）
	±10% （>200μmol/L）
苯巴比妥	±3.0 （≤30.0μmol/L）
	±10% （>30.0μmol/L）
苯妥英	±3.0 （≤30.0μmol/L）
	±10% （>30.0μmol/L）
奎尼丁	±2.0 （≤20.0μmol/L）
	±10% （>20.0μmol/L）
水杨酸盐	±0.10 （≤1.00mmol/L）
	±10% （>1.00mmol/L）

续表

检测项目	可接受性能界限（浓度水平）
茶碱	± 3　　（≤ 30μmol/L）
	± 10%　（>30μmol/L）
丙戊酸	± 25　　（≤ 250μmol/L）
	± 10%　（>250μmol/L）
庆大霉素	± 0.2　　（≤ 2.0mg/L）
	± 10%　（>5.3mg/L）
万古霉素	± 2.0　　（≤ 20.3mg/L）
	± 10%　（>20.3mg/L）

表 2-9　糖化血红蛋白室间质量评价标准

检测项目	可接受性能界限（浓度水平）
血红蛋白 A1c（%）	± 0.5　　（≤ 10.0%）
	± 5%　（>10.0%）
血红蛋白 A1c（mmol/mol）	± 4　　（≤ 86mmol/mol）
	± 5%　（>86mmol/mol）

表 2-10　脂类室间质量评价标准

检测项目	可接受性能界限（浓度水平）
胆固醇	± 0.30　　（≤ 5.00mmol/L）
	± 6%　（>5.00mmol/L）
高密度脂蛋白胆固醇	± 0.1　　（≤ 0.80mmol/L）
	± 12%　（>0.80mmol/L）
低密度脂蛋白胆固醇	± 0.20　　（≤ 2.00mmol/L）
	± 10%　（>2.00mmol/L）
甘油三酯	± 0.20　　（≤ 1.60mmol/L）
	± 12%　（>1.60mmol/L）
载脂蛋白 A1	± 0.2　　（≤ 2.0g/L）
	± 10%　（>2.0g/L）
载脂蛋白 B	± 0.2　　（≤ 2.0g/L）
	± 10%　（≤ 2.00g/L）
脂蛋白（a）	± 0.20　　（≤ 2.00g/L）
	± 10%　（>2.00g/L）

表 2-11　肿瘤标志物室间质量评价标准

检测项目	可接受性能界限（浓度水平）
甲胎蛋白	± 2.0　（≤ 20pmol/L）
	± 10%（>20pmol/L）
人绒毛膜促性腺激素	± 1　　（≤ 10IU/L）
	± 10%（>10IU/L）
癌胚抗原	± 0.6　（≤ 5.0μg/L）
	± 12%（>5.0μg/L）
总前列腺特异性抗原	± 0.4　（≤ 5.0μg/L）
	± 8%　（>5.0μg/L）
CA 125	± 6　　（≤ 50kU/L）
	± 12%（>50kU/L）
CA 15-3	± 3　　（≤ 30kU/L）
	± 10%（>30kU/L）
β-2- 微球蛋白	± 0.2　（≤ 2.0mg/L）
	± 10%（>2.0mg/L）
PRL	± 3　　（≤ 10mU/L）
	± 15%（>10mU/L）
CA 19-9	± 6　　（≤ 40kU/L）
	± 15%（>10kU/L）

　　世界上许多不同的室间质量评价计划使用不同的技术判断参加实验室的可接受性或可达到的其他性能准则。有些国家分析参加实验室回报数据，应用总的或方法组公议值评价偏倚或使用计算的 s 或 CV 建立可接受的界限，通常是 $3s$ 或 $3CV$。这种情况有明显的缺陷，因为 s 或 CV 仅显示当前方法和技术所能达到的水平。

　　然而更多的实验室专业人员使用固定限作为可接受准则。像 CLIA'88 准则，一般指的是允许总误差。使用这些室间质量评价固定限作为质量规范的主要缺陷是，虽然这些质量规范是根据专家观点而定，但它们算是完全根据经验的。不同的国家使用完全不同的固定限，其支持的观点不是完全客观的。它们也清楚受到当前技术和方法学实际能达到的影响，或被称为"当前技术水平"。

　　尽管存在这些困难，从能力验证或室间质量评价计划关于当前技术水平的证据已在过去广泛地提倡作为质量规范，特别是当由更好的实验室可达到的性能，通常最好的 20% 可作为目标。根本的概念是，如果五个实验室中有一家实验室能达到这种水平的质量，则对于所有的实验室存在的技术和方法学达到的相同的分析性能。

七、基于当前技术水平的质量规范

　　从能力验证和室间质量评价计划组织者通常可获得关于分析上实际可达到的数据；如果没有可获得的质量规范，我们能使用这种通常可达到的当前技术水平。然而，文件记录的分析性能不可能真实地反映当前的技术水平,因为分发给参加实验室的样本由于基质效应,不能像患者样本一样。另外,实验室工作人员可能对这些样本采取特殊方式处理,试图"改进"其性能。文件记录的能力验证和室间质量评价计划当前技术水平随时间而变化(并不总是越来越好),及取得的性能可能与实际的医学需要没有关系。

通过阅读文献中的关于方法学的论著可获得当前技术水平。需要警告的是:实验室发明者或最初的评价者文件记录的性能可能是最好情况下(因为在接近理想条件下操作)而不是每天实践所能达到的。再者,分析上达到的性能可能与实际医学需要之间没有内在关系。

因此,这些方法在层状模式中处于较低位置,且所处的位置一定低于基于生物学变异的质量规范。

第五节　基于生物学变异设定质量规范的策略

在检验医学领域建立如不精密度、偏倚和允许总误差质量规范的所有策略具有其优点和缺点。当然,基本原理是质量规范应该是:①坚定地根据医学要求;②可用于所有的实验室,而不考虑实验室的大小、类型或场所;③使用简单易于理解的模式产生;④受到该领域的专业人员信服并广泛地被接受。

基于生物学的质量规范看来是满足所有这些标准,并且将在本部分接受详细的检查。

一、临床实验室试验结果的使用

实验室试验结果可用于许多情况。我们将其用于教学和培训,及从基础到应用的科研和开发项目。我们也可将试验结果用于临床上四种相当不同的情况。

1. 诊断(diagnosis)　涉及通过调查症状来识别疾病,且这通常包括执行一组相关的临床实验室的检测。

2. 发现病例(case finding)　一组研究的机会性能,当一个人参与卫生保健系统时,通常包括一组临床实验室检测。

3. 筛查(screening)　对未被认出的疾病或缺陷的识别,且应用于表面是健康的人群。

4. 监测(monitoring)　涉及随着时间的变化审核实验室试验结果。时间可短期的(例如,医院急性疾病的处理);中期的(例如:测量肿瘤标志物来评价复发);或长期的(例如:糖尿病血糖控制的监测)。

精密度和偏倚的质量规范应保证能达到这些临床目的。如果我们发展单独的精密度和偏倚的质量规范,就很容易计算允许总误差的规范。

二、精密度质量规范:计算总的变异

随机变异或精密度,定义为在规定的条件下获得独立测量结果之间一致性接近程度。在实际工作中,精密度由室内质量控制计划同一样本重复分析进行测量。

为了回答这一问题,"精密度应该多低?",我们必须回答,"精密度对试验结果的影响及临床决策"。

在我们研究这种数据之前,我们必须探查更客观的和数学上总变异的计算。在本文中有两种相关的公式。

首先,如果试验结果通过加或减法进行计算,则总变异是以标准差形式表示方差之和,即是:

如 $C=A+B$ 或如 $C=A-B$,且测量值 A 和 B 分别具有分析的精密度为:s_A 和 s_B,

则,$s_C^2=s_A^2+s_B^2$,所以 $s_C=(s_A^2+s_B^2)^{1/2}$。

以“阴离子间隙”为例:

阴离子间隙 =(钠 + 钾)–(氯 – 碳酸盐)。

如果钠分析的 s 是 1.0mmol/L,钾为 0.1mmol/L,氯为 1.0mmol/L,碳酸盐为 0.5mmol/L,则阴离子间隙估计的 s 等于

$$(1.0^2+0.1^2+1.0^2+0.5^2)^{1/2}=(1.00+0.01+1.00+0.25)^{1/2}=2.26^{1/2}=1.50$$

注意到结果 s 在数值上超过任何 s 分量,但不是 s 分量的简单数学相加;加法必须是方差。

当所有的分量具有相同的均值——这是非常重要的限制性条件,则在公式中可用 CV 代替 s。

其次,如果通过乘法或除法计算量值,则总方差是方差之和。但是这必须是由 CV 项进行,即是:

如果 $C=A*B$ 或如果 $C=A/B$,则测量值 A 和 B 分别有分析的精密度为 CV_A 和 CV_B,

则,$CV_C^2 = CV_A^2 + CV_B^2$,所以 $CV_C=(CV_A^2 + CV_B^2)^{1/2}$。

临床实验室所有检测项目由于下列缘故而不同:①分析前变异;②分析变异;③个体内生物学变异。

这些变异都是随机的。因此,它们被认为具有高斯分布。如我们所见,高斯分布的离散程度(宽度,大小)可由标准差描述。

如果分析变异是 s_A,且个体内生物学变异为 s_I,则总变异(s_T)按如下公式计算:

$$s_T^2 = s_A^2 +s_I^2 \text{ 或 } s_T = (s_A^2 +s_I^2)^{1/2}$$

如果我们在相同的 CV 水平下确定或估计 CV_A,在这种情况下值的均值将是相同,因此计算的总变异为:

$$CV_T^2 = CV_A^2 +CV_I^2$$
$$\text{或 } CV_T = (CV_A^2 +CV_I^2)^{1/2}$$

三、精密度对试验结果变异的影响

我们报告我们的分析结果为单一数值,但是每一数值有其固有的变异。如果我们忽略分析前变异,则这种变异是由于个体内生物学变异和分析随机变异——精密度和偏倚改变(例如,由于校准改变),我们通常将其包括在精密度估计值中,并且我们应该尽可能地将其降低。因此,既然我们如今知道我们考虑个体内生物学变异是固定的,分析“噪音”量加到生物学“信号”仅依赖于分析的精密度。

我们可计算精密度改变对固有变异的影响。我们知道:

$$CV_T =(CV_A^2 +CV_I^2)^{1/2}$$

因此,如果分析精密度与个体内生物学变异具有相同的量值,则信号和噪音实际上是相等的,则 $CV_A =CV_I$,通常公式简单替换,

$$CV_T =(CV_A^2+CV_I^2)^{1/2}=(2CV_I^2)^{1/2} = 1.414CV_I$$

意味着因为分析变异则固有的变异(由于生物学)已增加41.4%。由于分析的缘故真实结果

的变异性已增加了 41.4%。

类似的,如果精密度是两倍的个体内生物学变异,

$$CV_A = 2CV_I$$

因此

$$CV_T = \left[(2CV_I)^2 + CV_I^2 \right]^{1/2} = (4CV_I^2 + CV_I^2)^{1/2} = (5CV_I^2)^{1/2} = 2.236CV_I$$

意味着因为分析变异固有的变异(由于生物学)已增加了 123.6%。由于分析的缘故真实的试验结果的变异性已增加了 123.6%。

另一方面,如果精密度是个体内生物学变异的一半,

$$CV_A = 1/2CV_I$$

因此

$$CV_T = \left[(1/2CV_I)^2 + CV_I^2 \right]^{1/2} = (1/4CV_I^2 + CV_I^2)^{1/2} = (5/4CV_I^2)^{1/2} = 1.118CV_I$$

意味着因为分析变异固有的变异(由于生物学)已增加了 11.8%。由于分析的缘故真实的试验结果的变异性已增加了 11.8%。我们可对大范围的精密度值进行类似的计算,计算器由于分析的缘故已增加的真实试验结果的变异性是多少。表 2-12 显示这些值。

变异量被加到真实试验结果变异性与 CV_A/CV_I 比值之间的关系不是线性。随着精密度增加,分析"噪音"量加到生物"信号"相对地增加较多。应该注意到一旦精密度数值上大于个体内生物变异这种情况下就特别重要。

表 2-12 随着精密度与个体内生物学变异相比变得更大时,加入到真实结果变异性的变异量

精密度与个体内生物学变异的比值 (CV_A/CV_I)	加入到真实变异性中变异的量 (真实变异的百分比)
0.25	3.1
0.50	11.8
0.75	25.0
1.00	41.4
1.50	80.3
1.73	100.0
2.00	123.6
2.50	169.3
3.00	216.2
4.00	312.3
5.00	409.9

四、精密度对胆固醇结果的变异性的影响

增加不精密度,即试验性能下降,增加了试验结果变异性的数量。现在让我们将上述讨论的理论放到临床情况中。

一位 63 岁的老人,男性,高血压,胆固醇浓度为 6.60mmol/L。我们知道胆固醇个体内生物学变异为 6.0%。因此,该男性血清胆固醇以 CV 表示的固有变异为 6.0%,s 为 0.40mmol/L。

因此,我们从高斯分布特征可知道,

(1)均值 ±1*s* 包含有 68.3% 的结果;

(2)均值 ±2*s* 包含有 95.5% 的结果;

(3)均值 ±3*s* 包含有 99.7% 的结果;

那么,从纯的生物学观点来看:

(4)值落在 6.60 ± 0.40mmol/L = 6.20~7.00mmol/L 范围内的概率有 68.3%;

(5)值落在 6.60 ± 0.80mmol/L = 5.80~7.40mmol/L 范围内的概率有 95.5%;

(6)值落在 6.60 ± 0.80mmol/L = 5.80~7.40mmol/L 范围内的概率有 99.7%;

如果分析的精密度是 3%,如美国国家胆固醇教育计划推荐,则总变异将是

$$CV_T = (CV_A^2 + CV_I^2)^{1/2} = (6^2 + 3^2)^{1/2} = 6.7\%$$

所以,有 95.5% 概率胆固醇结果落在 6.60 ± 0.88mmol/L = 5.72~7.48mmol/L 范围之内;

如果精密度是 5%,有 95.5% 概率胆固醇结果落在 6.60 ± 1.03mmol/L = 5.57~7.63mmol/L 范围之内;

如果精密度是 10%,有 95.5% 的概率其胆固醇结果落在 6.60 ± 1.54mmol/L = 5.06~8.14mmol/L 范围之内;

显示随着不精密度增加单个胆固醇结果 95.5% 离散程度的范围(图 2-6)。再次注意不精密度下降的影响的非线性性质。图形不是具有直的侧边的等腰三角形,侧边凹向中心,甚至最差的不精密度给出较大的离散。

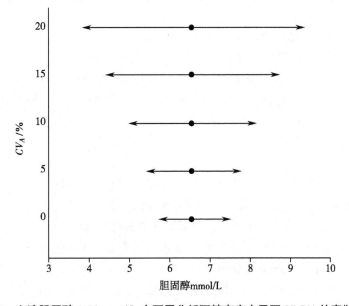

图 2-6 血清胆固醇 6.60mmol/L 在不同分析不精密度水平下 95.5% 的离散程度

我们已看到某个体随着时间的过去系列结果的变化是由于分析前变异、分析变异(精密度和偏倚的改变)和个体内生物学变异。因此,由于误差是相加的,差的不精密度将难以随时间监测人的情况,因为大的变化是由于分析变异而不是真实意义的改进或退化。临床"信号"被分析"噪音"所淹没。这就是不精密度在监测个体系列试验结果解释极其重要的影响。

基于人群参考值经常用于帮助解释。参考区间由参考个体样本获得的结果进行计算。这些结果的每一个结果包含有分析不精密度的变异分量。很清楚,使用差的不精密度的方法产生的值将具有比具有很好精密度方法同一项目的产生的值有较宽的参考区间。由于分析变异导致较宽的参考区间将具有较少的实用性,因为更经常地将个体不正确地进行分类。

五、基于生物变异的精密度质量规范

低的不精密度可减小每一个体试验结果的固有变异性(我们随后将探讨低的不精密度如何导致单个个体系列试验结果改变更大的概率意义,以及导致窄的基于人群的参考区间,产生更好的诊断正确性)。

如果我们知道不精密度是低的,我们将在每分析批中运行较少的室内质量控制样本,或者使用不太严格的质量控制规则。我们将增加误差检出概率和减低判断结果假失控的概率。这是非常重要的质量计划概念。

但是多低的不精密度才算是好的? 我们知道增加不精密度导致增加试验结果变异性。我们可详细地计算,随着 CV_A 增加,增加变异量上升,这种上升并不是简单的线性。

关于分析变异应小于 1/2 平均个体内生物学变异的概念不是新的,而早在 30 年前就已提出。我们已经计算,如果分析变异小于 1/2 平均个体内生物学变异,则增加到真实试验结果变异性的变异量大约是 10%。仅有 10% 的分析"噪音"被加入真实生物"信号"。这种加入分析变异性的量看来是合理的(尽管必须承认这是相当经验的判断),并且导致我们要求最好的精密度质量规范是

分析精密度 <1/2 个体内生物学变异,或 $CV_A < 0.50CV_I$

这种模式在质量规范层次处于较高的位置,仅次于评价分析对临床决策的影响。由于结果分析方法的许多困难,实际上基于生物学变异分量的质量规范得到许多的支持,并广泛被采用已有许多年。使用它们很容易,因为个体内生物学变异的估计在不同时间和地区是固定的。此外,容易获得关于平均个体内生物学变异的数据使得计算质量规范变得容易。而且,在国际和国家指南推荐的许多的质量规范——层次的第 3 位——也是基于生物学变异。

这种基本概念已扩展:相对于个体内生物学变异增加分析不精密度将增加试验结果的变异性。我们已显示早期的简单计算将允许我们确定:①当 $CV_A < 0.75CV_I$,则至多 25% 变异性被增加到试验结果的变异性中;②当 $CV_A < 0.50CV_I$,则只是 12% 的变异性被加入;③当 $CV_A < 0.25CV_I$,则最大 3% 的变异性被加入。如图 2-7 所示的推荐。

1. 适当的性能(desirable performance)　由 $CV_A < 0.50CV_I$ 规定。使用这种公式产生的质量规范应被视为广泛地应用。这种是最初的,最广泛地被接受,并且是经常使用的基于生物学变异的质量规范,但是,我们已建议,为了迎合那些看起来太"松"或太"严格"的一般的质量规范的分析项目,可以采用下列两种性能标准。

2. 最佳的性能(optimum performance)　由 $CV_A < 0.25CV_I$ 规定。使用这种公式产生的最严格的质量规范应用于由当前技术和方法学容易达到的适当性能标准的项目。

3. 最低的性能(minimum performance)　由 $CV_A < 0.75CV_I$ 规定。使用这种公式产生的不太严格的质量规范应用于当前技术和方法学不易达到的适当性能的那些分析项目。

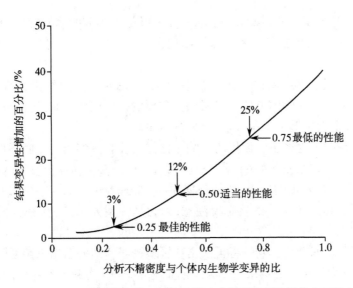

图 2-7　不精密度规范显示加入的试验结果变异性量作为不精密度与个体内生物学变异比的函数

六、性能对参考值的影响

参考区间的离散程度将依赖于分析程序的不精密度。正如我们所见,精密度越差,参考区间越宽。我们可以使用如前演示方差相加法就很容易进行计算。然而,偏倚更为重要。参考限更依赖于分析偏倚(图 2-8)。

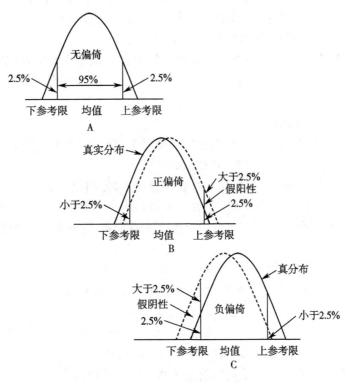

图 2-8　偏倚对参考值的影响

图 2-8A 显示的是无误差的高斯分布。根据定义及根据当前的惯例,设定的参考限确保 95% 总体的值落在参考区间之内。因此,该组的 2.5% 的值高于上参考限及 2.5% 的值低于下参考限。

现在,如果方法有正的偏倚,曲线将向右移,如图 2-8B 所示。该组中将有大于 2.5% 的值高于上参考限,小于 2.5% 的值低于下参考限。重要的是要记住,因为钟型分布,高于在上参考限 2.5% 的增加则大于低于下参考限 2.5% 的减少。

另外的想法就是关于这种正的偏倚的影响是比假阴性有更多的临床假阳性。重要的最终结果是大于 5% 的人将被划分为不正常——比期望 5% 更多的值超出参考区间。

类似地,如果方法具有负的偏倚,曲线将向左移,如图 2-8C 所示。大于 2.5% 的组将具有值小于下参考限。再一个重要的就是要注意,因为是钟型分布,2.5% 减少低于下参考限将大于 2.5% 增加高于上参考限。

另外的想法就是负偏倚的影响是将再次出现更多错误的结果超出下参考限。再就是大于 5% 的人将被划分为不正常的结果——大于期望的 5% 将具有超出参考区间的值。

七、基于生物变异的偏倚的质量规范

正的偏倚将增加超出上参考限的百分数,降低超出下参考限的百分数。负偏倚将具有相同的效果,但是在相反的参考限。从高斯分布的数学上,我们可以计算当存在偏倚时有多少人将超出每一参考限。

根据医学观点,对于实验室整个相同的群体范围的基本概念是使用相同的参考区间。这就意味着实验室数据在实验室之间是可移植(转换)的,所以,患者每次去不同医院时没有必要获得重复的实验室试验。即使患者看不同科室的医生,使用不同的实验室,实验室结果将是可比的,如果它们仅有很小的偏倚。另外,当实验室改变分析系统或方法时,理想的情况是实验室使用的参考值将可以继续使用而不用修改。

但是多大的偏倚可允许这种参考区间在不同时间和地区进行转换呢? 参考区间由个体内生物变异(CV_I)和个体间生物变异(CV_G)组成,如果分析的精密度是可忽略的,可以计算这种“组”生物变异,如简单的方差相加,如$(CV_I^2+CV_G^2)^{1/2}$。记住我们在这种公式中使用 CV,因为组分的均值是相同的。

我们使用相同组的参考值时分析偏倚应该小于 1/4 组的生物变异,或

$$B_A < 0.250(CV_I^2+CV_G^2)^{1/2}$$

当 $B_A < 0.250(CV_I^2+CV_G^2)^{1/2}$ 时,我们可以计算出 1.4% 超出一侧参考限,4.4% 超出另一侧。因此,比原期望 5% 少的小于组的 1%(0.8%)超出参考区间。增加超出参考区间人的数量是 0.8/0.5 = 16%,类似于设定适当的精密度质量规范,这种看似“合理的”通用的质量规范。

当 $B_A < 0.375(CV_I^2+CV_G^2)^{1/2}$,我们也可计算出 1.0% 超出一侧参考限,及 5.7% 超出另一侧,这样大约 1.7% 大于期望 5% 超出参考区间(超出参考区间人数量的增加 1.7/5.0 = 34%)。

当 $B_A < 0.125(CV_I^2+CV_G^2)^{1/2}$,则 1.8% 超出一侧参考限,3.3% 超出另一侧,这样大约 0.1% 大于期望 5% 超出参考区间(超出人数增加是 0.1/5.0 = 2%)。

这种推理,如精密度一样,我们应该有三种水平的质量规范,如图 2-9 所示。

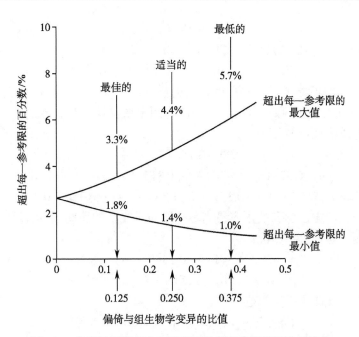

图 2-9   偏倚的质量规范显示出群体超出参考限百分数作为
偏倚与组生物变异比的函数

1. 适当的性能规定为 $B_A < 0.250(CV_I^2 + CV_G^2)^{1/2}$ 使用这种公式产生的质量规范应被视为通常可适用的。这种是最初的、最广为接受的、并且经常使用的基于生物变异的质量规范，为了满足通常质量规范看起来如果太"松"或太"严格"的那些分析项目，我们建议采用下列的质量规范。

2. 最佳性能规定为 $B_A < 0.125(CV_I^2 + CV_G^2)^{1/2}$ 使用这种公式产生的更为严格的质量规范可应用于那些当前技术和方法学容易达到适当的性能标准的分析项目。

3. 最低性能规定为 $B_A < 0.375(CV_I^2 + CV_G^2)^{1/2}$ 使用这种公式产生的不太严格的质量规范可应用于那些当前技术和方法学不易达到适当的性能标准的分析项目。

附录 1 中给出了大量分析项目三个层次偏倚的质量规范。

八、允许总误差的质量规范

最为广泛接受的质量规范是基于生物学变异，它是层次模式中第二层的质量规范，这样普通适当的质量规范是：

$$CV_A < 0.50CV_I$$
$$B_A < 0.250(CV_I^2 + CV_G^2)^{1/2}$$

则允许总误差的适当质量规范是：$TEa < 1.65(0.50CV_I) + 0.250(CV_I^2 + CV_G^2)^{1/2}$

三个水平模式考虑到使用当前方法学和技术不能满足这些普通的质量规范的那些分析项目，例如，血清中钙和钠的检测。对于这些困难的分析：

$$CV_A < 0.75CV_I$$
$$B_A < 0.375(CV_I^2 + CV_G^2)^{1/2}$$

则允许总误差的最低的质量规范是：$TEa < 1.65(0.75CV_I) + 0.375(CV_I^2 + CV_G^2)^{1/2}$

例如：氯，$CV_I = 1.2\%$ 和 $CV_G = 1.5\%$，所以适当的质量规范是：

$$CV_A < 0.50CV_I = 0.6\%$$

$$B_A < 0.250(CV_I^2 + CV_G^2)^{1/2} = 0.250(1.2^2 + 1.5^2)^{1/2} = 0.5\%$$

$$TEa < 1.65(0.50CV_I) + 0.250(CV_I^2 + CV_G^2)^{1/2} = 1.65(0.6) + 0.5 = 1.5\%$$

实验室很有可能不能满足这些稍微苛求的质量规范,而适当的质量规范应被作为当方法学和技术允许时能够达到的目标,最好是应有用于质量计划和管理的现实的规范。这些则应是根据最低质量规范的公式:

$$CV_A < 0.75CV_I = 0.9\%$$

$$B_A < 0.375(CV_I^2 + CV_G^2)^{1/2} = 0.375(1.2^2 + 1.5^2)^{1/2} = 0.7\%$$

$$TEa < 1.65(0.75CV_I) + 0.375(CV_I^2 + CV_G^2)^{1/2} = 1.65(0.9) + 0.7 = 2.2\%$$

也应该考虑当前方法学和技术容易满足普通质量规范的那些项目,例如,血清甘油三酯和肌酸激酶检测。对于这些分析:

$$CV_A < 0.25CV_I$$

$$B_A < 0.125(CV_I^2 + CV_G^2)^{1/2}$$

因此允许总误差的最佳的质量规范是:

$$TEa < 1.65(0.25CV_I) + 0.125(CV_I^2 + CV_G^2)^{1/2}$$

例如,尿素 $CV_I = 12.3\%$ 和 $CV_G = 18.3\%$,所以适当的质量规范是

$$CV_A < 0.50CV_I = 6.2\%$$

$$B_A < 0.250(CV_I^2 + CV_G^2)^{1/2} = 0.250(1.23^2 + 1.83^2)^{1/2} = 5.5\%$$

$$TEa < 1.65(0.50CV_I) + 0.250(CV_I^2 + CV_G^2)^{1/2} = 1.65(6.2) + 5.5 = 15.7\%$$

很有可能实验室能满足这些不太苛求的质量规范,最好有更加严格的规范用于质量计划和管理。这些则应是根据最佳的质量规范公式:

$$CV_A < 0.25CV_I = 3.1\%$$

$$B_A < 0.125(CV_I^2 + CV_G^2)^{1/2} = 0.125(12.3^2 + 18.3^2)^{1/2} = 2.8\%$$

$$TEa < 1.65(0.25CV_I) + 0.125(CV_I^2 + CV_G^2)^{1/2} = 1.65(3.1) + 2.8 = 7.9\%$$

附录 1 中给出大量分析项目三个层次总误差的质量规范。

九、基于生物变异的其他质量规范

使用可提供的生物学变异数据能导出许多其他的质量规范,虽然很少广泛使用但仍然引起人们的关注。

有时,同一实验室使用不同的技术分析个别分析项目。例如急诊和常规检测部门,常规检测设备和备份系统,实验室和床旁(POCT)分析仪。通常同一患者样本由这些不同的系统检测。这些系统可能具有不同的精密度和不同的偏倚。

现代的观点是,如果我们已知道偏倚,在报告结果之前应消除它(这是很好的科学实践,并且是国际机构如国际临床化学和检验医学联合会和国际理论化学和应用化学联合会所提倡)。而且,如果将一种系统(通常是常规系统)作为"金标准"(gold standard),如果可能的话,所有其他系统的校准应与之相联系。

然而,有可能方法具有其固有的精密度、有些偏倚和偏倚的改变。因此,重要的是确保单独的结果具有可比性。通常我们在不同的系统上分析相同的室内质量控制样本,但是我们每批使用不同个数的样本和不同的规则判断在控和失控。基于调查系列结果显著性改变的数学模式已显示出为在一个实验室用于分析同一项目两方法之间的允许差值设置质量规

范,其公式为:

$$允许差值 < 0.33CV_I$$

对于许多分析项目,这种水平的性能当前的方法和技术是可以达到的。例如,尿素 CV_I 为 12.3%,所以方法之间的允许差应是 4.1%。在某一地区的某一中心实验室有三台全自动生化分析系统,某一个分析项目的每月质量控制均值之间的差值总是 <1.0%。相反,即使钠分析的均值之间差只有 0.4mmol/L,我们的性能并没有完全满足 0.2% 的允许差值质量规范,因为钠的 CV_I 仅为 0.7%。

当分析系统具有完全不同的方法学和校准技术时,在实践中它将难以满足这些有时苛求的质量规范。这就是为什么许多实验室消除单独的急诊设施,通过中心实验室系统使用良好工作流管理实施快速通道、样本的快速响应,因此推动不同区域实验室结果的传递。而且,通过采用真空采血管技术传输系统(缩短周转时间)尽可能地少做 POCT 也可以消除与不同分析系统获得结果可比性有关的问题。

使用类似于基于生物学变异模式能计算治疗药物监测中药物水平的质量规范。此种模式假定药物浓度在最大值和最小值之间的稳定状态波动是"生物变异"。它也可以假定有可忽略的偏倚。使用简单的药物代谢动力学理论,治疗药物监测精密度质量规范是:

$$CV_A < 0.25 \, (2^{T/t} - 1)/(2^{T/t} + 1) \times 100$$

其中,T 是给药间隔,t 是半衰期。这种模式具有药物浓度随时间变化看来是恰到好处的。对于具有短期给药间隔和长效期的药物——并且这些药物在稳定状态下变化很小可导出严格的质量规范。

地高辛通常以单独每日给药的剂量。对于肾功能没有损害的对象,平均半衰期是 38.4 小时。从该模式可得出,适当的精密度是:

$$CV_A < 0.25 \, (2^{24/38.4} - 1)/(2^{24/38.4} + 1) \times 100 = 0.25 \left[(1.54-1)/(1.54+1)\right] \times 100 = 5.3\%$$

具有短半衰期的药物如卡马西平(平均半衰期是 16 小时),通常每天给药两次。从该模式如预期质量规范将类似于地高辛,因为尽管该药物的半衰期短,给药间隔也短:

$$CV_A < 0.25 \, (2^{12/16} - 1)/(2^{12/16} + 1) \times 100 = 0.25 \left[(1.68-1)/(1.68+1)\right] \times 100 = 6.4\%$$

欧洲室间质量评价组织者工作组已研究建立质量规范用于能力验证和室间质量评价计划固定可接受限的客观方法。该模式严密地使用 TEa 质量规范(99% 概率),即是:

$$允许误差 < 0.25 \, (CV_I^2 + CV_G^2)^{1/2} + 2.33 \, (0.05 CV_I)$$

这种对精密度和偏倚适当质量规范的简单联合——正如前面所述计算 TEa 一样。表 2-13 显示欧洲工作组提倡的一些项目的质量规范。

表 2-13 欧洲推荐的能力验证和室间质量评价计划中 TEa 质量规范

分析项目	能力验证和室间质量评价计划中的 TEa
钠	0.9
钾	7.2
钙	2.8
镁	4.2
葡萄糖	7.0
肌酐	7.9
胆固醇	10.4
尿素	20.8

另一欧洲工作组已提出参考方法质量规范的问题。建议是当这样的方法用于确认常规方法时,应使用前面提议的基于生物学的质量规范,对于此种应用其大小应该减半。然后它们完全变成最小的基于生物学的质量规范组。

$$CV_A < 0.25CV_I \text{ 和 } B_A < 0.125(CV_I^2 + CV_G^2)^{1/2}$$

然而,当方法用于为室间质量评价计划设定靶值时,可接受的固定限应是 TEa 的 99% 限,但是这些数值应除以因数 5:

$$TE_a < 0.20\left[0.25(CV_I^2 + CV_G^2)^{1/2} + 2.33(0.05CV_I)\right]$$

表 2-14 显示参考方法在两种相当不同应用 TEa 的质量规范。

表 2-14 参考方法的质量规范

分析项目	用于常规方法确认研究中的 TEa	用于 EQAS 质控物赋值的 TEa
钠	0.1	0.2
钾	0.8	1.4
钙	0.4	0.6
镁	0.6	0.8
葡萄糖	1.0	1.4
肌酐	1.1	1.6
胆固醇	1.4	2.1
皮质醇	4.1	5.6

详细内容可参考本作者主编的《临床检验生物学变异与参考区间》一书。

第三章

临床检验定量测定项目性能规范的研究

作为临床实验室质量管理中不可或缺的重要部分,质量规范及其设定方法的研究一直备受关注。20 世纪 50 年代,美国的临床实验室开始逐渐使用自动化仪器进行检测,如何了解仪器的分析性能并且判断其是否可接受成为检验专家们需要考虑的重要问题。1974 年,Westgard 博士开始针对该问题进行系统的研究,并提出评价分析方法性能的基本思路和做法。他利用不精密度(imprecision)和偏倚(*bias*)的线性相加获得总误差(total error,*TE*),若 *TE* ≤ 允许总误差(allowable total error,*TEa*),则认为分析方法的性能是可接受的。这一评价方法为后续几十年质量规范的研究奠定了重要的基础。1999 年 4 月,国际临床化学和检验医学联合会(International Federation of Clinical Chemistry and Laboratory Medicine,IFCC)、国际理论和应用化学联合会(International Union for Pure and Applied Chemistry,IUPAC)和世界卫生组织(World Health Organization,WHO)在瑞典斯德哥尔摩举行主题为 "设定检验医学全球分析质量规范的策略" 的会议,来自全球的上百位检验医学专家进行了积极的发言与讨论,最终提出了设定质量规范的斯德哥尔摩等级层次。2014 年 11 月,欧洲临床化学和检验医学联合会(European Federation of Clinical Chemistry and Laboratory Medicine,EFLM)、米兰大学检验医学计量溯源中心(Centre for Metrological Traceability in Laboratory Medicine,CIRME)和欧洲联合研究中心委员会参考物质和测量研究院(Institute for Reference Materials and Measurements,IRMM)共同合作,在意大利米兰召开了关于 "在斯德哥尔摩会议 15 年之后规定分析性能规范" 的第 1 次战略性会议。在该会议上,来自全球的检验专家以斯德哥尔摩等级层次为基础,再次展开研究与讨论,将原有的 5 个等级简化为现有的 3 个等级。同时,米兰会议还将质量规范的研究从检验中过程扩展到检验之外过程,并针对检验中过程的性能,将其相应的质量规范明确地统称为分析性能规范(analytical performance specification,APS)或性能规范(performance specification)。检验之外过程的性能评价则通过建立质量指标(quality indicator,QI)来进行,并且依然使用质量规范这一名词。随着研究的深入,名词术语的使用从过去的五花八门,如质量目标(quality goals)、质量标准(quality standards)、分析目标(analytical goals)、分析质量要求(analytical quality requirement)、分析性能目标(analytical performance goals)等,逐渐发展成当前的统一术语——质量规范和性能规范。

关于检验中过程性能规范的研究,首先必须明确三个最基本且最重要的性能特征(performance characteristics):①精密度(precision),是在规定条件下对同一或类似被测对象重复测量所得示值或测得值间的一致程度(JJF 1001-2011),通常以不精密度(imprecision)的形式表示,如标准差(standard deviation,s)或者变异系数(coefficient of variation,CV);②正确度(trueness),系统测量误差的估计值(JJF 1001-2011),通常以偏倚($bias$)的形式表示;③准确度(accuracy),是被测量的测得值与其真值间的一致程度(JJF 1001-2011),通常以误差的形式表示,随机误差和系统误差等各误差分量相加可以获得总误差(total error,TE)。TE 最常用的计算方式是不精密度和偏倚的线性相加($TE=|bias| + z \times CV$)。通过计算,分析方法的准确度可由精密度和正确度来表征。为了保证临床实验室全面质量管理体系的质量,分析方法的每一个性能特征都应该设有合理的性能规范。换言之,临床实验室必须为不精密度、偏倚和 TE 设定相应性能规范,即允许不精密度(允许 CV)、允许偏倚(允许 $bias$)和允许总误差(TEa)。

三十多年来,随着我国室间质量评价(external quality assessment,EQA)计划的不断深入开展和优化进步,全国各地各级医院实验室日趋掌握了 EQA 可接受性能准则的概念和用法;室内质量控制(internal quality control,IQC)数据回报和正确度验证计划的开展也使不精密度和偏倚成为临床实验室质量管理的关注点。检验中过程的性能规范也因此取得了一些研究进展。2006 年,原卫生部临床检验中心接受国家卫生部的委托,起草并发布了中华人民共和国国家标准 GB/T 20470-2006《临床实验室室间质量评价要求》。2012 年,我中心与其他单位共同合作,起草了中华人民共和国卫生行业标准 WS/T 403-2012《临床生物化学检验常规项目分析质量指标》和 WS/T 406-2012《临床血液学检验常规项目分析质量要求》。这 3 个标准不仅对性能规范研究所涉及的精密度、正确度等重要概念作出详细明确的解释说明,还提供了我国 EQA 计划部分检验项目的可接受性能准则(EQA 计划中的评价标准是不断更新的,此标准中提供的仅是符合当时检验水平的 TEa)和 34 项临床检验常规重要定量测定项目的允许 CV、允许 $bias$ 和 TEa(包括临床化学 23 项、临床血液学 11 项)。

为了全面深入地了解更多临床检验常规定量项目的性能规范,帮助临床实验室选择和设定合理的性能规范,本研究针对我国 EQA 计划中 11 个专业的 68 个常规检验项目进行研究。根据米兰会议 3 个等级的性能规范设定方法,分别是:基于分析性能对临床结果的影响、基于被测量的生物学变异(biological variation,BV)数据和基于当前技术水平而设定性能规范,分析待研究项目的 EQA 和 IQC 数据,推导出符合我国当前检验水平的 TEa 和允许 CV,并通过公式进一步计算获得允许 $bias$。另外,本研究于 2016 年面向全国医学实验室展开调查,收集我国临床实验室在常规定量项目的检测中自行设定的允许 CV 和允许 $bias$;同时还收集了各检验项目常用试剂厂商说明书中的允许 CV 和允许 $bias$;并通过与推导出的允许 CV 和允许 $bias$ 进行比较,了解我国临床实验室性能规范的设定情况以及常用试剂的性能。图 3-1 是本研究具体的技术路线。

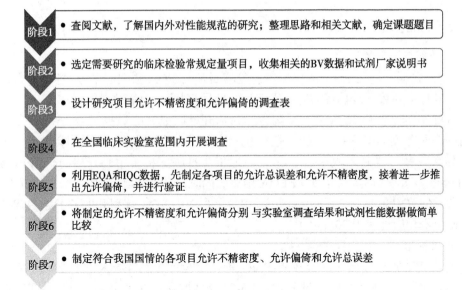

阶段1　● 查阅文献，了解国内外对性能规范的研究；整理思路和相关文献，确定课题题目

阶段2　● 选定需要研究的临床检验常规定量项目，收集相关的BV数据和试剂厂家说明书

阶段3　● 设计研究项目允许不精密度和允许偏倚的调查表

阶段4　● 在全国临床实验室范围内开展调查

阶段5　● 利用EQA和IQC数据，先制定各项目的允许总误差和允许不精密度，接着进一步推出允许偏倚，并进行验证

阶段6　● 将制定的允许不精密度和允许偏倚分别 与实验室调查结果和试剂性能数据做简单比较

阶段7　● 制定符合我国国情的各项目允许不精密度、允许偏倚和允许总误差

图 3-1　本研究的技术路线

第一节　材料和方法

一、研究对象

排除卫生行业标准中已具有允许不精密度、允许偏倚和允许总误差的 34 个临床检验常规定量项目,本研究共纳入 2016 年原国家卫生计生委临床检验中心开展的全国 EQA 计划中 11 个专业的 68 个常规定量检验项目,部分项目见表 3-1。纳入标准是在 EQA 计划中回报数据的实验室数达 100 家以上的项目。

表 3-1　纳入本研究的检验项目

EQA 计划	纳入本研究的项目数	项目名称
常规化学	7	直接胆红素（direct bilirubin, DBIL）
		铜（Copper, Cu）
		锌（Zinc, Zn）
		脂肪酶（lipase, LIP）
		胆碱酯酶（cholinesterase, CHE）
		α- 羟丁酸脱氢酶（α-hydrocybutyrate dehydrogenase, α-HBDH）
		总铁结合力（total iron binding capacity, TIBC）

二、研究方法

（一）数据与资料的采集

1. EQA 数据 使用 EQA 系统中各检验项目从有 EQA 数据起至今，各年份每次 EQA 活动全部实验室的数据，包括各 EQA 质控品的批号、靶值和测量结果等。

2. IQC 数据 使用 EQA 系统采集各项目从开始回报 IQC 数据至今，各年份每次 EQA 活动前一个月各实验室回报的 IQC 数据，包括 IQC 质控品的批号、均值、标准差、当月累积在控变异系数（即"当月累积在控 CV"）等（原卫生部临床检验中心开展的全国 EQA 计划从 2011 年起要求参加实验室在回报 EQA 结果的同时，也回报实验室前一个月的 IQC 数据；大部分项目的 IQC 数据从 2011 年起至今，少数项目由于 EQA 计划开展晚于 2011 年则 IQC 数据起始年份相应地晚于 2011 年）。

3. 评价标准

（1）基于 BV 数据导出的评价标准：Ricos 等基于全球各地健康人群的 BV 研究，建立了相应的 BV 数据库，并且可以通过公式（表 3-2）分别推导出 3 个水平的性能规范。通过登录 Westgard 网站（http://www.westgard.com）和查阅《临床检验生物学变异与参考区间》等书籍，采集 50 个检验项目（在 68 个研究项目中，有 50 个项目有 BV 数据）当前最新的 BV 数据。

表 3-2 基于 BV 数据导出的允许 CV、允许 bias 和 TEa 的计算公式

水平	允许 CV	允许 bias	TEa
最低水平	$CV_A \leqslant 0.75CV_I$	$B_A \leqslant 0.375(CV_I^2+CV_G^2)^{1/2}$	$TEa \leqslant 1.65*(0.75CV_I)+0.375*(CV_I^2+CV_G^2)^{1/2}$
适当水平	$CV_A \leqslant 0.50CV_I$	$B_A \leqslant 0.250(CV_I^2+CV_G^2)^{1/2}$	$TEa \leqslant 1.65*(0.50CV_I)+0.250*(CV_I^2+CV_G^2)^{1/2}$
最佳水平	$CV_A \leqslant 0.25CV_I$	$B_A \leqslant 0.125(CV_I^2+CV_G^2)^{1/2}$	$TEa \leqslant 1.65*(0.25CV_I)+0.125*(CV_I^2+CV_G^2)^{1/2}$

（2）其他评价标准：针对各研究项目，采集目前我国 EQA 计划和澳大利亚皇家病理学家学会（RCPA）质量保证计划（RCPA Quality Assurance Programs，RCPAQAP）的评价标准，作为需要进行比较的 2 种 TEa。针对各研究项目，将 1/3TEa 和 1/4TEa（TEa 指的是我国 EQA 计划中的评价标准，实验室可采用 1/3TEa 和 1/4TEa 作为不精密度的评价标准）也作为允许 CV。

（二）实验室用户的调查

1. 调查对象 从参加 2016 年原国家卫生计生委临床检验中心开展的全国 EQA 计划的所有实验室中，排除临床检验中心、专科实验室、独立实验室、商业实验室等，仅筛选出医院检验科作为调查对象。本调查总共向 3 136 家实验室下发调查通知。

2. 调查方式 在检验医学信息网（http://www.clinet.com.cn）上提供电子版通知和数据填报操作指南，向参加实验室的负责人统一发送短信通知，让各实验室以自愿的方式回报调查数据。

3. 调查内容 调查内容包括：①临床实验室在各项目的常规检测中自行设定的允许不精密度和允许偏倚；②临床实验室依据何种性能规范的设定模式来自行设定允许不精密度和允许偏倚；③临床实验室检查允许不精密度和允许偏倚的合理性并进行适当调整的周期

或者频率。

4. 调查项目 纳入本研究的 68 个常规定量检验项目。

5. 调查时间 2016 年 7 月至 12 月。参加实验室需要按照上述调查内容,在调查期间收集相应的数据,并在调查截止之前通过网络上报平台回报数据。

(三)网络平台设计

本课题研究所需的网络平台是由原国家卫生计生委临床检验中心与北京科临易检信息技术有限公司共同研发,包括两部分:①临床检验常规定量项目允许不精密度和允许偏倚调查的网络回报平台;②临床检验常规定量项目允许不精密度和允许总误差的统计分析软件。

三、数据统计分析

本研究使用 Excel 2016、SPSS 19.0 以及与网络公司共同研发的统计分析软件进行数据分析。

(一)TEa 的导出

在各项目每年的 EQA 数据中,按照 EQA 质控品批号并根据下述公式 1,计算每个实验室质控品测量结果的百分差值。

$$百分差值 = (测量结果 - 靶值) / 靶值 \times 100\% \tag{公式 1}$$

1. 基于生物学变异导出推荐 TEa 适用于有 BV 数据的检验项目。

将上述计算获得的百分差值与基于 BV 导出的不同水平 TEa 进行比较。当某个质控品测量结果的百分差值≤基于 BV 导出的某水平 TEa 时,则该实验室测量该批号质控品的总误差通过该水平 TEa 的要求,反之则未达要求。通过以上比较,进一步计算在不同水平 TEa 下,每年各批号质控品的百分差值通过率(即各批号通过某水平 TEa 要求的实验室百分比)。若在某水平 TEa 下,2016 年所有批号质控品的百分差值通过率均达 80% 以上,则该评价标准满足作为该项目推荐 TEa 的要求。若多个水平 TEa 均满足作为推荐 TEa 的要求,则选取要求最严格(即绝对值最小)的 TEa 作为推荐标准。若某检验项目经过比较和计算,基于 BV 导出的三种水平 TEa 均不满足作为推荐 TEa 的要求,则需要基于当前技术水平导出推荐 TEa。

2. 基于当前技术水平导出推荐 TEa 适用于无 BV 数据的检验项目或者有 BV 数据却无法使用上述步骤导出推荐 TEa 的检验项目。

由于纳入本研究的检验项目,其 EQA 数据中参与实验室数均在 100 家以上,因此各批号 EQA 质控品测量结果的回报数量非常大,计算获得的百分差值的数量也非常大。所以,各批号 EQA 质控品的百分差值分布曲线,总体上呈近似正态分布。并且,结合上述公式 1,百分差值分布曲线的中位数在 0 附近,且数值有正有负。因此,在各检验项目项目的 EQA 数据中,可将各批号所有实验室百分差值的第 10 百分位数(P_{10})至第 90 百分位数(P_{90})作为该批号 80% 实验室的百分差值所在分布区域,并且可用区间形式表示:

$$(P_{10}, P_{90}) = (中位数 - TEa_{当前}, 中位数 + TEa_{当前})$$

$TEa_{当前}$ 是指各批号基于当前技术水平推导出的 TEa,下文均用 $TEa_{当前}$ 表示。通过将等式左右两边的区间上限减去下限,可以获得计算公式 2:

$$TEa_{当前} = 1/2 \times (P_{90} - P_{10}) \tag{公式 2}$$

然而,每一年中按照各批号分别计算的 $TEa_{当前}$ 数值不同,仅各年份中最大的 $TEa_{当前}$(即要求最宽松的 $TEa_{当前}$)可确保各批号均有 80% 以上的实验室可以通过要求。

根据各年份最大的 $TEa_{当前}$，对 2016 年最大的 $TEa_{当前}$ 值作出适当调整。同时，以调整后的值作为评价标准，使用近 2 年（即 2015 和 2016）的数据进行验证。若近 2 年所有批号的百分差值通过率在该调整值下均在 80% 以上，则该调整值可作为该项目的推荐 TEa。

3. 其他评价标准下的百分差值通过率　针对每一个研究项目，本研究还计算了在我国 EQA 评价标准和 RCPAQAP 评价标准下，多个年份各批号质控品的百分差值通过率，以反映我国实验室的百分差值通过率在不同评价标准下的差异以及可比性水平多年来的变化情况。在 68 个研究项目中，α-HBDH、肌红蛋白、总 β-hCG、Cys-C 和特殊蛋白专业的 11 个项目均无 RCPAQAP 评价标准，不计算在 RCPAQAP 评价标准下的百分差值通过率；HbA_{1C} 项目则增加计算在美国国家糖化血红蛋白标准化计划（National Glycosylated-hemoglobin Standardization Program，NGSP）评价标准下的百分差值通过率。

（二）允许 CV 的导出

1. 基于生物学变异导出推荐允许 CV　适用于有 BV 数据的检验项目。

在每年的 IQC 数据中，按照各批号（在导出推荐允许 CV 的部分，批号并非指各实验室上报的由厂家提供的 IQC 质控品的具体批号，而是所有实验室上报批号的统称）将每个实验室上报的"当月累积在控 CV"分别与基于 BV 导出的不同水平允许 CV 进行比较。若实验室某批号的"当月累积在控 CV" ≤ 某水平允许 CV，则该实验室测量该批号 IQC 质控品的不精密度通过该水平允许 CV 的要求。通过以上比较，进一步计算在不同水平允许 CV 下，每年各批号 IQC 质控品的 CV 通过率（即各批号通过某水平允许 CV 要求的实验室百分比）。若在某允许 CV 下，2016 年所有批号的 CV 通过率均达 80% 以上，则该评价标准满足作为该项目推荐允许 CV 的要求。若多个评价标准均满足作为推荐允许 CV 的要求，则选取要求最严格（即数值最小）的允许 CV 作为推荐标准。若某检验项目经过比较和计算，基于 BV 导出的三种水平允许 CV 均不满足作为推荐允许 CV 的要求，则需要基于当前技术水平导出推荐允许 CV。

2. 基于当前技术水平导出推荐允许 CV　适用于无 BV 数据的检验项目或者有 BV 数据却无法使用上述步骤导出推荐允许 CV 的检验项目。

在各项目的 IQC 数据中，"当月累积在控 CV"均为正值，小于等于各批号所有实验室"当月累积在控 CV"的第 80 百分位数（P_{80}）是该批号 80% 实验室"当月累积在控 CV"的分布区域。因此，P_{80} 可作为该批号基于当前技术水平推导出的允许 CV（下文均用 $CV_{当前}$ 表示）。然而，每一年中，按照各批号分别计算的 $CV_{当前}$ 数值不同，仅最大的 $CV_{当前}$（即要求最宽松的 $CV_{当前}$）可确保各批号均有 80% 以上的实验室可以通过要求。根据各年份最大的 $CV_{当前}$，对 2016 年最大 $CV_{当前}$ 的值作出适当调整。同时，以调整后的值作为评价标准，使用近 2 年（即 2015 和 2016）的数据进行验证。若近 2 年所有批号的 CV 通过率在该调整值下均在 80% 以上，则该调整值可作为该项目的推荐允许 CV。

3. 其他评价标准下的 CV 通过率　针对每一个研究项目，本研究还计算了在 $1/3 TEa$ 和 $1/4 TEa$（TEa 指的是我国 EQA 计划中的评价标准，实验室可采用 $1/3 TEa$ 和 $1/4 TEa$ 作为不精密度的评价标准）下，多个年份各批号质控品的 CV 通过率，以反映我国实验室的 CV 通过率在不同评价标准下的差异以及不精密度水平多年来的变化情况。在 68 个研究项目中，有 8 个项目（表 3-3）的我国 EQA 评价标准不是"靶值 ± 百分数（%）"的形式，这些项目不计算在 $1/3 TEa$ 和 $1/4 TEa$ 下的 CV 通过率。

表 3-3　我国 EQA 评价标准非"靶值 ± 百分数（%）"形式的项目

项目名称	我国 EQA 评价标准
DBIL	靶值 ± 2s
Cu	靶值 ± 2s
Zn	靶值 ± 2s
TIBC	靶值 ± 2s
HCY	靶值 ± 2.5μmol/L 或 ± 20%（取大值）
pCO$_2$	靶值 ± 5mmHg 或 ± 8%（取大值）
血铅	靶值 ± 40μg/L 或 ± 10%（取大值）
pH	靶值 ± 0.04

（三）允许 bias 的导出

根据 Westgard 提出的总误差计算公式 $TE=|bias|+z \times CV$ 且 $TE \leqslant TEa$，可以进一步转化为下述公式 3：

$$|bias| \leqslant TEa-z \times CV（z \text{ 通常为 } 1.65）\tag{公式 3}$$

通过代入导出的推荐 TEa 和允许 CV，可以计算获得 $|bias|$ 的最大值。部分研究项目若因推荐允许 CV 较大，而使 $|bias|$ 的计算结果为负值，则无法直接使用计算获得的 $|bias|$ 来作为推荐标准。

（四）实验室用户调查数据的分析

对于实验室用户自行设定允许 CV 的调查结果，统计未分浓度水平仅设置单一允许 CV 的实验室数以及该部分实验室所有上报允许 CV 的 P_{80}，分高低两个浓度水平分别设置不同允许 CV 的实验室数以及该部分所有实验室上报的各浓度水平范围上、下限的中位数和允许 CV 的 P_{80}。

对于实验室用户自行设定允许 $bias$ 的调查结果，统计未分浓度水平仅设置单一允许 $bias$ 的实验室数以及该部分实验室所有上报允许 $bias$ 的 P_{80}，分高低两个浓度水平分别设置不同允许 $bias$ 的实验室数以及该部分所有实验室上报的各浓度水平范围上、下限的中位数和允许 $bias$ 的 P_{80}。

将各部分实验室上报的所有允许 CV 和允许 $bias$ 的 P_{80}，分别与推荐允许 CV 和允许 $bias$ 进行比较。若上报的所有允许 CV 和允许 $bias$ 的 P_{80} 较大，则说明有 20% 以上的实验室自行设定的允许 CV 和允许 $bias$ 过于宽松，需要根据推荐允许 CV 和允许 $bias$ 进行适当调整；若上报的所有允许 CV 和允许 $bias$ 的 P_{80} 较小，则说明至少 80% 的实验室自行设定的允许 CV 和允许 $bias$ 是合理的或者更为严格的，暂时无需进行调整。

（五）试剂性能数据的分析

对于各研究项目，将 5 个厂家试剂说明书中获得的允许 CV 和允许 $bias$ 的总体范围分别与推荐允许 CV 和允许 $bias$ 进行比较。若比推荐允许 CV 和允许 $bias$ 宽松，则说明该厂家试剂的不精密度和偏倚未达到推荐评价标准的要求，可能对实验室检测产生不良影响；若比推荐允许 CV 和允许 $bias$ 严格，则说明该厂家试剂的不精密度和偏倚可以满足推荐评价标准的要求，适用于实验室的检测。

第二节 研 究 结 果

本研究纳入我国 EQA 常规化学专业中的 7 个项目。常规化学专业从 2006 年起使用现行的 EQA 质控品批号表示,且每年进行 3 次 EQA 活动,每次使用 5 个批号的质控品;该专业的 IQC 数据则从 2011 年开始回报,要求实验室回报每年 2、5、8 月的 IQC 数据。因此,为了便于统计和确保可比性,本研究采集这 7 个项目 2006—2016 年的 EQA 数据和 2011—2016 年的 IQC 数据进行统计分析(个别项目有不同情况,在以下结果中有具体说明)。除外 α-HBDH 和 TIBC 两个项目,其余项目均有 BV 数据。

一、直接胆红素

(一) TEa 的导出

2006—2016 年,在基于 BV 导出的三种水平 TEa 下,各年份 EQA 所有批号质控品的百分差值通过率的分布范围如图 3-2A~C 所示。在基于 BV 导出的最低水平 TEa 下:2006—2016 年各年份所有批号的百分差值通过率均在 80% 以上;2016 年所有批号的百分差值通过率范围是 98.76%~100%。在基于 BV 导出的适当水平 TEa 下:2006—2016 年,除批号 200711 的百分差值通过率为 71.25%,其余所有批号的百分差值通过率均大于 80%;2016 年所有批号的百分差值通过率范围是 96.13%~99.76%。在基于 BV 导出的最佳水平 TEa 下:2006—2010 年及 2014 年各年份分别有 5、8、12、7、2、1 个批号的百分差值通过率低于 80%,其他年份所有批号的通过率均大于 80%;2016 年所有批号的百分差值通过率范围为 81.64%~97.82%。显然,基于 BV 导出的三个水平 TEa 均满足作为该项目推荐 TEa 的要求,且以最佳水平 TEa(22.3%)最为严格。因此,建议使用 22.3% 作为该项目的推荐 TEa。

图 3-2 包括了在基于 BV 导出的三种水平 TEa、我国 EQA 评价标准和 RCPAQAP 评价标准下,该项目各年份所有批号质控品的百分差值通过率的分布范围。随着时间的推移,除在我国 EQA 评价标准下各年份所有批号百分差值通过率的中位数几乎稳定不变,在其他 4 种评价标准下各年份所有批号百分差值通过率的中位数总体上均有升高。该情况说明:①我国 EQA 评价标准过于宽松,无法很好地评价实验室检测的总误差和促进实验室可比性水平的提高;②我国实验室检测该项目的总误差有一定的减小。2016 年,在最低水平 TEa 下的百分差值通过率是最高的。

(二) 允许 CV 的导出

2011—2016 年,在基于 BV 导出的三种水平允许 CV 下,IQC 各批号质控品的 CV 通过率如图 3-3 所示。在基于 BV 导出的最低水平下:2011—2016 年各年份所有批号的 CV 通过率均大于 99%;2016 年所有批号的 CV 通过率范围是 99.83%~100%。在基于 BV 导出的适当水平允许 CV 下:2011—2016 年各年份所有批号的 CV 通过率均大于 97%;2016 年所有批号的 CV 通过率范围是 99.18%~99.69%。在基于 BV 导出的最佳水平允许 CV 下:2011 年有 3 个批号的 CV 通过率分别是 77.21%、78.81%、78.58%,2012 年有 1 个批号的 CV 通过率为 79.86%;2013—2016 年,各年份所有批号的通过率均在 80% 以上;2016 年所有批号的 CV 通过率范围是 84.90%~92.85%。显然,基于 BV 导出的三个水平允许 CV 均满足作为推荐标准的要求,其中以

最佳水平的允许 CV(9.2%)最为严格。因此,建议使用 9.2% 作为该项目允许 CV 的推荐标准。

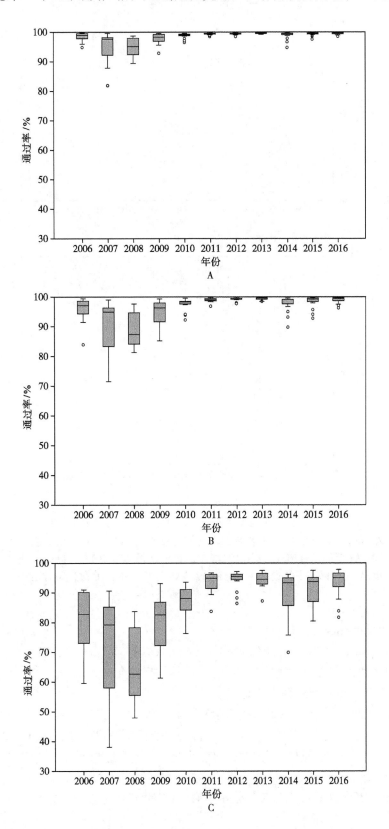

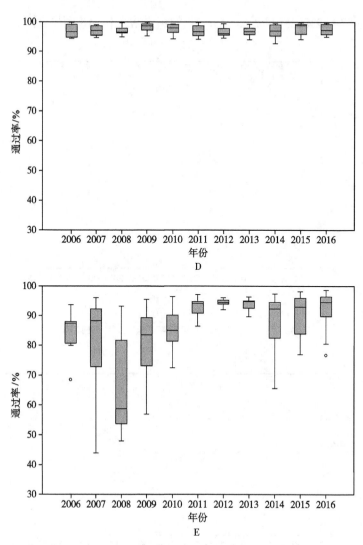

图 3-2　DBIL 项目各年份百分差值在不同 *TEa* 下的通过率
A. 基于 BV 导出的最低水平 *TEa* 下的通过率；B. 基于 BV 导出的适当水平 *TEa* 下的通过率；C. 基于 BV 导出的最佳水平 *TEa* 下的通过率；D. 我国 EQA 评价标准下的通过率；E. RCPAQAP 评价标准下的通过率（注：符号"o"代表离群值）

（三）允许 *bias* 的导出

根据公式 $|bias| \leqslant TEa\text{-}z \times CV$（*z* 通常为 1.65），代入推荐 *TEa*（22.3%）和允许 *CV*（9.2%），获得 $|bias| \leqslant 7.12\%$。建议使用 7.12% 作为该项目的推荐允许 *bias*。

（四）与实验室用户调查结果的比较

该项目上报自行设定允许 *CV* 的实验室共 448 家。377 家实验室未分浓度仅设置单一的允许 *CV*，所有上报允许 *CV* 的 P_{80} 为 10.1%，大于推荐允许 *CV*，说明有 20% 以上的实验室自行设定的允许 *CV* 过于宽松，需要根据推荐允许 *CV* 进行适当调整；71 家实验室分高低两个浓度水平分别设置不同的允许 *CV*，低、高浓度水平所有上报允许 *CV* 的 P_{80} 分别为 8.7% 和 8.0%，小于推荐允许 *CV*，说明该部分至少有 80% 的实验室自行规定的允许 *CV* 比推荐允

许 CV 严格。

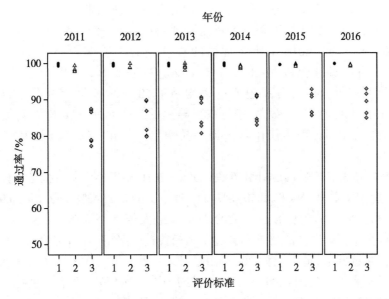

图 3-3　DBIL 项目 2011—2016 年各批号 CV 在不同允许 CV 下的通过率
（评价标准：1—基于 BV 导出的最低水平允许 CV；2—基于 BV 导出的适当水平允许 CV；3—基于 BV 导出的最佳水平允许 CV。●—评价标准 1 的通过率；△—评价标准 2 的通过率；◆—评价标准 3 的通过率。在我国 EQA 计划中，该项目的 TEa 是 $2s$，因此 $1/3TEa$ 和 $1/4TEa$ 不是单一的百分数（%），所以各年份所有 IQC 批号的 CV 不与这两种评价标准比较）

该项目上报自行设定允许 $bias$ 的实验室共 445 家。386 家实验室未分浓度仅设置单一的允许 $bias$，所有上报允许 $bias$ 的 P_{80} 为 14.8%；59 家实验室分高低两个浓度水平分别设置不同的允许 $bias$，低、高浓度水平所有上报允许 $bias$ 的 P_{80} 分别为 11.3% 和 7.4%。两部分实验室上报允许 $bias$ 的 P_{80} 均大于推荐允许 $bias$，说明回报该项目的所有实验室中有 20% 以上自行设定的允许 $bias$ 比推荐允许 $bias$ 宽松。

（五）与试剂厂家说明书性能数据的比较

各试剂厂家说明书中直接提供的允许 CV 或不精密度评价试验数据中的 CV 从 0.4%~20.6% 不等。相对于本研究的推荐允许 CV，说明本研究收集的 5 种厂家试剂的 CV 参差不齐，部分试剂的不精密度无法满足推荐允许 CV 的要求。

各试剂厂家说明书中直接提供的允许 $bias$ 或利用方法学比对线性回归方程计算获得的 $bias$，其值从 9.7%~69.8% 不等。相对于本研究的推荐允许 $bias$，说明本研究收集的 5 种厂家试剂的 $bias$ 均较大，无法满足推荐允许 $bias$ 的要求。

二、铜

（一）TEa 的导出

2006—2016 年，在基于 BV 导出的三种水平 TEa 下，各年份 EQA 所有批号质控品的百分差值通过率的分布范围如图 3-4A~C 所示。在基于 BV 导出的最低水平 TEa 下：

2006—2016 年,除批号 201125、201335、201424、201434、201435、201522、201531、201534 的百分差值通过率分别是 80.68%、80.00%、80.17%、81.90%、83.62%、81.10%、80.65%、81.45%,其余所有批号的百分差值通过率均小于 80%;2016 年所有批号的百分差值通过率范围是 45.04%~89.52%,其中通过率在 80% 以下的批号有 8 个。在基于 BV 导出的适当水平水平 TEa 下,2006—2016 年所有批号的百分差值通过率均小于 80%;2016 年所有批号的百分差值通过率范围是 26.72%~79.84%。在基于 BV 导出的最佳水平 TEa 下:2006—2016 年所有批号的百分差值通过率均小于 60%;2016 年所有批号的百分差值通过率范围是 12.21%~54.04%。显然,基于 BV 导出的三个水平 TEa 均不满足作为该项目推荐 TEa 的要求。因此,需要使用基于当前技术水平导出 TEa 的方法来获得合理的推荐 TEa。

根据材料与方法中 $TEa_{当前}$ 的计算方法,2006—2016 年各年份所有批号计算获得 $TEa_{当前}$ 的最大值分别是 64.16%、94.47%、50.48%、43.65%、45.26%、27.42%、26.60%、20.00%、24.16%、30.12%、26.51%。2011—2016 年各年份的 $TEa_{当前}$ 最大值均在 20%~40% 之间。为了确保推荐的 TEa 对实验室总误差的要求不会过于宽松或过于严格,且当前检测水平下有 ≥ 80% 的实验室能够通过要求,适当上调 2016 年的 $TEa_{当前}$ 最大值至 30%。当 30% 作为 TEa 时,2015—2016 年所有批号的通过率均 ≥ 80% 或约等于 80%(2015 年有 1 个批号的通过率是 79.88%)。因此,建议使用 30% 作为该项目 TEa 的推荐标准。

图 3-4 包括了在基于 BV 导出的三种水平 TEa、我国 EQA 评价标准和 RCPAQAP 评价标准下,该项目各年份所有批号质控品的百分差值通过率的分布范围。随着时间的推移,除在我国 EQA 评价标准下各年份所有批号百分差值通过率的中位数几乎稳定不变,在其他 4 种评价标准下各年份所有批号百分差值通过率的中位数总体上均有升高。该情况说明:①我国 EQA 评价标准过于宽松,无法很好地评价实验室检测的总误差和促进实验室可比性水平的提高;②我国实验室检测该项目的总误差有一定的减小。2016 年,在我国 EQA 评价标准下的百分差值通过率是最高的。

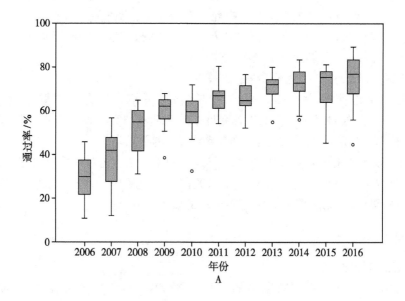

A

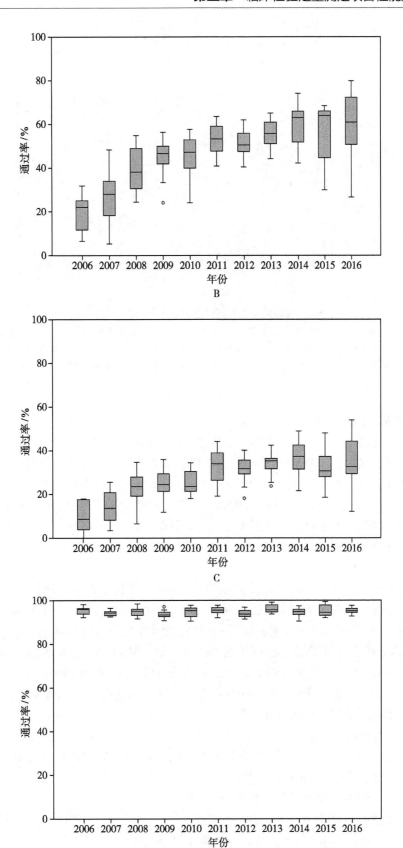

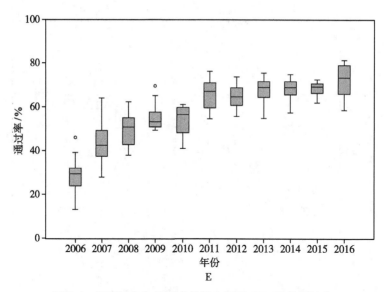

图 3-4 铜项目各年份百分差值在不同 *TEa* 下的通过率

A. 基于 BV 导出的最低水平 *TEa* 下的通过率；B. 基于 BV 导出的适当水平 *TEa* 下的通过率；C. 基于 BV 导出的最佳水平 *TEa* 下的通过率；D. 我国 EQA 评价标准下的通过率；E. RCPAQAP 评价标准下的通过率（注：符号"○"代表离群值）

（二）允许 *CV* 的导出

2011—2016 年，在基于 BV 导出的三种水平允许 *CV* 下，IQC 各批号质控品的 *CV* 通过率如图 3-5 所示，*CV* 通过率均小于 40%。在基于 BV 导出的最低水平允许 *CV* 下，2016 年所有批号的 *CV* 通过率范围是 19.51%~30.77%。在基于 BV 导出的适当水平允许 *CV* 下，2016 年所有批号的 *CV* 通过率范围是 3.90%~15.38%。在基于 BV 导出的最佳水平允许 *CV* 下，2016 年所有批号的 *CV* 通过率范围是 0~5.81%。显然，基于 BV 导出的三个水平允许 *CV* 均不满足作为推荐允许 *CV* 的要求。因此，需要使用基于当前技术水平导出允许 *CV* 的方法来获得合理的推荐允许 *CV*。

根据材料与方法中 $CV_{当前}$ 的计算方法，2011—2016 年各年份所有批号计算获得 $CV_{当前}$ 的最大值分别是 10.00%、10.06%、10.48%、10.00%、10.08%、9.96%。为了确保推荐的允许 *CV* 对实验室不精密度的要求不会过于宽松或过于严格，且当前检测水平下有 ≥ 80%（或约等于 80%）以上的实验室能够通过要求，需要适当上调 2016 年的 $CV_{当前}$ 最大值至 10%，并用 2015—2016 年的 IQC 数据进行验证。在 10% 作为允许 *CV* 下，2015—2016 年所有批号的 *CV* 通过率均 ≥ 80% 或约等于 80%（2015 年有 1 个批号的通过率是 79.67%）。因此，建议使用 10% 作为该项目允许 *CV* 的推荐标准。

（三）允许 *bias* 的导出

根据公式 $|bias| \leq TEa - z \times CV$（z 通常为 1.65），代入推荐 *TEa*（30%）和允许 *CV*（10%），获得 $|bias| \leq 13.5\%$。建议使用 13.5% 作为该项目的允许 *bias*。

（四）与实验室用户调查结果的比较

该项目上报自行设定允许 *CV* 的实验室共 69 家。66 家实验室未分浓度仅设置单一的允许 *CV*，所有上报允许 *CV* 的 P_{80} 为 10.0%，等于推荐允许 *CV*，说明其中有 20% 的实验室自

行规定的允许 *CV* 比推荐允许 *CV* 宽松;3 家实验室分高低两个浓度水平分别设置不同的允许 *CV*,由于实验室数太少(<20 家),统计结果缺乏代表性,因此未做统计分析。

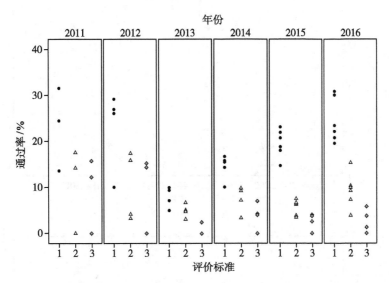

图 3-5　铜项目 2011—2016 年各批号 *CV* 在不同允许 *CV* 下的通过率
(评价标准:1—基于 BV 导出的最低水平允许 *CV*;2—基于 BV 导出的适当水平允许 *CV*;3—基于 BV 导出的最佳水平允许 *CV*。●—评价标准 1 的通过率;△—评价标准 2 的通过率;◆—评价标准 3 的通过率。在我国 EQA 计划中,该项目的 *TEa* 是 2*s*,因此 1/3*TEa* 和 1/4*TEa* 不是单一的百分数(%),所以各年份所有 IQC 批号的 *CV* 不做与这两种评价标准的比较)

该项目上报自行设定允许 *bias* 的实验室共 69 家。66 家实验室未分浓度仅设置单一的允许 *bias*,所有上报允许 *bias* 的 P_{80} 为 10.0%,小于推荐允许 *bias*,说明至少有 80% 的实验室自行设定的允许 *bias* 比推荐允许 *bias* 严格;3 家实验室分高低两个浓度水平分别设置不同的允许 *bias*,由于实验室数太少(<20 家),统计结果缺乏代表性,因此未做统计。

三、锌

(一) *TEa* 的导出

2006—2016 年,在基于 BV 导出的三种水平 *TEa* 下,各年份 EQA 所有批号质控品的百分差值通过率的分布范围如图 3-6(A~C)所示。在基于 BV 导出的最低水平 *TEa* 下:2006—2009 年所有批号的百分差值通过率均不足 80%;2010—2015 年各年份分别有 8、8、6、10、1、3 个批号的百分差值通过率小于 80%;2016 年仅批号 201635 的百分差值通过率为 77.58%,其余批号的百分差值通过率均超过 80%,所有批号百分差值通过率的范围是 77.58%~91.02%。在基于 BV 导出的适当水平下:2006—2016 年,除批号 201422、201433 的百分差值通过率分别是 81.05%、81.38%,其余所有批号的百分差值通过率均低于 80%,2016 年所有批号百分差值通过率的范围是 64.24%~77.91%。在基于 BV 导出的最佳水平 *TEa* 下:2006—2016 年各年份所有批号的百分差值通过率均小于 60%,2016 年所有批号的百分差值通过率范围是 36.05%~56.29%。显然,基于 BV 导出的三个水平 *TEa* 均不满足作为该项目推荐 *TEa* 的要求。因此,需要使用基于当前技术水平导出 *TEa* 的方法来获得合理的推荐 TE。

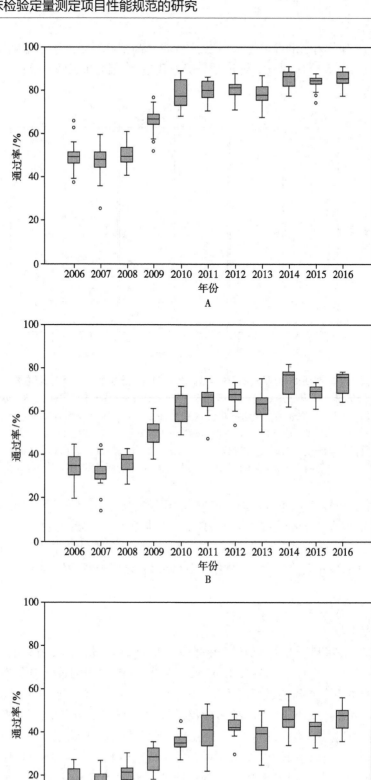

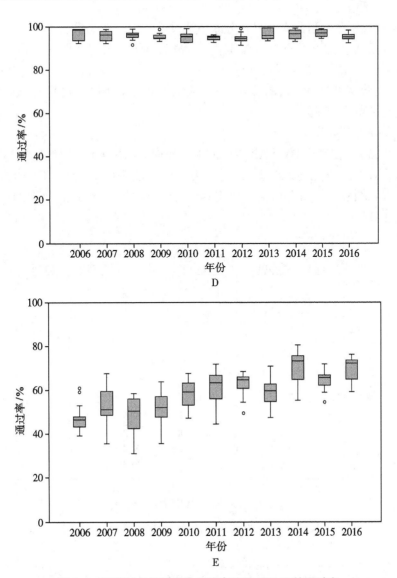

图 3-6 锌项目各年份百分差值在不同 *TEa* 下的通过率

A. 基于 BV 导出的最低水平 *TEa* 下的通过率；B. 基于 BV 导出的适当水平
TEa 下的通过率；C. 基于 BV 导出的最佳水平 *TEa* 下的通过率；D. 我国 EQA
评价标准下的通过率；E. RCPAQAP 评价标准下的通过率（注：符号"○"代表
离群值）

根据材料与方法中 *TEa*_{当前}的计算方法，2006—2016 年各年份所有批号计算获得 *TEa*_{当前}的最大值分别是 49.38%、66.40%、49.72%、35.77%、23.17%、20.15%、23.27%、27.25%、17.41%、19.28%、18.47%。为了确保推荐的 *TEa* 对实验室总误差的要求不会过于宽松或过于严格，且当前检测水平下有 ≥ 80%（或约等于 80%）的实验室能够通过要求，需要适当上调 2016 年的 *TEa*_{当前}最大值至 20%。在 20% 作为 *TEa* 下，2015—2016 年所有批号的通过率均在 80% 以上。因此，建议使用 20% 作为该项目的推荐 *TEa*。

图 3-6 在基于 BV 导出的三种水平 *TEa*、我国 EQA 评价标准和 RCPAQAP 评价标准下，该项目各年份所有批号质控品的百分差值通过率的分布范围。随着时间的推移，除在我

国 EQA 评价标准下各年份所有批号百分差值通过率的中位数几乎稳定不变,在其他 4 种评价标准下各年份所有批号百分差值通过率的中位数总体上均有升高。该情况说明:①我国 EQA 评价标准过于宽松,无法很好地评价实验室检测的总误差和促进实验室可比性水平的提高;②我国实验室检测该项目的总误差有一定的减小。2016 年,在我国 EQA 评价标准下的百分差值通过率是最高的。

（二）允许 CV 的导出

2011—2016 年,在基于 BV 导出的三种水平允许 CV 下,IQC 各批号质控品的 CV 通过率如图 3-7 所示,均未超过 80%。显然,基于 BV 导出的三个水平允许 CV 均不满足作为该项目推荐允许 CV 的要求。因此,需要使用基于当前技术水平导出允许 CV 的方法来获得合理的推荐允许 CV。

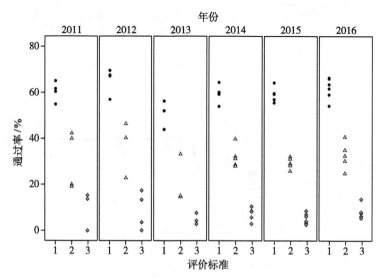

图 3-7　锌项目 2011—2016 年各批号 CV 在不同允许 CV 下的通过率

（评价标准:1—基于 BV 导出的最低水平允许 CV;2—基于 BV 导出的适当水平允许 CV;3—基于 BV 导出的最佳水平允许 CV。●—评价标准 1 的通过率;△—评价标准 2 的通过率;◆—评价标准 3 的通过率。在我国 EQA 计划中,该项目的 TEa 是 2s,因此 1/3TEa 和 1/4TEa 不是单一的百分数(%),所以各年份所有 IQC 批号的 CV 不与这两种评价标准比较)

根据材料与方法中 $CV_{当前}$ 的计算方法,2011—2016 年各年份所有批号计算获得 $CV_{当前}$ 的最大值分别是 10.00%、10.00%、10.89%、10.49%、10.08%、10.00%。为了确保推荐的允许 CV 对实验室不精密度的要求不会过于宽松或过于严格,且当前检测水平下有 ≥ 80%(或约等于 80%)以上的实验室能够通过要求,以 10% 作为评价标准,并用 2015—2016 年各批号的 IQC 数据进行验证。在 10% 作为允许 CV 下,2016 年所有批号的 CV 通过率均 ≥ 80% 或约等于 80%(2015 年有 1 个批号的 CV 通过率是 79.76%)。因此,建议使用 10% 作为该项目允许 CV 的推荐标准。

（三）允许 bias 的导出

根据公式 $|bias| \leq TEa - z \times CV$(z 通常为 1.65),代入推荐 TEa(20%)和允许 CV(10%),获得 $|bias| \leq 3.5\%$。建议使用 3.5% 作为该项目的推荐允许 bias。

（四）与实验室用户调查结果的比较

该项目上报自行设定允许 *CV* 的实验室共 77 家。71 家实验室未分浓度仅设置单一的允许 *CV*，所有上报允许 *CV* 的 P_{80} 为 10.0%，等于本研究的推荐允许 *CV*，说明其中至少有 80% 的实验室自行规定的允许 *CV* 比推荐允许 *CV* 严格或与推荐允许 *CV* 相同；6 家实验室分高低两个浓度水平分别设置不同的允许 *CV*，由于实验室数太少（<20 家），统计结果缺乏代表性，因此未做统计。

该项目上报自行设定允许 *bias* 的实验室共 77 家。72 家实验室未分浓度仅设置单一的允许 *bias*，所有上报允许 *bias* 的 P_{80} 为 10.0%，大于本研究的推荐允许 *bias*，说明回报该项目的所有实验室中有 20% 以上自行设定的允许 *bias* 比推荐允许 *bias* 宽松；5 家实验室分高低两个浓度水平分别设置不同的允许 *bias*，由于实验室数太少（<20 家），统计结果缺乏代表性，因此未做统计。

四、脂肪酶

该项目的全国 EQA 计划始于 2013 年。但是，仅从本地 EQA 系统中获得该项目 2014 年起的 EQA 数据和 2013 年起的 IQC 数据。为了便于统计和确保可比性，本研究采集该项目 2014—2016 年的 EQA 数据和 2013—2016 年的 IQC 数据进行统计分析。

（一）*TEa* 的导出

2014—2016 年，在基于 BV 导出的三种水平 *TEa* 下，各年份 EQA 所有批号质控品的百分差值通过率的分布范围如图 3-8（A~C）所示。

在基于 BV 导出的最低水平 *TEa* 下：2014—2016 年所有批号的百分差值通过率均大于 80%，2016 年所有批号百分差值通过率的范围是 96.24%~98.68%。在基于 BV 导出的适当水平 *TEa* 下：2014—2016 年，除批号 201413、201414、201415 的百分差值通过率分别是 78.57%、78.57%、71.43%，其余所有批号的百分差值通过率均大于 80%；2016 年所有批号百分差值通过率的范围是 93.66%~96.98%。在基于 BV 导出的最佳水平 *TEa* 下：2014 年所有批号的百分差值通过率均小于 80%；2015、2016 年分别有 8、3 个批号的百分差值通过率小于 80%；2016 年所有批号百分差值通过率的范围是 75.93%~87.78%。显然，仅基于 BV 导出

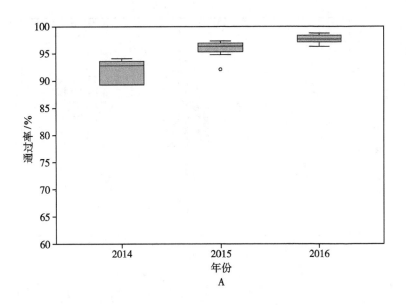

A

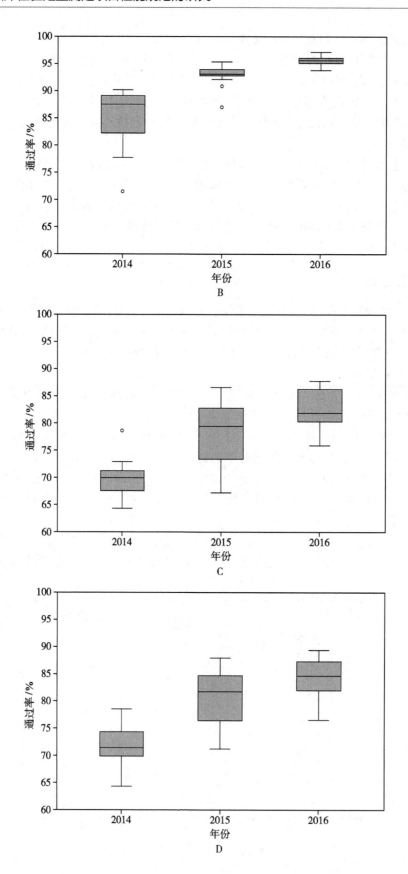

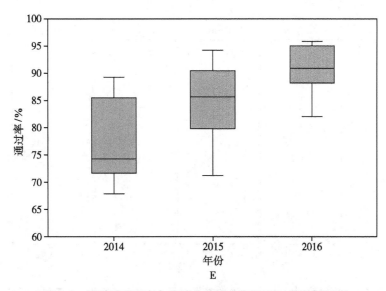

图 3-8 脂肪酶项目各年份百分差值在不同 *TEa* 下的通过率
A. 基于 BV 导出的最低水平 *TEa* 下的通过率；B. 基于 BV 导出的适当水平
TEa 下的通过率；C. 基于 BV 导出的最佳水平 *TEa* 下的通过率；D. 我国 EQA
评价标准下的通过率；E. RCPAQAP 评价标准下的通过率(注：符号"○"代表
离群值)

的最低水平和适当水平 *TEa* 满足作为该项目推荐 *TEa* 的要求，且以适当水平 *TEa*(37.88%)
更为严格。因此，建议使用 37.88% 作为该项目的推荐 *TEa*。

图 3-8 包括了在基于 BV 导出的三种水平 *TEa*、我国 EQA 评价标准和 RCPAQAP 评价
标准下，该项目各年份所有批号质控品的百分差值通过率的分布范围。随着时间的推移，在
各种评价标准下，该项目各年份所有批号百分差值通过率的中位数逐渐升高，说明我国实验
室检测该项目的总误差有一定的减小。2016 年，在最低水平 *TEa* 下的百分差值通过率是最
高的。

(二) 允许 *CV* 的导出

2013—2016 年，在基于 BV 导出的三种水平允许 *CV* 下，IQC 各批号质控品的 *CV* 通过
率如图 3-9 所示。

在基于 BV 导出的最低水平水平允许 *CV* 下：2013—2016 所有批号的 *CV* 通过率均
大于 98%；2016 年所有批号 *CV* 通过率的范围是 99.42%~100%。在基于 BV 导出的适当
水平水平允许 *CV* 下：2013—2016 所有批号的 *CV* 通过率均大于 97%；2016 年所有批号
CV 通过率的范围是 98.45%~100%。在基于 BV 导出的最佳水平允许 *CV* 下：2013、2014、
2015 年分别有 5、3、2 个批号的 *CV* 通过率小于 80%；2016 年所有批号 *CV* 通过率的范围是
80.40%~88.46%。显然，基于 BV 导出的三个水平允许 *CV* 均满足作为推荐允许 *CV* 的要求，
其中以最佳水平允许 *CV*(8.05%)最为严格。因此，建议使用 8.05% 作为该项目的推荐允
许 *CV*。

图 3-9 同时也提供了在 1/3*TEa* 和 1/4*TEa*(*TEa* 指我国 EQA 计划该项目的评价标准)下，
各年份 IQC 所有批号质控品的 *CV* 通过率。显然，在 1/3*TEa* 和 1/4*TEa* 作为允许 *CV* 时，*CV*
通过率均小于 80%。

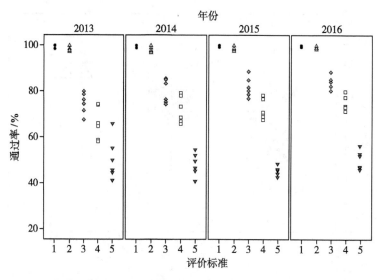

图 3-9 脂肪酶项目 2011—2016 年各批号 CV 在不同允许 CV 下的通过率
（评价标准：1—基于 BV 导出的最低水平允许 CV；2—基于 BV 导出的适当水平
允许 CV；3—基于 BV 导出的最佳水平允许 CV；4—1/3TEa；5—1/4TEa。TEa
是我国 EQA 计划中该项目的评价标准。●—评价标准 1 的通过率；△—评价
标准 2 的通过率；◆—评价标准 3 的通过率；□—评价标准 4 的通过率；▼—评
价标准 5 的通过率）

（三）允许 bias 的导出

根据公式 $|bias| \leqslant TEa-z \times CV$（$z$ 通常为 1.65），代入推荐 TEa（37.88%）和推荐允许 CV（8.05%），获得 $|bias| \leqslant 24.6\%$。建议使用 24.6% 作为该项目的允许 $bias$。

（四）与实验室用户调查结果的比较

该项目上报自行设定允许 CV 的实验室共 175 家。158 家实验室未分浓度仅设置单一的允许 CV，所有上报允许 CV 的 P_{80} 为 11.6%，大于本研究的推荐允许 CV，说明其中有 20% 以上的实验室自行设定的允许 CV 比推荐允许 CV 宽松；17 家实验室分高低两个浓度水平分别设置不同的允许 CV，由于实验室数太少（<20 家），统计结果缺乏代表性，因此未做统计。

该项目上报自行设定允许 $bias$ 的实验室共 176 家。163 家实验室未分浓度仅设置单一的允许 $bias$，所有上报允许 $bias$ 的 P_{80} 为 15.0%，小于本研究的推荐 $bias$，说明该部分至少有 80% 的实验室自行设定的允许 $bias$ 比推荐允许 $bias$ 严格；13 家实验室分高低两个浓度水平分别设置不同的允许 $bias$，由于实验室数太少（<20 家），统计结果缺乏代表性，因此未做统计。

（五）与试剂厂家说明书性能数据的比较

各试剂厂家说明书中直接提供的允许 CV 或不精密度评价试验数据中的 CV 从 0.7%~10.5% 不等。相对于本研究的推荐允许 CV，说明本研究收集的 5 种厂家试剂的 CV 参差不齐，部分试剂的不精密度无法满足推荐允许 CV 的要求。

各试剂厂家说明书中直接提供的允许 $bias$ 或利用方法学比对线性回归方程计算获得的 $bias$，其值从 −57.5%~25.4% 不等。相对于本研究的推荐允许 $bias$，说明目前市面上部分厂家试剂的 $bias$ 过大，无法满足推荐允许 $bias$ 的要求。

五、胆碱酯酶

该项目的全国 EQA 计划始于 2015。本地 EQA 系统中可获得该项目 2015—2016 年的 EQA 和 IQC 数据（仅获得 2015 年 2 次 EQA 数据）。为了便于统计和确保可比性，本研究采集该项目 2015—2016 年的 EQA 和 IQC 数据进行统计分析。

（一）*TEa* 的导出

2015—2016 年，在基于 BV 导出的三种水平 *TEa* 下，各年份 EQA 所有批号质控品的百分差值通过率的分布范围如图 3-10A~C 所示。

2016 年所有批号百分差值通过率的中位数均高于 2015 年。在基于 BV 导出的最低水平下：2015—2016 年所有批号的百分差值通过率均大于 85%；2016 年所有批号百分差值通过率的范围是 95.22%~97.54%。在基于 BV 导出的适当水平 *TEa* 下：2015—2016 年所有批号的百分差值通过率均大于 80%；2016 年所有批号百分差值通过率的范围是 91.20%~94.90%。在基于 BV 导出的最佳水平 *TEa* 下：2015—2016 年所有批号的百分差值通过率均低于 80%；2016 年所有批号百分差值通过率的范围是 71.31%~79.69%。显然，仅基于 BV 导出的最低水平和适当水平 *TEa* 满足作为该项目推荐 *TEa* 的要求，且以适当水平 *TEa*（9.83%）最为严格。因此，建议使用 9.83% 作为该项目的推荐 *TEa*。

图 3-10 包括了在基于 BV 导出的三种水平 *TEa*、我国 EQA 评价标准和 RCPAQAP 评价标准下，该项目各年份所有批号质控品的百分差值通过率的分布范围。随着时间的推移，在各种评价标准下，该项目各年份所有批号百分差值通过率的中位数均有增高，说明我国实验室检测该项目的总误差有一定的减小。2016 年，在我国 EQA 评价标准下的百分差值通过率是最高的。

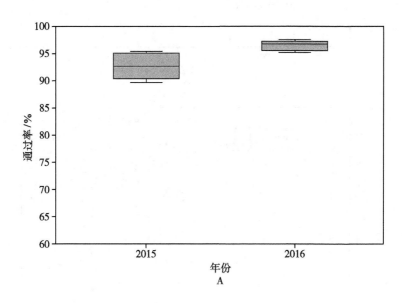

A

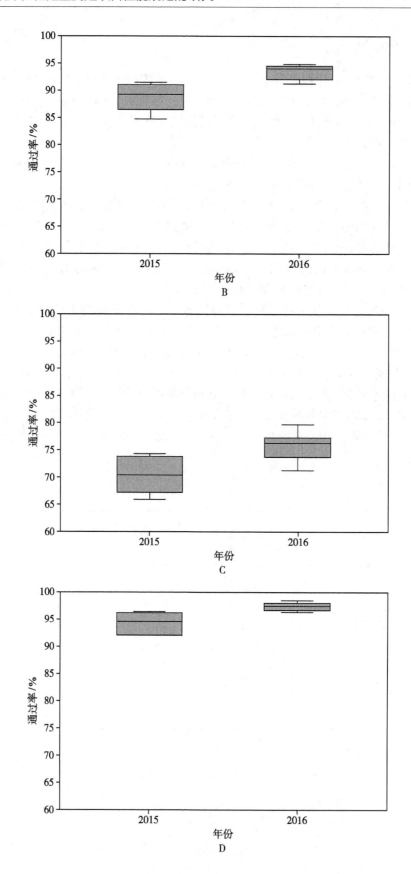

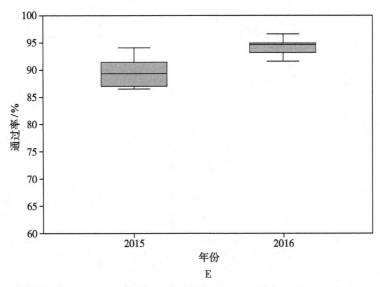

图 3-10 胆碱酯酶项目各年份百分差值在不同 *TEa* 下的通过率

A. 基于 BV 导出的最低水平 *TEa* 下的通过率;B. 基于 BV 导出的适当水平 *TEa* 下的通过率;C. 基于 BV 导出的最佳水平 *TEa* 下的通过率;D. 我国 EQA 评价标准下的通过率;E. RCPAQAP 评价标准下的通过率(注:符号"○"代表离群值)

(二)允许 *CV* 的导出

2015—2016 年,在基于 BV 导出的三种水平允许 *CV* 下,IQC 各批号质控品的 *CV* 通过率如图 3-11 所示。在基于 BV 导出最低水平允许 *CV* 下:2015、2016 各年份所有批号的 *CV* 通过率均小于 80%,2016 年所有批号 *CV* 通过率的范围是 66.38%~76.07%。在基于 BV 导出的适当水平允许 *CV* 下:2015、2016 各年份所有批号的 *CV* 通过率均小于 60%,2016 年所有批号 *CV* 通过率的范围是 47.17%~53.53%。在基于 BV 导出的最佳水平允许 *CV* 下:2015、2016 各年份所有批号的 *CV* 通过率均小于 20%,2016 年所有批号 *CV* 通过率的范围是 14.32%~15.64%。显然,基于 BV 导出的三个水平允许 *CV* 均不满足作为该项目推荐允许 *CV* 的要求。因此,需要使用基于当前技术水平导出允许 *CV* 的方法来获得合理的推荐允许 *CV*。

根据材料与方法中 $CV_{当前}$ 的计算方法,2015 年和 2016 年各年份所有批号计算获得 $CV_{当前}$ 的最大值分别是 6.03% 和 5.99%。为了确保推荐的允许 *CV* 对实验室不精密度的要求不会过于宽松或过于严格,且当前检测水平下有 ≥ 80%(或约等于 80%)的实验室能够通过要求,需要适当上调 2016 年的 $CV_{当前}$ 最大值至 6%。在 6% 作为评价标准下,2015—2016 年所有批号的 *CV* 通过率均 ≥ 80% 或约等于 80%(2015 年有 1 个批号的 *CV* 通过率是 79.85%)因此,建议使用 6% 作为该项目的推荐允许 *CV*。

图 3-11 同时也提供了在 1/3*TEa* 和 1/4*TEa*(*TEa* 指我国 EQA 计划该项目的评价标准)下,各年份 IQC 所有批号质控品的 *CV* 通过率。显然,在 1/3*TEa* 下,各年份所有批号的 *CV* 通过率均大于 80%;在 1/4*TEa* 下,各年份均有部分批号的 *CV* 通过率小于 80%。

(三)允许 *bias* 的导出

根据公式 $|bias| \leq TEa - z \times CV$(*z* 通常为 1.65),推荐允许 *CV*(6%)的 1.65 倍大于推荐 *TEa*(9.83%)的绝对值,无法获得合理的 $|bias|$ 最大值。因此,该项目暂不推荐允许 *bias*。

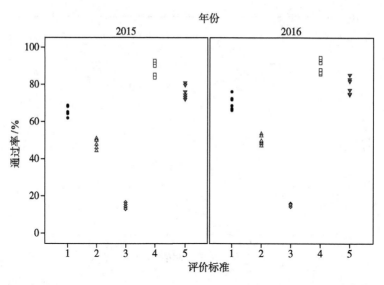

图 3-11 胆碱酯酶项目 2015—2016 年各批号 CV 在不同允许 CV 下的通过率
（评价标准:1—基于 BV 导出的最低水平允许 CV;2—基于 BV 导出的适当水平允许 CV;3—基于 BV 导出的最佳水平允许 CV;4—1/3TEa;5—1/4TEa。TEa 是我国 EQA 中该项目的评价标准。●—评价标准 1 的通过率;△—评价标准 2 的通过率;◇—评价标准 3 的通过率;□—评价标准 4 的通过率;▽—评价标准 5 的通过率）

（四）与实验室用户调查结果的比较

该项目上报自行设定允许 CV 的实验室共 319 家。284 家实验室未分浓度仅设置单一的允许 CV,所有上报允许 CV 的 P_{80} 为 6.7%,大于推荐允许 CV,说明有 20% 以上的实验室自行设定的允许 CV 过于宽松,需要根据推荐允许 CV 进行适当调整;35 家实验室分高低两个浓度水平分别设置不同的允许 CV,低、高浓度水平所有上报允许 CV 的 P_{80} 分别为 5.0% 和 4.9%,小于推荐允许 CV,说明该部分至少有 80% 的实验室自行设定的允许 CV 比推荐允许 CV 严格。

该项目上报自行设定允许 $bias$ 的实验室共 319 家。285 家实验室未分浓度仅设置单一的允许 $bias$,所有上报允许 $bias$ 的 P_{80} 为 14.7%;34 家实验室分高低两个浓度水平分别设置不同的允许 $bias$,低、高浓度水平所有上报允许 $bias$ 的 P_{80} 分别为 19.0% 和 15.0%。该项目无推荐允许 $bias$,无法进行比较。

（五）与试剂厂家说明书性能数据的比较

各试剂厂家说明书中直接提供的允许 CV 或不精密度评价试验数据中的 CV 从 0.8%~8.0% 不等。相对于本研究的推荐允许 CV,部分厂家试剂的 CV 过大,说明本研究收集的 5 种厂家试剂的 CV 参差不齐,部分试剂的不精密度无法满足推荐允许 CV 的要求。

各试剂厂家说明书中直接提供的允许 $bias$ 或利用方法学比对线性回归方程计算获得的 $bias$,其值从 −3.1%~10.0% 不等。该项目无推荐允许 $bias$,无法进行比较。

六、α- 羟基丁酸脱氢酶

由于该项目无 BV 数据,因此没有基于 BV 导出的 TEa 和允许 CV 作为百分差值和 CV 的评价标准。所以,该项目直接使用基于当前技术水平导出性能规范的方法来获得推荐

TEa 和允许 *CV*。

（一）*TEa* 的导出

根据材料与方法中 *TEa*_{当前}的计算方法，2006—2016 年各年份所有批号计算获得 *TEa*_{当前}的最大值分别是 13.49%、11.54%、10.59%、10.96%、9.62%、10.37%、9.87%、9.20%、14.06%、12.50%、12.50%。2011-2016 年各年份的 *TEa*_{当前}最大值均不超过 15%。为了确保推荐的 *TEa* 对实验室总误差的要求不会过于宽松或过于严格，且当前检测水平下有 ≥ 80%（或约等于 80%）的实验室能够通过要求，需要适当上调 2016 年的 *TEa*_{当前}最大值至 13%，并用近2 年的数据进行验证。在 13% 作为评价标准下，2015—2016 年所有批号的通过率均在 80%以上。因此，建议使用 13% 作为该项目的推荐 *TEa*。

图 3-12 显示了在我国 EQA 评价标准下，该项目各年份所有批号质控品的百分差值通过率的分布范围。除 2014 年外，随着时间的推移，该项目各年份所有批号百分差值通过率的中位数总体上有一定的升高，说明我国实验室检测该项目的总误差有一定的减小。

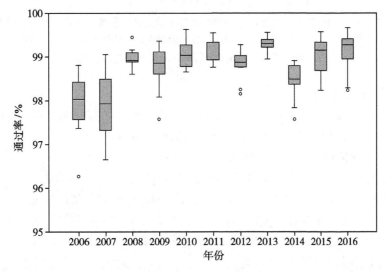

图 3-12　α-HBDH 项目各年份百分差值在我国 EQA 评价标准下的通过率
（注：符号"○"代表离群值。RCPAQAP 中未提供该项目的评价标准，且该项目也无 BV 数据，因此仅提供在我国 EQA 评价标准下的百分差值通过率）

（二）允许 *CV* 的导出

根据材料与方法中 *CV*_{当前}的计算方法，2011—2016 年各年份所有批号计算获得 *CV*_{当前}的最大值分别是 6.92%、6.70%、6.87%、6.67%、6.15%、6.02%。为了确保推荐的允许 *CV* 对实验室不精密度的要求不会过于宽松或过于严格，且当前检测水平下有 ≥ 80%（或约等于80%）的实验室能够通过要求，需要适当上调 2016 年的 *CV*_{当前}最大值至 6.2%，并用近 2 年的数据进行验证。在 6.2% 作为评价标准下，2015—2016 年所有批号的通过率均在 80% 以上。因此，建议使用 6.2% 作为该项目的推荐允许 *CV*。

图 3-13 显示了在 1/3*TEa* 和 1/4*TEa*（*TEa* 指我国 EQA 计划该项目的评价标准）下，各年份 IQC 所有批号质控品的 *CV* 通过率。显然，在 1/3*TEa* 和 1/4*TEa* 作为允许 *CV* 时，*CV* 通过率也均大于 80%。

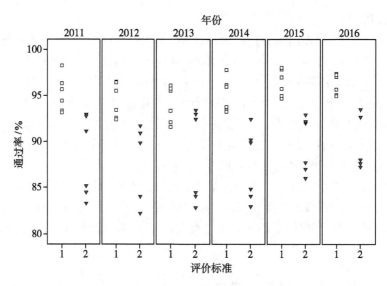

图 3-13 α-HBDH 项目 2011—2016 年各批号 CV 在不同允许 CV 下的通过率
（评价标准：1——1/3TEa；2——1/4TEa。TEa 是我国 EQA 计划中该项目的评价标准。
□—评价标准 1 的通过率；▼—评价标准 2 的通过率）

（三）允许 bias 的导出

根据公式 $|bias| \leqslant TEa-z \times CV$（$z$ 通常为 1.65），代入推荐 TEa（13%）和允许 CV（6.2%），获得 $|bias| \leqslant 2.77\%$。建议使用 2.77% 作为该项目的允许 bias。

（四）与实验室用户调查结果的比较

该项目上报自行设定允许 CV 的实验室共 321 家。272 家实验室未分浓度仅设置单一的允许 CV，所有上报允许 CV 的 P_{80} 为 10.0%，大于推荐允许 CV，说明该部分有 20% 以上的实验室自行设定的允许 CV 过于宽松，需要根据推荐允许 CV 进行适当调整；49 家实验室分高低两个浓度水平分别设置不同的允许 CV，低、高浓度水平所有上报允许 CV 的 P_{80} 分别为 6.5% 和 6.0%，分别大于和小于推荐允许 CV，但是均与推荐允许 CV 差距不大，说明该项目分浓度水平自行设定的允许 CV 情况较好。

该项目上报自行设定允许 bias 的实验室共 323 家。286 家实验室未分浓度仅设置单一的允许 bias，所有上报允许 bias 的 P_{80} 为 18.9%；37 家实验室分高低两个浓度水平分别设置不同的允许 bias，低、高浓度水平所有上报允许 bias 的 P_{80} 分别为 17.9% 和 16.2%。两部分实验室上报允许 bias 的 P_{80} 均远大于推荐允许 bias，说明 $\geqslant 20\%$ 的实验室自行设定的允许 bias 比推荐允许 bias 宽松，需要根据推荐允许 bias 进行适当调整。

（五）与试剂厂家说明书性能数据的比较

各试剂厂家说明书中直接提供的允许 CV 或不精密度评价试验数据中的 CV 从 0.5%~10.0% 不等。相对于本研究的推荐允许 CV，说明本研究收集的 5 种厂家试剂的 CV 参差不齐，部分试剂的不精密度无法满足推荐允许 CV 的要求。

各试剂厂家说明书中直接提供的允许 bias 或利用方法学比对线性回归方程计算获得的 bias，其值从 −5.6%~10.0% 不等。相对于本研究的推荐允许 bias，说明本研究收集的 5 种厂家试剂的偏倚参差不齐，部分试剂的偏倚无法满足推荐允许 bias 的要求。

七、总铁结合力

由于该项目无 BV 数据,因此没有基于 BV 导出的 TEa 和允许 CV 作为百分差值和 CV 的评价标准。所以,直接使用基于当前技术水平导出性能规范的方法来获得推荐 TEa 和允许 CV。

(一) TEa 的导出

根据材料与方法中 $TEa_{当前}$ 的计算方法,2006—2016 年各年份所有批号计算获得 $TEa_{当前}$ 的最大值分别是 34.21%、39.58%、34.21%、26.67%、35.48%、18.92%、17.57%、16.67%、14.55%、16.67%、15.00%,总体上呈下降趋势。后 5 个年份的 $TEa_{当前}$ 最大值均接近或不超过 17%。为了确保推荐的 TEa 对实验室总误差的要求不会过于宽松或过于严格,且当前检测水平下有 ≥ 80%(或约等于 80%)以上的实验室能够通过要求,需要适当上调 2016 年的 $TEa_{当前}$ 最大值至 17%,并用近 2 年的数据进行验证。在 17% 作为 TEa 下,2015—2016 年所有批号的通过率均在 80% 以上。因此,建议使用 17% 作为该项目的推荐 TEa。

图 3-14 显示了在我国 EQA 评价标准和 RCPAQAP 评价标准下,该项目各年份所有批号质控品的百分差值通过率的分布范围。随着时间的推移,在我国 EQA 评价标准下,该项目各年份所有批号百分差值通过率的中位数几乎稳定不变;在 RCPAQAP 评价标准下,各年份所有批号百分差值通过率的中位数总体上呈升高趋势。该情况说明:①我国 EQA 评价标准过于宽松,无法很好地评价实验室检测的总误差和促进实验室可比性水平的提高;②我国实验室检测该项目的总误差有一定的减小。2006—2016 年,我国 EQA 评价标准下的百分差值通过率均高于 RCPAQAP 评价标准下的百分差值通过率。

(二) 允许 CV 的导出

根据材料与方法中 $CV_{当前}$ 的计算方法,2011—2016 年各年份所有批号计算获得 $CV_{当前}$ 的最大值分别是 8.47%、9.10%、9.21%、8.53%、8.57%、8.51%。为了确保推荐的允许 CV 对实验室不精密度的要求不会过于宽松或过于严格,且当前检测水平下有 ≥ 80%(或约等于 80%)的实验室能够通过要求,需要适当上调 2016 年的 $CV_{当前}$ 最大值至 8.6%,并用近 2 年的数据进行验证。在 8.6% 作为评价标准下,2015—2016 年所有批号的通过率均在 80% 以上。因此,建议使用 8.6% 作为该项目的推荐允许 CV。

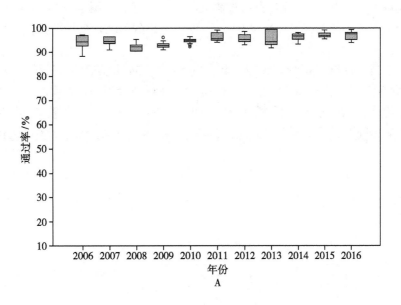

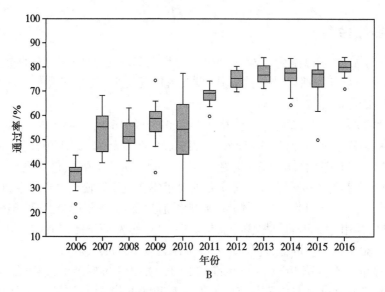

图 3-14　TIBC 各年份百分差值在我国 EQA 和 RCPAQAP 评价标准下的通过率

A. 我国 EQA 评价标准下的通过率；B. RCPAQAP 评价标准下的通过率

（注：符号"○"代表离群值）

在目前我国 EQA 中，该项目的 *TEa* 是 2s，其 1/3 和 1/4 不是单一的百分数（%）。因此，该项目各年份所有 IQC 批号的 *CV* 不与 1/3*TEa* 和 1/4*TEa*（*TEa* 指我国 EQA 计划该项目的评价标准）做比较。

（三）允许 *bias* 的导出

根据公式 |*bias*| ≤ *TEa-z* × *CV*（*z* 通常为 1.65），代入推荐 *TEa*（17%）和允许 *CV*（8.6%），获得 |*bias*| ≤ 2.81%。建议使用 2.81% 作为该项目的推荐允许 *bias*。

（四）与实验室用户调查结果的比较

该项目上报自行设定允许 *CV* 的实验室共 57 家。54 家实验室未分浓度仅设置单一的允许 *CV*，所有上报允许 *CV* 的 P_{80} 为 10.0%，大于推荐允许 *CV*，说明有 20% 以上的实验室自行设定的允许 *CV* 过于宽松，需要根据推荐允许 *CV* 进行适当调整；3 家实验室分高低两个浓度水平分别设置不同的允许 *CV*，实验室数太少（<20 家），统计结果缺乏代表性，未做统计分析。

该项目上报自行设定允许 *bias* 的实验室共 57 家。54 家实验室未分浓度仅设置单一的允许 *bias*，所有上报允许 *bias* 的 P_{80} 为 10.5%，大于推荐允许 *bias*，说明有 20% 以上的实验室自行设定的允许 *bias* 过于宽松，需要根据推荐允许 *CV* 进行适当调整；3 家实验室分高低两个浓度水平分别设置不同的允许 *bias*，实验室数太少（<20 家），统计结果缺乏代表性，未做统计分析。

第四章

利用质控品进行的室内质量控制

第一节 常用控制规则

控制规则是解释控制数据和判断分析批控制状态的标准。以符号 A_L 表示,其中 A 是测定控制标本数或超过控制限(L)的控制测定值的个数,L 是控制界限。当控制测定值满足规则要求的条件时,则判断该分析批违背此规则。例如,1_{2s} 控制规则,其中 A 为一个控制测定值,L 为 $\bar{x} \pm 2s$,当一个控制测定值超过 $\bar{x} \pm 2s$ 时,即判断为失控。控制方法的核心是由检出随机和系统误差的控制规则组成。

常用控制规则的符号和定义如下:

1_{2s}　1个控制测定值超过 $\bar{x} \pm 2s$ 控制限。传统上,这是在 Shewhart 控制图上的"警告"限,用在临床检验也常作为 Levey-Jennings 控制图上的警告界限(图 4-1)。

1_{3s}　1个控制测定值超过 $\bar{x} \pm 3s$ 控制限。此规则对随机误差敏感(图 4-2)。

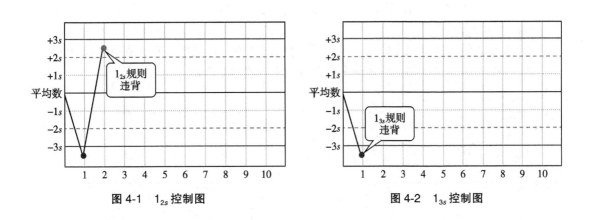

图 4-1　1_{2s} 控制图　　　　　　　图 4-2　1_{3s} 控制图

2_{2s}　2个连续的控制测定值同时超过 $\bar{x}+2s$ 或 $\bar{x}-2s$ 控制限。此规则主要对系统误差敏感(图 4-3)。

R_{4s}　在同一批内最高控制测定值与最低控制测定值之间的差值超过 $4s$。此规则主要对随机误差敏感(图 4-4)。

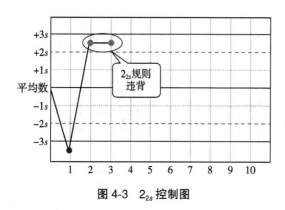

图 4-3　2_{2s} 控制图

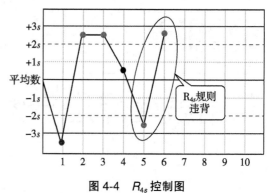

图 4-4　R_{4s} 控制图

3_{1s}　3 个连续的控制测定值同时超过 $\bar{x}+1s$ 或 $\bar{x}-1s$。此规则主要对系统误差敏感(图 4-5)。

4_{1s}　4 个连续的控制测定值同时超过 $\bar{x}+1s$ 或 $\bar{x}-1s$。此规则主要对系统误差敏感(图 4-6)。

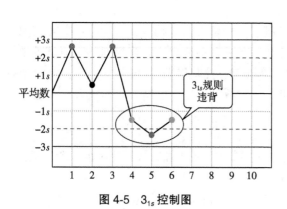

图 4-5　3_{1s} 控制图

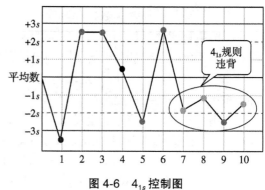

图 4-6　4_{1s} 控制图

$6_{\bar{x}}$　6 个连续的控制测定值落在平均数($\bar{x}$)的同一侧。此规则主要对系统误差敏感(图 4-7)。

$7_{\bar{x}}$　7 个连续的控制测定值落在平均数($\bar{x}$)的同一侧。此规则主要对系统误差敏感。

7_T　7 个连续的控制测定值呈现出向上或向下的趋势(图 4-8)。

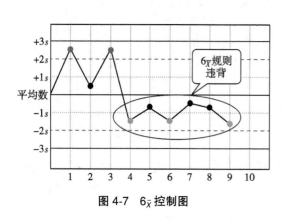

图 4-7　$6_{\bar{x}}$ 控制图

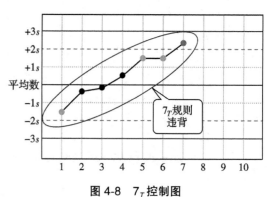

图 4-8　7_T 控制图

$8_{\bar{x}}$ 8个连续的控制测定值落在平均数($\bar{x}$)的同一侧。此规则主要对系统误差敏感（图 4-9）。

$9_{\bar{x}}$ 9个连续的控制测定值落在平均数($\bar{x}$)的同一侧。此规则主要对系统误差敏感（图 4-10）。

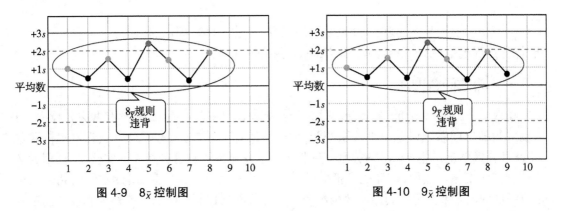

图 4-9 $8_{\bar{x}}$ 控制图   图 4-10 $9_{\bar{x}}$ 控制图

$10_{\bar{x}}$ 10个连续的控制测定值落在平均数($\bar{x}$)的同一侧。此规则主要对系统误差敏感（图 4-11）。

$12_{\bar{x}}$ 12个连续的控制测定值落在平均数($\bar{x}$)的同一侧。此规则主要对系统误差敏感（图 4-12）。

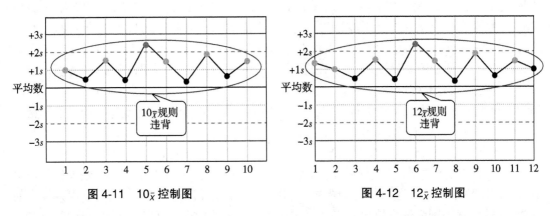

图 4-11 $10_{\bar{x}}$ 控制图   图 4-12 $12_{\bar{x}}$ 控制图

比例控制规则$(\mathrm{m}\ of\ \mathrm{n})_L$：如$(2\ of\ 3)_{2s}$规则，即是连续的三个控制测定值中有两个控制测定值超过$\bar{x}+2s$或$\bar{x}-2s$控制限（图 4-13）。此外还有$(3\ of\ 6)_{2s}$规则。

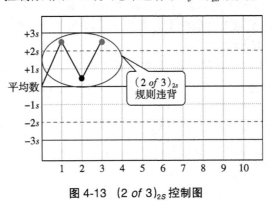

图 4-13 $(2\ of\ 3)_{2s}$ 控制图

第二节 质量控制方法评价和设计工具

临床检验室内控制方法评价和设计的工具有:功效函数图法、控制方法选择和设计表格、操作过程规范(OPSpecs)图法和 Westgad 西格玛规则。

一、功效函数图法

功效函数图(power function graph)为分析批失控概率(误差检出概率和假失控概率)与该批发生随机或系统误差大小关系的图,即表示统计功效与分析误差大小(临界随机误差 ΔREc 和临界系统误差 ΔSEc)的关系。在临床实验室难以进行这种特性的实验研究,因为必须控制许多变量。然而,计算机模拟研究就很容易地获得这种信息,所建立的研究模型包括所考虑的因素及变量。利用功效函数图可以评价不同控制方法的性能特征和设计控制方法,同时功效函数图也是建立控制方法选择和设计表格和操作过程规范(operational process specifications,简称 OPSpecs)图的基础(图 4-14)。

(一) 设计过程

1. 确定质量目标 这是设计控制方法的起点。质量目标可以用允许总误差(TEa)的形式表示。其来源可以是中华人民共和国国家标准 GB/T20470-2006《临床实验室室间质量评价要求》,中华人民共和国卫生行业标准 WS/T 403-2012《临床生物化学检验常规项目分析质量指标》及中华人民共和国卫生行业标准 WS/T 406-2012《临床血液学检验常规项目分析质量要求》。或根据生物学变异导出的不同层次的允许总误差质量规范。

2. 评价分析方法 对本实验室定量测定的项目逐一进行评价,确定每一项目的不精密度(用 $CV\%$ 表示)和正确度(用 $bias\%$ 表示)。

3. 计算临界系统误差 临界系统误差 $\Delta SEc = \left[(TEa-|bias|)/CV \right] -1.65$

4. 绘制功效函数图 功效函数图描述了控制方法的统计"功效",其中 Y 轴为误差检出概率 P_{ed},X 轴为临界误差大小。在图中,P_{ed} 作为控制测定值个数 N 和检出分析误差大小的函数,Y 轴的截距则为假失控概率 P_{fr}。功效函数作为一种函数,可以认为其自变量为 ΔSEc 和 N 或 ΔREc 和 N,其中的 N 为控制值的测定个数(同一控制品的重复测定次数或同一批内不同控制品测定结果的总数),而误差检出概率 P_{ed} 则为其应变量。功效函数图就是该函数在笛卡尔坐标上的轨迹,Y 轴上的截距则为其假失控概率 P_{fr}。功效函数图的绘制比较复杂,可利用计算机模拟程序进行绘制。

5. 评价控制方法的性能特征 控制方法的性能特征包括误差检出概率和假失控概率。通常误差检出概率达 90% 以上,而假失控概率在 5% 以下就可满足一般临床实验室的要求。

6. 选择控制规则及控制测定结果个数 根据评价的结果,选择的控制方法既要有高的误差检出概率和低的假失控概率,又要简单、方便计算。

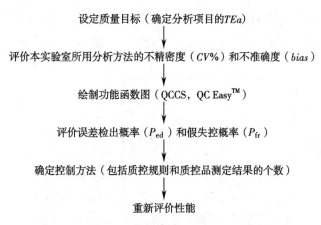

设定质量目标（确定分析项目的 TEa）

↓

评价本实验室所用分析方法的不精密度（$CV\%$）和不准确度（$bias$）

↓

绘制功效函数图（QCCS，QC Easy™）

↓

评价误差检出概率（P_{ed}）和假失控概率（P_{fr}）

↓

确定控制方法（包括质控规则和质控品测定结果的个数）

↓

重新评价性能

图 4-14　利用功效函数图设计室内控制方法流程图

（二）功效函数图法应用实例

目前，国内大多数的临床检验实验室通常采用的是具有 $\bar{x} \pm 2s$ 控制限或 $\bar{x} \pm 3s$ 控制限的 Levey-Jennings 控制图（即 1_{2s} 或 1_{3s} 控制规则），每批使用一个或两个浓度水平控制品对常规生化项目进行控制。

下面将介绍对某一实验室进行控制方法的设计过程。其分析项目有钙、葡萄糖、尿素、尿酸、肌酐、总蛋白、白蛋白、胆固醇、甘油三酯、丙氨酸氨基转移酶、天门冬氨酸氨基转移酶、乳酸脱氢酶、肌酸激酶。

1. 控制设计过程　控制方法设计步骤如下：

（1）以"允许总误差"（TEa）形式规定每一试验的临床质量要求。

（2）从 4 个月控制品测定值计算每一试验的稳定标准差（s）或相对标准差（$CV\%$）。

（3）计算临界系统误差（ΔSEc）和临界随机误差（ΔREc）：

$$\Delta SEc = (TEa - |\,bias\,|)/s - 1.65$$

$$\Delta REc = TEa/1.96s \quad (bias=0)$$

$$\Delta REc = (TEa - |\,bias\,|)/1.65s \,(bias \neq 0)$$

其中 TEa 是方法的允许总误差，s 是标准差，$bias$ 是偏倚。

（4）由计算机模拟程序确定候选控制方法的性能特征。通过图形插入法可估计假失控概率和误差检出概率。

（5）选择控制方法检出系统误差概率 90% 为目标，同时维持尽可能低的假失控概率。随机误差高检出率是其次考虑的目标。

2. 质量控制计算机模拟程序（QCCS）产生的功效函数图　该程序菜单提供多种控制规则，其中包括 1_{2S}，$1_{2.5S}$，1_{3S}，$1_{3S}/2_{2S}/R_{4S}$ 和 Westgard 多规则（$1_{3S}/2_{2S}/R_{4S}/4_{1S}/10_{\bar{x}}$）。

图 4-15~图 4-20 是常用控制方法的功效函数图。图 4-15~图 4-17 显示的是这些控制规则检出系统误差的性能特征，其中 N 分别为 1、2、4。图 4-18、图 4-19、图 4-20 显示的是这些控制规则检出随机误差的性能特征，其中 N 分别为 1、2、4。显然，医学上重要随机误差比系统误差更难以检出。

3. 计算临界系统误差和临界随机误差　表 4-1 概括了在设计过程前三步所需要的资料。以允许总误差（TEa）的形式规定临床质量要求。此处的允许总误差是根据美国 CLIA'88 能力验证计划（室间质量评价）的评价限。在测定方法稳定性能的估计上，我们采用长期室内控制数据来估计测定方法的固有不精密度或随机误差,方法的正确度(偏倚)是根据我们参加澳大利亚病理化学质量保证计划确定的(测定结果与靶值之间的偏差)。

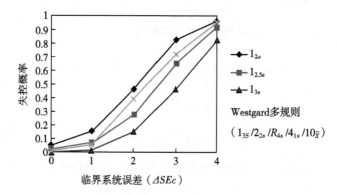

图 4-15 1_{2S},$1_{2.5S}$,1_{3S} 和 Westgard 多规则 (1_{3S} /2_{2s} /R_{4s} /4_{1s} /$10_{\bar{x}}$) 检出系统误差的功效函数图 (N=1)

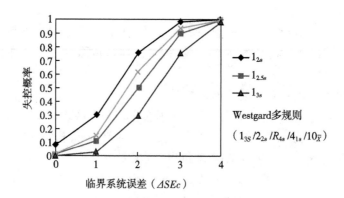

图 4-16 1_{2S},$1_{2.5S}$,1_{3S} 和 Westgard 多规则 (1_{3S} /2_{2s} /R_{4s} /4_{1s} /$10_{\bar{x}}$) 检出系统误差的功效函数图 (N=2)

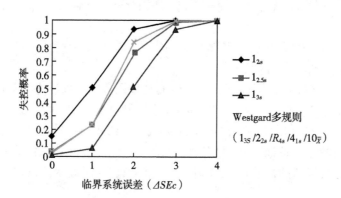

图 4-17 1_{2S},$1_{2.5S}$,1_{3S} 和 Westgard 多规则 (1_{3S} /2_{2s} /R_{4s} /4_{1s} /$10_{\bar{x}}$) 检出系统误差的功效函数图 (N=4)

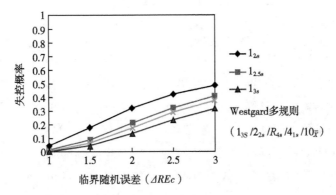

图 4-18 1_{2S},$1_{2.5S}$,1_{3S} 和 Westgard 多规则 (1_{3S} /2_{2S} /R_{4S} /4_{1S} /$10_{\bar{x}}$) 检出随机误差的功效函数图 (N=1)

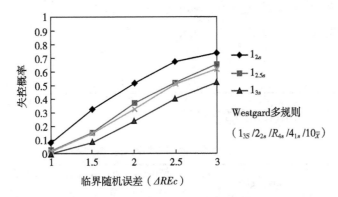

图 4-19 1_{2S},$1_{2.5S}$,1_{3S} 和 Westgard 多规则 (1_{3S} /2_{2S} /R_{4S} /4_{1S} /$10_{\bar{x}}$) 检出随机误差的功效函数图 (N=2)

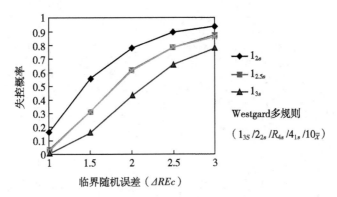

图 4-20 1_{2S},$1_{2.5S}$,1_{3S} 和 Westgard 多规则 (1_{3S} /2_{2S} /R_{4S} /4_{1S} /$10_{\bar{x}}$) 检出随机误差的功效函数图 (N=4)

表 4-1　每一试验项目的允许总误差、分析的不精密度（变异系数）、
正确度（偏倚）、临界系统误差和临界随机误差

试验项目	单位	控制品浓度	允许总误差	$CV(\%)$	$bias(\%)$	ΔSEc	ΔREc
钙	mmol/L	3.34	0.250(7.5%)	2.09	0.03	1.79	2.17
葡萄糖	mmol/L	6.59	10%	1.29	0.68	5.57	4.38
尿素	mmol/L	24.0	9%	2.01	0.09	2.78	2.69
尿酸	mmol/L	292	17%	1.32	0.61	10.77	7.53
肌酐	μmol/L	169	15%	2.12	3.83	3.62	3.19
总蛋白	g/L	49.6	10%	0.84	0.01	10.24	7.21
白蛋白	g/L	35.7	10%	1.19	2.91	4.31	3.61
胆固醇	mmol/L	3.2	10%	1.82	0.25	3.71	3.25
甘油三酯	mmol/L	1.5	25%	2.74	1.42	4.96	5.15
ALT	U/L	49.5	20%	2.16	1.66	6.84	5.15
AST	U/L	58.3	20%	2.39	0.04	6.02	4.65
乳酸脱氢酶	U/L	125	20%	2.20	4.50	5.02	4.27
肌酸激酶		224	30%	1.68	1.19	15.50	10.39

4. 不同项目推荐的控制规则和控制结果个数　见表 4-2。

表 4-2　每一试验项目的控制规则及控制结果个数

试验项目	控制规则	每批控制测定值个数（N）	假失控概率 P_{fr}	误差检出概率 P_{ed}
钙	$1_{3S}/2_{2s}/R_{4s}/4_{1s}/10_{\bar{x}}$	4	0.03	87
葡萄糖	1_{3S}	1	0.003	90
尿素	$1_{3S}/2_{2s}/R_{4s}/4_{1s}/10_{\bar{x}}$	2	0.017	98
尿酸	1_{3S}	1	0.003	90
肌酐	1_{3S}	2	0.004	90
总蛋白	1_{3S}	1	0.003	90
白蛋白	1_{3S}	1	0.01	90
胆固醇	1_{3S}	2	0.004	90
甘油三酯	1_{3S}	1	0.003	90
丙氨酸氨基转移酶	1_{3S}	1	0.003	90
天门冬氨酸氨基转移酶	1_{3S}	1	0.003	90
乳酸脱氢酶	1_{3S}	1	0.003	90
肌酸激酶	1_{3S}	1	0.003	90

以上的设计过程较为复杂,然而通过 QCCS 程序则可相当方便地自动完成这一设计任务。在 QCCS 程序中,用户仅输入允许分析误差 TEa、测定方法稳定的性能参数($s_t, s_w, s_b/s_w$,及偏倚 $bias$)、期望的误差检出概率值及所考虑的控制规则;然后,计算机模拟程序计算必须检出的临界系统误差和随机误差,产生功效函数,并确定不同控制规则必须使用的控制测定值个数。在选择最少控制测定值个数和考虑其他实际情况的基础上,用户可作出控制方法的最终选择。

二、控制方法选择和设计表格

控制方法的选择和设计需要仔细的计划,因为它必须考虑几个重要的因素:①检验结果的临床质量要求;②测定方法的稳定性能特征,如不精密度和正确度(偏倚);③测定方法的不稳定的性能特征,如医学上重要误差的发生率;④控制方法的性能特征,如误差检出和假失控概率;⑤分析过程的质量和实验效率的特征。分析过程的成本 - 效果执行依赖于最小的缺陷率(高质量)和最大的实验有效比(高的实验效率),两者受选定的控制规则和控制测定值个数的影响。因此,控制方法的选择和设计需要用系统的方法考虑所有这些因素以及它们之间的交互作用。

尽管控制方法选择和设计的原理较易理解,但由于选择和设计过程的复杂性,以及需要计算机的辅助,如质量控制计算机模拟程序和质量 - 实验效率模型。这就限制了在实验室的定量应用。

我们推荐利用此种表格作为实际控制设计的方法,用它来选择控制规则和控制测定值个数(N)。

(一)质量控制选择表格

质量控制选择表格是一种 3×3 表格,其确定了适合于九种不同分类测定方法的控制方法(规则和 N)。见表 4-3 和表 4-4。

分类与过程能力和过程的稳定性有关系,由医学上重要误差的大小和频率描述它们的特征。"最好的情况"是测定过程具有良好的过程能力(即高的精密度)和高的过程稳定性(即很少有问题)。由于没有多少问题要检出,设计的控制方法具有低的假失控概率和中等程度的误差检出概率。"最差的情况"是差的过程性能和低的过程稳定性,其需要的控制方法应具有高的误差检出概率;如果需要的话,为了达到高的误差检出可允许高的假失控概率。

(二)质量控制选择表格的建立

本设计的目的是由所提供必须检出的医学上重要的系统误差来优化质量,及由在期望误差发生率基础上选择的误差检出和假失控特征来优化实验效率。检查不同控制方法的功效函数图选择满足下列标准的控制规则和控制测定值个数(N):①对于不稳定的测定方法($f > 10\%$),误差检出概率在 0.90 以上,除了小的医学上重要的误差($\Delta SEc < 2.0s$),为了保持 N 切实可行,甚至允许假失控概率增加到 0.1 或更高,其误差检出概率为 0.70~0.80 是必需的;②对于稳定的测定方法($f < 2\%$),误差检出概率在 0.25~0.50 范围之内,假失控概率在 0.01 或更小,除了小的医学上重要误差($\Delta SEc < 2.0s$),N 值小时,其假失控可升至 2%~5%;③对于中等程度的稳定性($f = 2\%~10\%$),误差检出概率至少为 0.50,假失控概率可达到 0.05;④对于 N,每批为 1~4 个控制测定值,除了最差的情况时,其最大的 N 值可达到 4~8。

对单规则固定限控制方法建立质量控制选择和设计表格,如 Levey-Jennings 控制图,以及对多规则控制方法建立控制选择和设计表格,如 Westgard 多规则控制方法。表 4-3 和表 4-4

分别显示出两种质量控制选择和设计表格。表格的行由医学上重要的系统误差大小 ΔSEc 描述过程能力。表格的列由误差发生率（f）描述过程的稳定性。

表 4-3　单规则固定限控制方法设计表格

单规则固定限质控设计表格		过程稳定性（误差发生率, f）		
		差 >10%	中度 2%~10%	良好 < 2%
过程能力 （ΔSEc）	<2.0s	1_{2s}　N=3~6 $1_{2.5s}$　N=6~8	1_{2s}　N=2 $1_{2.5s}$　N=4 1_{3s}　N=6	（1_{2s}　N=1） $1_{2.5s}$　N=2 1_{3s}　N=4 $1_{3.5s}$　N=6
	2.0s | 3.0s	1_{2s}　N=2 $1_{2.5s}$　N=4 1_{3s}　N=6	1_{2s}　N=1 $1_{2.5s}$　N=2 1_{3s}　N=4 $1_{3.5s}$　N=6	$1_{2.5s}$　N=1 1_{3s}　N=2 $1_{3.5s}$　N=4
	>3.0s	1_{2s}　N=1 $1_{2.5s}$　N=2 1_{3s}　N=4 $1_{3.5s}$　N=6	1_{2s}　N=1 1_{3s}　N=2 $1_{3.5s}$　N=4	1_{3s}　N=1 $1_{3.5s}$　N=2

表 4-4　Westgard 多规则方法控制设计表格

多规则固定限质控设计表格		过程稳定性（误差发生率, f）		
		差 >10%	中度 2%~10%	良好 < 2%
过程能力 ΔSEc	<2.0s	$1_{3S}/2_{2S}/R_{4S}/4_{1S}/12_{\bar{x}}$ N=6	$1_{3S}/2_{2S}/R_{4S}/4_{1S}/8_{\bar{x}}$ N=4	$1_{3S}/2_{2S}/R_{4S}/4_{1S}$ N=2
	2.0s | 3.0s	$1_{3S}/2_{2S}/R_{4S}/4_{1S}/8_{\bar{x}}$ N=4	$1_{3S}/2_{2S}/R_{4S}/4_{1S}$ N=2	$1_{3S}/2_{2S}/R_{4S}/(4_{1S}W)$ N=2
	>3.0s	$1_{3S}/2_{2S}/R_{4S}/4_{1S}$ N=2	$1_{3S}/2_{2S}/R_{4S}/(4_{1S}W)$ N=2	$1_{3S}/(4_{1S}W)$ N=2

　　表格内是控制规则和每批控制测定值个数（N）。多规则控制方法由"/"把控制规则联合起来，例如，$1_{3S}/4_{1S}(W)$ 是两个单规则的联合，具有 W 的规则表明用它作"警告"规则，而不是判断失控的规则。

（三）质量控制选择表格指南

1. 以允许总误差（TEa）形式规定分析质量要求。

2. 确定方法的不精密度（s）和正确度（$bias$）。

3. 计算临界系统误差　$\Delta SEc=[(TEa-|bias|)/s]-1.65$

4. 将"稳定性"分为"良好"、"中等"、"差"等级。使用你自己的最佳判断。如果是"良好"则认为方法几乎没有问题；"差"则认为方法经常出现问题，"中等"则是处于两者之间。

5. 决定使用哪一个控制选择表格用作选择控制方法。

6. 利用 *ΔSEc* 值作为表格的行。

7. 利用你判断的稳定性作为表格的列。

8. 查出表格的控制规则和控制测定结果个数。

9. 使用功效函数图来验证其性能。

10. 选择最终需要执行的控制规则和控制测定结果个数。

（四）应用实例

本研究以胆固醇测定为例说明控制方法设计过程：

1. 胆固醇测定允许总误差 *TEa* 为 10%；

2. 胆固醇测定的标准差 *s*=2%，偏倚 *bias*=2%；

3. 临界系统误差 *ΔSEc*=2.35*s*；

4. 为了保守起见，将方法稳定性定为差；

5. 使用两种选择表格；

6. 选择中间行；

7. 选择左列；

8. 推荐的控制规则为 1_{2S}，N=2 ；$1_{2.5S}$，N=4 和 $1_{3S}/2_{2S}/R_{4S}/4_{1S}/8_{\bar{X}}$，N=4 ；

9. 如图 4-21 所示的临界误差图来验证其性能。误差检出为 80% 至 90% 范围内，注意 1_{2S}，N=2 具有较高的假失控概率，大约 9%；

10. 使用的控制规则可为 $1_{2.5S}$，N=4 或 $1_{3S}/2_{2S}/R_{4S}/4_{1S}/8_{\bar{X}}$，N=4。

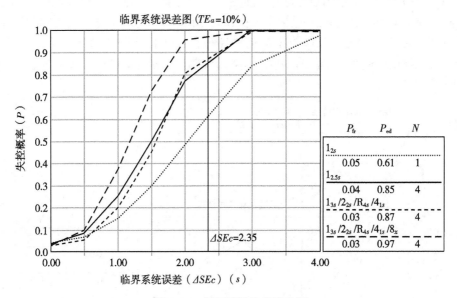

图 4-21　胆固醇的临界误差图

三、控制方法设计新工具——操作过程规范图法

操作过程规范（OPSpecs）图法：

1. 分析系统　本文对自动生化分析仪进行控制方法的设计。其分析项目有钙、血糖、尿素、尿酸、肌酐、总蛋白、白蛋白、胆固醇、甘油三酯、ALT、AST、乳酸脱氢酶、肌酸激酶。

表 4-5　每一试验项目的允许总误差、分析的不精密度（$CV\%$）、正确度（$bias\%$）

试验项目	单位	允许总误差	$CV(\%)$	$bias(\%)$
钙	mmol/L	0.250（7.5%）	2.09	0.03
葡萄糖	mmol/L	10%	1.29	0.68
尿素	mmol/L	9%	2.01	0.09
尿酸	mmol/L	17%	1.32	0.61
肌酐	μmol/L	15%	2.12	3.83
总蛋白	g/L	10%	0.84	0.01
白蛋白	g/L	10%	1.19	2.91
胆固醇	mmol/L	10%	1.82	0.25
甘油三酯	mmol/L	25%	2.74	1.42
ALT	U/L	20%	2.16	1.66
AST	U/L	20%	2.39	0.04
乳酸脱氢酶	U/L	20%	2.20	4.50
肌酸激酶		30%	1.68	1.19

　　表 4-5 概括了在设计过程前三步所需要的资料。以允许总误差（TEa）的形式规定临床质量要求。此处的允许总误差来源于我国室间质量评价的评价限。在测定方法稳定性能的估计上，我们采用长期室内控制数据来估计测定方法的固有不精密度或随机误差，方法的正确度（偏倚）是根据参加国际临床化学质量保证计划确定（测定结果与靶值之间的偏差）。

　　2. 根据 QCCS 和 QC $Easy^{TM}$ 计算机软件可得出不同允许总误差条件下，保证 90%（或 50%）误差检出的质量的 OPSpecs 图，本文以血糖和尿素的 OPSpecs 图为例进行说明，见图 4-22 和图 4-23。

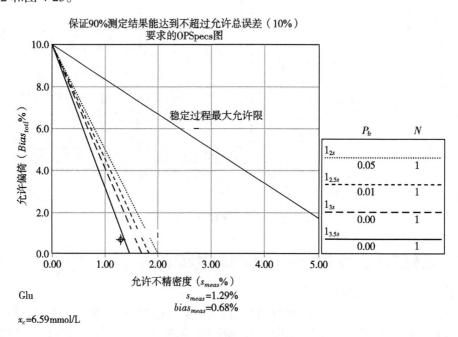

图 4-22　血糖测定 OPSpecs 图

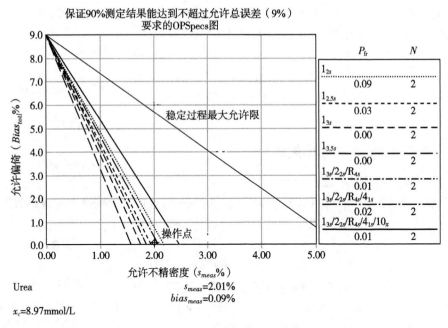

图 4-23 尿素测定 OPSpecs 图

3. 根据 QCCS 和 QC $Easy^{TM}$ 计算机软件可制作出其余项目的 OPSpecs 图,可得出其余每一测定项目的控制规则和控制测定结果个数,见表 4-6。

表 4-6 每一试验项目的控制规则及控制结果个数

试验项目	控制规则	每批控制测定值个数(N)	假失控概率 P_{fr}	误差检出概率 P_{ed}
钙	$1_{3S}/2_{2s}/R_{4s}/4_{1s}/10_{\bar{X}}$	4	0.03	87
葡萄糖	1_{3S}	1	0.003	90
尿素	$1_{3S}/2_{2s}/R_{4s}/4_{1s}/10_{\bar{X}}$	2	0.017	98
尿酸	1_{3S}	1	0.003	90
肌酐	1_{3S}	2	0.004	90
总蛋白	1_{3S}	1	0.003	90
白蛋白	1_{3S}	1	0.01	90
胆固醇	1_{3S}	2	0.004	90
甘油三酯	1_{3S}	1	0.003	90
丙氨酸氨基转移酶	1_{3S}	1	0.003	90
天门冬氨酸氨基转移酶	1_{3S}	1	0.003	90
乳酸脱氢酶	1_{3S}	1	0.003	90
肌酸激酶	1_{3S}	1	0.003	90

控制计划涉及一系列步骤:从规定试验的质量要求开始,然后要评价方法的精密度和正确度,寻找适当的OPSpecs图,并将方法的精密度和正确度作为操作点绘制在OPSpecs图上,进而确定控制规则和控制测定结果个数,最后通过确定全面控制策略来平衡统计控制和其他非统计成分。图4-24为这些步骤的流程图。

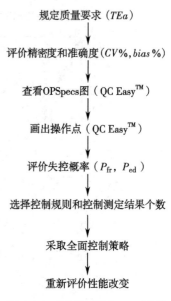

图 4-24　借助 OPSpecs 图选择控制方法的流程图

四、Westgard 西格玛规则

(一) Westgard 西格玛规则介绍

一种将经典的 Westgard 多规则逻辑判断图和 6σ 结合起来的新工具应运而生。它与之前的工具相比更加快捷且易使用。

σ 度量值可以由下列公式计算: $\sigma=[(TEa-|bias|)/CV]$,其中 TEa 为允许总误差,bias 和 CV 表示测量程序观测的正确度和不精密度。临界系统误差 $(\Delta SEc)=[(TEa-|bias|)/CV]-1.65=\sigma-1.65$。一般临界系统误差大,就意味着小的误差不必检出;而临界系统误差小,则说明很小的误差对试验结果会产生很大的影响。也就是说,σ 水平越高,质控方法就越简单,σ 水平越低,质控方法检出误差就越困难。实验室在计算出检测项目的 σ 水平之后,利用 σ 度量图可以进行适当的质控规则和每批质控测定值个数的选择。然而 σ 度量图是一个较为复杂的图,而目前一种将经典的 Westgard 多规则逻辑判断图和 6σ 结合起来的新工具已经诞生。它与之前的工具相比更加快捷且易使用。为了与之前经典的 Westgard 多规则区分,Westgard 将此工具称为"Westgard 西格玛规则"。

图 4-25 和图 4-26 分别显示了 2 个浓度水平和 3 个浓度水平质控品的 Westgard 西格玛规则。实验室可根据自己实验室确定的 σ 水平,按照此工具选择相应的质控规则。

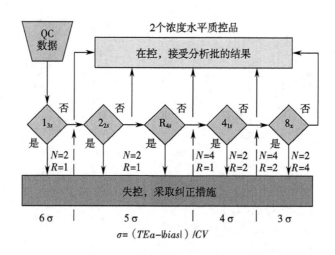

图 4-25　2 个浓度水平的质控品的 Westgard 西格玛规则

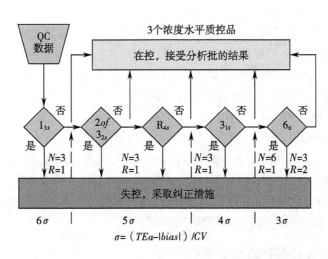

图 4-26　3 个浓度水平质控品的 Westgard 西格玛规则

（二）Westgard 西格玛规则在临床血液学检验中的应用

本文以血液学检验中红细胞计数（red blood cell，RBC）、血红蛋白（hemoglobin，HGB）、血细胞比容（hematocrit，HCT）、血小板（platelets，PLT）、白细胞计数（white blood cell，WBC）为例。具体阐述如何在实践中应用 Westgard 西格玛规则为 2 个浓度水平质控品选择质控规则。

首先，实验室需要知道自己实验室各血液项目的 $CV\%$，和偏倚 %。其中 $CV\%$ 可采用实验室常规操作数据（即实验室室内质控在控数据 $CV\%$）或重复试验来得到，而偏倚 % 则可通过室间质量评价项目结果的百分差值来估计也可通过正确度验证计划得到。然后，实验室需根据自身实际情况和相关要求选择适当的准确度要求，这里提供了相关项目的三种要求：生物学要求，美国 CLIA'88 要求和行业标准以供实验室选择。选择适当的准确度要求之后实验室即可根据公式 $\sigma = [(TEa-|bias|)/CV]$ 计算出相应的 σ 度量值。最后，实验室可根据计算出的 σ 度量值利用 Westgard 西格玛规则选择适当的每批质控测定值数量和质控方法。表 4-7 中显示了不同分析项目的实验室参数和相应 σ 度量。

表 4-7　不同分析项目的实验室参数和相应 σ 度量

分析物	$CV\%$	偏倚 %	生物学要求	σ 度量	CLIA'88	σ 度量	行业标准	σ 度量
RBC	0.82	0.81	4.4	4.38	6.0	6.33	6.0	6.33
HGB	0.87	0.94	4.1	3.64	7.0	6.96	6.0	5.81
HCT	1.06	1.08	4.1	2.87	6.0	4.64	9.0	7.47
PLT	3.08	3.94	13.4	3.07	25.0	6.84	20.0	5.21
WBC	1.88	2.11	14.6	6.64	15.0	6.86	15.0	6.86

1. RBC 质控方法的选择　以行业标准为例计算 σ 度量即 (6.0-0.81)/0.82=6.33，为 6σ 质量。按照 Westgard 西格玛规则，6σ 的质量仅仅需要一个质控规则，1_{3s}（每批 2 个质控测定值，每个浓度水平 1 个测定值）。符号 $N=2$，$R=1$ 表示 1 批中需要 2 个质控测定值。

2. HGB 质控方法的选择　以行业标准为例计算 σ 度量即 (6.0-0.94)/0.87=5.81，为 5σ 质量。按照 Westgard 西格玛规则，5σ 的质量需要 3 个规则，即 $1_{3s}/2_{2s}/R_{4s}$，每批 2 个质控测定

值（$N=2$，$R=1$）。

3. HTC 质控方法的选择　以 CLIA'88 为例计算 σ 度量即（6.0–1.08）/1.06=4.64，为 4σ 质量。按照 Westgard 西格玛规则，4σ 的质量除了实施 $1_{3s}/2_{2s}/R_{4s}/4_{1s}$ 多规则以外，要求额外的第 4 个规则，最好每批 4 个质控测定值（$N=4$，$R=1$），或者在 2 个批次中每批有 2 个质控测定值（$N=2$，$R=2$），使用 4_{1s} 规则来监督 2 个批次间的质控规则。第二个选项意味着将一天的工作划分为 2 批然后每批用 2 个质控测定值来监视。

4. PLT 质控方法的选择　以生物学要求为例计算 σ 度量即（13.4–3.94）/3.08=3.07。即为 3σ 质量。按照 Westgard 西格玛规则，小于 4σ 质量要求多规则程序，包括 $8_{\bar{x}}$ 规则，此规则可以通过 2 批每批 4 个质控测定值（$N=4$，$R=2$）或者 4 批每批 2 个质控测定值（$N=2$，$R=4$）来进行。第一个选项意味着将一天的工作划分为 2 批，每批 4 个质控测定值；而第二个选项意味着将一天的工作划分为 4 批每批 2 个质控测定值。

五、标准化西格玛性能验证图法

用允许总误差、偏倚和变异系数绘制标准化西格玛性能验证图（图 4-27）。图中斜线划分的区域从右上到左下依次代表"$\sigma<2$（不可接受）"，无可选的质控规则；"$2 \leqslant \sigma<3$（欠佳）"，无可选的质控规则；"$3 \leqslant \sigma<4$（临界）"，$1_{3s}/2_{2s}/R_{4s}/4_{1s}/8_{\bar{x}}$ 多规则，$N=4$，$R=2$ 或 $N=2$，$R=4$；"$4 \leqslant \sigma<5$（良好）"，$1_{3s}/2_{2s}/R_{4s}/4_{1s}$ 多规则，$N=4$，$R=1$ 或 $N=2$，$R=2$；"$5 \leqslant \sigma<6$（优秀）"，$1_{3s}/2_{2s}/R_{4s}$ 多规则，$N=4$，$R=1$ 或 $N=2$，$R=2$；和 "$\sigma \geqslant 6$（世界一流）"，1_{3s} 规则，$N=2$，$R=1$。

将实验室某个定量测定项目获得的 CV 和 $bias$ 分别除以该项目的允许总误差（TEa），得到 X 轴和 Y 轴数值，根据上述的值可以确定该项目在图上的位置，根据其位置就可以找到相应的质控规则。

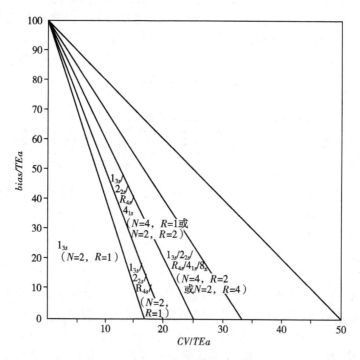

图 4-27　标准化西格玛性能验证图法

第三节　控　制　品

一、控制品的种类及特征

选择什么样的控制品是首先遇到的问题。根据不同分类方法控制品可分为多种。如根据血清物理性状可有冻干控制血清、液体控制血清和冷冻混合血清等;根据血清靶值的确定与否可有定值控制血清和非定值控制血清;根据血清基质的来源可分为人血清基质控制血清、动物血清基质控制血清、人造基质控制血清等。实验室应根据自己的实际情况认真选择。我们需要更加关注控制品的选择。重要的特征是稳定性、瓶间变异性、定值与非定值、适当的分析物浓度水平,以及前处理程序。质量控制方法的成功运行依赖于这些特征。

(一) 控制液、控制品

国际临床化学和检验医学联合会(IFCC)给出控制液或控制品(control solutions,control materials)的定义为"仅用于质量控制目的而不是用于校准所分析的标本或溶液"。我们使用控制液或控制品这种名词为的是控制液容易以商品方式获得,通常以液体、冷冻或冻干方式,并以小瓶包装适合于每日使用。这种控制品广泛地用于大多数实验项目。这种控制品可从专业生产控制品的厂家获得,也可由生产试剂和仪器系统的厂家提供。如今普遍的是购买全套检测包装包括所需要的控制品。

(二) 基质

基质(matrix)指的是控制品中,除了分析物以外的所有其他物质和组分。美国测试和材料学会已将基质定义为"样本中的主要成分或要素"及基质干扰的定义为"由于存在组分或特征的影响"。

理想情况下,控制品应具有与所检测标本相同的基质,这样它们的行为就与实际的标本一样。例如,选择 POCT 血糖分析仪和血气和全血电解质分析仪的全血控制品维持类似的基质;使用血清/蛋白基质的控制品用于血清或血浆试验的分析仪。也可以提供具有尿液和脑脊液基质的控制品。一般来说,从人来源制备的材料已明显好于过去,然而,因为如今潜在的危害风险,基于小牛血清控制品已变得更为流行。

控制品,即使当选择具有适当的基质,但在其生产过程中受到一些处理会改变基质的性质。这些改变包括为达到特定浓度和/或稳定性而加入的人源和非人源添加剂,以及由于冷冻干燥使材料发生物理变化。这些改变会对检测过程中新鲜人标本中并没有而造成干扰。

一些试验方法学也可影响控制品的选择。例如,小牛血清基质的控制品对溴甲酚紫白蛋白方法通常检测结果较低,因该方法是用人血清白蛋白优化的。相反,小牛血清控制品对于很少特异性的溴甲酚绿白蛋白方法是适合的。对于有些检测,如脂蛋白的检测,新鲜或冷冻人混合血清可能是最适合的控制品。控制品基质的仔细考虑在质量计划过程中是一个重要的方面。

前处理步骤要求类似的考虑。许多实验室试验如地高辛、糖化血红蛋白 A1c 及总铁结合力在由分析过程检测之前要求标本的前处理。这些程序通常要求手工稀释和混合步骤,这样在分析检测中更易于产生问题。对于这些程序,最好是其提供的控制品具有前处理步骤,因此与标本检测处理一样。如果分析方法容易产生问题,除了一种或两种控制品包括在前处理外,选择一种或两种控制品并不受前处理过程可能具有优势。这种策略将帮助分析人员,当误差发生时,可将分析过程与前处理过程分开。

(三)稳定性

当可能时,最好是购买至少一年用量的相同批号的控制品。如今许多产品具有两年以上的有效期。控制品的期望的有效日期应包括在购买的所列规范中。这种计划步骤可提供分析过程(许多方法和仪器的改变)的持续监测,而减低由于检查新批号控制品期间交叉检查的过程的成本。通常不需要购买和贮存该批号使用期内的整个批号控制品,因为销售商将按规定的批号数可按月份或按季度时间间隔自动地提供给用户。这种策略也具有不需要库存控制品的优点。

(四)瓶间变异性

当监测方法所观测的变异几乎整个是由于测量不精密度和控制品本身瓶间变异性(vial-to-vial variability)所导致,其通常是总变异的一部分。冻干商品控制品必须用水或特定的稀释液进行复溶,因此,重要的是标准化复溶步骤。使用 A 级容量分配器,一级去离子水,说明书规定混匀时间以及复溶时间使由于准备过程而导致的瓶间变异性最小。

如今可提供的许多液体控制品消除了复溶过程。这些产品通常更昂贵,并有时含有添加剂或防护剂,会对某些方法由于基质问题而引入误差。依据所监测的分析方法,降低瓶间变异性可能会导致成本增加。此外,液体控制品通常开瓶后稳定 14~30 天,而冷冻干燥品通常复溶后仅稳定不到 48 小时。因此,液体控制品在某些情况下,由于稳定性减少浪费,消除了瓶间变异性,以及减少由于复溶过程产生的操作者误差,而可能是更好的产品。

(五)定值与非定值控制品

定值与非定值控制品(assayed versus unassayed control materials)是指可获得的控制品是定值或非定值。定值控制品通常有不同方法和仪器系统对分析物检测的预期值的定值单。这些定值单通常列出每一检测项目,预期平均值以及预期范围。甚至可提供参考方法值用来测量一定的分析项目。提供这些范围仅用在实验室建立其自己统计界限的指南。定值控制品通常比非定值控制品由于赋值过程产生的成本而更昂贵。

(六)分析物浓度水平

质控物的成分浓度水平(analyte levels)应选择在医学决定性浓度和 / 或关键方法性能限如上和下线性限。两个或三个不同浓度对于每一分析物通常是需要的。选定关键浓度[医学和 / 或性能]的控制品将允许分析人员估计在方法稳定操作条件下在关键水平下的随机误差,及提供分析物最重要性能水平的监测。Statland 已提供了许多试验决定性水平的建议,并提供了汇总表,见表 4-8。厂家通常提供几套控制品覆盖关键医学决定性水平,也能对方法可报告范围的高和低端进行监测。

表 4-8　Statland 建议的医学决定水平

项目名称	计量单位	参考区间	决定水平			
			1	2	3	4
丙氨酸氨基转移酶	U/L	5~40	20	60	300	
白蛋白	g/L	35~50	20	35	52	
碱性磷酸酶	U/L	35~120	50	150	400	

续表

项目名称	计量单位	参考区间	决定水平			
			1	2	3	4
淀粉酶	Somogyi U	60~180	50	120	200	
天门冬氨酸氨基转移酶	U/L	8~40	20	60	300	
癌胚抗原	μg/L	<25	25	100	200	
肌酸激酶	U/L	10~180	100	240	1 800	
γ谷氨酰转移酶	U/L	5~40	20	50	150	
乳酸脱氢酶	U/L	60~220	150	300	500	
总蛋白	g/L	60~80	45	60	80	
钙	mmol/L	2.25~2.65	1.75	2.75	3.38	
氯	mmol/L	98~109	90	112		
二氧化碳	mmol/L	23~30	6.0	20	33	
镁	mmol/L	0.6~1.2	0.6	1.0	2.5	
无机磷	mmol/L	0.81~1.61	0.48	0.81	1.61	
钾	mmol/L	3.7~5.1	3.0	5.8	7.5	
钠	mmol/L	138~146	115	135	150	
胆红素	μmol/L	1.7~20.6	24.1	42.8	342	
胆固醇	mmol/L	3.9~4.5	2.3	6.2	6.7	9.0
葡萄糖	mmol/L	3.3~5.3	2.5	6.7	10.0	
铁	μmol/L	9.0~29.6	9.0	39.4	71.7	
甘油三酯	mmol/L	0.22~2.04	0.45	1.69	4.52	
尿素	mmol/L	2.9~9.3	2.1	9.3	17.9	
尿酸	μmol/L	148~410	118	472	631	
肌酐	μmol/L	62~133	177	707	946	

选择适当的控制品要求考虑许多因素,并成为质量计划过程的一部分。当选择控制品适合于多项试验分析仪时这一过程变得更为复杂。为了限制分析不同控制品的种类而采取妥协方式。对于给定方法选择控制品没有正确或错误的方式,正如没有完善的控制品其行为与新鲜患者样本一样。对于每一实验室自己的应用,应在成本、稳定性和容易使用、基质和成分浓度水平之间进行平衡而作出决定。

作为较理想的临床化学控制品至少应具备以下特性:①人血清基质;②无传染性;③添加剂和调制物的数量尽可能少;④瓶间变异小,酶类项目一般瓶间 CV% 应小于 2%;其他分析物 CV% 应小于 1%;⑤冻干品其复溶后稳定,2~8℃时不少于 24 小时,−20℃时不少于 20天;某些不稳定成分(如胆红素、ALP 等)在复溶后前 4 小时的变异应小于 2%;⑥到实验室后的有效期应在 1 年以上。

二、控制品的正确使用与保存

在使用和保管控制品时应注意以下几个方面:①严格按控制品说明书操作;②冻干控制品的复溶要确保所用溶剂的质量;③冻干控制品复溶时所加溶剂的量要准确,并尽量保持每次加入量的一致性;④冻干控制品复溶时应轻轻摇匀,使内容物完全溶解,切忌剧烈振摇;⑤控制品应严格按使用说明书规定的方法保存,不使用超过保质期的控制品;⑥控制品要在与患者标本同样测定条件下进行测定。

第四节　室内控制的实际操作

一、设定控制图的中心线(均值)

(一)稳定性较长的控制品

在开始室内控制时,首先要建立控制图的中心线(均值)。各实验室应对新批号的控制品的各个测定项目自行确定均值。均值必须在实验室内使用自己现行的测定方法进行确定。定值控制品的标定值只能作为确定中心线(均值)的参考。

1. 暂定中心线(均值)的确定　为了确定中心线,新批号的控制品应与当前使用的控制品一起进行测定。根据 20 或更多独立批获得的至少 20 次控制测定结果,对数据进行离群值检验(剔除超过 3s 外的数据),计算出平均数,作为暂定中心线(均值)。

以此暂定中心线(均值)作为下 1 个月室内控制图的中心线(均值)进行室内控制;1 个月结束后,将该月的在控结果与前 20 个控制测定结果汇集在一起,计算累积平均数(第 1 个月),以此累积的平均数作为下 1 个月控制图的中心线(均值)。

重复上述操作过程,连续 3~5 个月。

2. 常规中心线(均值)的建立　以最初 20 个数据和 3~5 个月在控数据汇集的所有数据计算的累积平均数作为控制品有效期内的常规中心线(均值),并以此作为以后室内控制图的中心线(平均数)。对个别在有效期内浓度水平不断变化的项目,则需不断调整中心线(均值)。

(二)稳定性较短的控制品

在 3~4 天内,每天分析每水平控制品 3~4 瓶,每瓶进行 2~3 次重复。收集数据后,计算平均数、标准差和变异系数。对数据进行离群值检验(剔除超过 3s 的数据)。如果发现离群值,需重新计算余下数据的平均数和标准差。以此均值作为控制图的中心线(均值)。

二、设定控制限

对新批号控制品应确定控制限,控制限通常以标准差倍数表示。

(一)稳定性较长的控制品

1. 暂定标准差的设定　为了确定标准差,新批号的控制品应与当前使用的控制品一起进行测定。根据 20 或更多独立批获得的至少 20 次控制测定结果,对数据进行离群值检验(剔除超过 3s 外的数据),计算出标准差,并作为暂定标准差。

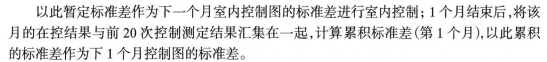

以此暂定标准差作为下一个月室内控制图的标准差进行室内控制；1 个月结束后，将该月的在控结果与前 20 次控制测定结果汇集在一起，计算累积标准差(第 1 个月)，以此累积的标准差作为下 1 个月控制图的标准差。

重复上述操作过程，连续 3~5 个月。

2. 常用标准差的设定　以最初 20 次控制测定结果和 3~5 个月在控控制结果汇集的所有数据计算的累积标准差作为控制品有效期内的常用标准差，并以此作为以后室内控制图的标准差。

(二) 稳定性较短的控制品

至于标准差，你使用的数据量越大，其标准差估计值将更好。由于这个原因，我们并未推荐使用上述中的重复数据来建立新的标准差。而是采用以前变异系数(CV)来估计新的标准差。

以前的标准差是几个月数据的简单平均或甚至是累积的标准差。这就考虑了检测过程中更多的变异。标准差等于上述平均数乘以以前变异系数(CV)。

也可以采用加权平均的不精密度($CV\%$)乘以上述重复试验得出的均值得出标准差，作为暂定的标准差。

加权平均的不精密度($CV\%$)是基于累积的长期 $CV\%$，累积的不精密度包含了不同时间同一仪器相同质控物不同批次之间的预期变异。对每一批号质量控制批的数量不同，可以按照以下示例进行计算，见表 4-9。

表 4-9 白细胞计数的质控情况($WBC \times 10^9/L$)

批号	均值	批的数量	$CV\%$
123	7.8	30	2.3
124	8.0	22	4.6
125	8.1	41	2.1

$$加权平均的\ CV\% = \frac{30 \times 2.3 + 22 \times 4.6 + 41 \times 2.1}{30 + 22 + 41} = 2.76$$

这个加权平均的 $CV\%$ 值不是 3 个 CV 值简单的平均值(为 3.0%)。在收集这些数据时不能抛除之前质控批次的数据。除非有合理的原因，否则会使累积的 $CV\%$ 值错误地偏低。用新批次的均值和加权平均的 $CV\%$ 计算该批号合适的标准差(s)。假定新批号的 WBC 的均值为 7.5，使用上面所得的加权平均的 $CV\%$ 值 2.76，得出：

$$s = \frac{加权平均的\ CV\% \times 均值}{100} = \frac{2.76 \times 7.5}{100} = 0.20$$

待此一个月结束后，将该月在控结果与前面建立质控图的质控结果汇集在一起，计算累积平均值和标准差，以此累积的平均值和标准差作为再下一个月质控图的中心线和标准差；重复上述操作过程，并进行逐月累积。

(三) 控制限的设定

控制限通常是以标准差的倍数表示。临床实验室不同定量测定项目的控制限的设定要根据其采用的控制规则来决定。

三、更换控制品

拟更换新批号的控制品时,应在"旧"批号控制品使用结束前,将新批号控制品与"旧"批号控制品同时进行测定,重复上面提及的过程,设立新控制图的中心线(均值)和控制限。

四、绘制控制图及记录控制结果

根据控制品的均值和控制限绘制 Levey-Jennings 控制图(单一浓度水平),或将不同浓度水平绘制在同一图上的 Z 分数图,或 Youden 图。将原始控制结果记录在控制图表上。保留打印的原始控制记录。

五、控制方法(规则)的应用

将设计的控制规则应用于控制数据,判断每一分析批是在控还是失控。

六、失控情况处理及原因分析

(一)失控情况处理

操作者在测定控制品时,如发现控制数据违背了控制规则,应填写失控报告单,上交专业室主管(组长),由专业室主管(组长)作出是否发出与测定控制品相关的那批患者标本检验报告的决定。

(二)失控原因分析

失控信号的出现受多种因素的影响,这些因素包括操作上的失误、试剂、校准物、控制品的失效,仪器维护不良以及采用的控制规则、控制限范围、一次测定的控制标本数等。失控信号一旦出现就意味着与测定控制品相关的那批患者标本报告可能作废。此时,首先要尽量查明导致的原因,然后再随机挑选出一定比例(例如 5% 或 10%)的患者标本进行重新测定,最后根据既定标准判断先前测定结果是否可接受,对失控作出恰当的判断。对判断为真失控的情况,应该在重做控制结果在控以后,对相应的所有失控患者标本进行重新测定。如失控信号被判断为假失控时,常规测定报告可以按原先测定结果发出,不必重做。

当得到失控信号时,可以采用如下步骤去寻找原因:

1. 立即重新测定同一控制品　此步主要是用以查明人为误差,每一步都认真仔细的操作,以查明失控的原因;另外,这一步还可以查出偶然误差,如是偶然误差,则重测的结果应在允许范围内(在控)。如果重测结果仍不在允许范围,则可以进行下一步操作。

2. 新开一瓶控制品,重测失控项目　如果新开的控制血清结果正常,那么原来那瓶控制血清可能过期或在室温放置时间过长而变质,或者被污染。如果结果仍不在允许范围,则进行下一步。

3. 进行仪器维护,重测失控项目　检查仪器状态,查明光源是否需要更换,比色杯是否需要清洗或更换。对仪器进行清洗等维护。另外还要检查试剂,此时可更换试剂以查明原因。如果结果仍不在允许范围,则进行下一步。

4. 重新校准,重测失控项目　用新的校准液校准仪器,排除校准液的原因。

5. 请专家帮助　如果前五步都未能得到在控结果,那可能是仪器或试剂的原因,只有

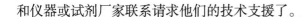

和仪器或试剂厂家联系请求他们的技术支援了。

七、室内控制数据的管理

（一）每月室内控制数据统计处理

每个月的月末,应对当月的所有控制数据进行汇总和统计处理,计算的内容至少应包括:①当月每个测定项目原始控制数据的平均数、标准差和变异系数。②当月每个测定项目除外失控数据后的平均数、标准差和变异系数。③当月及以前每个测定项目所有在控数据的累积平均数、标准差和变异系数。

（二）每月室内控制数据的保存

每个月的月末,应将当月的所有控制数据汇总整理后存档保存,存档的控制数据包括:①当月所有项目原始控制数据;②当月所有项目控制数据的控制图;③上述（一）项内所有计算的数据(包括平均数、标准差、变异系数及累积的平均数、标准差、变异系数等);④当月的失控报告单(包括违背哪一项失控规则,失控原因,采取的纠正措施)。

（三）每月上报的控制数据图表

每个月的月末,将当月的所有控制数据汇总整理后,应将以下汇总表上报实验室负责人:①当月所有测定项目控制数据汇总表;②所有测定项目该月的失控情况汇总表。

（四）室内控制数据的周期性评价

每个月的月末,都要对当月室内控制数据的平均数、标准差、变异系数及累积平均数、标准差、变异系数进行评价,查看与以往各月的平均数之间、标准差之间、变异系数之间是否有明显不同。如果发现有显著性的变异,就要对控制图的均值、标准差进行修改,并要对控制方法重新进行设计。

第五节　定性检验项目的质量控制

根据美国 CLIA'88 最终规则规定的质量控制程序如下:对每一定性的检测程序,每一分析批应包括一个阴性和一个阳性控制品;对于产生分级或滴度结果的检测程序,分别包括阴性控制品和具有分级或滴度反应性的阳性控制品。

两种控制品的选择应基于双重反应的不可靠性,即控制品在 C_0 和 C_1 浓度应可获得来执行这一方法:在 C_1 浓度的控制品 A(+)(临界值控制品),在 C_0 浓度的控制品 B(−)。

通过使用这两个控制品,可制作如图 4-28 所示的图形,根据建立四种不同的区间:①区间(1),代表处于控制状态;②区间(2)和(3),相当于单一假反应:区间(2)为假阳性反应,区间(3)为假阴性反应;③区间(4),其代表双重的假反应:假阳性及假阴性(此种控制图可由 Clinet-IQC 软件制作)。

在定性分析中这种质控图的主要目的是控制提供双重反应的仪器／系统的性能。这种质控图的目的是检出假阳性反应和假阴性反应,看来为了这一目的同时使用两个控制品是非常方便的。

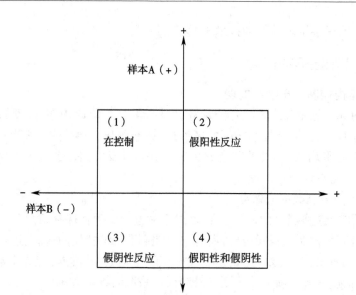

图 4-28 双重反应室内质量控制的质控图

第五章

自制质控品的建立与使用

本章主要概括了以质量控制为目的的标准物质的基本特征及其在内部设施中由胜任人员制备的过程（即避免了由运输条件带来的不稳定性）。需要指出的是，本章节所阐述的自制质控品方法也适用于固有稳定的材料，其关键特性值在运输过程无重大变化的风险。但对于运输是制备质控品（quality control materials，QCMs）所必需的组成部分时（如在实验室 A 制备用于其他实验室），应符合 ISO 指南 34 和 ISO 指南 35 中的相关要求。

第一节　质控品概述

标准物质（reference materials，RMs）以各种目的被广泛应用于测量实验室，且需根据不同的应用选择最合适的材料。有证标准物质（certified reference materials，CRMs）是由计量学有效程序赋予特性值和相关的不确定度，主要用于校准或方法确认，提供计量溯源性。在某些情况下，对检测过程进行部分评价并不需要使用 CRMs。对于有关一致性为目的的质量控制，必须证明的是检测系统处于再现性控制之中，以相同方式执行并提供一致的结果，即这种情况下测量结果的正确度并不重要，对 RMs 质量的唯一要求是它们足够均匀和稳定。不同的行业使用不同的术语描述这种物质（例如内部标准物质、质控品和检查样品等），本章节中将使用 QCMs 这一术语来简化重复引用。

CRMs 是由已建立的标准物质的生产者进行生产，并且可在市场上购买到，而那些有时被称为质控样品或检查样品的物质，则是由实验室自己制备以供其内部使用。通常，QCMs 只对有限范围描述其特征（有限数量的特性值），并针对实验室特定的应用。制备 QCMs 的基本原理需考虑其中的一点或几点：①使 QCMs 的代表性尽可能地接近常规样品，适用于质量控制；②具有合适的日常 QCMs 用于补充商品化的 CRMs；③没有合适的 CRMs；④应用过程中并不要求物质具有 CRMs 全部的特征（例如对于特性值的溯源性和不确定度）。许多实验室为了减少制备 QCMs 所需要的时间和精力，选用真实的样品作为质控品。

ISO/REMCO 即 ISO 标准物质委员会已经起草了 ISO 指南 80——质控品（QCMs）内部制备指南性文件。QCMs 是 RMs，所以 ISO 指南 34 和 ISO 指南 35 中关于标准物质生产的详细说明也适用于 QCMs 的制备。然而,制备只供内部使用的 QCMs 的要求低于 CRMs,例如,在运输方面的问题。不管 QCMs 的预期用途如何,都需要对其进行均匀性和稳定性评价。对于这种类型的标准物质不需要建立计量学溯源性,不确定度估计和广泛的稳定性试验。

QCMs 的应用非常广泛,其主要功能是定期地(如每天、每周或每月)为实验室提供检查它们日常试验程序精密度的经济方法。虽然 CRMs 在所有的情况下都能代替 QCMs,但 QCMs 不能代替 CRMs。因为他们在测量过程中均具有特定的、有限的目的,所以他们是互补的。CRMs 是依照 ISO 指南 34 的原则生产,其以有意义的方式建立计量溯源性的概念是必要的,并提供关于 RMs 的最高标准。对于 QCMs 不要求其具有计量学上可溯源的指定值,因此 QCMs 不能用于建立计量溯源性或估计不确定度。对于方法确认和不确定度估计,QCMs 可在有限的范围内使用(如建立精密度估计作为总测量不确定度的一部分)。QCMs 的使用范围包括如下几个方面(但不仅限于):①结果比对(例如在一个较短或较长时间内,当测量过程已知不同时来自两个或更多系列的样品);②方法建立——建立一致性(对于确认应使用 CRMs);③仪器性能检查;④作为检查样品——例如,证实两个或更多的实验室(如提供方和使用方)测量结果等效的程度,其中材料本质上是稳定的;⑤重复性和再现性研究——重复使用仪器、实验人员等在一段较长的时间内,来估计测量过程或实验室的长期再现性或稳健性;⑥操作者变异性;⑦环境条件任何改变的影响(如温度,湿度);⑧质控图的绘制——证实实验室内测量过程的控制、确认实验室质控过程的有效性或证实一段时间内测量过程的控制情况。

当证实测量过程是在统计控制下,通常将 QCMs 特定结果的范围或标准差与事先确定的标准进行比较来评价实验室性能的可接受性。如果识别出测量过程缺乏控制,实验室需要采取措施。在最简单的情况下,这可能需要重复"可疑的"测量,也可能是对仪器进行重新校准。

第二节　自制质控品过程

制备 QCMs 的主要目的是为了监测检测过程的改变,因此可采用更切实简单的方案保证其均匀性和稳定性。QCMs 的实验室内部制备一般由熟悉此物质性质和掌握其制备过程的技术人员完成,其中典型 QCMs 制备的关键步骤如图 5-1 所示。

在图 5-1 的流程图中总结了典型的 QCMs 内部制备所涉及的关键步骤。第三方机构可以提供原材料、加工、分装和包装,它们具有专门的设备和 / 或专门技术。材料甚至可以是商品化可用的产品并满足用户的规范(例如具有适当大小单元的单一生产批的食品)。

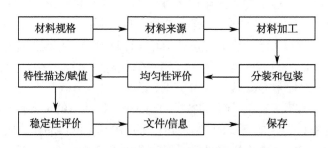

图 5-1　典型 QCM 制备的关键步骤
注:这些步骤中的任何一步可被分包给技术上有能力的分包商

一、材料规格

QCMs 规格和选择的关键标准是材料应该尽可能地接近真实样品,并能提供适当的数量。

(一) 基质类型、配比和互换性

总的来说,与测量结果相关的不确定度由测量程序的两个主要阶段引起:样品的制备(包括消化、萃取和提纯等);通过适当的方法测量制备样品的特性。

基质标准物质的范围和实用性对于所有标准物质的生产和使用是一个重要的考虑因素。

QCMs 的基质应该与常规试验样品的基质相同或尽可能相似,则 QCMs 满意的结果才可表明试验样品结果满意。这种基质匹配需要分析程序使用常规样品的一些知识,因此,可以作出关于样品的物理 / 化学特性变异程度的判断,及试验基质可能导致它们对特定的测量作出不同的反应。通常,QCMs 的制备具有特定的目的,且材料的特性与分析的样品的特性密切匹配。互换性在临床化学上也具有特别重要的意义。

但在实践中,制备 QCMs 的主要原因往往是没有可获得的适当基质的 CRMs,因此,QCMs 生产者有可能考虑使用特定基质 / 特性的组合,且匹配不是问题。

(二) 特性和特性值

对于任何标准物质,应该描述 QCMs 在常规试验样品测量上特别重要的特性。QCMs 的特性应尽可能地与试验样品预期的那些特性相似。这就需要对一些候选的物质执行一些初步筛选测量,使能够选出最合适的 QCMs。

(三) 单元规格

单元规格是指一瓶 QCMs 的量。当制备 QCMs 时,单个单元规格的大小应根据可能的使用,即有关测量所需要的物质的量,以及对于单个分析或多个测量单元规格是否包含足够的物质。

(四) 材料总量

要求估计应采购候选材料的总量,原则上,可从以下几方面进行考虑和估计:

1. 实验室每年需要的单元数量;
2. 单元规格;
3. 制备产量;
4. 可以很容易均匀化材料的量;
5. 维持供应时间的长度及假定材料的稳定性;
6. 所需保存设施的类型和大小。

二、质控品的制备

(一) 材料的采购

采购和加工 QCMs 制备的材料并不容易,特别是在需要大量材料的情况下。材料的选择可包括多余的样品材料、准确的重量配方等。

材料的加工对于 QCMs 制备的成本有显著的影响,应该使用简单的、直接的加工方法确保 QCMs 制备的成本效益。对于特定的 QCMs 所要求的确切的制备程序将取决于基质的性质和目标特性。

通常,液体基质 QCMs 要比固体的更容易生产。主要是因为均匀的液体容易获得,即使只有相当简陋的设备(例如装有桨式或磁力搅拌器的大型混合容器)。液体材料很容易地进行添加、过滤或与添加剂和稳定剂进行混合。对固体材料相应的加工、研磨、混合和筛分来实现均匀性要比液体材料更难,特别对于重量大于 20kg 的材料。当想要进行大规模的生产时,这些技术要求在主要固定设备上有重大的投入。

QCMs 制备过程中,重要的是要防止污染,其可能会潜在地干扰预期的测量过程(例如相似的材料或空白材料的污染)。因此在罐装之前,必须仔细地清洗和干燥容器,以去除可能的污染。例如,当采购生物材料用于临床实验室测量程序的控制时,需要考虑下列具体的问题:

1. 保留和使用剩余的患者样品用于制备 QCMs 的伦理学;

2. 保留和使用剩余的患者样品用于制备 QCMs 的法律责任;

3. 医学实验室在制备 QCMs 时应有足够的信心挑选出正确的材料,避免使用不明物体。

4. 购买用于制备 QCMs 的材料时,应该对健康危害的潜在风险进行筛检,特别是当制备过程涉及使用污染的锐器或有气溶胶形成的可能时。

(二)材料加工

一旦材料已采购,则可能需要执行一系列的加工程序以确保材料具有适当的均匀性和稳定性以满足其预期的目的。其常见的加工过程包括:

1. 干燥 去除水分使基质材料更容易处理,同时也改进它们的短期和长期稳定性。干燥可在室温或高温下进行,这取决于目标特性,由于更多的挥发成分在更高的温度下可能会部分损失。去除水分也可减少微生物生长的可能性,这是生物材料的特殊问题。冷冻干燥对具有温度敏感特性的基质是一种有用的技术。

2. 研磨 对固体,一些形式的加工过程,如破碎、铣削、研磨和粒度破碎,对确保粒度均匀及提高均匀性往往是必要的。对于大批量,这些过程是缓慢的,且可能需要花几天的时间才能完成。在研磨过程中应注意不要从设备中引入污染。当需要研磨大量的可能含有有毒成分的微粒材料时,健康和安全问题也应该考虑。对于聚合物、生物的、油/脂肪和热不稳定性材料,在 -78℃(固体 CO_2)或 -196℃(液态 N_2)中进行低温粉碎可能是必要的。

3. 筛分 在研磨后通常执行筛分来改进材料的均匀性。颗粒物质可通过一个标准筛,去除大于规定大小的大颗粒。然而,筛分改变了基质的组成。如果通过筛分去除大颗粒,分析物的浓度可能会改变,且基质可能不再反映常规试验样品的组成。

4. 混匀和调配 固体材料应通过充分的搅拌均匀化,例如使用辊式混合机、振动筛或立式圆筒型混合机。这种混匀是在研磨和筛分之后执行。将两种或多种具有相似基质组成和不同特性值的材料进行调配,可使制备的 QCMs 具有期望的特性值,一套覆盖一系列特性值的类似的 QCMs,或从现有的标准物质制备 QCMs。为了获得均匀的混合物,被混匀的物质应具有相似的密度和粒度分布。

5. 过滤 在装瓶之前对溶液进行过滤可去除任何颗粒和纤维性固体,其将会损害材料的均匀性。然而,有些液体因为如下原因而不能过滤:①黏稠度;②因有效成分吸附在过滤器上而潜在的损失;③引入污染。过滤器的资格对于避免有效成分的损失是至关重要的。通常,在装瓶或装安瓿前,液体、水和渗滤液将通过 0.45μm 的过滤器进行过滤。

6. 稳定化 有些分析物在溶液中是不稳定的,因此在制备程序中需要进行稳定化。不同的材料需要不同的方法,如加入抗氧化剂、防腐剂和结构稳定剂等。

7. 灭菌　制备的生物材料可能含有对人体有潜在危害的持久病原体。它们也可能含有在存储过程中导致真菌繁殖的孢子,可能引起在散装材料或单个单元中成分的改变。这种生物体需要在制备和包装成最终单元之前被消灭。在对任何候选的 QCMs 灭菌处理之前,重要的是要考虑所提出的灭菌过程对材料的影响,尤其在高温下降解物质。其中高压蒸汽灭菌法是一种既便宜又方便的灭菌方法,其可用于耐高温的材料。在最终的均匀化和单元制备或最终样品之前对材料进行高压蒸汽灭菌。然而,重要的是要确保材料的核心达到121℃。辐照可用于最后的包装单元(如安瓿、瓶子或储袋)的灭菌。伽马辐照是一种在室温下灭菌的简便方法,它对基质组成的改变要比高压灭菌少。需要确定剂量值,这样它们在去除病原体上是有效的,但不至于提高温度到不可接受水平而对材料产生不利的影响。然而伽马辐照超出了大多数实验室的方法,需要专业的分包商。

(三) 分装和包装

一旦加工完成,则需要对它进行分装和包装。下面的条款描述了分装过程和容器选择中一些关键要素,从而确保 QCMs 对于其预期的目的具有足够的均匀性和稳定性。

1. 容器选择　为了 QCMs 成本效益的生产,需要咨询考虑的一个方面是对单独的单元选择适当的容器。如果使用了不适当的容器,材料可能会迅速降解到一定程度,以至于需要重新执行耗时的、昂贵的材料采购和加工程序。所使用容器类型取决于材料固有的稳定性和需要维持稳定性的时间长短。对于特别易受影响的物质,两种形式的容器(如内置聚乙烯袋的小瓶)能够提供额外保护以防止降解和污染。对于临床实验室使用的相对惰性的生物材料,用螺旋盖玻璃瓶一般能够满足要求。对光敏感的材料,可选用棕色瓶提供额外保护;对氧敏感的材料,可在充有惰性气体(氮气和氩气)的环境中制备和分装。

为了选择某一 QCMs 最合适的容器类型,可能需要一些初步的实验,包括空白研究。如果预期对材料进行重复使用,那么也需评估重复开启和关闭样品容器的影响。如果单元规格的量只能使用一次,应考虑防拆明显的容器密封。

2. 分装程序　一旦已生产出均匀的材料,任何分装过程的基本要求就是维持材料的均匀性。也就是说,分装过程本身或完成分装所花的时间内不应该再次对材料引入不均匀性。这可能以多种方式发生。

由不同易挥发(如水中的乙醇)的液体混合物组成的基质,在较长时间的分装过程中某种成分将可能选择性蒸发掉,从而导致特性值从生产第一个单元到最后一个单元出现升高或降低的趋势。可采取防止材料蒸发或在尽量短的时间内完成准确的分配措施来最小化蒸发带来的影响。

在分装液体和溶液时,需要不停地搅拌。如果溶液中的微粒将可能影响目标特性值时,就需要在分配之前对溶液进行过滤。

三、均匀性

均匀性是个相对概念。QCMs 所需要的均匀性水平取决于在调查研究中用于测量过程中样品量的预期变异的理解。在所有情况下,不均匀性水平导致对测量结果的影响应小于测量过程预期变异或低于既定的标准值。

一旦候选的 QCMs 被分装成单独的等份,重要的是确定在等份之间它们的特性值是否有任何变异。对于某些 QCMs 基质,如通过过滤(去除颗粒)和彻底混匀等程序制备的真正溶液,原则上,正规的均匀性检验是没有必要的。这种材料可正式地被认为本质上是均匀的。

然而,由于污染的风险(如包装带来的污染)或分装过程有缺陷,建议实施简单的均匀性研究。

对于更复杂的不均匀基质,则要求实施正规的均匀性实验研究。对于选择的特性,应选择和分析代表整批 QCMs 的足够单元数量。在某些情况下,可以选择一种特性来代表和量化类似的一般类型几种特性的均匀性。这应该是基于科学证据或以前经验中某些特性表现出类似的行为,或已知在样品的均匀分布上具有强烈的趋势。

采用 Microsoft Excel 或 SPSS 统计软件可以很容易地实现数据的统计分析和充分的均匀性检验。

均匀性有两方面的含义,单元间的均匀性及单元内的均匀性。单元间的均匀性反映在材料的每一单元上测量结果的变异。单元内的均匀性反映在子样品的最低数量,其代表全部单元。应该确认用于每天分析的典型的样品数量是大于或至少等于这个数量。

(一) 分析方法

对于均匀性评价,应选择已确认的具有足够重复性的分析方法。选择的单元应该是整批的代表,且单元的数量由生产的总单元数量决定。

对于具有多个单元批的均匀性检验建议贮备包括 "n" 个单独单元的物质,对于均匀性要分析的单元数量应该为 $3 \times n^{-3}$。对于贮备 600~1 000 个单元,这相当于以双份重复需要检测 27~30 个单元。这代表相当大的分析工作量,既耗时又昂贵。一项关于减少选择单元数量对 QCMs 均匀性评价影响的研究得出结论,在某种情况下,以双份重复检测 10 个单元就足够。因此,对于 QCMs 制备可以通过减少选择用于均匀性检验的单元数量来节省成本,尽管这应该是以案例为基础进行评估。

ISO 指南 35 中指出,在某些情况下,对所有感兴趣的特性的均匀性进行评估在技术和经济上可能行不通。对于均匀性评价,所有选定的特性必须是其他感兴趣的特性的代表(例如在建立的物理或化学关系的基础上)。

均匀性检验合适的方法为:首先从最终包装的样品中随机选取数量为 g 的样品,其中 $g \geq 10$;然后从每个样品中准备两份待测品,使用适当的方法对物质进行检测,尽量减小试验部分之间的差异;再将 2g 待测品随机排序,在重复性条件下完成整个系列的测量,获得每份待测品的结果;最后计算算术均值和样品内标准差 S_w,样品间标准差 S_s。通过以随机顺序双份重复测量或颠倒重复测量顺序来使测量的漂移从批样品中的任何趋势区别开来。

(二) 均匀性数据的统计处理

表 5-1 为双份重复测量血清中 Na^+ 10 个单元的均匀性研究数据:

表 5-1　10 个单元的均匀性研究

序号	结果 1 (mmol/L)	结果 2 (mmol/L)	均值 (mmol/L)	方差 (mmol/L)
1	121.3	128.74	125.02	27.68
2	120.87	121.32	121.10	0.10
3	122.4	122.96	122.68	0.16
4	117.60	119.66	118.63	2.12
5	110.65	112.34	111.50	1.43

续表

序号	结果 1 (mmol/L)	结果 2 (mmol/L)	均值 (mmol/L)	方差 (mmol/L)
6	117.29	120.79	119.04	6.12
7	115.27	121.45	118.36	19.10
8	118.96	123.78	121.37	11.62
9	118.67	116.67	117.67	2.00
10	126.24	123.51	124.88	3.73

注:总体均值为 120.02mmol/L

需要评估这些数据来确定材料用作 QCMs 是否有足够的均匀性。用作 QCMs,瓶间标准差不能大于实验室内再现性标准差的三分之一(可以从存在的质控图数据中获得,或来自方法现有的重复性或再现性数据)。这类似于能力验证材料均匀性可接受准则中的推荐方法。在审核这些数据时,应考虑材料的性质以及这种变异是否在可接受的界限内。

有用的第一步就是以图形方式审核数据。这有助于很容易地识别出任何不一致的特征(如离群的样品、趋势或其他系统性效应)。

图 5-2 是用表 5-1 中的数据绘制而成,虽然没有明显的趋势,但是在单元内重复结果存在变异性且单元 5 的数据需要调查。

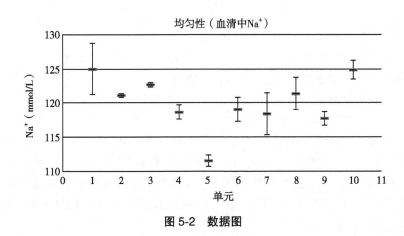

图 5-2 数据图

数据的图形分析是统计分析的补充,用于确定单元内和单元间的标准差。单因素方差分析使用 SPSS 统计软件给出如表 5-2 中的值。

表 5-2 单因素方差分析的结果

方差来源	平方和(SS)	自由度	均方(MS)
单元间	284.94	9	31.67
单元内	74.05	10	7.41
总	358.99	19	

单元间方差：

$$s_A^2 = \frac{MS_{\text{单元间}} - MS_{\text{单元内}}}{n_0} = \frac{31.67 - 7.41}{2} = 12.13\,(\text{mmol/L})^2$$

单元间标准差：

$$S_{bb} = \sqrt{12.13} = 3.48\text{mmol/L}$$

重复性标准差：

$$S_r = \sqrt{MS_{\text{内}}} = \sqrt{7.41} = 2.72\text{mmol/L}$$

结果显示单元间不均匀性相当高，这主要是由单元5造成的。如果不均匀性高于预先设定的界限，如果它使得 QCMs 不适合使用，可能需要对材料做进一步的处理以改进均匀性。这种情况下，建议对单元5的数据进行深入分析，分析是否由于技术原因造成其偏离整个数据而使数据的有效性存在质疑。

四、产品特性和赋值

QCMs 的目的是监测测量过程的变化。为了有效地实现这一目的，需要 QCMs 特性值的指征用于监测过程。由于不同等份之间的不均匀性，必须具有指示以显示数值上的可能变异。

确定指示的特性值的有效方法就是使用均匀性实验研究中导出的总均值。由于和这种总均值的偏差可用于估计特性值合理的预期变动范围，所以和均值的这种偏差可用于建立质控图的警告限。通常，分别在2倍和3倍标准差建立警告限和行动限（也称为上控制限和下控制限）。

五、稳定性

不同物质具有不同类型的稳定性。其中有些鉴于长期的历史数据和知识可能被排除在考虑之外；有些可能是无法检测的，但不能排除在考虑之外；有些是可以进行检测的，并应对其进行评价；以及有些就需要遵循一定且已完善的化学或物理原则。

如果所制备的材料不需运输到制备区之外，就不需要进行针对降解的短期实验。对于储存稳定性，针对材料的所有特性的稳定性评价既昂贵又耗时，如果足够的检查到位，能够区分超出规范的结果是由于错误的测试样品、测量仪器的漂移或 QCMs 降解，就不需要再进行稳定性评价。这些负责制备 QCMs 的人员应该权衡稳定性实验的成本和调查方法漂移所产生的费用，其实际上是由材料降解造成。应该指出的是，当一些 QCMs 重复使用时，研究开启单元的稳定性可能是特别有用。

要求 QCMs 应该足够稳定，这样使用者有信心在其预期的使用期间（有些是几年）它们将不会受到任何重大的改变而影响到特性值。

仔细选择装材料所使用的容器可以解决一些内在的稳定性问题（如对氧、光、湿度敏感；某些成分易于蒸发）。某些材料保存在预低温可延长其稳定期。

（一）稳定性评价

完全评价任何一种标准物质的稳定性是一个昂贵的、耗时的和复杂的过程，不适合本章中描述的 QCMs，其在实验室制备并在该实验室内部使用。实验室可能对基质的类型的稳定性和制备的 QCMs 的特性值有以前的经验或者实验室有来自类似材料已知的背景信息。

然而,使用特性值有显著性变化的 QCMs 的经济影响可能会很大(如发布不合格的产品或没有发布合格的产品)。使用 QCMs 的实验室在 QCMs 给出一个非预期的结果时,应有合适的处理措施。可能的措施包括使用新配的校准品、与有证标准物质进行比对和经常的敏感性检查来证实在 QCMs 结果上的任何偏差或趋势。

(二) 设定 QCMs 的有效期

许多实验室的质量体系要求标准物质和试剂贴上有效期的标签。设定正规的有效期在标准物质生产中是最棘手的任务之一。它涉及基于其过去行为的外推对材料的未来行为作出预测。对 QCMs 任何规定的有效期应基于基质类型稳定性以前的经验及特性值和任何背景知识。规定的有效期不应该被视为是绝对的,如果 QCMs 给出非预期的结果,使用 QCMs 的分析人员应遵循实验室有关解决程序。

被认为是固有稳定的物质不需要有效期,但是需要证明假设固有稳定性的基础的声明。关于某种材料典型的声明为:"这是一种用于分析……的质控品,在推荐的条件下保存和操作这种物质被认为是固有的稳定"。

六、运输

在一般情况下,本章节中涉及的物质是在同一个地点制备和使用(即没有更广泛地分发)。然而,有些物质是固有的稳定,他们的特性值将不会受到运输的不利影响。

如果材料需要运输以及关心其稳定性,应执行遵循 ISO 指南 35 的稳定性评价。

七、质控品文件

和实验室试剂一样,QCMs 应该贴上合适的标签,以及具有它们安全和有效使用的说明。ISO 指南 31 对标准物质证书及标签内容有详细要求。

(一) QCMs 可提供的信息

下面信息应方便地提供给 QCMs 使用者:

1. 物质的名称及描述;

2. 标准编号或批号;

3. 生产日期;

4. 物质的预期用途及其特别说明(例如,如果适用,应给出需要遵循的具体干燥程序和干质量校正的说明);

5. 指示值,如果适用;

6. 达到一致结果所需物质的最小量(这将取决于均匀性研究所使用的量),即最小取样量;

7. 储存指南;

8. 保质期信息;

9. 提供给使用者任何特殊的安全措施。

(二) QCMs 单元标签

QCMs 每个单元都应该贴上清楚的标签,以使它能够明确地连接到物质的信息上。因此,标签应该包含以下基本信息:

1. 物质名称和描述;

2. 标准编号或批号;

3. 危险和安全标签,在适当的情况下;

4. 保存区域环境条件,包括温度和湿度;

5. 生产日期;

6. 预期的有效期;

标签上提供下面附加的信息可能是有用的:

1. 单元规格(如 20g);

2. 单个单元的编号(这可能有助于在发生异常结果时识别出瓶间趋势)。

(三) 保留有用信息

如果在使用过程中出现关于物质的疑问或者如果生产新批号的物质,将需要有关 QCMs 制备的信息。以可访问的形式保留/存档与 QCMs 制备相关的下列资料是很好的做法:

1. 相关规范;

2. 材料的来源和制备;

3. 用于单个单元的容器类型;

4. 使用的分装程序;

5. 用于稳定或消毒物质的任何特殊处理;

6. 物质的补充资料(如,粒度、水分,等);

7. 用于生产材料的所有方法的全部细节;

8. 用于生产材料方法的全部数据;

9. 生产新批号或相关 QCMs 时用于避免陷阱和代价昂贵的具体错误经验。

八、储存

QCMs 完成的批号应储存在确保它们保持其不变的条件下。一般而言,这需要确保单个的容器完全封闭,且储存时远离高温、强光和高湿度。在适当温度(如室温、4℃或 −18℃)、避光的环境下储存通常是确保长期稳定性的关键因素。对于组成基质其稳定性认为是可疑的 QCMs,建议长期储存于低于室温的环境下。对于稳定性更有保证的基质,可以在室温下长期储存。

例如,为了确保维持在适宜的储存温度,应定期监测相关的储存条件。推荐的程序就是每天检查冰箱/冰柜的温度,以便在发生故障时,使用者可以采取相应的措施(例如:如果可能,将物质转移到另外的地方储存;或对物质持续适合应用目的的评估)。冰箱/冰柜的温度读数等记录都需要很好地保存。

第三节　质控品的应用

所有的标准物质,无论是来自商品供应商还是内部制备,都应该有使用说明书。这些说明书应该包括物质如何储存和使用的细节,包括二次抽样和干重修正的具体说明。

一、最小样本量

所有的标准物质(除均匀的溶液和气体外)本质上是不均匀的,但对于实际目的,需要采

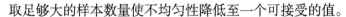

取足够大的样本数量使不均匀性降低至一个可接受的值。

所取的最小样本数量就是仍能代表整个单元目标特性值的最小子样本。通常,这种估计是作为评价物质均匀性时所使用的最小样本量。因此,使用的最小样本量是个保守估计,而非绝对最小值。

二、混匀过程

长期储存的多组分混合物和基质材料可能会从材料中沉降与分离。因此,在取新的子样之前充分混匀等份样品是很重要的。这往往可以通过简单的摇晃单元来实现。要求通过搅拌来再次充分地混匀材料,应该注意不要引入干扰测量过程的任何杂质。

在可能的情况下,再次取样使用之前,简单的肉眼检查材料,经常可以识别不均匀性,如凝块。

三、干质量校正

许多特性值都以每样品干质量的含量表示。这具有的优点是潜在的水分吸收并不改变值,但具有的缺点是其特性值依赖于确定干质量的方法。研究表明不同的方法(如干燥箱、费歇尔滴定法、真空干燥箱)结果差异显著——特别是因为他们测量不同的物质。

对于水分敏感的材料,适当的包装将是控制水分含量的首选方法。若这种方法不可能且材料的水分含量可能随时间而变化,每次使用材料时应该使用一致的干质量校正方法。

四、存储打开过的质控品的容器

重复打开和关闭标准物质的容器增加污染的风险。在制备 QCMs 过程中,需要考虑容器的开关以及单元反复冻融对物质稳定性和均匀性的影响。这是不容易的,例如标准物质BCR-522(牛裂解血溶液中的氰化血红蛋白)冻结后就不能很好地再次溶解了。

在可能的情况下,每个单元的大小应该与设计的类型分析所需的样品量相当。这样,一旦打开,每单元可尽快地使用完,从而避免打开后的潜在降解。将 QCMs 制备为一些小包装,在这种情况下单个使用单元可能是有利的。

如果打开的 QCMs 容器还需要储存,应选择已证明能使物质保持稳定的储存条件。这种条件应该能够保护物质免受意外的污染,并包括在用户说明书中。

第六章

临床检验批长度

质控规则的选择和设计方法已发展较为成熟,有多种工具可以使用,如功效函数图法、质控方法选择和设计表格以及操作过程规范(OPSpecs)图法。而且有一些辅助的设计软件可以供实验室使用,如 QCCS 和 QC Easy。临床检验室内质控设计的另一个方面是分析批长度的设计。根据美国临床和实验室标准化研究院(CLSI)C24-A2 文件和我国临床实验室定量测定室内质量控制指南(GB/T20468-2006),分析批是一个区间(如一段时间或检测样本量),预期在此区间内检测系统的正确度和精密度是稳定的。在工作中,每个分析批必须检测质控品以评价该批次的性能。厂家推荐分析批长度(manufacture's recommended run length, MRRL),厂家应说明检测系统正确度和精密度稳定的时间或序列。用户规定的批长度(user's defined run length, UDRL),用户除了根据厂家推荐的批长度外,还应该根据患者样本稳定性、患者样本数量、重复分析样本量、工作流程、操作人员的素质来确定分析批长度。UDRL 不应该超过厂家推荐的分析批长度,除非用户具有足够的科学数据才能修改。美国 CLIA 非用户要求定量检测至少每天进行一次高低两个浓度的质控检测,我国《医疗机构临床实验室管理办法》第三章第二十六和二十七条对质控频率有相应要求。

根据这些指南和要求,临床定量检测分析批是指:为了质量控制的目的,将检测过程按特定时间间隔或特定患者结果数进行分割,每一个分割单元称为批。分析批的特点是:每批内检测系统的正确度和精密度是相对稳定的;每批都应该有相应的质量控制活动,质控频率与分析批长度是相关联的。每个实验室的质量目标和分析性能不同、所选用的质控规则和质控检测结果个数不同、每天的标本量不同。但是,目前我国大多数实验室所有项目都是早上开始检测患者标本前进行质控,分析批长度即 1 天。这种做法缺乏科学的理论和依据,可能会造成质控不足或者过度质控,人力物力资源得不到合理的分配和利用。因此,有必要建立临床检验定量检测分析批长度的设计理论,并开发相应的软件以供临床实验室科学合理的设计分析批长度。

第一节　误差模式和质控模式

误差模式:①间断误差模式,误差间断存在,它短时间存在且不影响后面的检测结果。

②持续误差模式,误差持续存在,并影响后面的检测结果,经过数次质控都没有发现失控(因为规则检出误差存在一定的概率),直到某一批时误差才被检出(图 6-1)。

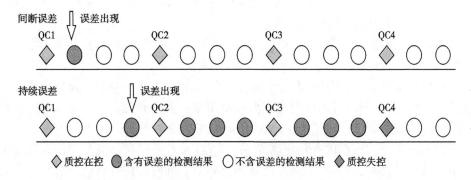

图 6-1 间断误差与持续误差

质控模式:质控模式分为批量模式和夹心模式。①批量模式的操作均以批为单位,一个批次包含定标、质控和患者标本检测。如果质控失控,则整批报告不能发放。批量模式常见于免疫学,如酶联免疫吸附法(ELISA)微孔板检测。②夹心模式常见生化定量检测,标本检测是一个流水线,按特定的时间或者患者标本数为一个批,每一批批内有质控检测,结果成批连续发放,若某一批的质控失控,则这一批的结果应该保留,然后分析失控原因。

根据上述误差模式和质控模式,本文以间断误差批量模式(简称间断模式)、持续误差批量模式(简称批量模式)和持续误差夹心模式(简称夹心模式)三种常见模式为研究对象(图 6-2)。

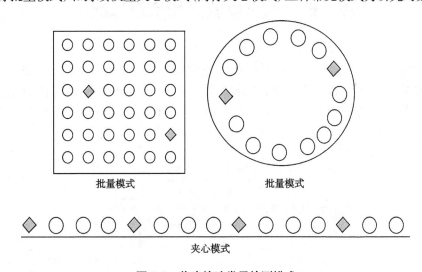

图 6-2 临床检验常见检测模式

第二节 相关定义及解释

允许总误差(TEa):实验室制订的每个检测项目的质量目标。检测结果允许含有的最大误差量,所含误差超出了 TEa 则认为检测结果不合格。

质控检测结果个数(N_Q):一个质控批次中的质控观测数(质控物测定的次数)。

分析批长度(N_B):一个分析批中患者标本(结果)个数。

误差检出的平均分析批长度(average run length of error detection,ARL_{ed}):误差从出现到被质控规则检出所需要的平均分析批数。

报告中含误差的患者结果数($ANP_{reported}$):从误差出现到误差被检出,所发出报告的患者结果个数。

不合格患者结果数[$E(Nu)$]:从统计学的角度,在控状态下也会有一定概率出现不合格的患者结果,这个概率与分析不精密度和允许总误差的大小有关。当存在一定的系统误差时,不合格患者结果出现的概率会增加,增加的不合格结果个数即[$E(Nu)$]。

出现误差到下一次质控的平均患者结果数(N_0):误差出现在一批内的任意患者标本检测过程中,并影响后面的结果。从误差出现到直到下一批的质控检测这个过程中平均的患者结果个数。

不合格患者结果出现的概率(P_E):在各系统误差条件下,出现不合格患者结果的概率。对于系统误差:$P_{E(0)}$即系统误差为 0 时,出现不合格患者结果的概率;$P_E(SE)$在误差 SE 状态下含有超出 TEa 的检测结果的概率。对于随机误差:在标准差为 $1s$ 的情况下,产生的不合格患者结果数;$P_E(SE)$:当分析不精密度为 RE 的时候,不合格患者结果数发生的概率。$\Delta P_E(SE)$:由于误差出现导致不合格结果出现概率的增加。

第三节 临床检验批长度设计研究

根据临床实验室实际情况分析误差模式和质控模式,首先建立各模式下的不合格患者结果数计算的数学模型,模型中需要研究的参数是 ARL_{ed} 和 ΔP_E。用计算机模拟方法计算各规则的 ARL_{ed},使用统计学原理计算 ΔP_E,将这两个参数代入 $E(Nu)$ 计算的数学模型中,设定 $E(N_0)<1$,得出最佳分析批长度,见图 6-3。

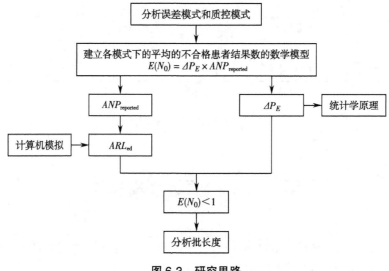

图 6-3 研究思路

一、误差检出的平均分析批长度模拟

ARL_{ed} 的模拟和计算可分成 11 个步骤,系统误差的模拟流程图见图 6-4,随机误差的模拟流程图见图 6-5。

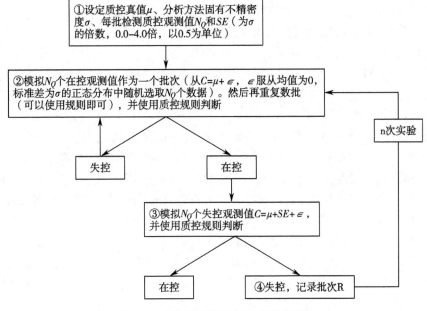

图 6-4 系统误差下 ARL_{ed} 模拟流程图

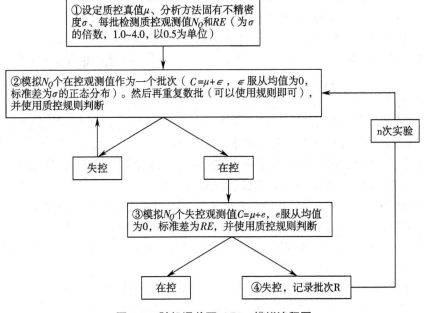

图 6-5 随机误差下 ARL_{ed} 模拟流程图

(1)设定质控真值(μ)、分析方法固有不精密度(σ)、每批检测质控观测值(N_Q)和系统误差(SE)(为 σ 的倍数,0.0~4.0 倍,以 0.5 为单位)。

(2)模拟一个在控观测值 $C=\mu+\varepsilon$（从 $C=\mu+\varepsilon$，ε 服从均值为 0，标准差为 σ 的正态分布中随机选取数据）。

(3)重复步骤(2)，直到每批达到要求的质控结果个数 N。

(4)重复步骤(2)和(3)，到使用质控规则必要的批数。

(5)运用质控规则，如果质控规则判为失控，重新回到步骤(2)，否则继续步骤(6)。

(6)模拟失控观测值，将质控观测值加入一个系统偏倚，$C=\mu+SE+\varepsilon$。

(7)重复步骤(6)到每批达到要求的质控数。

(8)运用质控规则并确定批次是否失控。

(9)重复步骤(6)~(8)直到出现失控，保存这个批数，从第一个含有 SE 的批次算起，即完成一次试验。

(10)大量重复步骤(2)~(9)。

(11)将各批的 $P(R_i)$、$P(R_i|A_{i-1})$ 和 $P(\leqslant R_i)$ 的值，描绘在坐标图上。

对于只涉及一个批次观测值的规则，以 1_{3s} 规则系统误差下 ARL_{ed} 模拟流程为例：1_{3s} 规则，N_Q 为 4：从模拟的角度进行解释，意思是步骤(2)从 $C=\mu+\varepsilon$ 分布中随机抽取 4 个数据（作为一批），然后对每一个数据都使用 1_{3s}，只要有一个数据违背规则就判为失控，步骤(3)同理，步骤(3)在 $C=\mu+SE+\varepsilon$ 的分布中随机抽取 4 个数据（为第 1 批），然后对每一个数据都使用 1_{3s}，若在控重复步骤(3)在 $C=\mu+\varepsilon$ 的分布中随机抽取 4 个数据（为第 2 批）。若失控在第 1 批处记录一次（记一次数），此时算完成一次实验。重复 n 次这样的实验。若 N_Q 为 2，步骤(2)从随机数中随机抽取 2 个数据，然后对每一个数据都使用 1_{3s}，只要有一个数据违背规则就判为失控。

对于涉及多个批次质控观测值的规则，以 $10_{\bar{x}}$ 规则系统误差下 ARL_{ed} 模拟流程为例：对于 $10_{\bar{x}}$ 规则，N_Q 为 4：从模拟的角度进行解释，意思是步骤(2)从 $C=\mu+\varepsilon$ 分布中随机抽取 4 个数据（为一批），抽 3 次（重复 3 批，因为此规则至少要 10 个数据）共 12 个数据，然后使用模拟规则进行判断。如果失控，再重复步骤(2)，如果在控了进入步骤(3)，步骤(3)在 $C=\mu+\varepsilon$ 的分布中随机抽取 4 个数据（为第 1 批），连同步骤(2)中选出的 12 个数据，共 16 个数据一同使用模拟规则进行判断，如果在控继续在 $C=\mu+SE+\varepsilon$ 的分布中随机抽取 4 个数据（为第 2 批），连同前面共 20 个数据，使用规则判断。如果失控则在第 1 批处记录一次（记一次数），此时算完成一次实验。重复 n 次这样的实验。

模拟实验的总次数为 n，在第 i 批前未失控的实验次数为 A_i，在第 i 批失控的实验次数为 B_i，在第 i 批及之前失控的累积实验次数为 C_i，$C_i+A_i=n$。

无条件概率 $P(R_i)$，指误差持续存在，在第 i-1 批前未被检出（未失控），在第 i 批被检出（第 i 批失控）的实验数占总实验次数的比例，$P(R_i)=B_i/n$。

条件概率 $P(R_i|A_i-1)$，指误差在第 i-1 批前（包括 i-1 批）都被接受，在第 i 批被检出（第 i 批失控）的实验数占第 i 批前未失控的实验次数的比例，$P(R_i|A_i-1)=B_i/A_i$。

累积概率 $P(\leqslant R_i)$，指误差在第 i 批及 i 批前已经被检出的实验次数占总实验次数的比例，$P(\leqslant R_i)=C_i/n$。

每个质控规则（或组合）在特定的 N_Q 和 SE 下的 ARL_{ed} 值，计算过程及结果表示如下表 6-1。模拟过程输出的结果包括：①模拟过程数据表，如表 6-1。②根据表 6-1 的计算结果，指定系统（随机）误差和 N_Q，绘出规则（及组合）的检出概率 $P(Ri)$、$P(Ri|Ai-1)$ 和 $P(\leqslant Ri)$ 的随批次变化的函数关系图。③根据表 6-1 的结果，选定质控规则和 N_Q 值后，可得出 ARL_{ed} 值随 SE（RE）变化的函数曲线。

表 6-1　ARL_{ed} 的计算过程

批次(R_i)	实验数				概率		
	尚未检出失控(A_i)	在 i 批检出失控(B_i)	累积失控数(C_i)	$P(R_i)$ ($B_i/1\,000$)		$P(R_i\|A_i-1)$ (B_i/A_i)	$P(\leq R_i)$ (C_i/n)
1	n						
2							
3							
…							
i			n				n/n

$$ARL_{ed} = \left(\sum_{i=1}^{\infty i} R_i \times B_i\right) / 1\,000$$

二、ΔP_E 的计算

根据正态分布的原理,检测结果的值围绕真值呈正态分布,越靠近真值的结果出现的概率越大,正态分布的扩散程度取决于检测方法的精密度。当没有系统误差时,由于检测的不精密度可能产生不合格患者结果的概率为图 6-6 中 $-TEa$ 到负无穷与 TEa 到正无穷正态分布曲线下面积之和。出现 SE 的系统误差时整个分布将会有 SE 的平行移动,TEa 的位置不变,产生不合格患者结果的概率为 $P_E(x,SE)$。为使 SE 保持连续性,引入一个均一分布,$x_{shift} = \text{round}\left(\left[x + \text{uniform}\left(-\dfrac{r}{2}, \dfrac{r}{2}\right) + B + SE\right], r\right)$,$x$ 代表随机抽取的患者结果,$\text{uniform}\left(-\dfrac{r}{2}, \dfrac{r}{2}\right)$ 表示在 $\left(-\dfrac{r}{2}, \dfrac{r}{2}\right)$ 的均匀分布中取随机数,$\text{round}(a,r)$ 表示对 a 四舍五入保留 x 位小数。因此,当存在 SE 的系统误差时,$P_E(x, SE) = 1 - \Phi\left(\dfrac{[x+TEa] - x_{shift}}{s}\right) + \Phi\left(\dfrac{[x-TEa] - x_{shift}}{s}\right)$。增加的概率为 $\Delta P_E = P_E(x, SE) - P_E(x, 0)$,即在 SE 系统误差存在时,含有误差的结果中有 ΔP_E 的概率是不合格的结果。因此通过计算转换,可得出 ΔP_E 随 SE 变化的函数。

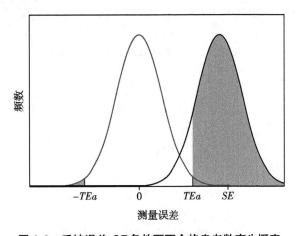

图 6-6　系统误差 SE 条件下不合格患者数产生概率

三、各模式下不合格患者标本 $E(N_U)$ 的计算

图 6-7 说明的是误差从出现到被检出的整个过程,整个过程分为三段。第一段是误差没有出现,这个阶段有 2 次质控活动(2 个分析批),到第 3 批时出现了误差,检测过程进入第二阶段,误差持续存在经过了 2 次质控,误差都没有被检出,直到第二阶段的第 3 次质控才失控,失控后进行处理改进,消除误差进入第三阶段。图 6-8 显示的是整个过程中出现的数量关系。在这个过程中第二阶段的患者标本都含有误差,但是这些检测结果并不是都不能接受,其中有一定概率出现超出允许总误差 TEa 的标本,这个概率即 ΔP_E。

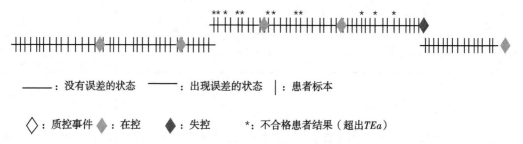

―――：没有误差的状态　　―――：出现误差的状态　　│：患者标本

◇：质控事件　　◆：在控　　◆：失控　　*：不合格患者结果（超出 TEa）

图 6-7　不合格患者结果示意图

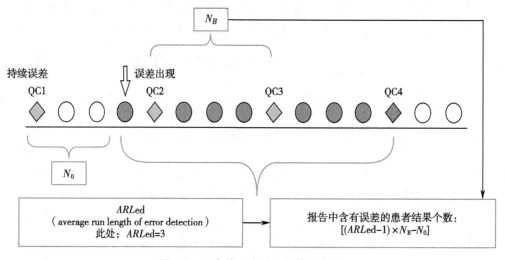

图 6-8　不合格患者结果计算示意图

间断误差批量模式:

$$E(N_U) = \Delta P_E (1 - P_{ed}) N_B$$

误差持续存在的批量模式:

$$E(N_U) = \Delta P_E (ARL_{ed} - 1) N_B$$

误差持续存在的夹心模式:

$$E(N_U) = \Delta P_E [(ARL_{ed} - 1) N_B - N_0],$$
$$N_0 = (1 - P_1) N_B / 2$$
$$E(N_U) = \Delta P_E [(ARL_{ed} - 1) N_B - (1 - P_1) N_B / 2]$$

上述等式中，ΔP_E 与给定项目的分析性能（SE、TEa、正确度和精密度）有关，ARL_{ed}、P_{ed} 和 P_1 与所选规则、质控结果个数 N_Q 和 SE 的大小有关。因此，给定 TEa、正确度、精密度、质控规则和 N，绘出 N_B 随 SE 的变化函数图。

四、最佳批长度 N_B 的计算

理论上，质量控制目的是要在概率学上满足 $E(N_U)<1$。因此，最佳批长度是在以下检测模式下满足不等式的 N_B 最大整数值。

间断模式：

$$N_B < \frac{1}{\Delta P_E(1-P_{ed})}$$

误差持续存在的批量模式：

$$N_B < \frac{1}{\Delta P_E(ARL_{ed}-1)}$$

误差持续存在的夹心模式：

$$N_B < \frac{1}{\Delta P_E(ARL_{ed}-1.5+0.5P_1)}$$

第四节　批长度软件开发及应用实例

一、利用软件设计最佳批长度

临床实验室质量控制设计包括质控品、质控规则、质控观测个数和质控频率等各个方面。已研发出了质控规则和质控观测值个数选择的软件，为实验室科学合理设计质量控制方法提供了一个有用的工具。所开发的软件可实现对定量项目分析批长度进行设计，使得质控设计更加完整。表 6-2 是实验室 12 项生化项目的性能数据、质量要求和目前的室内质控策略。

表 6-2　实验室目前的检测性能和 IQC 策略

项目	累积在控数据				bias%	TEa%	目前的 IQC 策略		
	均值	单位	S	$CV\%$			质控规则	N	批长度
ALB	30	mmol/L	0.56	1.87	3.08	10	$1_{3s}/2_{2s}$	2	149
CHOL	6.86	mmol/L	0.16	2.38	0.70	10	$1_{3s}/2_{2s}$	2	63
TG	1.1	mmol/L	0.04	3.34	3.83	25	$1_{3s}/2_{2s}$	2	63
AST	44	U/L	2.20	5.06	1.90	20	$1_{3s}/2_{2s}$	2	149
LDH	165	U/L	5.60	3.40	2.41	20	$1_{3s}/2_{2s}$	2	63

续表

项目	累积在控数据				bias%	TEa%	目前的 IQC 策略		
	均值	单位	S	CV%			质控规则	N	批长度
ALP	311	U/L	18.50	5.95	4.01	30	$1_{3s} / 2_{2s}$	2	149
TBIL	25.8	μmol/L	0.77	3.00	11.90	26.5	$1_{3s} / 2_{2s}$	2	150
CREA	144	mmol/L	4.05	2.81	5.54	18.3	$1_{3s} / 2_{2s}$	2	63
URIC	336	μmol/L	7.94	2.36	5.04	17	$1_{3s} / 2_{2s}$	2	63
PHOS	1.42	mmol/L	0.03	1.97	3.31	10.7	$1_{3s} / 2_{2s}$	2	63
CO_2	15	mmol/L	1.01	6.54	2.27	32	$1_{3s} / 2_{2s}$	2	63
GLU	5.84	mmol/L	0.07	1.20	3.52	10	$1_{3s} / 2_{2s}$	2	63

经过 QCCS 和临床检验定量项目分析批长度设计软件设计后的质控策略实验室实际情况见表 6-3,选取了 ALB 和 CHOL 的质控规则和分析批长度设计图,见图 6-9~ 图 6-14,所用的数据均以夹心模式为例。

表 6-3 软件设计后的 IQC 策略

项目	设计后的 IQC 策略				实验室实际情况	
	质控规则	N	批长度	N/NB	标本量 / 天	批数 / 天
ALB	$1_{3s} / 2_{2s} / R_{4s} / 4_{1s} / 10_{\bar{x}}$	2	39	0.051 3	149	3.8
CHOL	$1_{3s} / 2_{2s} / R_{4s} / 4_{1s} / 10_{\bar{x}}$	2	61	0.032 8	63	1.0
TG	1_{3s}	1	900	0.001 1	63	0.1
AST	$1_{3s} / 2_{2s} / R_{4s} / 4_{1s} / 10_{\bar{x}}$	4	112	0.035 7	149	1.3
LDH	1_{3s}	2	279	0.007 2	63	0.2
ALP	$1_{3s} / 2_{2s} / R_{4s} / 4_{1s}$	2	267	0.007 5	149	0.6
TBIL	$1_{3s} / 2_{2s}$	2	363	0.005 5	150	0.4
CREA	$1_{3s} / 2_{2s}$	2	151	0.013 2	63	0.4
URIC	1_{3s}	2	230	0.008 7	63	0.3
PHOS	$1_{3s} / 2_{2s} / R_{4s} / 4_{1s} / 10_{\bar{x}}$	2	46	0.043 5	63	1.4
CO_2	$1_{3s} / 2_{2s}$	2	158	0.012 7	63	0.4
GLU	1_{3s}	2	580	0.003 4	63	0.1

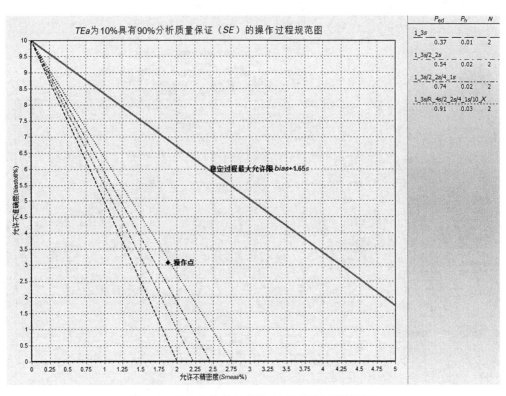

图 6-9　ALB 允许总误差为 10% 操作过程规范图

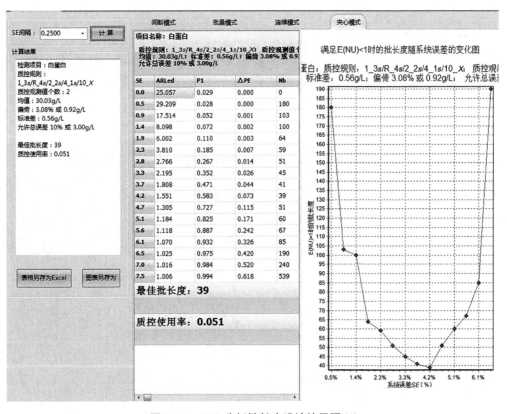

图 6-10　ALB 分析批长度设计结果图 (1)

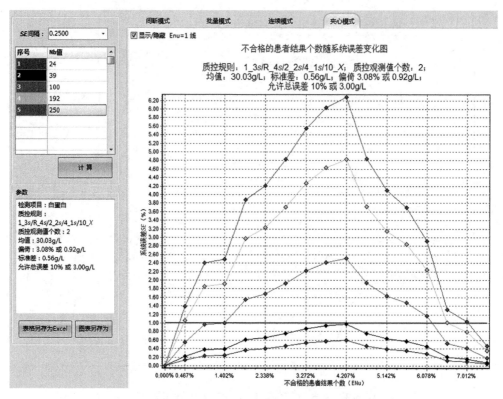

图 6-11 ALB 分析批长度设计结果图 (2)

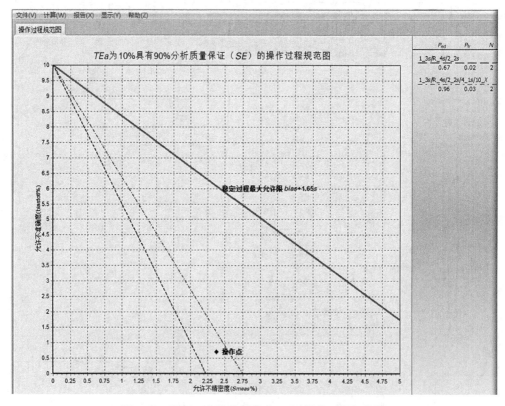

图 6-12 CHOL 允许总误差为 10% 操作过程规范图

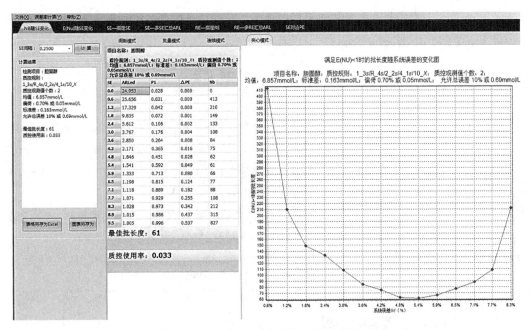

图 6-13 CHOL 分析批长度设计结果图 (1)

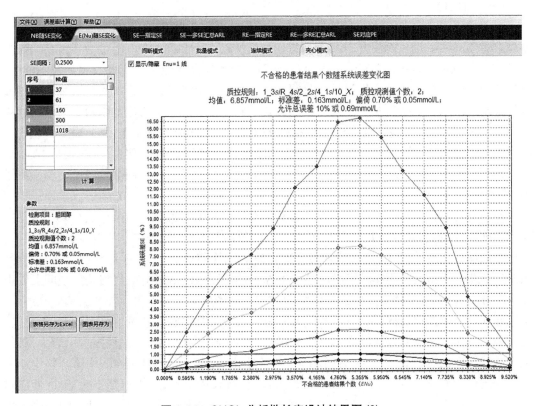

图 6-14 CHOL 分析批长度设计结果图 (2)

二、应用新的质控策略

实验室根据表 6-2 中的质控批长度进行室内质控检测。其中有四个项目需要加做质控，如表 6-4 所示。具体操作是将质控标本按照表 6-3 所示位置穿插在患者标本检测过程中,检测出结果。

表 6-4 需要加做质控的项目

项目	N	批长度	标本量/天	注释
ALB	2	39	149	每隔 39 个患者标本做 1 次质控。每次质控检测 2 个浓度水平的质控品,每个水平检测 1 次
CHOL	2	61	63	每隔 61 个患者标本做 1 次质控。每次质控检测 2 个浓度水平的质控品,每个水平检测 1 次
AST	4	112	149	每隔 112 个患者标本做 1 次质控。每次质控检测 2 个浓度水平的质控品,每个水平检测 2 次
PHOS	2	46	63	每隔 46 个患者标本做 1 次质控。每次质控检测 2 个浓度水平的质控品,每个水平检测 1 次

三、评估新质控策略的效果

(一)白蛋白

ALB 是需要在原来的常规质控基础上加做质控的项目。此项目的偏倚为 3.08%,允许总误差为 10%,偏倚所占的比例较大,因此经过操作过程规范图设计后选择了 1_{3s} / 2_{2s} / R_{4s} / 4_{1s} / $10_{\bar{x}}$ 规则,N=2,P_{ed}=0.91,P_{fr}=0.03。若使用 1_{3s} / 2_{2s} 规则,P_{ed}=0.54,P_{fr}=0.02,误差检出概率是不够的。将规则和性能参数输入分析批设计软件得到最佳的批长度为 39,实验室该仪器每天平均检测的标本量为 149,每天大概需要进行 4 次质控。将这个新的质控方案与实验室原有的常规质控活动平行进行,实验期为 2011 年 10 月 9 日至 18 日,共 10 天,得到两个浓度质控物各 40 个质控检测结果,绘制这时期的质控图,如图 6-15 上图。选取该仪器 ALB 项目 2011 年 9 月 9 日至 10 月 18 日的常规质控检测结果,得到 ALB 两个浓度质控物各 40 个质控检测结果,绘制质控图,如图 6-15 下图。实验期发现了 3 次失控,都是违反 $10_{\bar{x}}$ 规则。常规质控图没有发现失控。从实验方案和常规方案的两个批次质控图都可看出整个检测结果几乎都落在中心线的一侧,出现这种现象可能的原因有:仪器的这个项目存在一个正向的系统误差;质控品的质量出现问题;质控品的均值需要调整。对检测仪器系统进行分析并比较质控品在其他仪器上的检测结果排除了检测系统的原因;质控品在保质期内,严格按照说明书要求的保存方法进行保存,排除质控品的质量的问题。回顾此项目的室内质控数据和质控事件,发现此项目的质控均值从 2009 年 1 月开始至 2011 年 9 月都没有调整过。由于检测试剂更换、质控品溶解和质控品保存等因素都会造成轻微的质控检测结果变化,虽然没有引起失控,但是从质控图上观察到这一趋势,在分析排除其他原因后应适当调整质控图均值。这也从另一个角度说明对于此项目,实验室原来设置的分析批长度太长,质控规则不适当,即使能够看出偏倚的趋势,但是不容易提示失控,发现问题,引起注意。采用重新设计后的规则和批长度可以很容易发现这一问题。

(二)胆固醇脂蛋白

CHOL 的批长度几乎是 1 天,即每天进行一次质控。此项目的变异系数为 2.38%,允许总误差为 10%,不精密度较大,因此经过操作过程规范图设计后选择了 1_{3s} / 2_{2s} / R_{4s} / 4_{1s} / $10_{\bar{x}}$

规则，$N=2$，$P_{ed}=0.96$，$P_{fr}=0.03$。若使用 1_{3s}/2_{2s} 规则，$P_{ed}=0.67$，$P_{fr}=0.02$，误差检出概率是不够的。将规则和性能参数输入分析批设计软件得到最佳的批长度为 61，实验室该仪器每天平均检测的标本量为 63，每天大概需要进行 1 次质控。选取该仪器 2011 年 9 月 1 日至 10 月 10 日的质控数据，得到两个浓度质控物各 40 个质控检测结果，绘制质控图，见图 6-16。实验期发现了 4 次失控，都是违反 $10_{\bar{x}}$ 规则。常规质控图没有发现失控。从实验方案和常规方案的两个批次质控图都可看出整个检测结果几乎都落在中心线的一侧，对这一现象进行分析，发现该项目存在与 ALB 相同的问题。

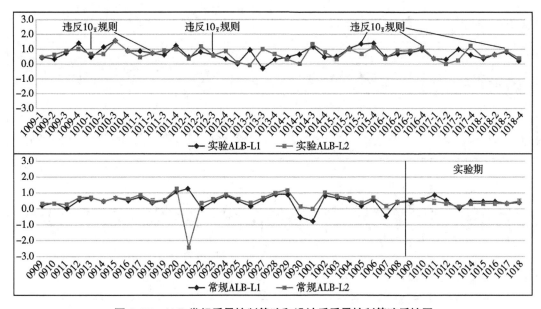

图 6-15　ALB 常规质量控制策略和设计后质量控制策略质控图

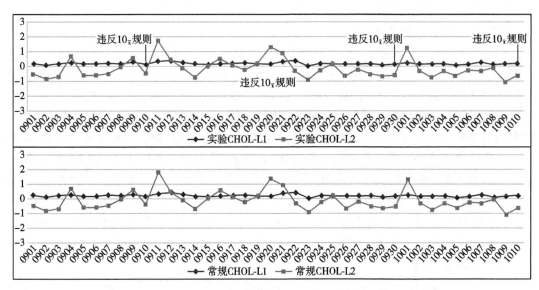

图 6-16　CHOL 常规质量控制策略和设计后质量控制策略质控图

（三）甘油三酯

TG 的偏倚为 3.83%，不精密度为 3.34%，允许总误差为 25%，此项目的性能较稳定，因此经过操作过程规范图设计后选择了 1_{3s} 规则,$N=1$,$P_{ed}=0.96$,$P_{fr}=0.01$。将规则和性能参数输入分析批设计软件得到最佳的批长度为 900,实验室该仪器每天平均检测的标本量为 63,平均 14 天进行一次质控。选取该仪器 2011 年 1 月 1 日至 10 月 10 日的质控数据,得到两个浓度质控物各 40 个质控检测结果,绘制质控图,如图 6-17。在其中每 14 天选取一组质控数据,绘制成质控图,如图 6-17,用 1_{3s} 规则进行判断。结果实验室的常规质控分别在 5 月 27 日和 10 月 2 日发生了失控,查看失控原因均是系统不稳定。实验方案所选的质控数据没有检查出这两次失控。

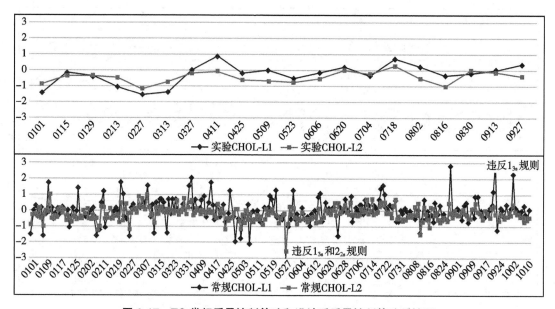

图 6-17　TG 常规质量控制策略和设计后质量控制策略质控图

（四）丙氨酸氨基转移酶

AST 是需要在原来的常规质控基础上加做质控的项目。此项目的变异系数为 5.06%,允许总误差为 20%,项目的不精密度较大,因此经过操作过程规范图设计后选择了 1_{3s} / 2_{2s} / R_{4s} / 4_{1s} / $10_{\bar{x}}$ 规则,$N=4$,$P_{ed}=0.94$,$P_{fr}=0.04$。若使用 1_{3s} / 2_{2s} 规则,$P_{ed}=0.47$,$P_{fr}=0.02$,误差检出概率是不够的。将规则和性能参数输入分析批设计软件得到最佳的批长度为 112,实验室该仪器每天平均检测的标本量为 149,每天大概需要进行 1 次质控,但是需要 4 个质控检测结果。将这个新的质控方案与实验室原有的常规质控活动平行进行,实验期为 2011 年 10 月 9 日至 18 日,共 10 天,得到两个浓度质控物各 40 个质控检测结果,绘制这时期的质控图,如图 6-18 上图。选取该仪器 ALB 项目 2011 年 9 月 9 日至 10 月 18 日的常规质控检测结果,得到 ALB 两个浓度质控物各 40 个质控检测结果,绘制质控图,如图 6-18 下图。实验方案和常规方案都没有发现失控。

（五）乳酸脱氢酶

LDH 的偏倚为 3.4%,不精密度为 2.41%,允许总误差为 20%,此项目的性能较稳定,因此经过操作过程规范图设计后选择了 1_{3s} 规则,$N=2$,$P_{ed}=0.93$,$P_{fr}=0.01$。将规则和性能参数输入分析批设计软件得到最佳的批长度为 279,实验室该仪器每天平均检测的标本量为 63,平均 4 天进行一次质控。选取该仪器 2011 年 4 月 10 日至 9 月 10 日的质控数据,得到两个浓度质控物各 40 个质控检测结果,绘制质控图,如图 6-19 下图。在其中每 4 天选取一组质控数据,绘制成质控图,如图 6-19 上图,用 1_{3s} 规则进行判断。结果实验室的常规质控发生了 7 次失控,其中有 6 次集中在 5 月底,查原因有系统不稳定、冲洗气泡干扰和试剂加载错误。还有一次出现在 9 月是由于残余试剂不稳定。

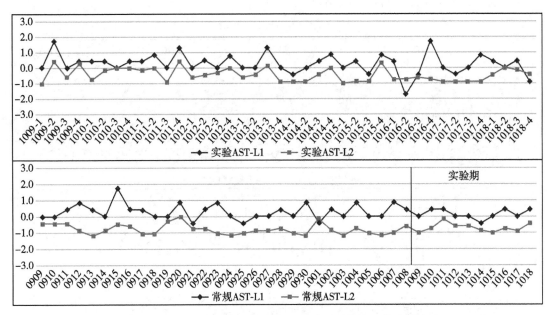

图 6-18　AST 常规质量控制策略和设计后质量控制策略质控图

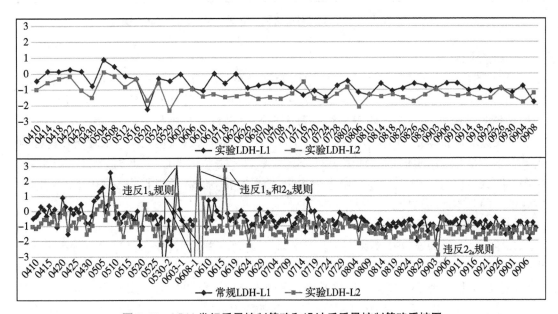

图 6-19　LDH 常规质量控制策略和设计后质量控制策略质控图

（六）碱性磷酸酶

ALP 的偏倚为 4.01%,不精密度为 5.95%,允许总误差为 30%。经过操作过程规范图设计后选择了 1_{3s} / 2_{2s} / R_{4s} / 4_{1s} 规则,$N=2$,$P_{ed}=0.96$,$P_{fr}=0.02$。将规则和性能参数输入分析批

设计软件得到最佳的批长度为267,实验室该仪器每天平均检测的标本量为149,平均每2天进行一次质控。选取该仪器2011年7月20日至10月10日的质控数据,得到两个浓度质控物各40个质控检测结果,绘制质控图,如图6-20下图。在其中每2天选取一组质控数据,绘制成质控图,如图6-20上图,用 1_{3s} / 2_{2s} / R_{4s} / 4_{1s} 规则进行判断。结果实验方案和常规质控各发生了6次失控,发生的时间基本上相对应。

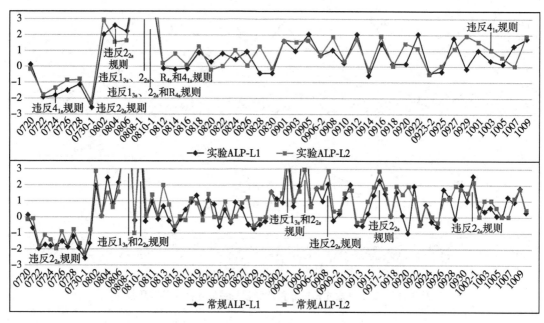

图6-20 ALP常规质量控制策略和设计后质量控制策略质控图

(七)总胆红素

TBIL 的偏倚为11.9%,不精密度为3%,允许总误差为26.5%。经过操作过程规范图设计后选择了 1_{3s} / 2_{2s} 规则,$N=2$,$P_{ed}=0.96$,$P_{fr}=0.02$。将规则和性能参数输入分析批设计软件得到最佳的批长度为363,实验室该仪器每天平均检测的标本量为150,平均每2天进行一次质控。选取该仪器2011年7月11日至9月29日的质控数据,得到两个浓度质控物各40个质控检测结果,绘制质控图,如图6-21下图。在其中每2天选取一组质控数据,绘制成质控图,如图6-21上图,用 1_{3s} / 2_{2s} 规则进行判断。结果实验方案和常规质控各发生了3次失控,发生的时间基本上相对应。

(八)肌酐

CREA 的偏倚为5.54%,不精密度为2.81%,允许总误差为18.3%。经过操作过程规范图设计后选择了 1_{3s} / 2_{2s} 规则,$N=2$,$P_{ed}=0.91$,$P_{fr}=0.02$。将规则和性能参数输入分析批设计软件得到最佳的批长度为151,实验室该仪器每天平均检测的标本量为63,平均每2天进行一次质控。选取该仪器2011年7月20日至10月10日的质控数据,得到两个浓度质控物各40个质控检测结果,绘制质控图,如图6-22下图,在其中每2天选取一组质控数据,绘制成质控图,如图6-22上图,用 1_{3s} / 2_{2s} 规则进行判断。结果实验方案和常规质控都没有检出失控。

(九)尿酸

URIC 的偏倚为5.04%,不精密度为2.31%,允许总误差为17%。经过操作过程规范图

设计后选择了 1_{3s} 规则，$N=2$，$P_{ed}=0.91$，$P_{fr}=0.01$。将规则和性能参数输入分析批设计软件得到最佳的批长度为 230，实验室该仪器每天平均检测的标本量为 63，平均每 5 天进行一次质控。选取该仪器 2011 年 5 月 4 日至 10 月 10 日的质控数据，得到两个浓度质控物各 40 个质控检测结果，绘制质控图，如图 6-23 下。在其中每 2 天选取一组质控数据，绘制成质控图，如图 6-23 上，用 1_{3s} 规则进行判断。结果常规质控各发生了 2 次失控，实验方案没有检出失控。

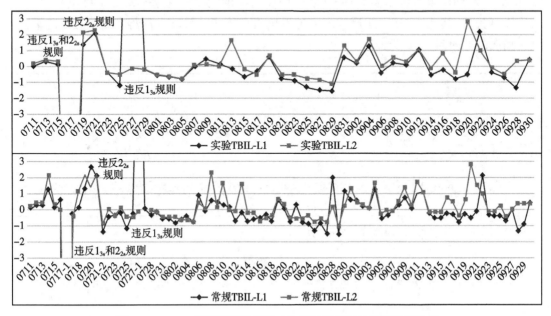

图 6-21　TBIL 常规质量控制策略和设计后质量控制策略质控图

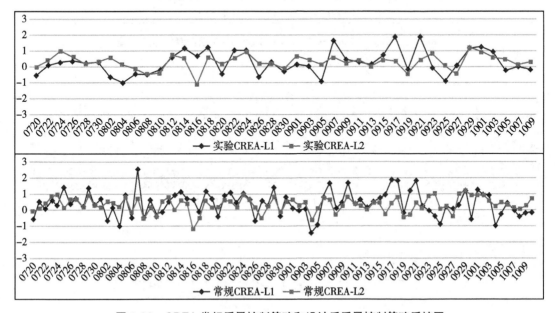

图 6-22　CREA 常规质量控制策略和设计后质量控制策略质控图

（十）磷

PHOS 的偏倚为 3.31%，不精密度为 1.97%，允许总误差为 10.7%。经过操作过程规范

图设计后选择了 1_{3s} / 2_{2s} / R_{4s} / 4_{1s} / $10_{\bar{x}}$ 规则，$N=2$，$P_{ed}=0.96$，$P_{fr}=0.03$。将规则和性能参数输入分析批设计软件得到最佳的批长度为 46，实验室该仪器每天平均检测的标本量为 63，平均每天进行 2 次质控。将这个新的质控方案与实验室原有的常规质控活动平行进行，实验期为 2011 年 10 月 9 日至 28 日，共 20 天，得到两个浓度质控物各 40 个质控检测结果，绘制这时期的质控图，如图 6-24 上图。选取该项目 2011 年 9 月 19 日至 10 月 28 日的常规质控检测结果，得到两个浓度质控物各 40 个质控检测结果，绘制质控图，如图 6-24 下图。实验方案发现失控，违反了 $10_{\bar{x}}$。从质控图上可看出质控检测结果基本都落在了中心线的下方，这种情况的原因与 ALB 类似。

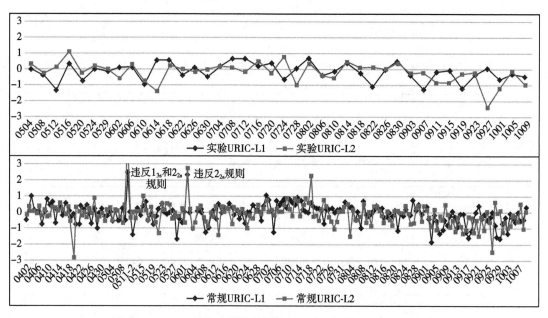

图 6-23 URIC 常规质量控制策略和设计后质量控制策略质控图

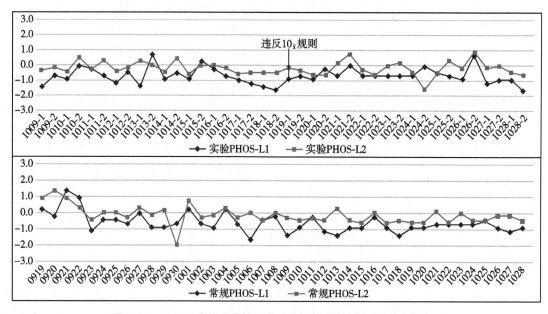

图 6-24 PHOS 常规质量控制策略和设计后质量控制策略质控图

（十一）二氧化碳

CO_2 的偏倚为 2.27%，不精密度为 6.54%，允许总误差为 32%。经过操作过程规范图设计后选择了 1_{3s} / 2_{2s} 规则，$N=2$，$P_{ed}=0.91$，$P_{fr}=0.02$。将规则和性能参数输入分析批设计软件得到最佳的批长度为 158，实验室该仪器每天平均检测的标本量为 63，平均每 3 天进行一次质控。选取该仪器 2011 年 6 月 11 日至 10 月 10 日的质控数据，得到两个浓度质控物各 40 个质控检测结果，绘制质控图，如图 6-25 下图。在其中每 3 天选取一组质控数据，绘制成质控图，如图 6-25 上图，用 1_{3s} / 2_{2s} 规则进行判断。结果实验方案和常规质控各发生了 1 次失控，发生的时间基本上相对应。

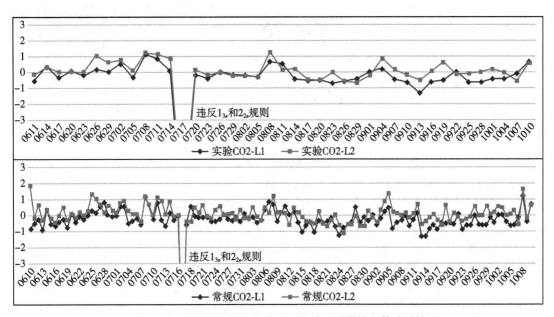

图 6-25　CO_2 常规质量控制策略和设计后质量控制策略质控图

（十二）葡萄糖

GLU 的偏倚为 3.52%，不精密度为 1.2%，允许总误差为 10%。经过操作过程规范图设计后选择了 1_{3s} 规则，$N=2$，$P_{ed}=0.96$，$P_{fr}=0.01$。将规则和性能参数输入分析批设计软件得到最佳的批长度为 580，实验室该仪器每天平均检测的标本量为 63，平均每 10 天进行一次质控。选取该仪器 2011 年 1 月 1 日至 10 月 10 日的质控数据，得到两个浓度质控物各 40 个质控检测结果，绘制质控图，如图 6-26 下图。在其中每 10 天选取一组质控数据，绘制成质控图，如图 6-26 上图，用 1_{3s} 规则进行判断。结果常规质控发生了 1 次失控。

四、批长度设计的相关问题

批长度的设计是临床实验室室内质量控制的重要因素。只有在合理设计分析批长度，才能够使室内质控更加科学合理，有效检出检测过程中的关键误差，保障患者安全，减少医疗纠纷。而合理设计批长度的前提是正确地实施了室内质控和方法评价。选用合适的质控设计软件能够帮助实验室合理设计分析批长度和质量控制方法。

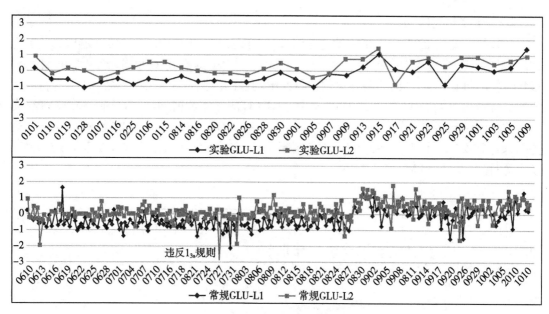

图 6-26　GLU 常规质量控制策略和设计后质量控制策略质控图

　　根据计算机模拟技术和统计学原理,结合实验室的检测系统的具体性能数据设计质量控制批长度。偏倚和变异系数相对允许总误差越大,所得的质控规则越严格,得到的分析批长度也越短。相同的偏倚和变异系数,质控规则越严格,所得到的分析批长度越长。例如测试项目 URIC,当使用规则 1_{3s},$N=2$ 时 $(P_{ed}=0.98,P_{fr}=0.02)$,夹心模式下的最佳分析批长度为 230,即每 230 个患者标本进行一次质控,当使用规则 1_{3s} / 2_{2s},$N=2$ 时 $(0.91,P_{fr}=0.01)$,夹心模式得到的最佳分析批长度为 610,但是为了方便规则在实验室的实际应用,一般我们选择满足要求的最简单规则。所得的最佳批长度的结果在很大程度上受到项目的不精密度、偏倚和所选规则的影响。因此室内质控监测、方法评价和规则的选择的准确可靠与否直接关系到设计结果的准确与否。实验室在使用该软件或者方法进行设计批长度时要采用可靠的性能数据。设计所用的精密度数据应该采用长期累积的在控变异系数,更能够准确无偏地反映检测系统的稳定性。偏倚的计算适宜采用方法比对数据,得到线性方程,然后计算医学决定水平的偏倚。采用室间质量评价计划得到的偏差可以一定程度上反映系统的偏倚,但是由于受影响的因素很多,不是最佳的评估方法。假如不精密度和偏倚数据不准确,不能够真实反映检测系统的性能,则输入软件得到的分析批长度也不能切实有效检出检测过程中出现的重要误差。此外,原卫生部临床检验中心已经开展了小分子 / 代谢物(葡萄糖、尿素、尿酸和肌酐)和脂类(甘油三酯、总胆固醇、高密度脂蛋白胆固醇和低密度脂蛋白胆固醇)的正确度验证计划。这种室间质量评价方式有别于传统的方法,原卫生部临床检验中心将已赋值的标准物质按计划分发给参加实验室。回报数据分析的靶值即标准物质的赋值。通过将各实验室回报的检测结果与靶值相比较可得到实验室检测系统的正确度,这种正确度评价方式与传统的室间质量评价方式相比更科学准确。由于标准物质的制备较复杂,成本较高,参加验证计划的花费也较高,因此参加的单位数量还不是很多,但是随着标准物质制备技术的不断改进和临床实验室对检测系统性能要求的不断提高,正确度验证计划规模的受益实验室也会越来越多。质控规则可以用操作过程规范图进行选择,对于性能不稳定的项目,选择简单常用的质控规则如果不能满足要求,应该把重点放在改进和提高项目的精密度和正确度,否则过分严格复杂的规则,在临床实验室实施应用起来也是相当烦琐和困难,不切实际。

从结果来看 ALB、CHOL、PHOS 等项目在重新设计规则和批长度之后更能够检出误差,发现问题。GLU、CO_2、CREA 和 TBIL 重新设计之后没有检出更多的误差,但是所选的规则更加合理,而且调整了批长度之后,更节约了实验室的质量控制成本,获得了更高的成本 - 效率。AST 经重新设计之后,使用了更严格的规则和更短的分析批长度,没有检出更多的误差,但是也提示了系统、质控品或质控均值设定可能出现的问题。TG、LDH、ALP 和 URIC 重新设计之后,选取以往的质控数据,重新绘制质控图,用规则判断之后有些失控没有检查出来,分析这些失控的原因有些是因为系统不稳定,多数失控之后重新检测质控品又在控了,可能是一些随机的误差导致的失控。从理论上说,最完美的质控是每个标本前面和后面都进行质控,质控的次数越多越好,但是这在临床实验室中不可能实现。质控设计的根据和质控规则的基础是统计学概率,没有哪一个规则和批长度设计能够 100% 检出误差。

此外,允许总误差的选择也是影响分析批长度设计的一个重要因素。目前,国内实验室各检测项目的允许总误差都是来源于室间质量评价评价标准。室间质量评价评价标准有多种,使用最为普遍的是 CLIA'88 规定的允许总误差。EQA 的评价数据表明,目前参加室间质量评价的单位98%以上合格。室内质量控制和室间质量评价的目的都是持续的质量改进。假如设定的允许总误差范围太大,无法及时有效发现检测过程中存在的问题。因此,实验室制订的允许总误差应该根据实验室的实际检测水平来制订,随着检测水平的提高还可以不断改进。当今国际上很多学者提倡使用基于生物学变异的质量规范来作为实验室的质量目标。生物学变异是质量规范层次模式的较高级,不受研究的场所,标本的数量,研究的长度和分析的方法限制,不会随时间的改变而改变,且直接与医疗需求相关。因此,其无论是作为实验室内部的质量目标,还是作为室间质量评价的标准都更合理,更具有实际意义。

第七章

基于风险管理的质量控制

第一节　风险管理概述

　　可靠准确的检验结果是临床医生进行患者诊疗活动的重要依据,后者受很多因素的影响,如测量系统的设计、检测过程的故障、操作者的失误或环境条件等。尽管生产商应负责测量系统和试剂设计的质量,但最终的检验结果的质量是临床实验室的责任。美国临床和实验室标准化研究院(CLSI)作为全球的标准化领头人,致力做好全球的统一工作,于2011年颁布了EP23-A文件——基于风险管理的实验室质量控制;批准指南,为实验室建立测量系统的质量控制计划提供了指导。

　　本章主要描述了使用国际认可的风险管理原理建立和维护临床实验室质量控制计划(quality control plan,QCP)的良好实验室规范,旨在指导实验室建立合理有效的质控程序。质量控制计划是一套旨在减少和预防检测过程差错的文件化策略,描述了控制特定测量系统质量的特定活动、实践和资源,确保满足预期用途。实验室应建立质量控制计划来预防故障或在将不正确结果报告给临床前检出不符合项。

　　每个质量控制计划必须根据特定测量系统的要求进行建立、维护和修订。质量控制计划是基于检测结果的预期临床用途的性能要求而建立,同时必须考虑厂家提供的风险缓解信息、合理的监管和认可机构要求及特定的医疗和实验室环境。通过风险评估过程来处理一系列信息,明确测量系统及环境的弱点,并与误差概率、质控的有效性和实验室风险评估相权衡,以建立适用于特定测量系统、实验室环境和临床应用的质量控制计划,最大限度地预防故障,并在发报告及临床采取措施前检出不正确的检测结果。图7-1展示了临床实验室建立和持续改进质量控制计划的示意图,概括地描述了质量控制计划所需的输入信息。在风险管理过程中,实施检测故障及其后果的措施前首先应明确并消除潜在故障的原因,然后采取活动监测持续性能,以明确不可预期的风险、修订质量控制计划和持续质量改进(CQI)。

　　建立质量控制计划前应了解每个试验的允许误差和不正确结果对患者造成的危害,同时应理解整个测量系统(包括检验前、检验中和检验后过程)、明确过程中可能出现故障的因素。通常医疗机构有各种不同的检测项目,实验室应结合特定的测量系统、检测程序、实验室环境和临床应用,明确有效的质控措施,从而获得可靠的检验结果。注意,本章中质量控制广泛地包含了监测测量系统确保结果满足预期用途而设计的操作、过程和程序,而非仅仅局限于质控品的检测。尽管本章重点为检验中过程的质量控制,但识别检验前和检验后差错是非常重要的,可能直接影响检测结果的可接受性。例如,标本采集、运输和处理不当会引起结果的差错。

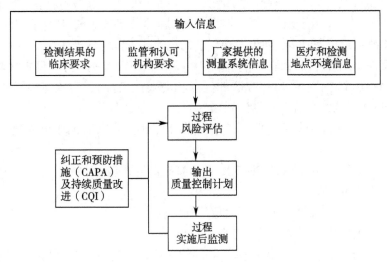

图 7-1　建立和持续改进 QCP 的过程

　　风险管理是系统地应用管理政策、程序和实践来分析、评价、控制和监测风险的过程。风险管理作为全面风险管理的核心部分,是基于分析(识别危险、评估概率和危害严重度)和评估测量系统故障所致的风险(图 7-2)。

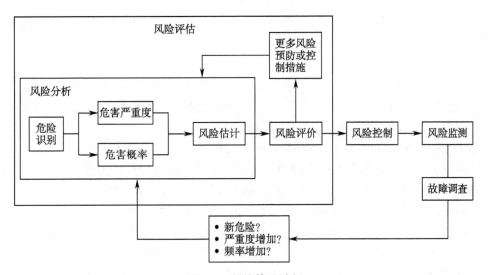

图 7-2　风险管理过程

　　风险分析过程中,每个实验室应讨论测量系统的质控程序如何能减少错误的、延迟的或未发送的结果所致危害的风险。分析风险时应考虑测量系统相关信息、实验室相关信息及临床应用所需的试验性能等。风险评估是将危害出现的概率乘以严重度,其必须包括不正确或延迟的结果在治疗中带来的危害、检测的临床应用等。

剩余风险指在应用所有控制措施后剩余的风险。实验室应明确剩余的风险是否满足临床的可接受水平。每个实验室都有剩余风险。如果剩余风险不可接受，则还需要采取其他的控制措施来达到可接受水平。在此过程中必须衡量风险的降低与花费的增加之间的利弊，保证合理花费下达到可接受的风险。

最终的质量控制计划是实验室为消除风险至临床可接受水平的所有控制程序的总和，必须符合监管机构和认可要求。质量控制计划实施后若出现故障，应进行调查明确其来源及是否需要修改质量控制计划。如果发现了新的危险或者危害的严重度或概率高于期望值，则应将结果反馈至风险分析过程的相应步骤中，并修正风险控制程序以降低风险。

此外，本章还讨论了不同质控方法的优点和局限性，有助于实验室根据特定的测量系统、实验室和临床环境建立质量控制计划。

本章出现了很多风险管理中的术语，理解以下术语和定义有助于更好地掌握风险管理相关内容。

误差——测量值与参考值(JCGM 200 : 2008)或真值之差。注：注意 EP23 中术语"差错"的定义不局限于测量误差。

差错——广义上的概念，包括偏离真值的程度以及错误。

失效——某项目执行需要功能的能力的终止。

故障——某项目的状态，指无法执行需要的功能，不包括预防性维护、其他计划措施或缺乏外部资源所致的情况。

失效模式——故障被发现的方式；通常描述故障出现的方式及其对设备操作的影响。

鱼骨图——展示某一特定事件的原因图；注：常用于产品的设计和质量缺点预防，以识别引起总体影响的潜在因素。

缓解——降低或消除不良情况的风险或预防未来误差的出现的行为。

控制点——生产过程中可进行控制的点、步骤或程序，使危险被阻止、消除或降低至可接受水平。

纠正措施——为消除已发现的问题、缺陷或其他不期望情况的原因以防止其再现所采取的措施(ISO 9000)；注 1：一个不合格可以有若干个原因；注 2：采取纠正措施是为了防止再发生，而采取预防措施是为了防止发生；注 3：纠正和纠正措施是有区别的，纠正指消除不合格，而纠正措施指消除不合格的原因(ISO 9000)。

风险——危害出现概率与危害严重度相乘的积(ISO/IEC 指南 51)。

风险分析——系统使用可获得的信息识别危险及评估风险(ISO/IEC 指南 51)；注：风险分析包括检测不同事件序列，后者可产生危险状况及危害(ISO 15189)。

风险估计——将危害出现概率与严重度赋值的过程(ISO 14971)。

风险评价——估计风险与给定标准的比较，确定风险的可接受性的过程(ISO 14971)。

风险评估——风险分析和风险评价的总过程(ISO/IEC 导则 51)。

风险管理——系统应用管理方针、程序、方法来完成分析、评估、控制及检测风险的任务(ISO14971)。

可接受风险——在权衡所有已知的利益相关方(患者、医生、组织和社会)的条件下，测量体系达到的所有已知的潜在事件导致的不良结果的严重度和发生概率足够小的状态。

剩余风险——采取风险控制措施后剩余的风险(ISO 14971)。

第二节 风险评估信息采集过程

为执行风险分析,实验室应系统地识别潜在失效模式,明确可能的失效原因,估计失效出现的概率及每个失效可导致的危害(如将不正确的结果报告给医生),估计危害的严重度及导致患者损害的概率。

实验室在启动风险分析时,首先应采集相关信息,表 7-1 显示了多种信息来源。如果实验室需要从厂家获得额外的信息来建立质量控制计划,应积极联系厂家获取信息。

表 7-1 风险分析的信息采集来源

信息	来源
监管机构和认可要求 • 强制的质控程序 • 要求的质量保证活动 • 监管机构要求及设备故障警告	监管当局、认可机构
测量系统的信息 • 预期用途(局限性、警告、预防) • 环境要求 • 校准、保养、使用及试剂储存要求 • 校准溯源性信息 • 剩余风险	体外诊断设备生产商
实验室信息 • 环境条件,包括设备、用途及现有的控制 • 安装/运行验证报告 • 操作者培训和技能 • 内部性能评估/验证数据 • 外部性能数据(能力验证结果) • 过程图	实验室
同行发表和报告 • 发表的性能评估 • 发表的临床研究 • 其他用户	实验室
临床信息 • 检测结果的临床应用 • 生物参考区间 • 不正确或延迟结果的可预见的医学错误 • 患者危害的严重度	实验室与结果使用者的商讨

一、监管机构和认可要求

实验室人员应明确当地和国家监管机构、认可要求,确保质量控制计划符合监管机构和认可的要求。所有临床实验室应严格遵守《医疗机构临床实验室管理办法》中的条款,其中第三章医疗机构临床实验室质量管理第二十二条至第三十二条详细描述了医疗机构应加强临床实验室质量控制和管理。通过 ISO 15189 认可的实验室还应遵守 ISO 15189：2012 文件中的相关条款等,不同等级的医疗机构实验室应遵守不同等级医院的相关管理要求。因此,特定的临床实验室须获取不同级别的监管和认可要求。

二、测量系统信息

测量系统生产商应提供详细的使用说明,包括预期用途、检测程序、技术性能、保养、储存建议(温度、湿度、光线及其他环境条件)、局限性及其他有关正确安装、验证及使用的信息。

了解关键的风险缓解措施是建立合理和有效的质量控制计划的另一重要信息。如果实验室需要更多的信息来建立质量控制计划,应联系厂家以获得更多的细节信息。

对实验室自建的或更改的试验,实验室有责任明确和证实表 7-1 中生产商提供的信息。

除了生产商,测量系统的性能数据还可来源于内部形成的评估数据、实验室间比对、室间质量评价及同行评审文献。

三、实验室相关信息

实验室应根据说明书评价其环境是否影响测量系统,包括环境条件、安装 / 运行验证报告、操作者培训和技能、内部性能评估 / 验证数据、外部性能数据(能力验证结果。环境条件主要指测量系统所在环境中的温度、湿度、水、电力、噪声、光等。安装性能验证报告应在测量系统引入实验室后完成。质量控制计划应反映这些条件及其对检测结果的潜在影响。

操作者的培训和技能可影响患者检测结果的质量:人员调整及受训人员的流失、文化和语言技能、消化吸收新信息的能力、解决问题的技能、清除交流能力、工作经验、政策的熟悉度、实验室技能、临时工的能力、教育、许可证或认可证。

实验室应考虑质量管理系统的有效性、人员及人员技能等。实验室应了解专业实验室外的人员进行检测时可能缺少培训或相关技能。尽管不常见的检测可能需要更多地检测质控品,但操作者能力也是决定质控检测频率的一个因素。

患者检测的频率也会影响检测结果的可靠性。操作者可能对不常见的检测不太熟悉,从而增加用户差错和错误结果,相反高频检测则可增加操作员的能力。因此,如果检测频率较低,需要更多的质控品来验证其性能。注意程序的复杂程度及是否是全自动、半自动或手动,如手工进行标本稀释、提取、计算可能较自动过程更容易出现差错。

四、临床应用信息

建立质量控制计划时,实验室应考虑患者检测结果的预期临床用途及潜在影响,应合理与临床医生进行沟通,包括检测结果在筛查、诊断及治疗方面的影响、检测结果是否立刻发布及错误的检测结果引起的临床措施是否会导致严重的危害等。

此外,还应考虑从报告结果至临床采取措施的时间。如果实验室立刻发布检测结果,如急诊,重症监护室或手术室的检验结果,则建议将质量控制计划的重点放在预防错误的结果报告上,因为没有时间来讨论结果的正确与否。但如果有充足的时间来讨论并纠正错误的检测结果,如胆固醇筛查,则要求相对不那么严格。

五、过程图

将整个测量系统分成若干步骤,有助于发现系统的薄弱点,识别潜在的失效模式及相应的控制方法。过程图必须提供有用的细节,列出分析前、分析中和分析后阶段,如表7-2所示。

表7-2　实验室工作流程的关键过程(来源于CLSI GP02文件)

检验(分析)前过程	检验(分析)中过程	检验(分析)后过程
• 检验申请 • 标本采集和标记 • 标本运输 • 标本接收和登记 • 标本检验前处理	• 检验 • 结果审核和随访 • 临床审核	• 结果报告 • 结果归档 • 标本归档 • 适用时,检验收费

建立自动化检测系统过程流程图时应考虑以下几点,大多数情况下,同样的原理适用于同一测量系统上执行的一组分析物或医疗机构内一组相同的测量系统。一个质量控制计划可应用于一个或多个检测系统。

(1)操作员培训和技能:检测系统的操作者应按照厂家说明进行培训和考核。

(2)试剂校准品的放置和储存:从厂家或经销商购买试剂和校准品,按照厂家说明进行储存。

(3)患者标本可接受性评估:标本应使用正确的采集容器。

(4)仪器启动:检测患者标本前应确保检测系统的正确设置和可操作性。

(5)校准:检测系统应校准,评估其性能满足要求。

(6)患者标本上架和检测:操作者将准备好的标本放入仪器进样口,仪器根据条形码识别患者标本。

(7)适当的设备性能:自动化检测系统通过吸取一定的标本量、与适当的试剂混匀,在一定的温度下孵育一定的时间,最后通过比较校准曲线测量分析物的浓度。

(8)结果审核:除非仪器检出故障,出现错误编码的报警,否则可获得检测结果。

图7-3为检测过程流程图的示例,大部分过程同其他测量系统相似。该图的意义在于帮助识别过程中可能需要后续失效分析的步骤。这些步骤可用于明确检测系统质量控制计划中的质控点。图中的数字对应了图7-4鱼骨图中相应的分支。

图7-4为该过程可能出现的失效模式的鱼骨图,表明了失效模式可能的原因及其后果。该测量系统的组分包括试剂(不正确的装运或储存条件)、校准品(不正确的装运或储存条件)、仪器(运行故障、零件故障、移液问题、携带污染及洗涤不充分)和操作者(培训不充分、能力不足及操作错误)。

建立质量控制计划时应综合考虑测量系统、实验室、检测环境及临床应用。表7-3提供了关于根据风险分析信息采集建立质量控制计划的核对表,实验室应考虑的部分因素已列在此核对表中,为实验室完成QCP提供了有用的参考。合理而特定的实验室QCP须通过系统分析并评价影响检测结果的各种因素,同时采用各种质控工具来减少患者风险。

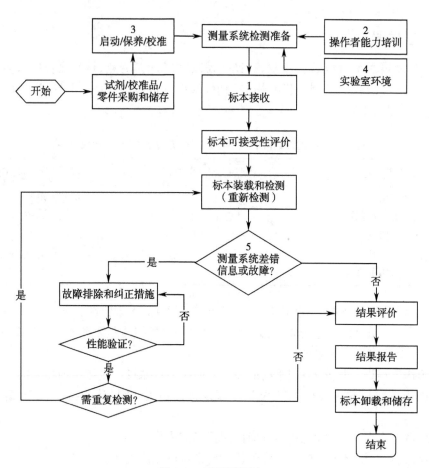

图 7-3 过程图举例

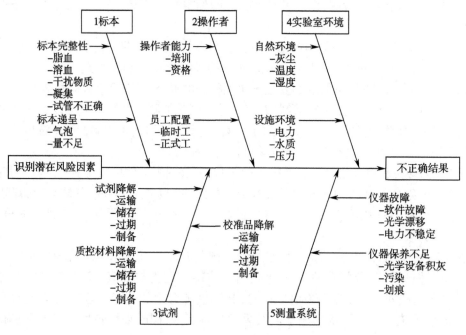

图 7-4 识别潜在失效模式的鱼骨图

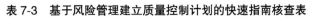

表 7-3 基于风险管理建立质量控制计划的快速指南核查表

测量系统：	核对
A 信息收集	是
1. 特定 QCPs 的监管和认可机构要求	☐
2. 检测系统信息	
a. 厂家说明书中提供了足够的关于其方法学的说明	☐
b. 厂家提供的关于内置质控的范围和有效性，及建议的质控程序	☐
3. 影响检验方法学的环境因素包括：	
标本、试剂、操作者：	
a. 标本类型、量、质量、储存及处理	☐
b. 装载、储存及试剂盒之间的交换	☐
c. 周期性培训检验人员并监测其能力	☐
检验过程：	
a. 稳定的校准	☐
b. 标本携带污染可忽略	☐
c. 通过培训最大限度地降低检测结果误解	☐
d. 试剂在有效期内	☐
e. 预热或分析的时间	☐
f. 气泡、标本量不足、标本过量、凝集、错误的校准代码及不正确试剂引起的风险	☐
g. 软件、电源及机械系统	☐
h. 无线频率或电磁干扰的暴露	☐
物理因素：	
a. 房间温度、湿度	☐
b. 位置、高度、工作面积	☐
c. 移动检测的环境参数	☐
其他因素：	
4. 医院特定的因素 QCP 应考虑不正确结果的后果，结果是否被立即发布，结果用于筛查、诊断还是管理	☐
B 风险评估与控制	是
1. 风险确定	
a. 实验室采用厂家、实验室和法规信息来识别检验过程中潜在故障	☐
b. 实验室客观评价信息，决定其是否适用于自己实验室	☐
c. 实验室回顾流程图，识别危险	☐
请详细描述风险确定的方式：	
2. 风险估计、风险评价和风险控制 实验室估计危害的概率和严重度，及检测系统质控流程的功效，以确定风险是否为临床可接受 请详细描述风险评估的方式：	☐
3. 实验室 QCP 实验室记录所有风险缓解程序作为 QCP，其：	
a. 满足监管、认可要求	☐
b. 符合厂家建议	☐
c. 包括合理的质控过程以减少患者危害风险	☐

续表

请详细描述风险缓解措施：

C 实施后监测

1. 评价实验室 QCP 的有效性
   实验室建立计划定期审核和评价关键质控指标,同时作为调查和评估用户意见的方法 ☐
   建立协议保证合理的交流及厂家更新或召回的措施
   请详细描述 QCP 审核的方式：

2. 解决问题或明确不可接受性能的原因
   发现不可接受性能时应明确其原因并评估对患者危害的风险 ☐
   请详细描述不可接受性能的原因：

3. 纠正措施
   为阻止已发现问题的再次出现而更改的 QCP ☐
   请详细描述 QCP 的更改内容：

第三节　风险评估与质量控制计划

风险评估和质量控制计划建立的总体过程如图 7-5 所示：①从监管机构要求、厂家提供的信息、实验室特定环境和检测结果的临床应用中采集必要的信息；②执行风险评估；③明确有效的措施以降低风险至可接受水平。

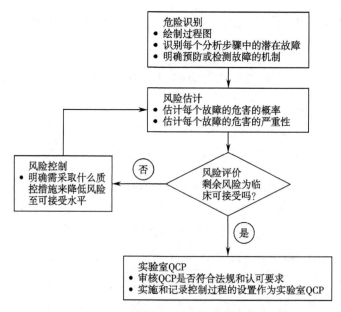

图 7-5　以风险评估建立质量控制计划的过程图

一、风险识别

风险分析的第一步是识别潜在风险及其原因。实验室应详细绘制检测过程图,并采集有用的信息。这些信息用于识别检测过程的潜在失效模式及合理的控制点来预防或检测故障。

1. 回顾厂家提供的信息 此过程有助于识别过程中潜在的失效模式。但在实际工作中不可能记录所有可能的失效模式,有些失效模式能明确地引起危害(如不正确结果或结果延迟发放),而另一些在测量系统的设计中会被阻止。

理想情况下,厂家应在风险评估信息中提供所有有意义的、可直接影响检测结果可靠性的因素,描述测量系统减少风险的特点,证明减少风险的有效性并为实验室减少剩余风险提供建议。实验室应评价厂家提供的信息,明确风险分析是否完整、是否考虑到所有的潜在失效模式、减少风险的举措是否合理及充分可靠。

评价风险缓解措施的有效性时,实验室应考虑厂家采用的实验条件是否满足这些特点,研究结果是否足以证明其适用性。例如,厂家的模拟条件不能复现偶然出现的情况,研究结果的正确解释应以可信区间的形式报告,但可能厂家未提供。如包含 20 个标本的研究结果表示当检测结果大于 15% 真值时,系统能正确识别 90% 错误结果。如果仅此得出其90% 的误差检出率,则是虚假的保证。此研究仅检测 20 个标本,真实的误差检出率可能是69.9%(90%(18/20)的 95% 可信区间为 69.9%~97.2%)。

实验室回顾厂家风险缓解措施时,应了解该信息是否通过监管机构、认证或认可机构的审查,实验室应客观评价该信息,并合理应用自身知识来降低风险。

2. 实验室环境信息的回顾 实验室应确定并记录设备运行环境满足厂家要求。在实验室控制下可能有各种变量会导致潜在失效模式和使用误差,这些可从第二节鱼骨图中获得。特定实验室环境的信息也应包括在风险评价中。

二、风险估计

风险识别后的下一步工作是估计相关风险度,即危害发生概率乘以危害的严重度。

(一)发生概率

识别潜在失效模式后需要估计危害的可能性或概率。由于危害来源于不正确或延迟结果,评价其可能性时应完全理解实验室质量管理系统及结果的临床应用方式。许多实验室采用的总体危害概率可能较实际的故障概率低,因为很多故障可能不会导致危害。图 7-6是患者危害的典型序列事件的例子,故障发生后会以一定的概率导致下游事件的发生,最终可能影响患者安全。采取的医学措施可能不危险,危险的是未采取措施,这也是错误结果所致的不正确的医学措施。

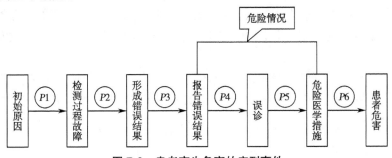

图 7-6 患者产生危害的序列事件

图中的每个步骤都有一定的概率($P1\sim P6$),在评估这些风险时,应考虑系统相应的控制措施和实验室既有的质量管理系统,除非有数据支持,否则不能认为这些措施能 100% 预防或检出故障。

实验室最好能定量估计预期故障率($P1$),但往往没有充足的数据,同样,其他步骤的概率可能也没那么容易定量,这种情况下可采取描述性半定量方法,并建立描述的分类。如 ISO 14971 的半定量分级:经常 = 每周 1 次;可能 = 每月 1 次;偶尔 = 每年 1 次;很少 = 几年 1 次;不可能 = 整个使用期间 1 次。

这些危险情况的概率通常先单独进行估计,然后整体估计。不正确结果所致危害的可能性通常较难估计,此时可通过临床判断进行估计。类似地,延迟结果的影响也可进行判断。这些估计可来自于技术公告、同行评审文献、实验室记录、产品警报及商业杂志,如果这些来源不充足,则再寻求专家判定,后者最好是有着关于检测过程、测量系统和临床应用等不同方面知识的专家组。以下信息来源能帮助实验室或风险评估小组估计报告错误结果的概率:历史故障数据、方法学评估数据、可靠性评估、位置环境评估、质控或室间质量评价信息。而以下信息则有助于估计收到不正确结果所致危害的概率:医学文献、医学判断、会诊等。

(二) 危害的严重度

故障包括不正确结果、延迟结果及无结果,其后果可能引起患者危害。例如,错误结果将导致错误的诊断,患者可能接受不正确或未治疗的危害。故障的评估重点是危害的严重度,这需要实验室和临床共同协商判断。需要考虑的关键问题包括:①临床医生会如何使用该结果? ②确认检测结果还需要哪些信息? ③临床医生在处理结果前获得确证结果的概率? ④结果引起临床决策有多快? ⑤根据结果会对患者采取哪些干预措施? ⑥不正确的干预会对患者产生什么危害? ⑦危害有多严重?

如果实验室不能评价所有这些关键因素,可考虑其中最重要的情况。以下是 ISO 14971 列出的严重度的半定量分级:可忽略 = 临时不适;很小 = 临时伤害,不需要专业的医学干预;严重 = 专业的医学干预的危害;危急 = 永久的或危及生命的伤害;灾难性 = 引起患者死亡。实验室应选择能代表可能严重度范围的水平,太多等级的划分会引起无谓的讨论。

三、风险评价

将故障的概率乘以严重度,然后与实验室标准的临床可接受风险相比来评估患者的危害。评估时应考虑测试的临床益处及现阶段能达到的程度,完全阻止故障或者检出所有不正确结果是不可能的,但如果不正确结果的出现频率降低至可接受水平时,其风险也是可接受的。实验室应明确采取措施后的剩余风险是否是临床可接受的。可接受风险的标准应根据检测结果的临床用途而定,但对于特殊检验,实验室可通过衡量利弊,将原先不可接受的结果转为可接受的。

由于概率和严重度通常都是描述类别,很难由一个程序将两种因素结合起来。目前可行的方法是建立以一边为危害发生概率,另一边为严重度的可接受矩阵,以此得出定性的结果,见表 7-4。

表 7-4 风险可接受性矩形表

发生概率	危害严重度				
	可忽略	很小	严重	重要	灾难性
经常	不接受	不接受	不接受	不接受	不接受
可能	接受	不接受	不接受	不接受	不接受
偶尔	接受	接受	接受	不接受	不接受
稀有	接受	接受	接受	接受	不接受
不可能	接受	接受	接受	接受	接受

四、风险控制

如果风险分析为不可接受的,则相应的失效模式需要采取控制措施,使剩余风险降低至可接受水平,实验室应审查可接受风险的危害,验证其已降至可行水平。实验室应评估每种风险控制措施,如厂家提供的具体缓解措施或质量控制工具,并验证其能使故障降低至临床可接受水平。

如果剩余风险是临床不可接受的,实验室还需采取其他措施来降低风险,重复此过程直至剩余风险降低至可行的、可接受的水平。

五、质量控制计划

如果剩余风险已降低至可接受水平,则可将相应的控制措施纳入至实验室质量控制计划中。每个控制或用户要求的措施应添加到总结表、实验室风险评估及 QCP 表中,作为实验室特定分析物的检测过程的质量控制计划的一部分。

审核时,可能发现相同的 QC 组分能减少各种风险,将表格中各个质控组分分类后纳入质量控制计划。

使用质量控制计划前,实验室应确定其符合相应的监管机构和认证的要求,且符合厂家说明书。只有当实验室确定所有识别的风险已降低至临床可接受水平且质量控制计划符合最低的监管机构和认证要求时,才能实行质量控制计划。建立质量控制计划时,实验室风险评估和质量控制计划表格为决策制定过程提供了很好的总结,实验室监察员也可利用这些信息决定质量控制计划的制订是否合理。

六、质量控制计划实施后的监测

作为质量管理体系的一部分,实验室应建立监控系统来检测质量控制计划的有效性。不可接受的性能需要进行调查来识别根本原因,并进行合理的修正。监控系统也是"纠正预防措施管理"过程的一部分。另外,进一步识别减少可接受风险的机会是实验室持续质量改进计划的一部分。实验室应建立相应的标准评估任何影响检测结果的因素。

(一)实验室质量控制计划有效性的评估

一个有效的质量控制计划能优化误差检出率,长期监测已应用的质量控制计划时应考虑以下因素:①以预期的时间间隔评估质量控制计划的性能,验证预期有效性和效率对应的精密度或偏倚趋势;②记录和调查临床医生对于实验室结果与患者症状或诊断不一致的意见,后者作为实验室质量体系方针、政策和程序的一部分。如果调查显示结果是不正确的,应评价质量控制计划未阻止或未检出故障的原因、风险是否依旧可接受、质量控制计划是否需要进行改进;③记录并跟踪运行拒绝率、标本拒绝率及不合格标本的接受率等,为质量控制计划性能评价提供信息。同时,应周期性审核结果。

(二)调查不可接受的性能及纠正措施

一旦识别性能不可接受,应评估其对患者健康的影响,并记录下来,作为原始风险评估审核的一部分。如果风险是不可接受的,应明确其原因,并采取纠正措施以阻止相同故障的出现,然后将风险评估进行更新。

以下是部分可能纠正措施的例子:①如果故障是测量系统本身的装备问题,应增加更多的预防保养措施或新的控制过程;②如果故障是环境问题,应改进测量系统或实验室环境;③对于操作者错误,可修订程序消除误差或者制订培训计划,保证操作者了解故障原因。

为消除不可接受性能的原因,须更改质量控制计划以反映纠正措施。对于影响患者健康的误差和设备故障应合理报告给厂家和当地医疗设备监管机构。如美国 FDA 的药物监管项目是全国性的不良事件报告系统,包括自愿和强制报告。FDA 将报告的事件发送给厂家,并与参与者分享安全信息。其他国家和地区也有类似的项目。

第四节　质量控制工具

采用合适的质量控制工具能帮助实验室建立综合的质量控制计划,有效地监测和评估测量系统的性能。每个质量控制工具都有优点和缺点,单独一个质量控制工具不能持续预防或检测所有故障,理解其优缺点有助于将风险降低至可接受水平。此节简单地描述了 QC 工具及其优缺点。

一、质控品的分析

(一)实验室内质量控制

过去,定量测量系统的统计过程控制包括材料(如患者标本)的周期性分析,即质控材料。根据检测的数量和频率、已建立的统计限,质控方法能有效地检出临床上有意义的性能(偏倚)及精密度的改变。质控品是尽可能模拟患者标本的能长期保持分析物稳定的材料。如果可能,最好在一个时期(通常是一年或更久)内使用同一批号的质控品。

常规工作中采用的质控品应尽可能测量整个检测过程。质控的原理是测量可能影响患者标本及质控品检测的系统故障或错误及用户的错误。

采用质控品监测测量系统包括建立特定批号的平均值和标准差,确定统计限,以识别测量系统出现的不可接受的性能改变。每个测量系统的质控方法必须确定以下几点:质控品的检测频率、质控品的类型和数量、统计限、超出可接受水平所采取的措施。在确定质控品的检测频率时,实验室应明白任何系统误差可能直到下次质控事件才能检出,但误差出现的时间不能确定。检测结果的临床用途、分析物稳定性、分析过程及校准等都会影响质控频率。

如果多个实验室使用相同的测量系统及相同批号的质控品,则可汇集检测结果提供实验室间相同组的比对。

评价质控品的有效性时,应考虑以下局限性:①质控品监测的仅是标本暴露部分,控制程序无法质疑整个测量系统中的其他步骤。②质控品可能不能模拟患者标本的所有特性,由此出现的基质效应可对测量系统造成不正确干扰。如试剂批号改变,质控结果不能反映测量系统检测患者标本的性能。③质控品应充足且有较长的保质期,避免频繁进行批间评价。质控品应有较好的开瓶稳定性,分析物不稳定性是变异的潜在来源,可使质控结果的解释具有误导性。④如果质控品容易变质或降解,如分子检测,应考虑使用单次使用的质控品。

以数值表示的半定量或定性的测量系统也可通过统计过程控制进行监测,而不以数值表示的测量系统则通过已知测定值的质控品验证方法的性能。

此外,无法检测的偏倚和额外的不精密度也是风险。质控品的检测频率应有较高的误差(超出临床允许范围)检出率。

（二）实验室间质量控制

如果多个实验室使用相同的测量系统及相同批号的质控品时,可通过多个实验室间比对评价检测结果的准确性,并通过统计分析确定靶值和质控限。如商品化质控品上标明的来源于所有参加实验室同一组的值。混合患者标本也可作为质控品,分发给多个实验室建立协商一致的靶值。

有效的质控方案通常包括实验室内质控监测日间变异和室间质量评价验证结果的一致性。其局限性同样与质控品的性质(如稳定性、基质效应、分析物有效性等)有关。

室间质量评价结果网络回报前,实验室间比对结果仅用于回顾性审核性能的稳定性。基于网络的室间质量评价能提供数据分析和及时的数据反馈。

（三）正确度控制品

靶值由参考实验室采用经过验证的原级参考测量程序来检测参考物质(质控品)而给定。厂家验证质控品与患者样品的互通性后,用于验证实验室测量系统的正确度。正确度控制品必须有产品标签表明其可用于正确度测量及验证的互通性的测量系统类型。

正确度控制品用于日常质控则较贵,一般用于验证首次使用的测量系统的校准是否正确。正确度控制品还能在常规校准验证或者患者结果存疑时进行故障排除。

（四）定值质控品

质控品可用于确定特定测量系统的值,定值质控品的靶值通常由厂家或实验室在靶值测定程序中用特定测量系统来测定。这些材料可用于个体实验室明确系统性能是否与期望一致。这些系统特异的值的用处有赖于溯源性及赋值过程的可靠性。

（五）非定值质控品

非定值质控品广泛应用于临床实验室。通常,相比于定值质控品,非定值质控品更便宜,可用于评价正确度和精密度。厂家不提供非定值质控品的靶值,也无法溯源至特定的检测体系。终端用户对该质控品进行赋值,厂家可能提供特定分析物的浓度范围,但无法溯源,也未必准确。

（六）质控频率

质控频率与质控品、测量系统的稳定性及影响测试稳定性的实验室条件,如人员变动、错误结果的临床风险等有关。质控频率必须符合监管机构和认可的最低要求。

高监测频率能增加系统误差的检出率,及时警告临床医生,减少患者的危害。例如,每50个标本进行评估的实验室比每500个标本进行评估的实验室能更早地识别系统误差。一定时间内实验室检测标本总数也可影响质控频率。例如,24小时制、检测2 000个标本的实验室最好一天执行多次质控,而 8 小时轮班、检测 50 个标本的实验室只要在轮班开始和结束时进行质控就足够了。

二、内置测量系统的控制

（一）配套质控品

由厂家置入试剂包装盒,由测量系统自动测量的质控品。通常,配套质控品的结果与传统质控品一样,由预先确定的质控限来评估。厂家最好提供配套质控品的相关信息及其在风险评估中的有效性。注意质控品不能监测测量系统的所有组分,实验室必须评价厂家提供的信息,明确配套质控品是否能模拟患者标本,以充分地控制标本检测的完整过程。

实验室应讨论特定测量系统的质控品的选择是否能优化(如与校准品太相似,则不能很好地模拟患者标本进行有效的质控)。厂家应说明配套质控品的局限性,如在监测过程中可能会漏掉一些临床相关的误差。

（二）测量系统功能的核查

测量系统通常包括感应器或检测器,并在发生故障时反馈给用户。系统组分不在可接受限内工作时,通常以错误信息的形式反馈给用户来阻止结果的报告。此过程可包括某些参数的监测,如温度、孵育时间、试剂或标本的正确转移量及每个标本的检测信号。

某些测量系统可能还包括检测差错的程序,包括标本量不足或过多、气泡、凝块、抗凝剂选择错误、标本溶血、环境温度不符、气压、湿度及其他潜在差错等。厂家提供的信息应包括关于功能检测及其在风险缓解中的有效性信息。

测量系统功能的检验并不是检测整个检测过程,而是阻止影响某个或某些标本的故障。厂家应指明哪些功能对产生准确结果至关重要及哪些功能有被监测。

（三）电子系统的核查

某些测量系统包括软件算法来检验系统的电子组分。通常不监测所有的组分,如测量系统外的检测过程、化学反应或标本的引入都不在此范围内。注意电子系统并非 100% 有效的或在所有条件下适用(如标本量检测器仅在出现患者结果不符后检出标本总量不足)。厂家提供的信息应包括关于电子系统核查及其在风险缓解中的有效性的信息。这些信息应表明哪些组分及功能是电子监测,及系统检查的可靠性。

（四）校准检验

自动校准检验是为了在质控品和患者标本检测前检出相关校准问题,通过当前校准反应或曲线与预期校准数据之间的比对来验证反应或曲线是否在预期范围内。预期范围通常由厂家提供或来源于之前可靠的校准。

校准检验通常在每次系统校准后自动执行,也可按照说明书人工进行。厂家提供的信息应包括关于校准检查及其在风险缓解中的有效性的信息。这些信息应表明哪些组分及功能是电子监测,及系统检查的可靠性。注意校准检验可能检出落在预期统计范围外的校准,但不能证明校准符合溯源性要求。

三、采用患者检测结果的控制技术

（一）患者标本的重复检测

如果没有合适的质控品且患者标本足够稳定,或者需要更多的重复性审核时,可在同一测量系统或多个测量系统上重复检测部分患者标本,以验证各个测量系统间的一致度。根据预期一致度来评价结果,如果差异超出预期范围,应调查原因。

检测患者标本能消除基质效应,但局限性在于部分分析物不够稳定,不能在多天储存后进行重复检测,或者标本常规处理后不能再重复检测。

(二) 监测总体患者结果

假设患者人群和检测结果的分布是比较稳定的,则监测患者检测结果的分布趋势能检出系统性能的变化。这种方法消除了基质效应,能检出系统误差。

该方法的有效性取决于使用足够数量的检测结果来计算总值,后者因分析物而异,且限制了该技术的实用性。检出患者结果趋势的能力有赖于检测的不精密度和分析物的生物学变异,在实际工作中可能较难实现,需要有严格的评价或离群值剔除方法。

(三) 不可信值

不可信值指在生理上不可能或不会发生的不可信结果,其提示测量系统发生故障或者患者标本有问题(如存在干扰物、静脉注射液的污染或标本量不足)。事实上,患者结果超出预期范围时应进行审核和调查。

不可预测的偶然事件或者影响可使结果发生很大的偏离,不可信值的识别能减少相应的风险,保障患者的安全。

不可信值范围不是对所有的分析物都合适,如果选择不当,可能会阻止正确结果的报告或者引起过多的假警告。调查假警告是很费时的,通常需要实验室获得更多的临床信息。人工处理不可信值对大多数实验室而言是不现实的,因此实验室最好利用 LIS 系统、中间设备或者其他计算机系统来实现。

(四) 差值检验

差值检验能评价同一患者历史和当前结果的差异。如果差异大于预定范围,则应审核当前结果是否有错误的可能。范围取决于生理因素导致的结果变化及测量不确定度。

差值检验能检出标本标签错误或不正确的标本采集,其仅能检出较大的错误,当临床医生未质疑非预期结果时较有用。最优差值检验范围的建立和验证比较难,有意义的差值或者差异度可因分析物的整个浓度范围而异,同一差值检验范围可能并不适用于所有患者群体。

假差值的调查是很费时的,通常需要更多的临床信息来区分真假误差。人工计算对大多数实验室是不现实的,因此实验室最好利用 LIS 系统、中间设备或者其他计算机系统来实现。

(五) 同一标本多个分析物的相互关系

通常一个标本会测量几个分析物的浓度,在这种情况下,各检测结果之间的关系有助于识别较大的误差。例如血红蛋白和血细胞比容、阴离子间隙、ALT 和 AST、TSH 和 f-T4 等。

识别有问题的检测结果的算法可通过测量系统软件、中间件或 LIS 系统建立。但检测结果差异的可接受范围较难建立,该方法适用于病理状态下存在一定关系的分析物。假警报的调查是很费时的,通常需要获取更多的临床信息。

第五节 应 用 实 例

以实验室自动化葡萄糖检测的风险评估过程为例,解释风险评估的原理。注意此节仅作为一个解释性的例子,并不包括完整评估所要考虑的所有可能的风险。列举的风险因素可能不适用于某些实验室条件,不能作为特定实验室的实际质量控制计划。但在很多情况下,相同的原理适用于同一检测仪器上的多个分析物或同一环境下的多台检测仪器。

一、风险评估

实验室首先应阅读当地和国家监管和认可机构的要求、厂家提供的潜在风险信息、实验室环境和检测结果的临床应用等信息。测量系统具体情况描述如下:台式自动化多分析物测量系统,包括试剂盒(200 个测试或 1 000 个测试的配置)、质控品、厂家提供的校准品和内置质控程序。

厂家在说明书中建议至少在更换试剂批号时、重新校准时及重大保养后分析两个浓度的质控品。手工校准至少在以下情况下执行:①每周;②试剂批号改变;③质控失控;④重大保养后。

实验室风险评估首先应考虑厂家确定的每个风险或失效模式及厂家提供的测量系统功能或控制措施能否将风险降低至临床可接受水平。具体由实验室确定剩余风险是否可接受。如果不能接受,实验室应建立更多的控制措施使剩余风险降低至临床可接受水平。实验室可能会发现除厂家提供的信息外的更多风险或失效模式,应根据实验室环境来评价这些风险。

在这个例子中,根据两种实验室环境的不同要求来修正质量控制计划:①有经验丰富、技术可靠人员的急诊检验或住院检验;②经验少且人员更换率高的门诊检验。分析仪在相同的实验室管理下用于两个不同的实验室环境。第一个是中心实验室用于急诊和住院患者的常规葡萄糖检测,由经验丰富的技术员每天进行 500 个测试,人员周转少。该分析仪用于诊断糖尿病、验证与临床症状不符的葡萄糖 POCT 的检测值、手术室、急诊室、新生儿室及重症监护室的检测。第二个是有 10 位医疗人员组成的门诊实验室,每天进行 20~25 个测试。该实验室配备有护士(1~2 年临床培训,但实验室经验很少),人员更换率高,平均每个职员仅呆 6 个月。此分析仪用于门诊的所有葡萄糖检测,包括糖尿病的诊断及偶尔的急诊检测。

表 7-5 为风险评估表。靶失效模式通过风险分析检出实验室可能存在的薄弱过程,对于某些薄弱过程,厂家提议或设计了相关的预防措施,但这些功能或预防措施可能有已知的局限性,这些局限性可导致厂家的预防措施无法满足实验室的要求,因此实验室需要对这些无法接受的靶失效模式采取特定的质控措施,最后再判断剩余风险是否可接受。下文将对该葡萄糖检测的多个潜在失效模式进行一一分析。

表 7-5　风险评估表

行	靶失效模式	厂家负责		实验室负责		
		测量系统功能或推荐措施	功能或推荐措施的已知局限性	质控措施有效与否	解决已知局限性的措施	剩余风险是否可接受(是/否)

(一)靶失效模式——装载期间试剂变质

实验室需要解决的是由于试剂装载期间的变质引起的不正确结果。厂家建议的缓解风险的措施为每次新装载试剂时分析质控品。该信息可见于说明书。表 7-6 呈列了该条措施的局限性及实验室决定的弥补此局限性的措施。

表 7-6 装载期间试剂变质的风险评估

行	靶失效模式	厂家负责		实验室负责		
		测量系统功能或推荐措施	功能或推荐措施的已知局限性	质控措施有效与否	解决已知局限性的措施	剩余风险是否可接受(是/否)
1	装载期间试剂变质导致的不正确结果	装载新试剂时,检测与试剂不在同一装载中的质控品	质控标本的变质可能不正确的评估试验的完整性			

实验室评估因装载期间试剂变质导致的不正确结果的风险的关键因素包括:

1. 厂家建议试剂储存条件为 2~8℃,但测量系统无内部质控功能。验证试剂接收时的冷链状态,分析质控品验证性能。

2. 局限性:质控标本降解或过期,可能不能检出试剂问题。实验室必须检查其有效期、开瓶稳定期,并按厂家说明储存质控品。实验室应确信能遵守这些建议。门诊实验室通常有较高的员工转换频率,监测温度和储存条件相比中心实验室的熟悉检验的员工有更大的挑战。建议在门诊实验室配置持续温度监测警报系统。

3. 质控结果的可接受标准必须反映实验室环境的实际性能。质控标本的性能可因方法、分析仪类型而异,甚至是两个相同类型的分析仪间也不同。虽然厂家建议的可接受限可用于验证符合声称的性能,但每个实验室应根据几天重复检测相同批号的质控品、测量系统校准及不同的操作员来建立自己的可接受标准。在这个例子中,实验室应长期在中心实验室和门诊实验室分析质控品,并根据质控品的性能建立可接受限。

4. 用质控标本评估剩余风险:

——危害的概率:稀有,质控标本应检测一批变质的试剂

——危害严重度:重要,如质控结果遗漏了重要的试剂问题

——剩余风险:可接受

这些质控组分总结于"解决已知局限性的措施"列中,如表 7-7 所示。

表 7-7 装载期间试剂变质的风险评估和质量控制计划(自动分析仪检测葡萄糖示例)

行	靶失效模式	厂家负责		实验室负责		剩余风险是否可接受(是/否)
		测量系统功能或推荐措施	功能或推荐措施的已知局限性	质控措施有效与否	解决已知局限性的措施	
1	装载期间试剂变质导致的不正确结果	装载新试剂时,检测与试剂不在同一装载中的质控品	质控标本的变质可能不正确的评估试验的完整性	N/A- 无自动化的质控程序检测试剂完整性	按厂家说明: - 装载新试剂时,检测与试剂不在同一装载中的质控品 - 按厂家说明储存质控品 实验室实施质控过程: - 门诊实验室配置持续温度监测警报系统 - 保证质控品在有效期及开瓶稳定期内 - 验证试剂接收时的冷链状态 - 确保质控品的性能可接受限适用于该实验室	是

（二）靶失效模式——校准品变质

厂家的用户手册描述检测系统内部可监测校准品的吸光度值是否在预期范围内,否则会产生错误信息,阻止患者标本的检测。

1. 厂家建议每次校准后检测质控品来进行验证。

2. 局限性:检测系统的性能可在质控检测和下一次校准前出现漂移。内部质控过程可能无法检出校准漂移。

3. 质控结果在可接受范围内,可验证检测系统的稳定性,并可验证如校准等的重大事件。厂家建议每周校准,校准后应重新检测质控品。提高质控频率,如每三天一次,可保证检测系统的稳定性及校准期间不发生校准漂移。注意从检测系统初始运行、检测质控品直至实验室采集足够的数据,获得检测系统长期稳定性的标准水平。建议在校准前也检测质控品,以在试验条件发生改变及因新的校准时间引起的校准漂移前来验证检测系统的性能。

4. 分析室间质量评价标本,比较采用相同检测系统和试剂的同行实验室的性能,验证检测系统的校准准确性。

5. 内部校准监测及校准前后的质控后的剩余风险:

——危害的概率:稀有,内部软件控制过程和质控品都未检出校准误差

——危害严重度:严重,如果校准误差出现

——剩余风险:可接受

将这些质控组分加入实验室风险评估和 QCP 部分,如表 7-8 所示。

表 7-8　校准品变质的风险评估和质量控制计划(自动分析仪检测葡萄糖的示例)

| 行 | 靶失效模式 | 厂家负责 | | | 实验室负责 | |
		测量系统功能或推荐措施	功能或推荐措施的已知局限性	质控措施有效与否	解决已知局限性的措施	剩余风险是否可接受(是/否)
2	校准品变质导致的不正确结果	软件监测校准品的完整性	检测系统的性能可在质控检测和下一次校准前出现漂移	部分	厂家建议: - 每次校准后检测质控品来进行验证 实验室实施质控过程: - 校准前检测质控品,以在校准漂移前验证系统性能。 - 每三天分析质控物,直至采集足够的数据,获得检测系统长期稳定性的标准水平 - 参加室间质量评价,同行进行性能比较	是

（三）靶失效模式——数据输入错误

由于数据输入错误导致不正确的结果,包括标本识别号、校准因子、试剂类型及其他分

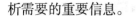

析需要的重要信息。

1. 测量系统有内部条形码阅读器。

2. 局限性 条形码阅读故障,但手工输入会增加差错发生的概率。实验室应有文件化的程序说明如何验证手工输入,且进行人员培训。缺乏实验室经验的人员,可能不太理解手工输入数据可能导致的错误。培训应强调数据输入错误的后果及如何检查手工输入能减少错误的可能性。

3. 条形码系统比手工输入更稳定。建议实验室采用条形码系统,最大限度地降低数据输入差错。

4. 采用条形码阅读器的剩余风险:

——危害的概率:有条形码阅读器,稀有

——危害严重度:严重,出现数据输入错误

——剩余风险:①不可接受:只有手工输入则不可接受,因为潜在危害概率为可能且严重度危急;②可接受:手工输入和双人核查,危害概率为偶尔;③可接受:条形码系统,危害概率为稀有

将这些质控组分加于实验室风险评估和 QCP,如表 7-9 所示。

表 7-9 数据输入错误的风险评估和质量控制计划(自动分析仪检测葡萄糖的示例)

行	靶失效模式	厂家负责		实验室负责		
		测量系统功能或推荐措施	功能或推荐措施的已知局限性	质控措施有效与否	解决已知局限性的措施	剩余风险是否可接受(是/否)
3	标本数据输入错误导致的不正确结果	条形码阅读器确保正确的数据输入	条形码误读(罕见事件)手工输入的差错频率高于条形码输入	是,除非手工输入	厂家建议:采用条形码数据输入 实验室质控过程:培训员工验证手工输入数据	是

(四)靶失效模式——标本量不足

风险:标本量不足导致的结果误差

1. 内部光学感应器检查充足的标本量。标本量不足可导致 10% 的误差。咨询临床医生表明该结果的临床应用中 10% 误差可接受。

2. 局限性 实验室应监测接收标本量不足率。标本放置至仪器前肉眼检查可以很大程度上捕获标本量不足的差错。这些问题尤其在儿科患者中更为常见。若需重新采集足够量的标本必定会延迟患者等待时间,甚至影响后续质量。

3. 光学感应器及操作员培训后的剩余风险:

——危害的概率:稀有,光学感应器与操作员都未检出标本量少

——危害严重度:严重

——剩余风险:可接受

将这些质控组分加入实验室风险评估和 QCP,如表 7-10 所示。

表 7-10　标本量不足的风险评估和质量控制计划（自动分析仪检测葡萄糖的示例）

行	靶失效模式	厂家负责			实验室负责	
		测量系统功能或推荐措施	功能或推荐措施的已知局限性	质控措施有效与否	解决已知局限性的措施	剩余风险是否可接受(是/否)
4	标本量不足导致的不正确结果	标本量不足检测器识别引起结果高于 15% 的误差的标本；光学感应器检测移液器中的凹液面，保证标本量在合适的水平，否则系统会报警	系统可能无法检出轻微的标本量不足，形成不正确的结果	部分	厂家建议： - 无，自动化标本量不足检测器 实验室实施质控过程： - 检测标本量不足率，培训员工正确采集标本。 - 检查儿科标本量，保证足够的上机标本量	是

（五）靶失效模式——标本凝集

风险：标本凝集导致不正确结果

1. 测量系统监测标本探针压力。厂家要求常规保养清洗标本探针中沉积的蛋白质，保证最优的测量系统探针压力的监测。

2. 局限性　微凝集可能无法检出。实验室不知道微凝集对葡萄糖结果的影响。当操作员抽血后未立刻混匀或在离心和处理前凝集时间不够，则更易出现微凝集。经验不丰富的抽血员可产生更多的问题标本。考虑监测收到凝集标本的频率，重新培训负责采集这些标本的人员。

3. 实验室应培训操作员在分析前检查标本是否凝集，并按厂家建议进行常规保养，以避免遗漏微小凝集所致的误差风险。注意大保养可改变分析仪的条件。因此保养前后应分析质控品以保证保养不影响检测结果。

4. 压力感应器及操作员培训后的剩余风险：

——危害的概率：偶尔，感应器与操作员都未检出凝集标本

——危害严重度：严重，微凝集导致的后果不确定

——剩余风险：可接受

将这些质控组分加入实验室风险评估和 QCP，如表 7-11 所示。

表 7-11　标本凝集的风险评估和质量控制计划（自动分析仪检测葡萄糖的示例）

行	靶失效模式	厂家负责			实验室负责	
		测量系统功能或推荐措施	功能或推荐措施的已知局限性	质控措施有效与否	解决已知局限性的措施	剩余风险是否可接受(是/否)
5	标本凝集导致的不正确结果	探针监测内部压力测量系统软件查找凝集现象的信号指示	可能无法检测微凝集	部分	厂家建议： - 常规保养，确保压力感应器的功能； 实验室实施质控程序： - 培训员工检查肉眼可见的凝集 - 监测收到凝集标本的频率	是

（六）靶失效模式——携带污染

厂家表明由于标本携带污染导致不正确结果的风险：

1. 测量系统采用洗涤机制减少污染探针的标本携带污染的可能性。厂家建议分析质控品及常规保养确保探针被定期检查、清洗或更换。

2. 实验室应明确重大保养程序可改变分析仪的条件；在重大保养前后都应监测质控标本来保证保养不会影响检测结果。

3. 厂家表明了在检测葡萄糖浓度为 480mg/dl（26.7mmol/L）标本后面的标本结果的偏倚小于 15%。

4. 局限性　清洗高浓度标本失败可导致携带污染。厂家建议的定期进行常规保养及分析质控品可能无法减少携带污染带来的风险。这些仅是预防性措施，保证探针已清洗、洗涤机制仍有效。所以实验室应在葡萄糖浓度高于 480mg/dl（26.7mmol/L）时重新检测下一标本。

5. 当实验室收到葡萄糖浓度高于 480mg/dl（26.7mmol/L）的标本较多时，标本携带污染的风险也较大。高通量的实验室如中心实验室一天可收到好几个高浓度葡萄糖的标本，而低通量的实验室如门诊实验室可能几天才收到 1 个。如果遗漏高浓度葡萄糖的概率为 1/100，则中心实验室应表示为可能，而门诊实验室应表示为偶尔。

6. 风险概率（可能），再乘以严重度（严重），其风险是临床不可接受。实验室必须明确其他的缓解措施。而这些缓解措施在门诊实验室可能不必要，因为其频率较低。

7. 其他措施包括结果释放前无自动验证审核时重新检测所有高浓度结果，建立 LIS 提示以警告操作者在高浓度后的标本检测结果释放前重复检测标本。

8. 洗涤机制和重复检测政策及葡萄糖浓度高于 480mg/dl（26.7mmol/L）的 LIS 提示后的剩余风险：

——危害的概率：偶尔，操作者忽略 LIS 提示，在对浓度高于 480mg/dl（26.7mmol/L）的标本后的标本未重新检测

——危害严重度：严重，浓度高于 480mg/dl（26.7mmol/L）的偏倚未知

——剩余风险：可接受

将这些质控组分加入实验室风险评估和 QCP，如表 7-12 所示。

表 7-12　标本携带污染的风险评估和质量控制计划（自动分析仪检测葡萄糖的示例）

行	靶失效模式	厂家负责			实验室负责		剩余风险是否可接受（是 / 否）
		测量系统功能或推荐措施	功能或推荐措施的已知局限性	质控措施有效与否	解决已知局限性的措施		
6	标本携带污染导致的不正确结果	使用一次性的反应杯，探针洗涤装置，洗涤装置洗去高浓度标本遗留的剩余葡萄糖	洗涤不充分可引起后面标本的评价错误	部分——需要额外的实验室缓解措施	厂家建议： - 执行常规保养 实验室实施质控过程： - 重大保养前后分析质控品 - 葡萄糖浓度高于 480mg/dl（26.7mmol/L）后的标本重新检测 - 报告结果时不自动审核，葡萄糖浓度高于 480mg/dl（26.7mmol/L）时 LIS 提示操作者		是

（七）靶失效模式——保养引起的差错

实验室应注意在保养程序中可能产生新问题或故障的风险。

1. 厂家建议重大保养后重新校准。

2. 局限性 重新校准不能减少在保养期间产生的所有可能的问题,实验室建议在重大保养前后检测质控品记录测量系统的性能。重大保养通常包括清洗或更换所有可能影响化学反应或信号检测的组分。

3. 在保养前检测质控品,验证自上次质控至保养所致的测量系统条件改变的可接受性能。

4. 重新校准及重大保养前后的质控品检测后的剩余风险

——危害的概率:稀有,重新校准及质控品检测未检出测量系统故障

——危害严重度:重要,如果保养引起测量系统故障

——剩余风险:可接受

将这些质控组分加于实验室风险评估和 QCP,如表 7-13 所示。

表 7-13 标本相关的风险评估和质量控制计划(自动分析仪检测葡萄糖的示例)

行	靶失效模式	厂家负责			实验室负责		
		测量系统功能或推荐措施	功能或推荐措施的已知局限性	质控措施有效与否	解决已知局限性的措施		剩余风险是否可接受(是/否)
7	保养后引起的差错	重大保养后重新校准	重新校准可能不能纠正保养引起的所有问题	N/A-无自动化质控过程	厂家建议: - 重大保养后重新校准 实验室实施质控过程: - 重大保养前后的质控品检测		是

（八）靶失效模式——过期试剂

使用过期试剂导致的不正确结果。过期试剂有两种来源:超出厂家未开封储存有效期的;开瓶稳定性。

1. 测量系统采用条形码过期日期阻止其继续使用。但是仍有可能继续使用开瓶稳定期外的试剂,因此厂家实验室建议培训操作员每天使用前检查试剂的开瓶日期。

2. 局限性 条形码过期日期仅能阻止在厂家储存过期日期外的使用,不能自动检查开瓶稳定性。

3. 厂家研究表明条形码能阻止过期的试剂的使用。

4. 条形码及培训操作员每天检查试剂开瓶过期日期后的剩余风险:

——危害的概率:偶尔,操作员忽略开瓶稳定日期。

——危害严重度:严重,使用开瓶稳定期外的试剂的后果未知

——剩余风险:可接受

将这些质控组分加入实验室风险评估和 QCP 中,如表 7-14 所示。

表 7-14　使用过期试剂的风险评估和质量控制计划（自动分析仪检测葡萄糖的示例）

行	靶失效模式	厂家负责			实验室负责	
		测量系统功能或推荐措施	功能或推荐措施的已知局限性	质控措施有效与否	解决已知局限性的措施	剩余风险是否可接受（是 / 否）
8	使用过期试剂导致的不正确结果	试剂信息的条形码输入。软件阻止失效试剂的使用	不能检测开瓶后的失效期	部分 - 条形码能阻止过期试剂的使用，但不能检测开瓶稳定性	厂家建议： - 条形码化的试剂盒能阻止使用过期试剂 实验室实施质控过程： 将监测开瓶过期日期纳入程序，并培训员工	是

（九）靶失效模式——变质试剂

使用在储存或开瓶后提前变质的试剂导致不正确结果

1. 测量系统监测试剂空白吸光度可阻止超出范围的分析。

2. 局限性　此功能不是自动读取试剂过期日期或开瓶试剂的使用时间。这些局限性前面已描述过。

3. 除了其他系统质控过程，如监测储存条件、条形码和开瓶过期监测，周期性地分析质控标本能直接验证检测系统的性能。厂家建议在开瓶新试剂、校准后及重大保养后应分析质控品。实验室应监测系统报警信息，必要时增加质控频率。

4. 空白吸光度监测后的剩余风险：

——危害的概率：罕见，空白吸光度监测及其他质控组分（收到试剂时评价装载、冰箱温度监测、每天检查开瓶过期日期）未检出试剂的变质。

——危害严重度：严重，如果试剂变质

——剩余风险：可接受

将这些质控组分加入实验室风险评估和 QCP，如表 7-15 所示。

表 7-15　试剂变质的风险评估和质量控制计划（自动分析仪检测葡萄糖的示例）

行	靶失效模式	厂家负责			实验室负责	
		测量系统功能或推荐措施	功能或推荐措施的已知局限性	质控措施有效与否	解决已知局限性的措施	剩余风险是否可接受（是 / 否）
9	使用变质试剂所致的不正确结果	试剂变质出现的颜色变化引起试剂空白吸光度的变化；周期性分析质控品	不能检出试剂储存或过期	部分 - 需要额外的质控过程监测值机的储存和保质期	厂家建议： - 自动化的试剂空白检测 实验室实施质控过程： - 条形码化的试剂盒 + 员工监测开瓶稳定性 - 试剂上机前评价试剂性能 - 监测储存条件或使用持续性温度监测 - 每天在门诊实验室分析质控品	是

（十）靶失效模式——分光光度计漂移

分光光度计漂移导致的不正确结果

1. 根据厂家用户说明手册信息,测量系统会监测两个水平的电子光学质控。一个水平监测灯光强度重新设置基线。另一个水平是检测系统开机 24 小时以上,每 24 小时质控在灯光和检测器之间传递来模拟高范围的吸光度。

2. 局限性 实验室必须保证每月按计划保养,按需更换灯泡。

3. 实验室注意在保养前检测质控品以验证自上次质控后的试验性能稳定性及保养后的质控品检测以验证保养未引起试验性能的改变(更换灯泡是重大保养)。

4. 灯泡强度检测、试剂吸光度基线及按计划保养更换灯泡后的剩余风险:

——危害的概率:不可能,未检出大于 10% 的灯泡强度漂移。

——危害严重度:严重,如果发生灯泡强度漂移

——剩余风险:可接受

将这些质控组分加入实验室风险评估和 QCP,如表 7-16 所示。

表 7-16　分光光度计漂移的风险评估和质量控制计划(自动分析仪检测葡萄糖的示例)

行	靶失效模式	厂家负责			实验室负责	
		测量系统功能或推荐措施	功能或推荐措施的已知局限性	质控措施有效与否	解决已知局限性的措施	剩余风险是否可接受(是 / 否)
10	分光光度计的漂移导致的不正确结果	自动监测分光光度计;软件监测灯光强度并在每次测试前重新设计试剂基线			厂家建议: - 更换灯泡的实验室保养计划 实验室实施质控过程: - 更换灯泡前后的质控品检测	是

（十一）靶失效模式——人员因素

由于操作者无意改变系统设置导致的不正确结果。操作者改变了重大设置,如校准因子、试剂量、探针洗涤参数、单位及其他影响检测结果的设置。

1. 测量系统的设置相关的监管密码控制,阻止普通操作员更改设置的权利。

2. 局限性 操作者获知监管密码。实验室应保证员工不共享密码,并定期改变密码以保持安全性。

3. 设置的密码控制后的剩余风险:

——危害的概率:罕见

——危害严重度:危急

——剩余风险:可接受

将这些质控组分加入实验室风险评估和 QCP,如表 7-17 所示。

表 7-17 操作者无意识改变系统设置的风险评估和质量控制计划（自动分析仪检测葡萄糖的示例）

行	靶失效模式	厂家负责			实验室负责		剩余风险是否可接受（是 / 否）
		测量系统功能或推荐措施	功能或推荐措施的已知局限性	质控措施有效与否	解决已知局限性的措施		
11	操作者改变系统设置导致的不正确结果	设置密码；只有授权人员才能更改设置	操作者获取管理层密码	是	厂家建议： - 设置安全密码 实验室实施质控过程： - 不共享监管密码并定期更改		是

（十二）靶失效模式——环境因素

实验室应注意分析仪在厂家规定外的温度和湿度运行的风险

1. 测量系统不能自动检查温度和湿度是否在操作规范内。实验室建议监测重要的环境条件，房间温度与湿度，保证通风足够，防止仪器过热。

2. 实验室建议安装持续温度 / 湿度监测，当超出范围时发出警报。

3. 局限性　监测重要环境变量保证操作环境符合厂家说明。中心实验室有相关监测，而门诊实验室是老楼，温度和湿度变化范围较大。建议门诊实验室安装带警报的持续温度、湿度监测仪，并计划培训员工使用该监测仪及警报时如何采取措施。

4. 实验室环境监测后的剩余风险：

——危害的概率：罕见

——危害严重度：危急

——剩余风险：可接受

将这些质控组分加入实验室风险评估和 QCP，如表 7-18 所示。

表 7-18 温度和湿度不当的风险评估和质量控制计划（自动分析仪检测葡萄糖的示例）

行	靶失效模式	厂家负责			实验室负责		剩余风险是否可接受（是 / 否）
		测量系统功能或推荐措施	功能或推荐措施的已知局限性	质控措施有效与否	解决已知局限性的措施		
12	分析仪的运行环境超出厂家说明导致的结果不正确	只有在厂家规定的条件下运行仪器	无内部环境监测	N/A- 无内部环境监测	厂家建议： - 厂家规定的条件下运行仪器 实验室实施质控过程： - 监测房间温度和湿度 - 门诊实验室安装和培训带警报的持续温度和湿度监测仪		是

（十三）靶失效模式——电压不稳

实验室应注意电压不稳定引起的风险。

1. 测量系统没有内置检查程序保证电压在规定范围内。中心实验室紧急电源供应，在电源中断或干扰出现时调整和提供后备电源。但是门诊实验室未与医院紧急电源相连。实验室建议购买不间断电源（UPS）供应和稳压保护仪，以调整分析仪的电源供应并提供后备

电源,保证完成进行中的测试

2. 局限性 UPS 电池可能失效。至少每年 1 次检查电源功能,按需更换电池。

3. UPS 电池供应和稳压保护后的剩余风险:

——危害的概率:罕见

——危害严重度:严重

——剩余风险:可接受

将这些质控组分加入实验室风险评估和 QCP,如表 7-19 所示。

表 7-19 电压不稳的风险评估和质量控制计划(自动分析仪检测葡萄糖的示例)

| 行 | 靶失效模式 | 厂家负责 | | | 实验室负责 | | 剩余风险是否可接受(是/否) |
		测量系统功能或推荐措施	功能或推荐措施的已知局限性	质控措施有效与否	解决已知局限性的措施		
13	电压不稳引起的不正确结果	保护仪器不受电压波动	无内部监测电压波动	N/A- 无内部监测电压波动	厂家建议: - 保护仪器不受电压波动 实验室实施质控过程: - 使用外置紧急电源 - 购买 UPS 电源及稳压保护。 - 监测 UPS 电池功能,必要时更换		是

表 7-20 总结了以上 13 条失效模式的风险评估过程,注意此表并不能直接作为实验室质量控制计划。

表 7-20 自动化分析葡萄糖检测的风险评估结果汇总

行	靶失效模式	测量系统功能或推荐措施	功能或推荐措施的已知局限性	质控措施有效与否	解决已知局限性的措施(QCP)	剩余风险是否可接受
1	装载期间试剂变质导致的不正确结果	装载新试剂时,检测与试剂不在同一装载中的质控品	质控标本的变质可能不正确的评估试验的完整性	N/A- 无自动化的质控程序检测试剂完整性	按厂家说明: - 装载新试剂时,检测与试剂不在同一装载中的质控品 - 按厂家说明储存质控品 实验室实施质控过程: - 门诊实验室配置持续温度监测警报系统 - 保证质控品在有效期及开瓶稳定期内 - 验证试剂接收时的冷链状态 - 确保质控品的性能可接受限适用于该实验室	是

续表

行	靶失效模式	测量系统功能或推荐措施	功能或推荐措施的已知局限性	质控措施有效与否	解决已知局限性的措施（QCP）	剩余风险是否可接受
2	校准品变质导致的不正确结果	软件监测校准品的完整性	检测系统的性能可在质控检测和下一次校准前出现漂移	部分	厂家建议： - 每次校准后检测质控品来进行验证 实验室实施质控过程： - 校准前检测质控品，以在校准漂移前验证系统性能。 - 每三天分析质控物，直至采集足够的数据，获得检测系统长期稳定性的标准水平 - 参加室间质量评价，同行进行性能比较	是
3	标本数据输入错误导致的不正确结果	条形码阅读器确保正确的数据输入	条形码误读（罕见事件）手工输入的差错频率高于条形码输入	是，除非手工输入	厂家建议：采用条形码数据输入 实验室质控过程：培训员工验证手工输入数据	是
4	标本量不足导致的不正确结果	标本量不足检测器识别引起结果高于15%的误差的标本； 光学感应器检测移液器中的凹液面，保证标本量在合适的水平，否则系统会报警	系统可能无法检出轻微的标本量不足，形成不正确的结果	部分	厂家建议： - 无，自动化标本量不足检测器 实验室实施质控过程： - 检测标本量不足率，培训员工正确采集标本。 - 检查儿科标本量，保证足够的上机标本量	是
5	标本凝集导致的不正确结果	探针监测内部压力，测量系统软件查找凝集现象的信号指示	可能无法检测微凝集	部分	厂家建议： - 常规保养，确保压力感应器的功能； 实验室实施质控程序： - 培训员工检查肉眼可见的凝集 - 监测收到凝集标本的频率	是
6	标本携带污染导致的不正确结果	使用一次性的反应杯，探针洗涤装置，洗涤装置洗去高浓度标本遗留的剩余葡萄糖	洗涤不充分可引起后面标本的评价错误	部分——需要额外的实验室缓解措施	厂家建议： - 执行常规保养 实验室实施质控过程： - 重大保养前后分析质控品 - 葡萄糖浓度高于480mg/dl（26.7mmol/L）后的标本重新检测 - 报告结果时不自动审核，葡萄糖浓度高于480mg/dl（26.7mmol/L）时 LIS 提示操作者	是

行	靶失效模式	测量系统功能或推荐措施	功能或推荐措施的已知局限性	质控措施有效与否	解决已知局限性的措施（QCP）	剩余风险是否可接受
7	保养后引起的差错	重大保养后重新校准	重新校准可能不能纠正保养引起的所有问题	N/A-无自动化质控过程	厂家建议： - 重大保养后重新校准 实验室实施质控过程： - 重大保养前后的质控品检测。	是
8	使用过期试剂导致的不正确结果	试剂信息的条形码输入。软件阻止失效试剂的使用	不能检测开瓶后的失效期	部分-条形码能阻止过期试剂的使用，但不能检测开瓶稳定性	厂家建议： - 条形码化的试剂盒能阻止使用过期试剂 实验室实施质控过程：将监测开瓶过期日纳入程序，并培训员工	是
9	使用变质试剂所致的不正确结果	试剂变质出现的颜色变化引起试剂空白吸光度的变化；周期性分析质控品	不能检出试剂储存或过期	部分-需要额外的质控过程监测值机的储存和保质期	厂家建议： - 自动化的试剂空白检测 实验室实施质控过程： - 条形码化的试剂盒+员工监测开瓶稳定性 - 试剂上机前评价试剂性能 - 监测储存条件或使用持续性温度监测 - 每天在门诊实验室分析质控品	是
10	分光光度计的漂移导致的不正确结果	自动监测分光光度计；软件监测灯光强度并在每次测试前重新设计试剂基线			厂家建议： - 更换灯泡的实验室保养计划 实验室实施质控过程： - 更换灯泡前后的质控品检测	是
11	操作者改变系统设置导致的不正确结果	设置密码；只有授权人员才能更改设置	操作者获取管理层密码	是	厂家建议： - 设置安全密码 实验室实施质控过程： - 不共享监管密码并定期更改	是
12	分析仪的运行温环境超出厂家说明导致的结果不正确	只有在厂家规定的条件下运行仪器	无内部环境监测	N/A-无内部环境监测	厂家建议： - 厂家规定的条件下运行仪器 实验室实施质控过程： - 监测房间温度和湿度 - 门诊实验室安装和培训带警报的持续温度和湿度监测仪	是

续表

行	靶失效模式	测量系统功能或推荐措施	功能或推荐措施的已知局限性	质控措施有效与否	解决已知局限性的措施（QCP）	剩余风险是否可接受
13	电压不稳引起的不正确结果	保护仪器不受电压波动	无内部监测电压波动	N/A-无内部监测电压波动	厂家建议： - 保护仪器不受电压波动 实验室实施质控过程： - 使用外置紧急电源 - 购买 UPS 电源及稳压保护 - 监测 UPS 电池功能，必要时更换	是

二、实施质量控制计划

实验室风险评估过程应包括厂家分析质控品的建议，包括新装载试剂时、每次校准后、重要保养后及仪器性能有问题时等。同时应注意该例子中检测系统每天进行两次电子质控过程来监测：①灯光强度的基线水平；②光学过滤器吸光度检查。厂家质控品检测应至少按照厂家推荐，同时实验室应在每次校准和保养前后、至少每三天分析质控品。

QCP 的实施总结如下：

(1)电子控制：设置每 24 小时自动进行电子控制。

(2)质控品：检测与试剂不在同一装载中的质控品两个水平；保证质控品的可接受范围满足临床应用的要求；每次校准前后分析两个水平质控品；每次重大保养前后分析两个浓度水平质控品；至少每三天分析两个水平质控品；在仪器运行的头三个月，门诊实验室每天分析两个水平质控品，中心实验室每三天分析两个水平质控品。

(3)室间质量评价或 PT：将总体系统性能评估纳入 PT 计划中。注意有 PT 提供者或当地或国家法规决定外部质控或 PT 的频率。

(4)校准：重大保养后；每周；试剂批号更换时。

(5)保养：按照厂家的周计划和年计划(重点是检查探针清洗、管道破损及灯光强度)；门诊实验室安装带警报的持续温度和湿度监测仪；检测所有实验室位点的温度和湿度；每天或每次使用前检查质控品及试剂的有效期、开瓶稳定期；每天检查重要设置；门诊实验室安装 UPS/ 稳压器。

(6)培训：每日冰箱温度监测；新试剂接收时的冷链状态检测；手工输入数据的二次检查，强调不正确数据输入的后果；测试前检查标本量不足、凝集、气泡，并监测收到这些标本的频率；重复检测葡萄糖浓度高于 489mg/dl(26.7mmol/L)后的所有标本以检出携带污染；检查开瓶日期，强调使用过期或变质试剂、质控品和校准品的后果；定期改变测量系统密码并且不能共享。

三、故障调查和纠正措施

场景介绍：由 10 名医疗人员组成的医疗小组，在门诊实验室应用自动化葡萄糖检测分析仪。

案例：一个 45 岁的糖尿病女患者主诉恶心、盗汗、口渴、多尿。该门诊实验室直接检测葡萄糖，结果为 220mg/dl(12.2mmol/L)。怀疑为糖尿病，患者在去往停车场的路上突然摔倒在垃圾箱旁，其陪护者叫了救护车，入院急诊室。其入院急诊实验室葡萄糖检测为 420mg/dl（23.3mmol/L）。医疗人员对葡萄糖检测结果的不一致进行调查。

调查：门诊实验室 6 个月内常规质控标本的结果在可接受范围内。测量系统无错误信息需操作者干预。审核 QCP 发现实验室采用两个浓度的质控品，分别为 70mg/dl（3.9mmol/L）[变动范围为 56~84mg/dl（3.1~4.6mmol/L），CV 为 10%]和 250mg/dl（13.8mmol/L）[变动范围为 200~300mg/dl（11.1~16.7mmol/L），CV 为 10%]。质控品的检测按照厂家建议：在校准前后和每三天质控频率为 3 天 1 次。门诊实验室已验证每个批号的试剂检测质控品结果均在说明书范围内，并将质控品说明书中的质控结果范围作为本实验室的可接受范围。

门诊实验室重新检测患者原始标本结果为 215mg/dl（11.8mmol/L）。质控标本的重新检测结果为 72mg/dl（4mmol/L）和 201mg/dl（11.1mmol/L）。患者原始标本送至另一实验室检测结果为 421mg/dl（23.2mmol/L）。

结果的不一致引起对过去 6 个月质控数据的评审，发现其平均值为 253mg/dl（13.9mmol/L），CV 为 4% 及平均值 73mg/dl（4mmol/L），CV 为 4%。采用产品说明书中的质控限非常宽，使用厂家的标准减弱了质控品检测试剂和校准品变质的能力。实验室采用根据 CV 4% 建立的质控限，检查历史质控数据，发现过去两周已出现趋势——所有值都低于平均值，而根据 CV 4%，最后 4 个数据超出了可接受限。由于说明书提供的质控标本的范围较宽，采用厂家的质控限可能会减弱实验室检出试剂及校准品变质、测量系统失效的能力导致不正确检测结果的发放。该实验室未按照其 QCP 确保质控品可接受范围适用于其临床应用。

可能的原因：校准不正确、重新校准后校准值不正确、校准漂移、试剂变质，测量系统失效。

进一步调查：用相同批号的新试剂与原有的校准品重新校准，按照 CV 4% 可接受标准得到了可接受的质控结果。如果校准不正确，则正确的质控结果不会恢复。因此首先怀疑原先使用的试剂在开瓶后提前变质，然后再进一步调查前不排除其他原因。温度检测记录提示试剂储存在厂家建议的范围内且在有效期及开瓶稳定期内使用。

调查结论：

1. 自动的内置试剂监测系统未能检测试剂的变质。

原因：由厂家确定。

次要原因：实验室未验证自动控制的有效性。

2. 253mg/dl（13.9mmol/L）及 73mg/dl（4mmol/L）葡萄糖质控品检测未检出试剂变质引起的 420mg/dl（23.2mmol/L）浓度水平的 –200mg/dl（11.0mmol/L）的漂移。

直接原因：实验室未采用合理的可接受限（如由质控标本结果统计得到的实验室特定的范围）。这引起了门诊实验室在不正确结果释放前未识别有临床意义高葡萄糖浓度。

根本原因：实验室 QCP 规定质控限失败、验证葡萄糖质控限足以用于检测结果的临床应用失败。

纠正措施：

1. 根据测量系统的实际性能重新建立质控可接受限以提高检测试剂变性的能力。

2. 每周分析 5 个患者标本与中心实验室进行比对。

前文风险评估过程中的第一条靶失效模式描述了试剂变质引起的潜在风险，实验室解决办法为试剂接收时确认其性能，并按厂家说明管理储存试剂（表 7-20，第一条）。第九条描述了检测系统内部质控可根据试剂空白吸光度变化检出试剂变质以及实验室管理试剂开瓶温度性的措施(表 7-20,第九条)。但调查显示空白吸光度监测不足以检出试剂变质,无法阻止不正确结果的发放。此外,质控品可接受范围不足以检出检测系统试剂性能发生偏移。所以,风险分析更改如表 7-21 所示。

表 7-21　自动分析仪葡萄糖检测的风险评估改进

行	靶失效模式	测量系统功能或推荐措施	功能或推荐措施的已知局限性	质控措施有效与否	解决已知局限性的措施(QCP)	剩余风险是否可接受(是/否)
1	装载期间试剂变质导致的不正确结果	装载新试剂时,检测与试剂不在同一装载中的质控品	质控标本的变质可能不正确的评估试验的完整性	N/A-无自动化的质控程序检测试剂完整性	- 确保质控品的性能可接受限适用于该实验室 - 确保整个实验室遵守 QCP,且建立适合实验室特定要求的质量品结果可接受范围来代替试剂说明书中的可接受范围。	是
9	使用变质试剂所致的不正确结果	试剂变质出现的颜色变化引起试剂空白吸光度的变化;周期性分析质控品	不能检出试剂储存或过期	部分-需要额外的质控过程监测值机的储存和保质期	- 每天在门诊实验室分析质控品;每三天在中心实验室分析质控品(仪器使用头三个月) - 每周分析 5 个患者标本与中心实验室进行比对	是

第八章

定量检验程序的统计质量控制新进展

　　统计质量控制（quality control，QC）的目的是尽快确定测量程序稳定运行中的任何改变，这些检测过程的变化可能会显著增加错误的患者结果的风险，后者可能会影响医疗决策。统计质量控制监测实验室的测量程序时应该考虑到患者的风险。在测量程序中，什么是重要的变化，以及检测到变化需要有多快，应该基于患者的风险影响。患者的风险取决于因错误的实验室结果可能出现不适当的医疗决定或行为的可能性。为了评估测量程序稳定运行中的改变所带来的患者风险影响，有必要定义一个可能导致不恰当决策的结果的总误差。统计质量控制旨在检测测量程序中有意义的变化，而不考虑导致变化的特定失效模式。测量程序中可能会影响患者结果的测量误差的失效模式，预期会以类似的方式影响质控品（或控制品）。统计质量控制检验也可以用来确定改进测量程序的机会。

第一节　概　　述

一、质量控制和患者风险

　　任何实验室质量控制计划的关键目标是减少因错误结果对患者造成伤害的风险。在使用风险管理方法来制定 QC 策略时，导致错误患者结果的三个方面的失效应考虑：①失效的可能性有多大（概率）；②如果失效未被发现，对患者的潜在伤害有多严重（严重度）；③如果失效发生，QC 策略能检测出失效的可靠性有多大（检测度）

　　实验室造成患者伤害主要涉及其报告的错误患者结果不符合预期用途。实验室 QC 是为了限制实验室报告的错误的患者结果的数量（由于出现失控状况而导致的错误结果）。被测量和患者群体不同，错误的结果导致不恰当决定或行为而对患者造成的伤害的可能性以及伤害的严重程度可能会有所不同。实验室对报告错误结果的容忍度应取决于对危害的风险评估。如果错误的结果造成患者伤害的可能性越高或造成的患者伤害越严重的,实验室在识别出失控状态时就应越严格,以尽量减少报告中错误结果的数量。

当质控策略没有检测到有医疗影响的失控状态时,患者安全的风险会增加。当错误的患者结果被报告,并以此作出不恰当的医疗决策(作为或不作为),失控状态也就造成了损害。可以导致危害的情形,如:质控策略没有检测出失控状态、质控策略在失控影响患者结果之后的一段时间才检出失控状态、对假失控的反应引起结果报告的延迟影响了患者管理的决定。

设计良好的质控策略应能可靠地检测出在测量程序性能中可能导致危害患者结果的预期医疗用途风险的变化,并且能足够快速地检测出那些变化,以使有影响的患者结果的数量最小化。实验室选择的质量控制策略应在超出临床质量要求之前,能够可靠地检测出性能的变化,同时使假失控概率最小化。通过适当的频率测量和评估质控品使得可能影响患者结果最小化。

二、质量控制的要求

实验室应选择性能特征满足结果的预期医疗用途的测量程序。允许总误差(TEa)通常用于建立医学质量要求的参数。TEa 建立了不影响医疗决定时能容忍的最大误差,故为给定测量程序建立了"误差预算"。目前还没有全球统一的能定义影响临床决定误差量级的可接受标准。因此,实验室主任应根据测量程序结果在实验室所服务的人群中的应用来决定 TEa 的范围。

对每个被测量都应该建立 TEa。由于 TEa 取决于被测量结果的医疗应用,它独立于测量程序的实际性能特征而建立的。此外,因为不同的患者需求,相同测量程序 TEa 在不同地点也可能不同。实验室主任很大程度上依赖于每个被测量已公布信息来决定 TEa,包括临床研究、生物变异性数据和专业实践指南或推荐。

在稳定的分析性能中,测量误差超过 TEa 的可能性要尽可能低,以保证使用统计质量控制技术可以有效地监测到测量程序的性能。如果在稳定运行中测量变异的分布勉强在 TEa 限内,那么测量程序性能的一个很小的变化(用统计质控手段难以检出)可以导致测量误差超出 TEa 的可能性非常高。相反,如果在稳定运行中测量变异比允许总误差小很多,那么需要测量程序性能发送很大的变化(该变化能被统计质控技术检测到)才会导致测量误差超出 TEa。

例如,如果允许的总误差是 10%,测量程序稳定的分析不精密度为 3%,那么在稳定的运行过程中,测量误差超出 TEa 的可能性大约为每 1 165 次测量中的 1 次。如果有 6% 的偏移发生(相当于稳定的分析不精密度的两倍),测量误差超出 TEa 的可能性增加到大约测量的9%(图 8-1A)。另一方面,如果测量程序稳定分析的不精密度是 $CV=2\%$,那么在稳定的运行过程中,测量误差超出 TEa 的可能性少于每 1.7 百万次测量中的 1 次。6% 的失控变化(一次改变相当于稳定分析的不精密度的三倍)使测量误差超出 TEa 的可能性增加到只有测量的 2%(图 8-1B)。

三、与质量要求相关的方法性能

测量程序误差在统计质量控制的环境下通常被认为由两部分组成:恒定误差(或称偏倚)和随机误差(或称不精密度)。与稳定分析性能有关的预期误差和临床目标的比较可以分别针对每个组分或组合进行。

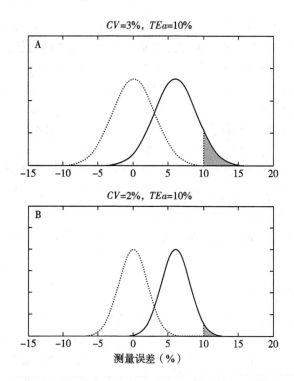

图 8-1 在不同的 *TEa* 条件下测量误差中偏移的影响
虚曲线代表稳定运行状态下测量误差的分布（可由质控
结果反映），实曲线代表测量程序中 6% 偏移后的测量误
差的分布。*CV*，变异系数；*TEa*，允许总误差

1. 偏倚　偏倚是系统测量误差的估计值。评估相对于性能目标的偏倚具有挑战性。关于建立质控策略来有关的偏倚方法有三种。最理想的方法是比较使用测量程序和参考测量程序测量新鲜患者标本获得的结果（见 CLSI 文件 EP09）。但这个方法对大多数实验室来说不切实际。医学实验室报告的很多被测量没有建立参考测量程序。此外，参考测量程序很难被建立和维护，而且对于常规试验是不实际的。在某些情况下，实验室建立了参考测量程序，接受或分享标本来估计偏倚。然而，被认可的参考实验室并不常见，而且也不支持全部被测量。偏倚也可以通过回收试验来评价，CLSI 文件 EP15 里描述的方法。但参考物质也很难获得。因此，估计实际的或者真正的偏倚是很难的，通常也是不可能实现的。

第二种方法就是评估相对偏倚。当实施一个新的测量程序时，实验室通常会执行比对研究。这些研究提供有关新测量程序与将被替代的程序之间的相对差异。虽然是有用的信息，但这些估计值一般不提供新测量程序实际偏倚的好估计值，主要是因为用于对比的测量程序的偏倚通常是未知的。另一种评估相对偏倚的方法是根据实验室间的质控数据或者能力验证试验（proficiency testing，PT）/ 室间质量评价（external quality assessment，EQA），将实验室结果与组均值进行比较。使用实验室间质控数据应当意识到其可能具有有限性，包括用于产生数据的统计方法和参与的实验室数量。相比于新鲜患者标本的检测结果，最常用的质控数据和能力验证 / 室间质量评价结果常有基质相关的偏倚，从而隐藏真正的患者标本偏倚。因此，该方法仅评估了实验室相对于使用相同的测量程序的其他实验室的明显差异，而不考虑同组测量程序的固有偏倚。对于某些测量程序，基质相关的偏倚可以随着试剂批号而变化,所以这些明显的偏倚在每一个批次的试剂表现不同。在这种情况下,由来自多种试剂批号结果组成的同组数据或许不具真正的代表性。有条件时,PT/EQA 项目使用的样品应证明与新鲜患者标本具有互通性,以更合理地评估偏倚。虽然使用互通性的样品并不适用于所有被测量,但越来越多的项目可实现。实验室可能有不止一种相同测量程序用于患者检测。在这种情况下,单个测量程序的相对偏倚可能以其与实验室多个测量程序的组均值来确定。与和同组实验室比较相对偏倚一样,与实验室组均值比较的单个测量程序的相对偏倚不考虑实验室测量程序组的任何固有偏倚。

以质控设计为目的估计偏倚的最后一种方法就是假设偏倚等于零。这种方法认为许多测量程序的校准可溯源至国际公认标准,校准过程应当使实际偏倚最小化。虽然实际的偏倚不可能为零,但对于许多测量程序,偏倚已小至可视为零。这种认识到评估测量程序的实际偏倚或许不太实际,而且使用相对偏倚估计值可能会曲解实际的偏倚,对质控计划没有太大的作用。当偏倚被假设为零,质控计划被用于识别稳定运行状况下的偏差。得到偏倚的恰当方法取决于评估偏倚的技术限制和各实验室可获得的资源。

2. 不精密度 定量测量程序的不精密度通常用 SD 或 CV 表示。在产品说明书(使用说明)和描述单个测量程序性能的临床化学文献中,由两类精密度通常使用 SD 和/或 CV:重复性(也叫批内精密度)和实验室内精密度(也叫设备内精密度或中间精密度或以前也称总精密度)。重复性指短时间内的变异,通常少于 24 小时。实验室内精密度指更长一段时间内的变化。

从临床的角度看,很少关注批内精密度。一般来说,实验室内精密度估计值与临床更相关,因为它们反映了随时间变化的变异性,对慢性病或者治疗反应进行监测的患者的重复测量区间在某种程度上更具代表性。同样出于质控目的,实验室内精密度与测量程序的稳定以及质控策略所监测的长期性能更相关。

用于质控策略的实验室内 SD 的估计值应基于足够长时间获得的结果以充分代表可能贡献测量程序长期的在控的不精密度的影响类型。例如,来自电子噪音、移液器性能、检测器性能、温度控制、日常再校准的影响及类似的来源可采用代表中等周期的数据表示,比如几周。然而,周期性校准的影响、试剂瓶间变化、试剂或校准品批号的变化、保养程序,以及类似的发生频率更低的事件,则需要更长时间(如几个月或者更久)才能代表这些因素在估计反映测量程序稳定长期性能的 SD 的影响。

产品说明书通常基于 CLSI EP05 文件报告实验室内精密度,该文件包含了一个估计不精密度的标准化方案,其主要局限于单个场所精密度研究设计,要求使用一个批号的试剂和单台仪器在最短 20 天内进行测量。相似的方案也常见于大多数已发表的研究。这样的研究通常在一个月内完成,但这个时长低于许多测量程序的临床相关时长。

基于不到一个月获得测量的 SD 将会低估了代表稳定、长期、在控性能的 SD,其对有效的统计质控和基于西格玛度量的有效性能评估十分重要。获取所有重要变异来源的可靠代表所需要的时间取决于测量程序。例如,每天需要校准的程序,超过 20 天的测量能相当可信地代表变异来源,以及每天发生的其他变异性的来源(如吸样误差)。然而,如果程序每周重新校准一次,那么获取同样可靠的校准变异代表需要花费四个月以上的时间。类似地,对测量程序的长期性能有影响的重要的周期性或偶然的变异来源,需要数月使其具有足够的代表性。

因此,由产品说明书或独立文献提供的实验室内精密度估计值充其量被视为 SD 的下限,用于有效的质控策略或测量程序性能的西格玛度量评估,这也是质控策略所需信息的一部分。实验室面对的挑战,包括如何估计新引进的测量程序在短期内估的相关 SD,以及 SD 估计值还没有实现足够的可信度时,如何对违反质控规则的事件作出反应。

3. 西格玛(sigma 或 σ)度量　过去,结合偏倚和不精密度并比较总误差估计值与允许总误差的方法是使用了一项指数,将估计的总分析误差与质量要求相关联。这个指数被称为过程能力。近来,在医学实验室中,这个指数涉及六西格玛质量监测概念,被称为西格玛度量。西格玛度量用数字表示,并与测量程序发生失效的风险成负相关。六西格玛(6σ)或更高代表极其低的失效率,三西格玛(3σ)代表较高的失效率。计算每个测量程序的西格玛可用来指导实验室人员设计恰当的质控计划。一般来说,较高的西格玛值意味着可以使用不那么严格的质控策略,而较低的西格玛值表明测量程序可能需要较多的质控来检测过程失效。

西格玛度量值的计算可以用重复性或者实验室内不精密度作为 SD 的估计值。但对最有用的西格玛度量的估计,实验室内 SD 是最好的选择。一般认为几个月确定的 SD 最能表示描述测量程序长期稳定的性能。西格玛计算公式如下:

浓度为 x 水平的 σ 值可以计算为:

$$\sigma(x) = \frac{TEa(x) - |Bias(x)|}{SD(x)} \tag{1}$$

式中,$TEa(x)$、$bias(x)$、$SD(x)$ 是浓度为 x 时的 TEa、$bias$ 和 SD。

如果 TEa 是百分数,那么:

$$\sigma(x) = \frac{TEa(x) \cdot \dfrac{x}{100} - |Bias(x)|}{SD(x)} \tag{2}$$

西格玛度量有个缺点是,它依赖允许总误差以及偏倚的计算。仅仅通过选择一个不同的允许总误差或使用不同的偏倚评估方案,就可使计算的结果发生显著变化,从不可接受的性能变为可接受的性能。西格玛度量的另一个局限性是,没有单个度量值能描述整个测量区间中的测量程序性能,在大多数情况下,也不适用指定的实验室测量程序结果的不同医疗用途。相反,通常有多个西格玛度量,每种度量值都与不同被测量浓度或实验室测量程序的医疗用途相关。因此,质控品的每个浓度水平或者实验室测量程序的每个不同医疗用途可能有不同的西格玛度量。尽管有这些局限性,了解给定浓度的西格玛值是有用的,因为实验室可以确定医学决定限的质量要求。如果可行,基于最严格的西格玛度量性能制定的质控策略是使患者遭受伤害风险最小化的保守方法。

四、失控状况的类型与质控规则

失控类型通常有两种:暂时性和持续性。表 8-1 里表明了每种类型的一些例子。暂时失控会在短时间内对单一样品或多个样品有影响。由于这种状况的暂时特性,这类状况可能不会出现在下次质控事件,故不能被检测到。持续失控会持续存在直至被检测到并且根本原因得到消除。持续失控分为两类:改变了固有误差或测量程序偏倚的失控状况,以及改变了随机误差或测量程序不精密度的失控状况。对于偏倚和不精密度统计质控策略均可以检测到。通常,质控策略主要关注检测测量系统偏倚的改变,因为偏倚一般是较大的临床影响。

表 8-1　可能导致失控情况的例子

可能的原因	错误类型	特征
移液器中的凝块或残留	系统或随机误差	暂时或永久
清洗不够充分	系统或随机误差	暂时或永久
液体转移量不正确	系统或随机误差	暂时或永久
温度控制	系统或随机误差	永久
电子噪声	系统或随机误差	暂时或永久
校准的问题	系统误差	永久
校准品变质	系统误差	永久
试剂变质	系统误差	永久
QC 品变质	系统误差	永久
重大维修后无校准	系统误差	永久

　　增加测量程序偏倚的失控通常表现为与稳定靶值相比的质控观察值的变化。这种变化会在短时间内突然发生,这通常被称为偏移(shift),或更常见的是发生在较长一段时间内,这种变化被称为漂移或趋势。导致测量程序随机误差变化的失控通常表现为在稳定靶值的正向和负向都出现失控频率增加。随机误差的改变可通过近期一组质控结果的 SD 比稳定 SD 大而识别。一般来说,统计质控只是设计用于检测导致 SD 持续性增加的失控的随机误差的情况。

　　质控策略涉及选择哪种质控品和选多少浓度水平,何时安排质控测量,以及选择什么样的质控规则来评估质控结果。质控规则是正式的决策过程,根据一个或更多的质控测量结果判断测量程序在稳定在控状况内运行(质控规则在控),还是测量程序不在稳定在控状况内运行(质控规则失控)。

第二节　评估质量控制性能

　　一般来说,质控性能评估包括预测给定质控策略在稳定在控运行期间和一系列可能的失控类型和量级的不同结果测量。在稳定在控运行过程中,最主要的指标有:假失控概率、假失控之间预期质控事件数、假失控之间预期患者检验数、假失控之间预期时间长度。当失控发生时,涉及患者风险的结果指标包括:质控规则能检测出失控状态的概率、在规定的概率内检出失控状态的级别、检出失控状态的预期的质控事件数、失控检出前预期受影响的患者结果数、在失控状态检出前预期已报告的错误患者结果数。

一、假失控概率

　　当实验室的检测过程处于稳定、在控状态时评价质控规则,质控规则有可能被拒绝,这就叫作假失控。假失控概率取决于已检测质控浓度的数量,已评估的质控结果的总数量及所使用的质控规则。通过计算机模拟或回顾性实验室数据经验性评估可以用数学方式来预测假失控概率。理想情况下假失控概率应尽可能低。然而,在很多情况下,降低了假失控概率也会降低检测失控状况发生的能力,因此还是需要平衡低的假失控率与所需的误差检出能力。

与假失控概率密切相关的一个指标就是假失控之间的预期质控事件。在多数情况下,质控规则失控(拒绝)的概率与质控规则失控(拒绝)前预期质控事件数成倒数关系。例如,如果假失控概率是 0.01(1/100),那么假失控之间的预期质控事件为 100。

假失控概率不仅取决于假失控的可能性,还取决于质控规则如何被评估。假失控概率可表达为假失控之间的患者检测数或假失控之间的时长。两种指标在不同情况各有价值。假失控间的平均标本数取决于质控事件之间测量的平均标本数和假失控间的预期质控事件数。

假失控间的平均(预期)时长(时间长度)取决于质控事件间的时长和假失控间的预期的质控事件的数量。质控事件的时间间隔越短和 / 或在质控规则假失控之间预期的质控事件的数越少,假失控平均时长就越短。

二、检出失控状态

当一个实验室的检测过程经历了失控的状态,评估 QC 规则就可能拒绝,这种可能性被称为误差检出概率。一般而言,对于小的失控状态则误差检出概率低,对于大的失控状态则误差检出概率高。换句话说,失控状态越大,它被检测出的概率就越高。

理想情况下,当失控状态使产生不符合预期用途的错误患者结果的概率增加时,应尽快检出。不可接受之高的产生错误患者结果的概率取决于因为错误结果导致患者损失的可能性,或基于错误结果作出的决定(作为或不作为)导致患者损失的严重性。通过计算机模拟一系列失控状况或回顾性实验室数据经验性评估可以用数学方式来预测误差检出概率。

与误差检出概率密切相关的一个可供替代的指标是检出失控状态所需的预期(平均)质控事件。一般来说,对于小的失控状态,违反 QC 规则前的预期 QC 事件数是很高的。相反地,对于大的失控状态,违反 QC 规则前的预期 QC 事件数是低的。误差检出概率和误差检出前的质控事件的预期数量成反比关系;误差检出概率越高,误差检出前质控事件的预期数量就越低。在一系列可能的失控状态下误差检出前的预期质控事件数可通过计算机模拟一系列失控状况或回顾实验室数据经验性评估用数学方式来进行预测。

检出失控状态的概率指在失控状态下评估质控结果,质控规则拒绝的概率。然而,被失控影响的患者数量不仅取决于质控规则被评估时检测出失控的概率,还取决于安排质控事件的频率。在质控事件间被检测的患者标本越多,在失控被检测出前,受失控潜在影响的患者结果的数量就越大。

不是所有受失控潜在影响的患者结果都必含有足够大的测量误差而导致不符合的预期用途。包括不可接受测量误差的、受到影响的患者结果的百分比取决于失控状态的大小,以及错误状况何时发生。例如,如果质量要求是测量误差不超过 10%,测量程序变异系数为 2% 以及出现 6% 的失控偏移,那么在 6% 改变存在的情况下,被检测的全部患者结果都将收到该偏移的影响,但仅有约 2.3% 的患者结果被预计包含超过 10% 的测量误差。或者,如果失控状态导致过程中 10% 的偏移,那么约 50% 的患者结果被预计包含超过 10% 的测量误差(图 8-2)。

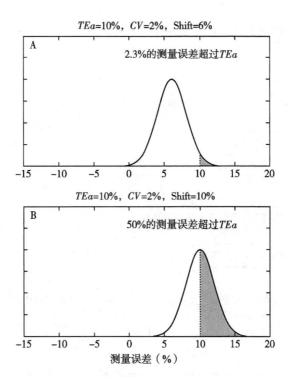

**图 8-2　测量程序偏倚的变化幅度对受误差状态
影响的患者结果数量的影响**

阴影部分表示超过 *TEa* 的误差状态的百分比。
CV,变异系数;*TEa*,允许总误差

测量误差高至不可接受的患者结果分为三类,如表 8-2 所示。前两类前两个类别是不可靠的可修正结果的预期数目。第三类是不可靠的最终结果的预期数量。

表 8-2　有差错的患者结果的分类

分类	影响
错误的患者结果产生,但在 QC 检测出失控的错误情况之前还没有报告	没有造成危害的局面
错误的患者结果被报告,但是随后的 QC 很快检测到失控的错误情况,就给实验室一个在执行医疗决策之前纠正错误结果的机会	避免了危险的情况
在检测到失控的错误情况之前,错误的患者结果已经报告并执行	危险的局面产生

缩写:QC,质量控制

第三节　策划统计质控策略

图 8-3 展示了规划和实施 QC 策略的过程流程图。每个步骤均有重要意义。

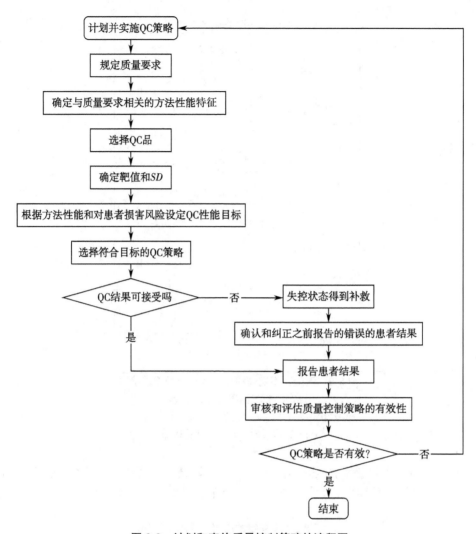

图 8-3　计划和实施质量控制策略的流程图
流程图中使用了四个基本符号：椭圆（表示过程的开始或结束），箭头（连接过程活动），
方框（设计过程活动），菱形框（包括一个可以选择"是"和"否"的问题）。
QC，质量控制；SD，标准偏差

一、规定质量要求

1999 年，一个国际共识会议提出了关于检验医学质量规范的信息来源和方法的层次结构。该会议的建议于 2014 年更新。该战略会议描述了三种按优先顺序排列的目标设定模式。有些方法比其他方法更适合某些被测量。不论采用何种方法，实验室主任应与医疗服务提供者协商，以在所服务患者群体的允许总误差上达成一致意见。

1. 基于结果研究的目标（模式 1）　根据测量程序的分析性能对临床结果的影响，设定一个允许总误差目标是首选的模式。结果研究可以直接评估一组患者的临床结果，也可以是间接结果，评估分析性能对疾病风险分类或决定的影响，或研究疾病的风险及与之相关的患者结果的概率。在实验室实践指南中，间接结果研究经常被用来设置允许总误差。在以结果为基础的方法中，目标与患者服务要求有关。这种模式的缺点是，它需要在被测量、医疗决策和临床结果之间建立密切的关系,只适用于相对较少数的被测量。

2. 基于测量物生物变异的目标(模式2)　定义性能目标的另一个概念是,分析误差应该小于给定被测量的自然生物变异。在这个模式中,允许总误差是被测量的个体内和个体间的生物变异的一部分。该模式假设分析误差占预期生物变异的一小部分,则能确定与医疗需求相关的测量程序性能。生物变异方法的优势在于,它使用以可测量的生物变异参数为基础的统计方法,并且生物变异性的数据可用于许多被测量。

该模式的缺点是缺乏对临床结果或医学要求的关注,不考虑健康和患病条件之间的浓度差异,以及一些可用的生物变异性数据的可靠性受到质疑。此外,对于某些测量值,非患者的生物可变性不能测量;比如,非孕妇或非恶性疾病的血清人类绒毛膜促性腺激素。还有一个挑战是,对某些生物学严格调节的被测量而言,目前的技术可能无法开发测量程序满足基于生物学变异的目标。对于这些被测量,基于生物变异性的目标可能代表了新技术开发的期望目标,但它们可能不是当前可用技术的实际目标。

3. 基于当前技术水平的目标(模式3)　在这种方法中,代表当前技术能达到的最佳水平或类似于同类技术实现的最佳水平被定义为可接受。该模式的一个优点是,信息可以从使用具有互通性的标本的内部 QC 数据或 PT/EQA 中获得。这种方法的一个缺点是,PT/EQA 样品经常不能与临床患者的标本互通,由于基质效应,PT/EQA 计划中的较大差异并不能反映患者标本的差异。模式3也没有评估临床解释的可能差异,这可能是由于测量结果的差异造成的。

被测量没有公认的允许总误差目标。上述方法中没有一种能最佳地为所有的实验室测量程序设定 *TEa* 目标。因此,实验室主任应根据实验室的特定需求为每一个测量程序选择最符合的方法。如果当前的测量程序不能满足所选择的 *TEa* 目标,那么就应该考虑一个新的程序。然而,商业上没有可用的测量程序达到预期目标是可能的。当这种情况发生时,可能有必要重新评估所期望的目标或使用适当的质量控制策略来确定测量程序性能的相对较小的恶化,以尽量减少报告错误结果的风险。

二、选择质控品

质控品应具有使其能够提供测量程序检测预期患者标本类型的性能相关信息的特征。理想情况下,QC 品(如血清、尿液、全血)的基质应与被测量的患者标本相同。然而,由于需要稳定剂、增加测量值以达到预期的浓度,以及与制备 QC 品相关的其他操作,通常改变了患者标本的基质。那些使用非人类或化学合成基质来模拟患者基质的质控品,可能会降低其判断患者标本误差的能力。

质控品基质应与患者标本大体相似。例如,当患者的标本是血清时,一种基于血清的 QC 品是合适的。然而,当使用同一测量程序检测不同的标本,例如血清、血浆、尿液和脑脊液标本,使用有一系列不同的 QC 品基质通常不切实际。QC 品的主要目的是确定一个测量程序是否按预期执行,以确认患者标本的结果是否适合用于提供医疗护理。如果不同的患者样本基质使用同一测量区间时,使用单种基质的合适浓度的质控标本可能足以监测性能。如果一种患者标本基质需要使用不同于其他患者标本的测量区间时,有必要确保 QC 策略中包含适合于该测量区间的 QC 样品基质和浓度水平。

实验室应获得足够的同质和稳定的质控品,以维持一段较长的时间间隔,如可能的话,一年或更长时间。使用相同数量的 QC 品,优化了建立预期结果和评价标准并使用 QC 结果来监测测量程序稳定性的能力。此外,使用同一批号的 QC 品的时间越长,需要为新的 QC

品建立基线统计特性的频率就越低。质控品瓶间差异应远远小于被监测测量程序的预期变异。在 QC 品中,对所要求的测量值的开瓶稳定性应满足实验室的需要并得到验证。

有不同类型的质控品可供实验室使用。类型包括:①质控品由测量程序的制造商生产和提供;②质控品由第三方为测量程序的制造商制造;③质控品由第三方制造,与测量程序制造商或测量程序所用的校准品没有关系;④混合的患者标本或其他实验室制备的材料。每种类型都有长处和短处。

1. 由测量程序的制造商生产和提供的质控品　由仪器或试剂制造商制造和供应的质控品有时被称为"组件"或"内部组件"控制品。这样的控制品可以是单一的被测量控制品,或者每小瓶有多个被测量。这些控制品可能是使用与测量系统校准品相同的原材料和相同或类似的配方制作。它们被优化用于特定的仪器和 / 或特定的试剂,而且通常不用于其他仪器或与其他制造商的试剂。优化的控制品,尤其是模拟校准品的控制品,可能无法检测到一些系统误差。

2. 由第三方为测量程序的制造商制造的质控品　由第三方为测量程序的制造商制造的质控品通常是按照为仪器或试剂制造商的合同生产的。这些质控品是由仪器或试剂制造商提供的特定配方制成的,并由仪器或试剂制造商提供给实验室,或直接由制造它们的第三方制造商提供。他们可能有一个类似于制造商校准品的配方。如果配方过于类似于校准品和 / 或与患者标本差异太大,则在方法性能上的一些变化可能不会被有效地检测出来。

3. 由第三方制造,与测量程序制造商或测量程序所用的校准品没有关系的质控品　由第三方制造,与测量程序制造商或测量程序所用的校正器没有关系的质控品,有时被称为第三方质控品,其实独立开发,不受仪器或试剂制造商的影响。质控品独立于任何特定的仪器、校准品或试剂盒。这种质控品通常可以跨多个测量系统使用。这些类型的质控品大多数通常是由人的基质,如血清、血液、血浆或尿液制成。基质可以被改进用来满足实验室对稳定性的期望或达到要求的浓度值。因此,在使用具有基质敏感性的分析测量程序时,这种质控品可能会显示出不同大小的基质效应。

4. 混合患者标本或其他实验室制备的材料　实验室可以制备和等份分装混合的患者标本,或制备其他合适的样品作为质控品。用纯化的分析物补充混合样品以获得适合于 QC 监测的浓度可能是必需的。注意,混合和补充可以改变材料的基质,这可能会影响它的有用性。此外,要达到考核测量程序的测量范围的临床相关浓度有时候很难。混合的患者标本的稳定性对某些被测量有一定的局限性。

5. 与校准品的关系　QC 品应该与校准品不同,以确保 QC 结果对测量程序的整体性能提供独立的评估,包括校准过程。如果有必要使用校准品作为 QC 品,那么用于校准的批号须与 QC 所用的批号不同。

6. 质控品被测量的浓度　质控品的浓度水平应足以覆盖目标测量区间来监测方法性能的可接受性。监测程序性能的适当浓度是基于临床决定值和分析测量范围。理想情况下,至少一种质控品应该包含临床决定水平或接近临床决定水平的浓度。认可要求和政府规章可能规定特定实验室测量程序的最低控制品浓度水平数。

(1)临床决定值:临床相关值的被测量浓度适合于监测性能,并提供有关结果适宜性的证明。QC 结果中的不精密度数据也有助于评估不同测量程序之间的一致性或在更换试剂批号时验证性能,两者在临床决定水平都很重要。

(2)分析决定值:由分析性能特征声称的被测量浓度水平也适用于监测测量程序。例如,在测量范围的下或上限值附近的性能对于验证测量系统在整个测量范围上保持稳定是很重要的。浓度覆盖整个测量范围的 QC 品的可用性可能在实际中有局限性,在这种情况下,需要采用验证测量间隔的替代方法。

(3)质控品浓度数量:对于大多数测量程序,推荐至少两种浓度的 QC 品。为充分监测测量程序性能和应用质控规则提高潜在测量误差(如比例与恒定,随机与系统)的检出和解释,可能需要使用更多浓度的质控品。值得注意的是,对某些被测量,临床相关浓度可能在测量范围的很大一部分中,充分的性能监测可能需要三个或更多的浓度水平。例如,新生儿和成人的胆红素浓度非常不同,至少需要三种浓度水平,才能充分验证测量程序的性能。

7. 定量测定报告为定性值的质量控制浓度　当定量测量根据阈值转化为定性结果,其确定阴性或阳性的反应,类似的 QC 方法是适用的。在这种情况下,需要两个 QC 浓度:一个低于阈值,一个高于阈值。应该选择与阈值差异的大小,这样 QC 值就会监控阈值附近的受限测量区间的性能。定量信号或浓度结果,作为 QC 值,其可接受性由用于定量报告值的相同的评估规则进行评估。

8. 冻干或液体质控品　质控品通常是稳定的,以便有一个很长的使用寿命。有两种稳定 QC 品的常用方法:冻干或冷冻液体。冻干品是质控品供应最稳定的形式。它们的特点是保质期长。他们需要用指定的稀释剂复溶。复溶过程会增加基于质控结果评估不精密度的变异程度。此外,在使用之前,要有足够的时间使质控品充分复溶。对一些实验室,冷柜是不常见的或运行昂贵,或实验室冷冻空间有限,这些冻干的材料是很理想的。液体材料方便提供,但通常需要冷冻储存。因为不需要复溶,基于 QC 结果的不精密度估计可能更能代表测量程序的不精密度。但冷冻液体质控品在使用前需要谨慎的混合,而且稳定剂可能会干扰或增加一些测量程序的不精密度估计。

三、确定质控品的靶值和标准差

特定质控品的靶值和 SD 应由实验室建立。实验室采用测量程序,通过对 QC 品的重复测量,来建立作为靶值的均值以及结果的 SD 值。当测量程序在稳定状态下运行时,由实验室观察得到的靶值和 SD 值来计算控制限。即使质控品中附有由制造商提供的指定值,这些值只能作为参考,不能代替实验室建立的靶值和 SD。

1. 每种质控品的总不精密度(标准差)　当测量程序在长期稳定运行中有历史的 QC 数据时,已确定的 SD(或 CV)估计值可用于一批新的质控品。不精密度是测量程序的一个特点,无论使用什么 QC 品,不精密度都是一样的。对于 QC 品的新配方可能会有例外,在这种情况下,在新批号获得了足够的经验后,SD 可以得到更新。当新的质控品的被测量的靶浓度与前一批被测量相近时,所建立的 SD 是适当的。如果新批号的靶浓度与前一批次有足够的差异以至于已确定的 SD 不适合使用,那么一个新的 SD 可以通过最接近先前批次浓度的已确定 CV 估计,只要 CV 在所涉及的浓度区间近似恒定。新批 QC 品的估计均值乘以 CV(%),除以 100 来估计新批号的 SD。

当在实验室中更换现有的测量程序时,通常可以使用现有的测量程序的 SD 作为新测量程序的初始估计值。当这样做时,需要作出假定现有测量程序的 SD 能够用于确认其结果适于医疗使用,并且根据性能确认试验数据新测量程序能执行类似或更好的工作。一旦为新的测量程序积累了足够的 QC 结果,初始的 SD 应该被更新,以反映额外的、影响 SD 的长期估计的变异来源。

如果历史估计值无法获得时,可以通过在独立的多天里测量至少 20 个数据点来获得对

SD 的初步估计。在此初始赋值研究中获得的测量值应表示其稳定的控制状态下的测量程序。这项研究的条件应该尽可能地模拟日常操作。例如，如果在日常操作中使用的 QC 品的开瓶超过一天，那么在初始的 *SD* 估计阶段也应出现相同的做法，以至于 QC 品的稳定性在 *SD* 的初始估计中被反映。每个评估的质控品的测量都应绘制 Levey-Jennings 图。用肉眼检查 Levey-Jennings 图可能会发现随时间明显地漂移或偏移的结果，或偶然的明显离群结果。如果没有明显的漂移、偏移或异常值，那么实验室可以使用 20 个数据点的 *SD* 估计值来监测常规操作的测量程序，直到得到基于更大样本集的改进估计值。如果每天只收集一个单一的数据点，那么使用样本 *SD* 的简单公式可以合理地估计 *SD*。如果每天获得不止一个数据点，那么简单公式往往低估了长期的 *SD*，但在大多数情况下仍然可提供了足够的估计。或者，*SD* 可以使用单因素方差分析方法来估计 *SD*。

在使用 *SD* 初始估计值的常规操作的初始阶段，实验室应监测随时间的累积的 QC 数据。由于初始 *SD* 估计值的可靠性有限，对违反 QC 规则的评估和响应应该考虑到对该 *SD* 限估计不足的可能性。在运行的头几个月计算累积 *SD* 值可以更好地估计 *SD*，因为数据中包含更长期的可变因素的额外分量。例如，长期的变化来源有不同的校准周期、不同的试剂瓶或批次、预防性维护、部件更换和环境因素。

对于某些测量程序，当试剂批号发生变化时，QC 品可能会显示数值的变化。值的变化是由 QC 品与特定试剂批号的基质相关的相互作用的变化引起的。这种值的变化是由于 QC 品与特定试剂批号在该测量程序中的交互作用的产物。如图 8-4 所示，描述了在 5 周内产生的测量结果，以建立 QC 品的初始值。在左纵轴上表示浓度，时间点在横轴上。与右边垂直轴上的 Levey-Jennings 刻度相关联的水平线上，表示以 *SD* 为单位的平均值的偏离，它以显示结果的统计量为基础。数据点展示了一种表明以每周为基础的变异来源的模式；比如，除了日间的（和日内的）来源外，每周校准和 / 或维护事件。

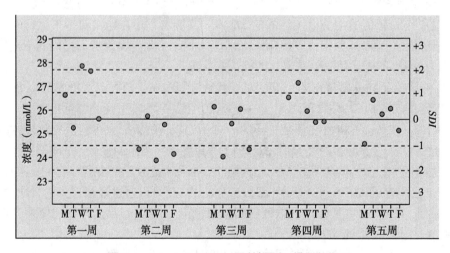

图 8-4　Levey-Jennings 图（铁蛋白，模拟数据）

M T W T F 分别表示星期一、星期二、星期三、星期四、星期五

图 8-5 显示了在 10 个月期间使用单一批次 QC 品的 QC 结果（N =1 232）Levey-Jennings 图。使用前 49 天结果的平均值和 10 个月间的累积 *SD* 来标记 y 轴。数据显示，当结果的离散性较小或更大时，或由测量程序的各种未知影响引起结果的微小变化，可形成有子区间。

图中所示的是第一次试剂批号变化出现了微小的偏移,第二次试剂批号的变化没有影响,在3月到4月之间的值出现了难以解释的小幅度下降。

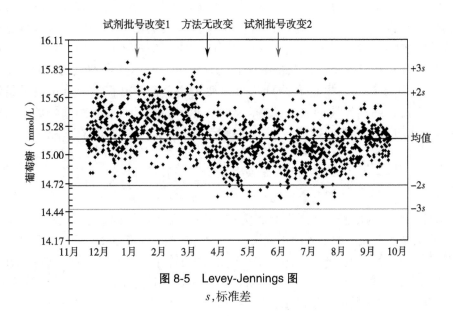

图 8-5 Levey-Jennings 图
s,标准差

图 8-6 显示了过去的 29 个月,由 591 批连续在控的放射免疫分析甲状腺素 T4 得到的四个水平的质控品结果(重复的方法)。垂直线条表示 QC 品批次的变化。水平线代表的是对每批 QC 品追溯计算而得到的平均值和 95% 区间。封闭的箭头表示校准品批次的变动。两个开放箭头表明,可能是试剂批号改变相关的有统计意义的影响。

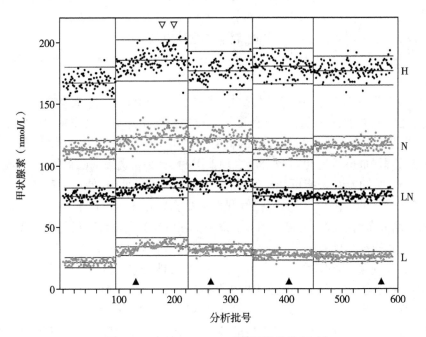

图 8-6 Levey-Jennings 图[甲状腺素(T₄)]
H,高;L,低;LN,低常;N,正常

注意测量程序的 SD 不太可能受到试剂批号变化的影响。然而,如果在计算中包含了不同试剂批号获得的 QC 数据,则累积的 SD 值会因人为的转变而扩大,此累积 SD 不能代表测量患者标本的预期 SD。因此,对于可能发生该人为现象的测量程序,应该使用单个试剂批号的数据来估计 SD。或者,当来自多个试剂批号的 QC 数据需要提供足够的时间间隔以包含长期变异性的重要来源时,应该使用公式(3)中描述的合并式 SD 计算。公式(3)用于合并来自多个时间段的(合并)QC 结果。当不止一种试剂或 QC 品的结果合并(例如,由于质控品的短稳定性)时,可以使用这个合并方程式计算来提供足够的时间间隔,以包括长期变异性的重要来源。SD_i 为第 i 个稳定性能时间间隔的 SD,n_i 是在该区间内得到的 QC 结果的数量。如果有稳定性能的 k 个时间间隔,则合并的 SD 可以估计为:

$$SD_{合并} = \sqrt{\frac{(n_1-1)SD_1^2 + (n_2-1)SD_2^2 + \cdots + (n_k-1)SD_k^2}{n_1 + n_2 + \cdots + n_k - k}} \tag{3}$$

2. 每种质控品的靶值　如果没有历史 QC 数据,则可以从用于估计 SD 的数据点估算平均值以作为初始靶值。如果当前正使用一种 QC 品,而对于新的 QC 批号不需要估计 SD,那么就需要对每个目标被测量平行检测的新批次的质控品与当前使用的质控品。在大多数情况下,在分开的时间内分别进行 10 次测量就足以估算出适合的作为初始靶值的平均值。至少 10 天的时间的测量可以使测量程序中的天间变异来源合理地体现在平均值中。在运行的头几个月里,定期计算累积平均值可以更好地估计平均值,因为数据中包含了更长期变异来源分量。用来确定新批号 QC 品的靶值、在时间间隔内的几个校准事件应该包括在内。还要注意的是,当一个开瓶的 QC 品被使用超过一天的时候,应在那几天都使用同一瓶质控品,以便平均值中能反映被测量的稳定性。

在某些情况下,实验室需要更快地为新批号的 QC 品建立靶值。在这种情况下,可以使用更少天数测量得到的均值,包括每天测量一次以上。因此建立的靶值被认为是临时的,一旦获得足够的数据来估计稳定的平均值,就应该立即更新。

(1)在质控品批号的有效期内调整靶值:原则上,建立的靶值不能修改,以便随着时间的推移跟踪测量程序的性能。然而,QC 品的期望值可能会受到测量条件变化的影响,这些变化可能不会影响患者的结果,例如试剂批号的变化、一些维护程序,或者在 QC 品预期保质期内被测量变质。由于患者的结果没有变化,QC 值的变化并不代表测量程序性能的任何问题。QC 结果的这些变化是试剂与质控品中改变的样品基质相互作用的产物,或者是有时无法识别的测量程序成分的变化。当出现这种情况时,有必要更新 QC 靶值,以反映 QC 品变化的性能。当需要更新却未能更新靶值时,会引入一种假性偏倚,使质控可接受标准识别有误差的测量条件的能力降低。例如,靶值假性偏高会导致产生高值的测量误差状态难以识别,低值的预期分布会引起假失控。图 8-7 说明了在可能改变 QC 靶值的条件发生变化之后而又不影响患者样本结果的情况下,评估 QC 靶值是否合适的一般方法。

如果实验室对某一特定的 QC 品、测量程序或试剂批号有疑惑,那它可以使用 CLSI 文件 EP09 中描述的确认技术,该方法使用 40 个患者标本,更有力地估计两个试剂批号或其他测量条件之间的患者结果的差异。在这种类型的研究中,对比(对照)测量程序被定义为在当前试剂批号或组件发生变化之前的测量条件,而候选测量程序被定义为新试剂批号或在组件发生变化后的测量条件。

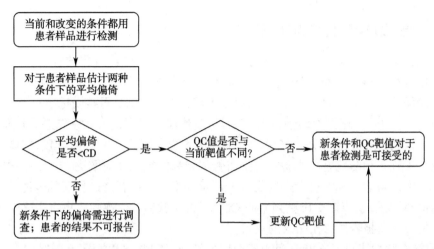

图 8-7　在不影响患者标本结果的情况下,在改变 QC 靶值的条件下验证性能的流程图
注 1:条件的改变可能是试剂新的批号,一个模块替换和维护,或其他可能影响 QC 而不影响患者结果的程序。
注 2:流程图中使用了四个基本符号:椭圆(表示过程的开始或结束),箭头(连接流程活动),方形(指定流程活动),菱形(包括一个可以选择"是"和"否"的问题)。
注 3:缩写:CD,会改变患者医疗决定的临界差值;QC,质量控制

　　质控结果的偏移或变化可以独立于试剂批号或测量程序组分的变化而发生,并且在发生变化之前和之后,并不总能在这些改变前后检测比较患者标本,特别是确定变化的时间间隔超过若干天。在实验室确认患者结果没有发生改变之前,或对测量程序进行有力的故障排除和调查后无法确定 QC 值发生转变的可指定原因前,调整 QC 靶值是不适当的。

　　(2)累积的平均值可能不适合作为质控品的靶值:质量控制结果的累积(初始使用至今)的平均值随着时间的推移而趋于稳定,在数据中包含了个体测量值的增加和变异性的额外来源。在一段时间足够包含大多数测量变异的来源之后,累积平均值可能是稳定靶值的很好的估计。然而,质控品的期望值可能会受到测量条件变化的影响,这些变化可能不会影响患者的结果,如试剂批号改变或一些维护程序。在这些情况下,累积平均值不适合作为靶值,且需要相当长的时间来反映被改变的测量条件。

　　3. 使用定值质控品　一些质控品有指定的靶值和一系列可接受的值在产品标签中。应该检查此类质控品的预期用途。例如,当定值 QC 品是由测量程序的制造商提供时,它们可能是为了确定该程序是否符合制造商的声明,可能适合实验室使用。如果制造商为使用不同的测量程序而提供定值质控品,则需要谨慎,因为标称的靶值和可接受范围可能不适用于不同的测量程序。由于不同试剂批号和不同测量程序基质相关的偏倚的普遍局限性,以及在对统计参数进行估计时重复次数和具有代表性的测量程序数量的限制,靶值和 *SD* 可以作为一般信息,但不适用于单个实验室中某一特定测量程序的质量控制。发布的产品说明书和质控品出售时,指定值可能有也可能没有持续的相关性。更复杂的是,产品说明书通常没有表明该指定的值是如何导出的。因此,实验室应在自己的实验室环境中计算出反映测量程序性能的靶值和 *SD*。

四、设定质量控制性能的目标

可接受的 QC 结果的目标(准则)主要是基于测量程序能够达到的性能,因为进行 QC 测量的目的是为了验证测量程序是否继续满足其预期的分析性能。然而,如果对患者造成危害的风险保持在可接受的水平,则可以使用不那么严格的 QC 可接受标准。

1. 患者危害的可能性对质量控制性能目标的影响　错误的实验室结果是危险的,如果以此采取行动可能会产生危害。造成危害的原因可能是不适宜的临床干预,或者没有采取必要的临床干预来预防危害。实验室对报告错误结果的容忍度应取决于一个错误的结果对患者造成伤害的可能性和对患者造成伤害的严重程度。对患者造成伤害的可能性越大或对患者伤害的越严重,就应该安排更频繁的 QC 事件,实验室 QC 规则应更有力来有效地限制在失控的情况下所报告的错误结果的数量。

2. 质量控制性能目标不能改变测量程序的性能　需要注意的是,制定 QC 规则可接受的标准并不会改变测量程序的性能。没有达到 QC 规则验收标准的 QC 结果,表明测量程序的性能发生了变化。如果期望改进测量程序性能或性能勉强满足临床需要,则不能通过更严格的 QC 规则可接受标准来改进性能。然而,更严格的可接受标准可以检测到性能的小偏差,但质量控制规则失效的发生率会增加,导致故障排除的数量增加,对患者样本的重复测量,以及患者结果的报告延迟。对这些质量控制规则失效进行跟踪的额外工作降低了效率,并增加了操作成本,但当测量程序的稳定性能接近或大于 TEa 时,这可能是必要的。

如果测量程序的不足是由于系统的漂移或偏移,更频繁的质量控制事件和符合稳定性能的可接受标准可能会更早地识别出这种情况。然而,如果由于不精密度而导致的不足,更严格的可接受标准是没有任何好处的,因为不精密度对任何单个测量的影响会随机影响 QC 结果和患者结果。因此,QC 结果在更严格的接受标准内的观察不能预测患者结果也符合与同样的不精密度标准。

五、基于性能目标选择质量控制策略

实验室选择的 QC 策略(QC 浓度、浓度的数量、在每个 QC 浓度的测量数量、QC 规则和 QC 安排)应根据质量要求和基于性能目标的指定的患者风险。候选的质控规则和被评估的质控结果的数量,假失控概率,假失控间预期 QC 事件的数量,误差检出概率,以及误差检之前的 QC 事件的预期数量可以通过数学计算(某些质量控制规则)或计算机模拟计算。很多文献已报道了功效函数图给出了很多常规质控规则的假失控概率和误差检出概率。计算需要先进的计算机软件,假设不精密度是由高斯(正态)分布描述的。

同样,对于候选质量控制规则,评估质量控制结果的数量,质量控制计划,假失控之间预期患者检测数,假失控之间预期的时间,误差检出前患者检查的预期数量和误差检出前错误的患者结果的预期数量可以数学计算或计算机模拟。如果没有可以预测特定候选质量控制策略性能的先进的计算机软件,一般的指导方针有助于选择合适的质量控制策略,以满足基于患者风险的性能目标。

1. 质控规则　所有的统计质量控制规则都使用从 QC 样品中获得的一个或多个测量值,以决定测量程序是否在其稳定的控制状态下运行。在医学实验室中已经提出了各种各样的质量控制规则。在检验医学文献中出现的 QC 规则许多都是"计数"规则。决策标准是基于计算违反指定控制限的 QC 结果的数量。这些类型的计数规则可以用缩写 A_L 来表示,

"A"表示控制观察的数量，"L"是一个控制限制。如果"A"或更多的控制观察超出了规则的控制范围，那么就会作出测量程序不受控制的决定。例如，1_{3s} 指的是评估一个控制结果是否超过了靶值的 ±3SD 的质控规则。类似地，2_{2s} 是指评估两个控制测定值在同一方向都超过靶值的 2SD 的质控规则。QC 计数规则的例子有：

(1) 1_{3s} 规则：如果当前 QC 事件的任何 QC 结果超过 QC 靶值的 3SD，则判断为失控。

(2) $1_{3.5s}$ 规则：如果当前 QC 事件的任何 QC 结果超过了 QC 靶值的 3.5SD，则判断为失控。

(3) 2_{2s} 规则：如果两个 QC 结果在与相同的方向超过靶值的 2SD，则判断为失控。这条 QC 规则适用于同一质控品的两个连续质控事件的质控结果（同一质控浓度）或当前质控事件中的两个质控品的结果（不同质控浓度），或者两者都有。

(4) $(2\ of\ 3)_{2s}$ 规则：如果 3 个 QC 结果中有 2 个同向超过靶值的 2SD，则判断为失控。这条规则可以在同一 QC 浓度，也可以不同 QC 浓度，或者两者都适用。

(5) 3_{1s} 规则：如果 3 个 QC 结果同向超过靶值的 1SD，则判断为失控。这条规则可以在同一 QC 浓度，也可以不同 QC 浓度，或者两者都适用。

(6) 4_{1s} 规则：如果 4 个 QC 结果同向超过靶值的 1SD，则判断为失控。这条规则可以在同一 QC 浓度，也可以不同 QC 浓度，或者两者都适用。

(7) 10_{1s} 规则：如果 10 个 QC 结果同向超过靶值的 1SD，则判断为失控。这条规则可以在同一 QC 浓度，也可以不同 QC 浓度，或者两者都适用。

注意 3_{1s} 和 4_{1s} 规则一般适用于不同 QC 浓度。10_{1s} 规则通常适用于单个浓度。计数规则是 2 的倍数，如 2_{2s} 和 4_{1s} 规则，通常在评估两种浓度的 QC 时使用。当对 QC 的三个浓度水平进行评估时，通常会使用计数为 3 的倍数的规则，如 $(2\ of\ 3)_{2s}$ 和 3_{1s} 规则。

另一大类 QC 规则将多个 QC 结果合并成一个单独的值，并将其与指定的决定限值进行比较，以确定测量程序是否处于控制状态或失控。为了将来自不同浓度的质控品的 QC 结果合并，该合并结果的转变通过从测量值中减去 QC 靶值并除以 QC 浓度的 SD 完成。这些转换的值有时被称为 z 分数或标准差区间（SDI）。这种类型的 QC 规则的例子有：

(1) 平均值规则：如果当前质控事件的 QC 结果中得到的 z 分数或 SDI 的平均绝对值超过了规定的控制界限，则判断为失控。

(2) 移动均值规则：如果最近的 N 个质控结果的 z 分数或 SDI 的平均值绝对值超规定的控制界限，则判断为失控，其中 N 是指在均值计算中包含的 QC 结果的数量。

(3) 指数加权移动均值（EWMA）规则：如果当前和以前的 QC 结果（z 分数或 SDI）的 EWMA 绝对值超过规定的控制界限，则判断为失控。EWMA 的计算依赖于一个介于 0 和 1 之间的加权常数。

(4) 累积和（CUSUM）规则：如果超过一个定义的阈值水平的连续 QC 结果（z 分数或 SDI）的累积和超过规定的控制界限，则判断为失控。

(5) 极差规则：如果来自当前质控事件的 QC 结果的 z 分数或 SDI 的极差超过规定的控制界限，则判断为失控。

通常为均值和极差规则的控制限使测量程序在稳定在控状态时，QC 规则判断失控的概率很低，如 0.01。极差规则通常使用的是 R_{4s}，如果 QC 结果的 z 分数或 SDI 的差值超过 4，则判断为失控。极差规则的设计目的是检测增加的不精密度，而几乎没有能力检测偏移。

单一 QC 规则检出不同类型和不同程度的失控状态的能力各异。基于单次 QC 事件的 QC 结果的 QC 规则，如 1_{3s} 规则，最擅长快速检出大的变化，也有能力检测不精密度的增加。

计数规则,比如 10_{1s} 规则,以及移动均值规则、EWMA 和 CUSUM 规则,都是为了检出较小的偏移,并且尤其擅长检出趋势。

单一 QC 规则经常被组合成一个 QC 多规则。如果任何一个 QC 规则判断为失控,则 QC 多规则也判断为失控。例如,一个 $1_{3s}/2_{2s}/4_{1s}$ 多规则对三个单独的计数规则进行评估,如果任何一个规则判断为失控,则判断为失控。多规则 QC 的例子有:① $1_{3s}/2_{2s}/R_{4s}$,评估两个 QC 浓度;② $1_{3s}/2_{2s}/R_{4s}/8_{1s}$,评估两个 QC 浓度;③ $1_{3s}/(2\ of\ 3)_{2s}/R_{4s}$,评估三个 QC 浓度;④ $1_{3s}/(2\ of\ 3)_{2s}/R_{4s}/6_{1s}$,评估三个 QC 浓度。

使用计算机化的分析和信息系统,现在可以实际使用更复杂的统计规则,例如多规则,包括将 QC 结果转换成 z 分数或 SDI(例如,平均值规则),或使用当前和以前的 QC 结果的规则(例如,移动均值、EWMA 和 CUSUM 规则)。

基于本章第二节和第三节所描述的考虑因素,为评估某一测量程序的质控结果选择质控规则。功效函数图或计算机模拟可以用来预测在计算的假设下的 QC 规则的性能。用于计算的 SD 是至关重要的,它需要是测量程序在稳定状态下的对总体长期变化的良好估计。大多数软件程序假设结果服从高斯(正态)分布,这可能不适合长期变化中的某些类型,例如周期性的重新校准或维护过程。

对 QC 规则性能的经验评估也可以通过从一个测量程序中获得大量的 QC 结果来完成,该测量程序在一个足够长的时间间隔内稳定运行,足以在数据中包括所有主要的可变性来源。每一个候选 QC 规则都应用于数据,以确定假阳性率和检出在数据中引入的特定大小的偏倚状态的频率(代表检出概率)。经验方法类似于计算机模拟,但提供了一个机会能评估基于实际质控结果的质控规则性能,这些质控结果反映了观察一段时间内所有类型的变异。

最后决定选择的一系列 QC 规则应尽可能使假失控概率降低,而且有能力检测足以导致影响患者治疗决策的危险情况的错误状态,最好在错误的患者结果被报告和执行决策之前。实验室应该使用一系列对不同类型的失控状态敏感的质量控制规则,以提高不同错误状况的检出概率。

对相比于医疗需求具有良好分析性能的测量程序(如 5 到 6σ 水平),一个不太严格的 QC 规则,如 1_{3s} 或 1_{4s},可能会有一个高的误差检出概率,同时提供非常低的假失控概率。对相比医疗需求分析性能差强人意的测量程序(如 2 至 3σ 水平),可能需要组合的 QC 规则。多个 QC 浓度可以用来提高检出误差状态的概率,因为一个小幅度的误差可能代表一个危险的情况。为了提高误差检出概率,性能较差的测量程序,实验室可能不得不接受较高的假失控概率。此外,误差检出概率可能不是很理想,这可能会增加检出误差状况的时间和 / 或在识别错误条件之前已报告的患者结果数量。在这些情况下,实验室可以考虑增加 QC 事件的执行频率,以减少确定错误情况之前报告的患者结果的数量。

除了各种基于 SD 倍数的质量控制规则外,还建议使用趋势检出规则,如 CUSUM、EWMA 或类似的规则。趋势检出规则尤其适用于持续测量状态和测量程序对医疗需求而言分析性能较差的情况。使用趋势规则时可以警报阈值,在分析误差大到对患者造成危险之前,就可以检测出。以此种方式,趋势规则应作为警告规则使用,但不一定根据该规则立即停止测量程序的使用。或者,也可以设置一个趋势规则的警报阈值,来识别一经发现就必须立马停止测量程序的性能改变。

2. 质量控制计划安排　实验室应酌情测量质控标本,确保检测程序产生的患者标本结果符合其性能要求。质量控制方案包括批量检测质量控制、连续检测质量控制及关键点质量控制。

(1)批量质量控制:批量质量控制是指测量一组患者标本的程序有一个特定的开始和停止时间,所有的测量都是在那个时间间隔内进行的。比如微孔板,它可以容纳预先定好的样本数量(通常包括患者标本、校准品和控制品),这些样品是作为一个单元来分析的。样品和试剂可单独地按顺序用移液器加入,也可以采用多通道流体处理器平行加入,后者可能会影响 QC 样品位置。另一个例子依次测量规定数量的样品的测量程序,通常校准品和控制品通常也包括在顺序里。需要注意的是,一批的时间间隔可能是短的,或者可能根据测量程序的稳定性和 / 或要测量的样品总数延长至几小时。

在批量检测模式中,每批都应该包含 QC 样品,这样 QC 样品的结果可以用来验证测量程序在测量间隔期间是否保持稳定,因此患者标本的测量结果应该是正确的。QC 样品的数量和位置是通过在完成批次所需的时间间隔内考虑测量系统的分析稳定性来确定的。对于微孔板的形式,建议每板至少包括 2 或 3 个 QC 样品。对于序列测量,在测量开始和结束放置质控样品,并根据测量程序的稳定性,考虑其他位置的 QC 样品。

(2)连续质量控制:连续测量过程在没有定义测量的特定时间间隔,并且通常会一直持续直到出现类似试剂补充、重新校准或维护等类似事件的发生。在连续模式下,QC 样品与患者标本一起周期性测量。来自于当前的 QC 事件的 QC 结果反映了测量程序当前状态。如果当前 QC 样品的结果是可以接受的,则认为测量程序自上次可接受的 QC 事件以来一直保持稳定,因此,在此期间测量的患者标本的结果很可能是可以接受的。这种类型的 QC 计划可以被称为"括弧式的 QC",因为在"括弧"开头和结尾的结果用来验证在"括弧"内测量的患者结果是可以接受的。

在连续模式下的 QC 样品测量的频率,或"括弧式"的间隔,受到多因素的影响。对 QC 样品进行测量的频率的最终确定是基于对各种考虑因素的综合考虑,以便确认患者标本的结果可能是正确的,从而符合其在患者医疗中的预期用途。

(3)关键控制点质量控制:有些事件可改变测量程序性能,被称为关键控制点,如校准、维护、相同批号试剂的新容器、试剂批号改变、校准品批号改变。实验室应考虑这些事件是否足以改变测量条件,以至于患者标本的结果不能被用于临床医疗。当在批量模式下运行时,若在批处理中不发生此类事件,不需要额外的 QC 测量。在这种情况下,与批次相关联的 QC 测量结果足以证明测量程序极大可能是正确的,并且患者标本的结果是可以接受的。当在连续模式运行且关键控制点事件发生时,则必须在事件前后验证测量程序的性能。在连续模式下,QC 品与患者标本一起定期测量。当前 QC 品的结果反映了测量程序的当前状况,因此可用来验证自上次 QC 测量以来,患者标本的结果可以被接受的可能性。因此,如果关键控制点事件按计划发生,则必须在状况发生变化之前验证测量程序的状况。否则,没有有效的信息可以得出自上次 QC 测量以来,报告的患者结果的可接受性没有改变的结论。

在关键控制点事件后进行 QC 品测量也是必要的,以验证事件是否成功,并没有无意地改变测量条件而导致患者标本的结果不可接受。如果关键控制点事件不是按计划发生的,并且中断了测量程序的连续模式,那么实验室可能没有 QC 信息来评估从上次 QC 测量以来患者的结果是否是正确的。在这种情况下,实验室需要考虑患者在事件发生前的结果可能是错误的可能性,并决定是否重新测量患者的标本,以确认可能已经报告的结果值的可接受性。

（4）测量程序的稳定性：Levey-Jennings 图可监测测量程序的稳定性，证实检测系统在较长一段时间内出现的微小漂移和没有或不明显的偏移。测量程序越不稳定，应更加频繁地检查 QC 品。QC 频率应能确认一个测量程序是稳定的，并且患者标本的结果可能符合预期的临床用途。同时能提醒技术人员一个错误的情况已经发生和纠正行动，包括重复的患者标本。理想情况下，错误情况能在患者结果报告之前检测到，如果不能的话，但是在继续测量程序之前一定要检测到。被确定是错误的已经发布的任何患者结果，需要更正已发出的报告。

（5）在质量控制事件之间预期报告的患者结果数量：QC 事件的频率应考虑 QC 事件间报告的患者结果数量。如果下一个 QC 事件检测到错误状态，则需要采取纠正措施。纠正措施包括确定哪些患者的结果是错误的，并发布更正的报告。实验室应考虑增加 QC 事件频率的成本，以及重复患者标本测量并发布纠正报告的时间和成本，以及造成危害的风险。

（6）如果报告错误结果，对患者造成危害的风险：同时还应考虑错误状态被下一次质控事件识别并纠正患者结果之前，错误结果可能会对患者造成伤害的风险。需要注意的是，测量程序的稳定性与可能出现错误结果的可能性之间存在关系。在评估错误结果被报告且执行决策对患者的危害风险时，实验室应考虑可能发生的故障类型以及这些故障可能发生的频率。这些注意事项有助于评估"括弧式 QC"的频率。在评估危害风险时，也应考虑测量程序中植入的控制程序。

六、为多种仪器设计质量控制策略

目前，很多实验室可能有多台相同类型的仪器执行着相同的测量程序。对测量相同被测量的多种仪器制定适当的质量控制策略是一个重要的挑战。在设计多台仪器的质量控制策略时，应考虑的一些额外因素，如：不同仪器之间稳定基线分析性能估计的差异、一台仪器相对于其自身的基线以及其他仪器稳定基线的改变的重要性、所有测量相同被测量的仪器是否使用相同的 QC 靶值和 *SD*，或为每个仪器使用单独的 QC 靶值和 *SD*。

第四节　失控状态的调查与纠正

一、对失控的质量控制事件作出响应

当质量控制规则评估表明测量程序失控，为了排除任何可能导致 QC 品损害的问题（如蒸发、不合适的储存条件或 QC 品浓度不恰当），通过使用新鲜的 QC 品测量来重复验证失控的结果。当新的 QC 品仍然失控时，应将其作为一个反映分析测量问题的真实故障处理。当新的 QC 品没有重现失控时，实验室应检查最近的 QC 值，以确定是否有出现失控的趋势。例如，如果重复的新的质控结果和过去几个质控值（或重复新质控的几个尝试）非常接近失控的决定值，测量程序更有可能处于失控状态而不太可能保持稳定。对 QC 品的重复测量应仅用于排除 QC 品本身存在的明显问题。为获得在控结果而继续重复 QC 测量是一种不可接受的做法。表 8-3 提供了偏移和趋势相关的故障排除方案。

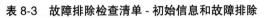

表 8-3 故障排除检查清单 - 初始信息和故障排除

完成	任务	备注
☐	回顾偏移或趋势发生开始的时间段内(如,周,月)的 QC 数据(即 Levey-Jennings 图表) 这种偏移或趋势是什么时候开始的? 这种偏移或趋势出现在一个还是多个质控水平? 这种偏移或倾向是否发生在一个以上的测量被测量中? 这种偏移或倾向是否发生在一个以上的分析仪中?	
☐	对仪器间患者比对数据是否有类似的偏移或趋势?	

QC 品调查

完成	任务	备注
☐	正在使用的 QC 品是否接近开瓶截止日期? 瓶子在使用期间是否正确储存? 瓶子里的量少吗? QC 品有不正常的外观吗?	
☐	当使用新鲜 QC 品(例如,尝试一瓶新的 QC 品)时,是否仍然观察到这种偏移或趋势?	
☐	新进货的 QC 是同一批吗? 装运不同的瓶子(如果可用)后 QC 值的变化是否存在?	
☐	QC 批号是否接近其有效期?	
☐	最近使用了新批号的质控品吗? • 验证靶值和 SD 在仪器、计算机系统或人工 QC 评估表中是正确的。 • 评审 QC 靶值和 SD 的赋值。	
☐	实验室 QC 数据与同组数据比较(如果有的话)如何?	

试剂调查

完成	任务	备注
☐	试剂是否接近其有效期?	
☐	新装运的试剂是同一批号吗?	
☐	尝试不同装运的试剂(如果有的话)。	
☐	新批号的试剂最近在用吗? 在试剂验证过程中观察到偏移吗?	
☐	试剂是什么时候准备 / 装载到分析仪上的? • 检查试剂有无异常。 在更换新的试剂或瓶子后,QC 值的变化是否存在?	

校准调查

完成	任务	备注
☐	最近校准过测量程序吗? • 验证批号和校准品的靶值。 • 检查误差代码的校准数据。 • 校准品有不正常的外观吗? 把校准品作为一个未知样品测量来比较结果与靶值。结果可比吗?	

续表

完成	任务	备注
☐	使用一瓶新的校准品重新校准后,QC 值的变化是否存在? 新装运的校准品是同一批号吗? 用一瓶来自不同装运的校准品(如果有的话)校准后 QC 值的变化是否 存在?	
☐	最近在用新批号的校准品吗? 使用新批次的校准品校准后,QC 值的偏移 / 趋势是否还在?	
	分析仪调查	
☐	最近是否进行了维护或服务?	
☐	是否有仪器警报器或分析仪故障?	
☐	是否有相关产品的公告或召回通知?	
☐	检查试剂,校准品和 QC 产品的说明书。 是否有制造商的建议没有被遵守?	
	环境调查	
☐	有异常的冰箱 / 冰柜警报器吗?	
☐	实验室是否有异常的温度或湿度警报?	
☐	水质读数是否有异常? 送水样进行测试。	
	其他调查	
☐	使用以下方法进行样品比对: • 在 QC 偏移之前测试的患者标本 • 使用另一在控仪器(如有)或在另一个实验室使用相同方法分析患者 　标本 • 在 QC 偏移之前分析的 PT/EQA 样品(假设在储存条件下测量是稳 　定的) • 基于正确度的互通的参考物质或具有指定值的 PT/EQA 材料	

二、对失控状态的响应

当检测到失控状态时,第一步是通过立即停止患者标本测试和 / 或患者结果报告来控制错误情况。在自动化的连续测试情况中,中断测试可以通过中间件或实验室信息系统功能实现,也可以通过分析仪 / 测量程序离线和停止运行来实现。在使用自动验证报告患者结果的实验室中,一旦发生失控的质控事件,就应该尽快停止自动验证。

在失控状态下的常见纠正措施包括校准、更换试剂容器或更换电极。不太常见的事件可能需要更深入的调查来确定根本原因。有关调查和故障排除的细节应该被记录下来。在查明和纠正根本原因后,应进行 QC 测量,以验证测量程序恢复了稳定运行。表 8-4 提供了故障排除后采取纠正措施的例子。

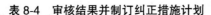

表 8-4 审核结果并制订纠正措施计划

完成	任务	备注
☐	审查结果	
☐	确定接下来的步骤: 是否有非随机原因导致 QC 值的改变? • 如果是,那么是否采取了纠正措施? 是否有证据表明,在 QC 值变化的情况下,患者结果没有受到影响? • 如果患者的结果不能被独立的确认为不受影响,是否有证据表明所有的测量程序模块都在按规范执行? 是否需要额外的验证或调查? • 咨询 QC/ 分析仪厂家 • 必要时,调整 QC 的 *SD* • 必要时,调整质控靶值	
☐	实施改变	
☐	保存调查和采取措施的文件	

三、识别和纠正已报告错误的患者结果

实验室应对每一项实验室报告的测量项目确定需要进行校正报告的有临床意义的变化的大小。当有多个测试平台可用并在控时,对患者进行重新测试的同时也可以排除故障。通常是使用一个在控的测量程序重复测量患者标本,并将结果与最初报告的结果进行比较。结果之间的差异超过预先确定的有医学意义变化大小时,应予以纠正,纠正过的患者报告应当发布。重复测试应该从检测到错误情况 QC 规则被拒绝的时间点开始,追溯测试直到错误发生的时间点。在失控被检出前,失控存在的时长与误差值的大小相关。一个相对较小的误差状况可能需要多个 QC 事件才能最终检出。一个较大的错误状态在出现失控后,在第一次 QC 事件中极有可能被检测到。

错误发生时,并不总是能够准确地确定错误发生的时间,但可以使用各种策略来确定哪些患者标本需要重新测试。一种选择是实验室重新测试自上次控制 QC 事件以来测量的所有患者标本。这一方法适用于批量测试、"括弧式"质控,或者是计划的 QC 测试时间间隔相对较短或在 QC 事件之间测量的患者标本数量较少的连续测试模式。第二种方法是对患者的标本进行重新测试,直到错误情况出现时的近似时间点。这种方法是对批量患者标本或在规定的时间间隔内患者标本重新检测。例如,实验室可以按 10 个患者每批来重新检测,追溯至上一个在控质控事件。如果 10 个患者中的任何一个需要纠正,实验室将继续重新测试另外一批 10 个标本。重新测试过程将继续按 10 个一批的分批测量,直到遇到整批都不需要纠正结果的批。这个时间点大约是出现错误的情况。从最后上次可接受的质控事件开始,以一定时间间隔对选定的患者标本进行重新测试,也可以用于粗略估计误差开始出现的时间。一旦确定了错误发生的时间点,重要的是,在失控状态下测试过的所有患者标本都要重新测试,以评估是否有足够大的误差影响患者的护理。

重复测试应包括测量浓度与失控错误情况发生时的浓度接近的患者标本。例如,如果一个实验室使用批量测试方法进行重复测试,第一批患者标本测试不包含接近失控被检测到时浓度的结果,然后重复测试应该继续针对患者标本结果接近失控的 QC 物质的浓度。

同样地,当在规定的时间间隔重新测试选定的患者标本时,结果的浓度应该包括那些接近于失控时的浓度,以便有信心正确地确定失控开始的时间。

如果患者的标本不能用于重复测试,或被测量不稳定且不能重新测试,实验室应出具一份经修正的患者报告,说明其结果无效。这些信息应该体现在患者的病历中。

第五节　质量控制程序的持续评估

一、内部质量控制程序的评估

为了最大限度地增加误差检出概率和减少假失控,需要对实验室的质量控制程序进行持续的评估,以确保质量控制程序符合其预期的目的。当实验室过程发生改变时,重新评估实验室的质量控制计划。例如,新仪器的引入或测量程序负荷的增加或减少可能会导致质量控制程序的改变。对 QC 数据进行评估和评审可包括:①定期检查平均值、SD 和 CV,以确保使用适当的靶值和 SD,并识别可能需要纠正措施的方法性能的变化。②调查测量程序中经常发生 QC 故障的测量程序,以确定故障的根本原因,并找出纠正措施。③监测 QC 规则失控率和因 QC 规则失控而需要重新检测的患者标本数量与需纠正的患者结果数的比较。④审核使用统计 QC 检出的分析性误差,以确定是否可以修改 QC 策略以检测误差,如果它要再发生的话。

二、使用实验室间质量控制评估质量控制程序

实验室间的 QC 程序是一种通过比较 QC 品的结果和由其他实验室中类似(或大致相同)测量程序测量的相同(即相同批号) QC 品的结果来统计学上评估测量程序的性能的一种方法。参与实验室间质量控制计划可以:①验证实验室正在产生与使用相同测量程序的其他实验室保持一致的 QC 结果,从而证明实验室正在正确使用测量程序。②检测和识别测量程序中的偏倚。偏倚可能是由诸如试剂或校准品的批号改变或重新配制,校准溯源的参考系统的变化,或仪器软件的变化引起的。将单个实验室的 QC 结果与同组的平均值进行比较,可以确定趋势或偏移,或确定其他实验室是否正在经历相同的变化。③作为 PT/EQA 计划的补充。PT/EQA 计划验证某个时间点的性能。PT/EQA 测试当天的可接受性能不能保证每天测试的可靠性,因为测量程序中的错误可以随时发生。此外,实验室间 QC 数据可以用来调查一个失败或可疑的 PT/EQA 结果。

第六节　实　例　分　析

本节通过两个例子来说明从规定质量要求到确定 QC 策略的整个过程。所选的被测量为促甲状腺激素(TSH)和钙(Ca),以显示 QC 策略可能的不同选择和结果。这些例子阐明了质量要求的设定,为新批号的 QC 品指定靶值和 SD,并选择合适的规则来解释 QC 结果。

注意文中所示为代表性的例子,并不意味着对这些特定被测量的 QC 建议。每个实验室都应该评估个体需求和 / 或要求。

一、规定质量要求

质量要求是根据实验室认为合适的基于临床目标来设定。对促甲状腺素(TSH):在检查质量目标可能的来源后,考虑生物学变异适合 TSH。发布的生物学变异性表中指出,*TEa* 的目标是 ±23.7%。对钙:对钙的生物学变异性数据的检查表明 *TEa* 的目标是 2.6%。对钙测量程序的性能数据的检查表明,该目标对于当前技术是不切实际的。根据与临床医疗提供者的咨询来评估可替代的目标,选择 ±6% 为 *TEa* 目标。

二、选择质控品

根据适当的浓度、产品的稳定性和有效期,选择了商品化 QC 品。TSH 有三种浓度可选,因为极低值和极高值都在医学上有意义。钙有两种浓度可选,因为测量区间相对较小,且所有浓度下性能相似的。

三、确定靶值和标准差

每个批号 QC 品每天测量一次,持续 10 天,剔除离群值后,将平均值作为靶值的初始估计值。新批 QC 品 *SD* 的计算可使用之前批号积累其使用期间的数据而计算的 *SD*,如图 8-5 所示。

表 8-5　本例中 QC 品的靶值、*SD* 和 *CV*

被测量	水平	靶值		*SD*		*CV*
		mIU/L		mIU/L		%
TSH	1	0.12		0.005 3		4.41
	2	0.85		0.022		2.58
	3	5.20		0.130		2.53
		mmol/L	mg/dl	mmol/L	mg/dl	
Ca	1	2.55	10.20	0.036	0.143	1.40
	2	3.24	12.96	0.048	0.193	1.49

缩写:*CV*,变异系数;QC,质量控制;*SD*,标准差;TSH,促甲状腺激素

四、选择质量控制策略

质量控制策略基于期望对测量程序性能显著变化有高的检出率和低的假失控概率。将测量程序性能与质量要求进行比较,以选择合适的质量控制规则。σ 度量值能粗略描述测量程序的性能。在特定浓度 x 下的 σ 指标可以估计为:

$$\sigma(x) = \frac{TEa(x) - |Bias(x)|}{SD(x)} \tag{4}$$

由于基于参考测量程序的偏倚难以获得,因此假定偏倚为零。两个项目不同浓度水平下的西格玛值如表8-6所示。

表8-6　本例中测量程序的 σ 值

被测量	浓度		TEa		SD		σ
	mIU/L		mIU/L		mIU/L		
TSH	0.12		0.028		0.005 3		5.3
	0.85		0.50		0.022		9.1
	5.20		1.23		0.131		9.4
	mmol/L	mg/dl	mmol/L	mg/dl	mmol/L	mg/dl	
Ca	2.55	10.20	0.153	0.612	0.036	0.143	4.3
	3.24	12.96	0.194	0.776	0.048	0.193	4.0

TSH 的 σ 估计值表明,测量程序性能发生较大改变才会影响在影响医疗决策的变化。低浓度的 σ 值不像浓度较高时那样有利;因此,质量控制策略是围绕着低浓度的性能而设计的。选择的 QC 规则应尽可能减少假失控概率,而在超过 *TEa* 前,仍然有很好的概率检测到测量程序的性能变化。单一的 QC 规则,如 1_{3s},适用于检测有临床意义的性能变化。

钙的 σ 估计值表明,测量程序中的微小变化可能影响医疗决策。识别性能上的细微变化需要更复杂的质量控制规则,这涉及多规则方法,旨在提高检测过程性能变化的概率,同时将假失控保持在可容忍的频率。一个候选策略是使用 1_{3s}、2_{2s} 和 R_{4s} 规则,并在每个 QC 事件中使用两个 QC 浓度。增加 CUSUM 或 EWMA 规则也有助于在出现重大错误情况之前识别趋势。

测量 QC 样品的频率基于两个方面。首先,关键控制点 QC 应该被考虑,就是在每一个可能影响测量程序性能的计划事件之前和之后测试 QC 样品,例如校准,维护,或启动新批号的试剂。QC 样品应该在这些事件发生前后进行测量。第二,在日常操作中,QC 样品应按预定频率测量,以检测出测量程序故障的发生。该频率旨在控制报告未被发现的错误结果的风险,这些结果有可能对患者造成伤害。限制风险的一个因素是在一个时间间隔内分析的患者标本数目。在 QC 事件之间测量的患者标本越多,会增加错误结果的报告和在 QC 规则检出错误前已用于医疗决策的结果的风险。

对于 TSH,大约 5 到 9σ 表明,测量程序性能发生很大的变化才会改变医疗决定。此外,单个错误的 TSH 结果导致即刻的医疗处理或不治疗使得引起患者危害的风险很低。在本例中,大约在每天 8 小时的间隔内进行大约 200 次 TSH 测量。实验室在 8 小时间隔的开始和结束时选择测量 QC 样品。如果在 8 小时的间隔结束时,QC 事件确定了测量程序的问题,那么 200 个患者的结果可以复检并更正已发布的报告。实验室主任认为这种纠正结果的时间是可以接受的,因为在患者进行干预之前,错误结果极有可能会被纠正。这个 QC 策略,包括控制品的数量,规则的选择,和测量的频率,由实验室主任决定,以满足患者的需要。

对于钙,大约 4σ 表明,测量程序性能的微小变化可能会改变医疗决策。钙的一个单独错误结果可能立即导致对患者有潜在严重伤害的临床干预决定。因此,对钙的质量控制策略应侧重于快速检测测量程序性能的小幅度变化,以尽量减少对患者的危害。更敏感的 QC

规则,在每个质控事件中测试多个 QC 样品,更频繁的 QC 事件都有助于降低患者的风险。在这个例子中,24 小时的间隔大约测量 500 个钙的测试,每周七天。实验室选择在 24 小时间隔内每隔 6 小时测量 QC 样品。若 QC 事件确定测量程序的问题,如果需要的话,患者在前 6 个小时(大约 125 个结果)的结果可以重复并更正已发布报告。这个及时修正的结果的可用性被实验室主任认为是可以接受的。该 QC 策略,包括控制品的数量、规则的选择和测量的频率,都由实验室主任决定,以满足实验室服务的患者的需要。

第九章

基于风险统计质量控制程序应用实例

为了应对新的监管要求和新的实践指南,医学实验室质量控制(quality control,QC)实践正发生变化。美国医疗保险和医疗救助服务中心(the Centers for Medicare & Medicaid Services,CMS)根据美国临床实验室改进修正法案(Clinical Laboratory Improvement Amendments,CLIA)的规定,已采用了一项新的基于风险的 QC 方案,称为个性化质量控制计划(individualized QC plan,IQCP)。CMS 和美国疾病控制与预防中心(Centers for Disease Control and Prevention,CDC)已发布实施 IQCP 特定指南来帮助实验室遵守新的质控方案。美国临床和实验室标准化研究院(Clinical and Laboratory Standards Institute,CLSI)于 2011 年开始提倡使用风险管理为医学试验提供更全面的质量控制计划。CLSI 文件 EP23 阐述了风险管理的原则,强调包括检验前、检验中和检验后阶段的检验全过程的风险评估。2016 年新发布的统计质量控制(statistical QC,SQC)新指南 CLSI C24-Ed4,其描述了为检验中阶段设计和选择基于风险 SQC 策略的路线图。

为实施基于风险的质量控制,医学实验室需要确定满足监管要求的切实可行的方法,并遵循质量管理和风险管理的基本原则。我们建议制定全面的质量控制计划(total QC plan,TQCP),其包括为对试验要求的质量和检验程序观测的不精密度和偏倚设计基于风险的 SQC 程序。本章以 HbA1c 为例,描述用于支持选择质控规则、质控测定值个数及批长度(质控事件之间检测的患者样品数量或质控频率)的一种图形工具。

第一节　基于风险的统计质量控制程序

一、质控计划的制订

关于统计质量控制,首先要了解几个基本术语。CLSI 文件 C24-Ed4 定义的重要名称术语如下:

(1)质量控制计划:描述控制特定检测系统或检验程序的质量以确保满足其预期用途要求的特定活动实践、资源和顺序的文件。

（2）质量要求:产品或服务适合其预期用途所必需的特征规范。注:对于实验室检验程序,质量要求通常以允许总误差（TEa,ATE）形式表示。如果患者结果的测量误差超过 TEa,则该结果不满足其质量要求。

（3）质量控制策略:在每次质控事件中要测量的质控品的数量、质控结果的数量和使用的质控规则,以及质量控制事件的频率。注:也可被称为质量控制程序。

（4）质量控制事件:产生一个或多个测量质量控制测量值以及使用质控结果的质控规则评估。

图 9-1 中的流程图描述了制订质控计划的方法,包括基于风险 SQC 程序的 TQCP 及要求对检验全过程进行详尽风险评估的 IQCP。在制订质控计划之前,须验证方法的质量,然后考虑实验室是否可以每日分析至少 2 个浓度水平的质控品。如果可以,则实验室须满足 CLIA 法规的每日最低质控要求,实验室可在不进行正式风险评估的情况下开展全面的质量控制计划。实验室应确定检验前质控措施,选择基于风险的 SQC 程序,并增加检验后质控措施以制订全面的 QC 计划;如果不可以,则实验室必须满足 CLIA 关于 IQCP 的要求,这需要风险评估、质量控制计划和质量保证计划以监测性能、质量和安全性。我们建议实验室尽量达到每日分析至少 2 个浓度水平质控品的要求,并在可能的情况下实施基于风险的 SQC 程序,因为它比对检验全过程执行风险评估要简单得多。决定制订全面质控计划后,可根据制造商的说明书选择检验前和检验后质控措施,以及实验室可能的差错（或失效模式）来源,不需要评估出现故障的概率、故障的严重度,以及控制机制对故障的可检出性。

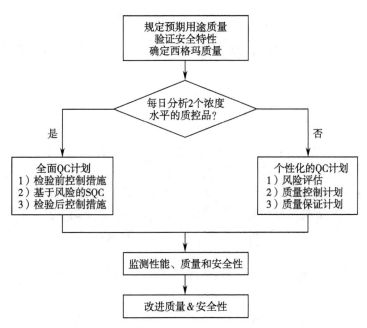

图 9-1　制定符合美国 CLIA 要求的 QC 计划的方法

二、安全特性的验证

风险管理的一个关键部分是方法性能的验证,类似于工业风险管理指南中的"安全特性"。制造商必须建立不精密度和偏倚（以及其他）安全特性，而实验室须验证观察到的性能对于试验的预期用途是否可接受。所需要的步骤是：①规定预期用途的质量；②获取实验数据以验证安全特性如不精密度和偏倚；③确定以西格玛级别表示的质量。这些步骤是分析方法验证标准程序的一部分。西格玛度量的计算公式为：

$$\sigma = (TEa - bias)/SD（单位为浓度单位）$$

或

$$\sigma = (TEa - bias)/CV（单位为百分比单位）$$

此外，还可构建方法决定图绘制观察偏倚和观察不精密度的"操作点"。

根据 Parvin 的说法，CLSI 文件的目的是提供一个"设计、评估和实施统计质量控制策略的路线图，这与 CLSI EP23 引入的患者风险概念一致。"Parvin 提出用 $MaxE(N_{uf})$ 患者风险参数，选择基于风险 SQC 程序实用工具。然而，实验室分析人员须快速、简便地实施 SQC 计划过程，减少时间和人力成本。Parvin 的患者风险参数计算非常难，需要专业的信息学支持，因此列线图可作为一种实用的替代方案。Yago、Alcover 和 Bayat 开发了支持风险计算的电子表格，并提供描述观测值的西格玛度量与 Parvin 的 $MaxE(N_{uf})$ 风险参数之间关系的列线图。

以 HbA1c 为例，TEa 为 6.0%，CV 为 1.0%，偏倚范围从 0.0% 到 3.5%，计算的西格玛值从 2.5 到 6.0。通过 Excel 电子表格计算 $MaxE(N_{uf})$。根据 Parvin 模型，其 QC 事件之间检测 100 例患者样品（即 M=100），则批长度计算为 $100/MaxE(N_{uf})$。在对数 Y 轴上绘制批长度与线性 X 轴上为西格玛度量来制作列线图。

第二节　选择基于风险统计质量控制程序的列线图

一、列线图的绘制

统计质量控制提供了监测分析性能影响因素的最简单的控制机制。因此，选择适当 SQC 程序是 TQCP 的关键部分。为此，提出一种简单的西格玛度量 SQC 批长度的列线图（图 9-2），其将观察的西格玛度量与质控规则、质控测定值的数量及批长度联系起来。批长度，定义为质量控制事件之间患者样品的数量，其显示在 y 轴，x 轴为西格玛度量。从左至右的斜线表示不同 SQC 程序，其中不同的质控规则和质控测定值个数的说明如下：

（1）MR4 表示 $1_{3s}/2_{2s}/R_{4s}/4_{1s}$ 多规则，每个 QC 事件有 4 个质控测定值，且假失控概率为 0.03 或 3%（P_{fr}=0.03）；

（2）SR4w3s 表示 1_{3s} 单规则程序，每个 QC 事件有 4 个质控测定值，P_{fr}=0.01；

（3）MR2 表示 $1_{3s}/2_{2s}/R_{4s}$ 多规则程序，每个 QC 事件有 2 个质控测定值，P_{fr}=0.01；

（4）SR2w3s 表示 1_{3s} 单规则，每个 QC 事件有 2 个质控测定值，P_{fr}=0.00；

（5）SR1w2.5s 表示 $1_{2.5s}$ 单规则，每个 QC 事件有 1 个质控测定值，P_{fr}=0.01；

（6）SR1w3s 表示 1_{3s} 单规则，每个 QC 事件有 1 个质控测定值，P_{fr}=0.00。

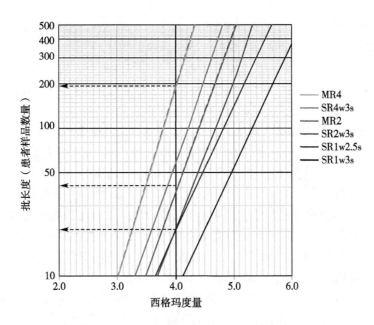

图 9-2　选择基于风险 SQC 程序的列线图
垂直线表示 4σ 质量的方法，水平虚线表示代表不同 SQC 程序的
斜线与垂直线交点对应的批长度

列线图表明高西格玛方法仅需少量的质量控制且支持长的批长度（或低频率的 SQC），而低西格玛方法要求大量的质量控制且短的批长度（或高频的 SQC）。列线图绘制步骤：①在 X 轴上定出西格玛度量值的位置；②画一条垂直线与表示不同 SQC 程序的线条交叉；③与 SQC 线的交叉点可从 Y 轴上的值确定批长度；④对该条线确定质控规则和质控测定值的个数。

二、列线图的应用

关于 HbA1c，美国病理学家学会（College of American Pathologists，CAP）和美国国家糖化血红蛋白标准化计划（National Glycohemoglobin Standardization Program，NGSP）已规定预期用途的质量为 ATE 或 *TEa* 是 6.0%。通常通过至少 20 天的重复试验或应用至少一个月的质控数据来估计不精密度，并以标准差（standard deviation，SD）或变异系数（coefficient of variation，CV）表示。通过方法比对试验（最好和已认可的参考方法进行比对）或用参考方法赋予靶值的室间质量评价（external quality assessment，EQA）/ 能力验证（proficiency testing，PT）调查估计偏倚。

Lenter-Westra 和 Slingerland 评估了 7 种床旁（point-of-care，POC）HbA1c 检测方法的质量。根据 CLSI 文件 EP5 提供的重复试验估计不精密度，遵循 CLSI 文件 EP9 执行方法比对试验，及将每一试验方法都与 3 种 IFCC 二级参考检验程序进行比对估计偏倚。7 种方法的西格玛度量分别为：4σ、3.5σ、3σ 质量的方法各有 1 种，有 2 种方法的西格玛度量在 2σ 至 3σ 之间，剩下 2 种方法质量小于 2σ。

Woodworth 等人研究了 4 家医学实验室应用的 6 种 HbA1c 方法（5 种实验室检测方法，1 种 POC 方法）。方法不精密度和偏倚根据 CLSI EP5 和 EP9 实验方案确定。应用 NGSP 二级参考检验程序分析方法比对试验的 40 例样品。当 TEa 为 6.0% 时,计算的"患者加权西格玛值"为 0.36、1.43、1.57、2.29、2.84、3.90。Woodworth 等人应用 1_{2s} 质控规则、每次 2 个质控测定值计算了 Parvin 的 $MaxE(N_{uf})$ 风险参数,结果为 71.48、49.92、34.27、11.00、6.30、0.60。风险参数与 SQC 的频率或质控事件之间的患者样品数量相关,通过 $100/MaxE(N_{uf})$ 计算批长度,其给出的值分别为 1、2、3、9、16 和 167 个患者样品。

考虑 HbA1c 检测方法性能的最佳质量是 4σ,图 9-2 中的垂直线表示 4σ 质量,垂直线与斜线的交点提供质控规则、质控测定值的数量和批长度。对于 POC 方法,应根据实际情况选择短的批长度,在批长度为 10 例患者样品时,选用 1_{3s} 单规则且每批 2 个质控测定值(N=2)或 $1_{2.5s}$ 单规则且每批 1 个质控测定值(N=1)(图 9-2 最下面的水平箭头)。风险模型的假设是质控事件在患者样品检测之前或之后执行。新的 CLSI 文件 C24-Ed4 也推荐 SQC 做法,如果使用 1_{3s} 质控规则,则在批的开始和最后需要测定 2 个质控品;而如果使用 $1_{2.5s}$ 质控规则,则在批的开始和最后只需要测定 1 个质控品。由于中心实验室使用 4σ 自动化方法,因此会选择更长的批长度,最佳的 SOC 策略是实施多规则程序如 $1_{3s}/2_{2s}/R_{4s}/4_{1s}$,N=4(图 9-2 中的 MR4)以及批长度 180~190 例患者样品(图 9-2 最上面的水平箭头)。为了提供短的批长度及更快的报告间隔,可使用 $1_{3s}/2_{2s}/R_{4s}$ 多规则,N=2 和 40 例患者样品(图 9-2 中间的水平箭头)。

第三节　HbA$_{1c}$ 检测方法的质量

HbA$_{1c}$ 是一项要求实验室方法具有高质量性能的关键检验项目。CAP 和 NGSP 规定预期用途质量的 TEa 为 6.0%。尽管在过去几年内,糖化血红蛋白的检测方法已有相当大的改进,但其在诊断和监测方面的重要性也日益增加。图 9-3 显示了 2016 年美国 CAP 调查记录的 HbA$_{1c}$ 检测方法的预期质量。"西格玛能力评估图"显示了来自 3 307 家实验室共 26 个方法小组的结果,样品来自 2016 年的 GH5 调查,其 HbA$_{1c}$ 靶值为 6.01%。在 NGSP 网站数据中可以查找到每个方法组的确切实验室数量。在图 9-3 中,Y 轴是观察的方法组偏倚(%),X 轴是观察的方法组 CV(%),实线表示 2σ 质量,虚线表示 3σ 质量。全部实验室的平均偏倚只有 –0.19%,但每个方法组的偏倚从 –3.09%~2.44% 不等;全部实验室的平均 CV 为 2.53%,每个方法组的 CV 范围为 1.6%~5.5%。仅有 5 个方法组的西格玛度量大于 3,10 个方法组的方法质量在 2σ 至 3σ 之间,其余 11 个方法组低于 2σ。图中每个点代表医疗系统用于检测患者样品的多种方法的预期质量。

在回顾 Lenters-Westra、Slingerland 和 Woolworth 等人的 HbA$_{1c}$ 方法质量的过程中,Little 强调慎重选择检验程序,实施最佳质控实践,以及参加室间质量评价计划监测偏倚的重要性。实验室在选择新的检验程序时可利用 CAP 的调查结果,优先考虑偏倚小、CVs 小且西格玛度量 ≥ 3,最好是 4 或更高的检验程序。然而,CAP 的调查研究结果显示,POC 方法的性能不如实验室检测方法。根据 CLIA 法规,执行"豁免"方法的实验室不需要参加室间质量评价计划。然而,大多数的 POC 方法是 CLIA 豁免的,因此关于这些方法的性能信息不足,使用这些方法的实验室得不到其方法偏倚信息。

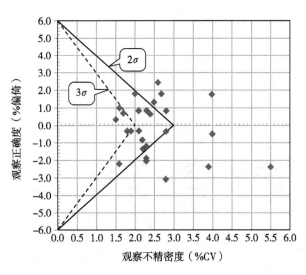

图 9-3　2016 年 CAP 的西格玛能力评估结果图

对于实施 CLIA 最低质控要求即每天检测 2 个浓度水平质控品的实验室而言,列线图显示这些实验室应用的方法须达到 5σ 水平。质量达 5σ 水平的方法,适当的 SQC 策略是选用 1_{3s} 单规则,在最大样品量为 50 的批的开始有 1 个质控测定值,批的结束有另一浓度水平的质控测定值(列线图上 x 轴为 5σ 时,垂直线与黑色实线交点对应的 y 值)。这为许多中小型工作量的实验室提供了最佳的 SQC;对于检测量较大的大型实验室而言,也可应用上述 SQC 策略,即报告间隔为 50 例患者样品。对于更大的报告间隔,则可用 $1_{2.5s}$ 质控规则,且每次 QC 事件 1 个质控测定值将支持大约 140 个患者样品的批长度(5σ 时,垂直线与灰线交点对应的 y 值)。

近期,Lenters-Westra 和 English 提出的新一代 HbA_{1c} 检测方法能实现高西格玛质量。根据 HbA_{1c} 参考实验室执行的严格的验证研究结果,研究的两种高度自动化的检测方法能实现西格玛度量 ≥ 6。对于这两种检测方法,可用最佳质控方案,即 1_{3s} 质控规则,每次 QC 事件检测一个浓度水平,且批长度 ≥ 370 例患者样品。在广泛应用该方法之前,还需要大量的工作以实现最佳 SQC 策略,保证预期用途的质量,并将患者风险降到最低。实验室应在质量控制实施方面持保守态度:相比 CLIA 每天 2 个浓度水平质控品、每个水平 1 个质控测定值的最低要求而言,应用更短的批长度和采取更多的质控措施。根据 CAP 指南,HbA_{1c} 的一个质控品浓度应在正常范围内,不超过 5.7%,另一个的浓度范围在 6.0% 至 7.0% 之间,以监测关键诊断水平,其他质控品的浓度可在较高的范围,即 8.0%~9.0% 之间。CLSI 文件 C24-Ed4 为质控品均值和 SD 的建立、质控结果的解释以及失控结果的处理提供了良好的实验室规范。目前,谨慎实施 SQC 程序的及适当的日常质控实践对于 HbA_{1c} 的检测而言至关重要。

HbA_{1c} 方法性能验证研究结果表明,HbA_{1c} 的方法质量不超过 4σ 水平。最佳 SQC 方案要求更多的质量控制措施,不局限于 CLIA 规定的每天检测 2 个浓度水平质控品的最低要求,因此需要更复杂的质控算法、更多质控测定值和额外的操作模式保证预期的质量结果。基于风险 SQC 程序的全面质量控制计划为个性化质控计划的制订提供了更简单的替代方案。西格玛度量 SQC 批长度列线图作为一种实用性强的工具,帮助选择适当的质控规则、质控测定值的数量和批长度(或 SQC 的频率)。

第十章

患者数据质量控制方法

利用控制物进行质量控制的方法是最广泛应用的质量控制形式。然而，在表 10-1 中列出利用控制物进行质量控制的一些局限性。

表 10-1 利用控制物进行质量控制的局限

控制物可能昂贵
控制物不稳定
控制物可能显示出不同于患者标本的特征
通常监测分析阶段，而忽略分析前的部分

实验室通常在检测过程的分析阶段使用控制物，因此无法检出可能导致误差的分析前因素，包括标本采集、运输、接收和处理的各个环节。

随着自动化分析仪的分析性能越来越稳定，控制物检测的频率明显降低。根据美国CLIA'88 目前规定，自动化分析仪的质控方案为每日检测 2 个不同浓度的控制物。如果实验室的质量管理措施不到位、检测的控制物个数少，则会降低误差检出概率此外控制物检测间隔过长也会导致不充分的质量信息。

本章将描述一些使用患者数据的质量控制方法，以提供更多检测过程中的质量信息，包括患者数据的均值法、差值（delta）检查法、患者结果的多参数核查法、患者标本的双份检测法及患者结果的比较法。

使用患者标本数据进行质控将节省质控活动的成本，而且，它是直接控制患者标本的结果，而不是间接地推断分析过程的质量。

但这些方法也存在不足之处，因此，在质量控制活动中，这些方法只能作为统计质控方法的补充，以达到最优的质量控制结果，提高临床检验的质量。

实验室可从几个方面获得患者的数据：一个患者的单个标本或几个标本；多个患者的一个或多个标本。当尚未检测控制物时，患者数据的评价可能是首要的质量控制方法。如使用得当，患者数据的不同质控方法有可能检出系统误差和 / 或随机误差。

第一节　患者结果均值法

一、正态均值法

1965 年,Hoffmann 和 Waid 描述了使用患者数据的均值(正态均值)(average of normals method,简称 AON)对测定结果进行质量控制的方法,并在其后得到了广泛的应用。这种方法原有的缺点是误差检出能力较低。近年来,Cembrowski 和 Westgard 等利用计算机模拟得出了几种使用此法的功效函数图,表明其功效尚满意。建立 AON 的方法并不复杂,需要下列步骤:

(1)收集连续几周的患者数据,并用计算机画出数据的频数直方图。

(2)使用中央区域的数据,计算患者标本数据的平均数$\bar{x}_p$和标准差 s_p。

(3)根据控制物确定分析标准差(s_a),控制物的平均浓度应接近患者标本数据的平均值。

(4)由公式 $N_p=2 \times N_c \times (s_p/s_a)^2$ 估计 N_p 或从基于 s_p/s_a 和检出 ΔSEc 概率的关系图中得到 N_p。

(5)选择患者均值的舍弃界限(通常为 $\pm 3.09 s_p$, $\pm 2.58 s_p$ 或 $\pm 1.96 s_p$)。

(6)选择控制限使 P_{fr} 不超过 1%,通常为$\bar{x}_p \pm 3.09 \times s_p / \sqrt{N_p}$,$\bar{x}_p \pm 2.58 \times s_p / \sqrt{N_p}$。

执行 AON 质量控制方法时应考虑如下五个重要的参数或统计量,即:①患者标本数据的均值$(\bar{x}_p)$;②患者标本测定结果的总体标准差(s_p);③分析标准差(s_a);④计算患者标本均值的标本量(N_p);⑤控制界限确定的假失控概率(P_{fr})。此外还应考虑患者标本均值舍弃局外值的界限(上限和下限)。Cembrowski 等人推导出了计算患者标本均值的标本量 N_p 的公式,其计算的公式如下:

$$N_p=2 \times N_c \times (s_p/s_a)^2$$

患者标本均值法的控制界限一般有三种情况,可视实际情况而定:$\bar{x}_p \pm 3.09 \times s_p / \sqrt{N_p}$,$\bar{x}_p \pm 2.58 \times s_p / \sqrt{N_p}$ 和$\bar{x}_p \pm 1.96 \times s_p / \sqrt{N_p}$;三种情况对应的假失控概率分别为 0.2%、1% 和 5%。

二、移动均值法

移动均值(moving average method)是 Bull 等早在 20 世纪 70 年代设计出的一种用于血液学质量控制的方法,又被称为 Bull 算法。原理是血液红细胞计数可因稀释、浓缩、病理性或技术性因素而有明显的增减,但每个红细胞的体积及其所含有的血红蛋白或单位红细胞容积所含的血红蛋白则相对稳定,几乎不受这些因素的影响。根据这种特性,设计监测红细胞平均容量(MCV)、红细胞平均血红蛋白量(MCH)、红细胞平均血红蛋白浓度(MCHC)的均值变动,来进行质控的方法。

Bull 算法是建立在连续 20 个患者红细胞指数(MCV、MCH、MCHC)的多组均值基础上,此种算法的原理简单,但公式很复杂的。Bull 均值的控制限一般定为 ±3%。

移动均值的另外一种形式是最近三个 Bull 均值的均值超过 2% 就算失控。Bull 算法的最大不足之处是质控限的决定,需要大批标本(至少 500 份),而且每日标本也不能太少,美国病理学家学会的血液学委员会(CAP-HRC)已提议,实验室在主要工作班次中处理的患者标本数少于 100 个时,不能使用移动均值法。

第二节　差值检查法

对某一具体的患者来说,若其病情稳定,则患者前后试验结果也应基本稳定。因此,在患者病情稳定时,患者连续试验结果之间的差值,即△(delta)值应该很小。如果△值很大并超过预先规定的界限,则表明存在下列三种可能情况之一:①患者标本的试验结果确实有了变化;②标本标记错误或混乱;③计算 delta 值的两结果值之一有误差。在血液学检验中,特别是在输血或出血时,很可能存在上述的第一种情况,即连续的血红蛋白测定、白细胞和血小板计数上的变异可能很大,临床化学的检验结果也可能遇到类似的情况,例如,肾透析和移植、静脉内给药治疗及补钾时的电解质变化。

通常以下列两种方式之一来计算 delta 值:

$$△(实验单位) = 第二次结果 - 第一次结果$$
$$△(\%) = 100 × (第二次结果 - 第一次结果)/ 第二次结果$$

因此,可以用实验单位或百分数来表达 delta 值。

delta 界限的确定要求收集有代表性的患者连续配对数据,分别计算各 delta 值,并画出它的频数直方图来确定 delta 的统计可信限(例如,95% 或 99% 的可信限),如表 10-2 所示。另一决定 delta 界限的方法是在生物个体内变异和临床实践基础之上根据经验确定。尽管 delta 检查方法存在一定的局限性,出现问题不一定就能说明检测过程出现误差,但 delta 检查方法对分析前误差或分析后误差非常敏感,进行 delta 检查能增强实验室和临床医生对实验结果的可信度,减少复查次数。delta 检查法的具体内容见第十一章。

表 10-2　建议的 delta 检查界限

试验项目	delta 检查界限
白蛋白	20%
总胆红素	50%
钙	15%
肌酸激酶	99%
肌酐	50%
磷	20%
总蛋白	20%
钠	5%
甲状腺素	25%
尿素氮	50%
尿酸	40%

第三节 患者结果多参数核查法

根据单个试验结果往往不易判断结果是否准确,但是如果在同一时间比较几个试验结果,则可识别误差,并加以纠正。本节提供几个例子,用于说明患者结果多参数核查法的应用。

（一）血型

红细胞血型抗原和血清中抗体测定结果之间应有对应关系。

（二）阴离子间隙

为了维持电中性,当以摩尔浓度表示时,血标本中阴离子电荷之和必须等于阳离子电荷之和。阴离子间隙可按下列公式计算:

$$AG = (Na^+ + K^+) - (Cl^- + HCO_3^-)$$

其值小于10mmol/L 或大于20mmol/L 常提示上述离子测定结果可能存在误差。但应注意个别值增高有可能出现于肾功能障碍、糖尿病酮症酸中毒、心衰、缺氧症等患者;低值可能出现于低蛋白血症等患者。Cembrowski 等人研究了提高阴离子间隙质控方法的能力:他们建议使用八个或更多患者一组的平均阴离子间隙来进行统计质量控制,此法可提高检出误差的灵敏度。

（三）酸碱平衡法

由 Henderson-Hasselbalch 公式表达 pH,HCO_3^- 和 PCO_2 之间的关系:

$$pH = 6.1 + \log([HCO_3^-]/0.03pCO_2)$$

实验室通过比较从 Henderson-Hasselbach 公式计算的 HCO_3^- 与电解质分析仪测定的 HCO_3^-,理论和测量的结果应该是一致的,差异应在 2mmol/L 范围之内。由此评价血气分析仪测定的 pCO_2 和 pH 是否准确。Van Kampen 报道了大约 1 000 份血气分析计算的 HCO_3^- 与测定的 HCO_3^- 之间的关系,发现两者存在明显差异的大约占12%。进一步研究表明8%的差异由于 pCO_2 的测定存在误差,其余的 3.5% 和 0.5% 的误差分别来自 pH 和 HCO_3^- 的测定误差。在某些实验室,这是一种可接受的质控方法。

第四节 患者标本的双份测定法

某些分析方法采用双份测定,如放射免疫测定。此时使用患者标本双份测定值的差异能确定方法的批内标准差。也能应用双份测定的极差来检出批内随机误差。本方法很容易执行,如果工作条件许可,每一标本可以进行双份检测;如果每天有太多的标本需要检测,则可在一定的时间间隔内对少数标本(如 4~5 个标本)进行双份检测。

$$计算差值的标准差:s = \sqrt{\frac{\Sigma d^2}{2n}}$$

其中 $d^2 =$ 双份测定差值的平方,$n =$ 双份检测标本个数。

解释:双份检测结果的差值不应超过差值标准差的 2 倍。这种方法可识别出随机误差。如果试验总是做得很差的话,标准差将变得更宽及将对单独的误差不敏感。

实例:表 10-3 为白细胞计数双份患者标本测定法计算示例。

表 10-3　白细胞计数双份患者标本测定法计算示例(单位:$\times 10^9$/L)

标本	第一次测定结果	第二次测定结果	差值(d)	d^2
1	5.4	5.8	0.4	0.16
2	8.3	10.5	2.2	4.84
3	17.2	18.0	0.8	0.64
4	5.4	5.4	0	0
5	12.2	11.8	0.4	0.16
6	14.3	13.8	0.5	0.25
7	6.2	6.4	0.2	0.04
8	8.2	8.6	0.4	0.16
9	7.3	7.5	0.2	0.04
10	5.4	5.9	0.5	0.25

$$\sum d^2 = 6.54$$

$$\frac{d^2}{2n} = \frac{6.54}{20} = 0.327$$

$$\sqrt{\frac{\sum d^2}{2n}} = 0.571\,8$$

$$s = 0.57 \quad 2s = 1.14$$

结论:2 号标本不满意,需要进行重新检测。

双份测定结果的差值可以绘制在极差质控图上,其质控界限可从差值的标准差计算出来。也可由下面的公式根据双份测定的标准差($s_{双}$)导出双份测定极差的控制限:

$$R_{0.025} \text{ 控制限} = s_{双} \times 3.17$$

$$R_{0.01} \text{ 控制限} = s_{双} \times 3.64$$

$$R_{0.001} \text{ 控制限} = s_{双} \times 4.65$$

当每批有 3 个或 4 个以上的标本时,应该选择具有低 P_{fr} 的极差规则。对浓度过高或过低的标本判断为失控时应特别谨慎,因为标准差通常和分析物浓度呈相反方向变化。

这种使用患者标本双份测定进行质量控制是一种简单的方法。不需要稳定的控制物,因此,当稳定的控制物不可得时可用此种方法。此方法也作为补充的质控方法。

应注意这种极差图仅监测了随机误差,很难监测方法的正确度。在从两个不同实验室方法获得双份测定值时,极差图实际上监测了随机和系统误差,但不能区分误差的类型,此时不易解释质控结果,特别是当两方法之间存在稳定的系统误差。此种方法还可发展成为保留患者标本的双份分析法(如保留今天检测的患者标本明天再对其进行检测,看两者之间的差值的变化)。尽管如此,这种方法仍然是监测实验室数据是否一致的有效方式。

第五节　患者结果的比较法

有些实验室采用两种常规方法检测特定的分析物,有助于检查分析方法的质量。例如,除了用比色法测定白蛋白的浓度外,许多实验室还用电泳方法测定白蛋白的浓度。一般来说,选择 2 或 3 个患者标本用两种方法进行检测,把得出的差值与统计学上导出的控制限进行比较是本方法的基础。

Lunetzky 和 Cembrowski 研究了解释差值的一些“控制规则”的性能。其中常用的规则时用差值的标准差作为双份测定的标准差,当用两种方法分析 3 个标本时若其中 2 个超出 $2.5s$ 限 $[(2\ of\ 3)_{2.5s}$ 规则 $]$,则判断该分析批为失控。此规则检出方法 $2s$ 偏差的概率为 0.31,但使用 1_{3s} 和 $(2\ of\ 3)_{2s}$ 规则会导致过高的 P_{fr}。

应当指出,以上所说的标准差 s 更确切地说应当是同一标本两方法测定所得配对数据的差值标准差 s。当方法 X 和方法 Y 之间存在偏差时,从 40 个或更多患者比较标本差值的标准差 (s) 和偏差 $(bias)$ 能计算 $(2\ of\ 3)_{2.5s}$ 的控制限:

$$bias = |\overline{Y} - \overline{X}|$$

$$s = \sqrt{\sum (y_i - x_i - |Bias|)^2 / (n-1)}$$

其中 n 是患者标本的个数。

$$控制限 = bias \pm 2.5s$$

自动化分析仪的精度越来越高,检测控制物的作用已日益减小。很明显,将来会日益重视使用患者数据监测分析结果的质量。这些质量控制方法不增加成本,并且提供多种和多方面的质量控制信息。但目前使用控制物进行质量控制仍是实验室内质控的基本方法,上述方法只作为补充。为了更好保证常规检测结果的质量水平,应该制定出商品化质控品和患者数据质量控制联合方案(图 10-1)。对于一些分析项目,特别是手工操作的分析项目,使用患者数据的质量控制方法效果不大。此外真正做好这些质控方法,往往需要较高的计算机技术,即较好的实验室信息系统(LIS)和医院信息系统(HIS)。

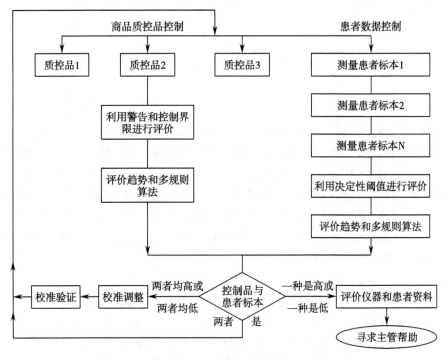

图 10-1 商品质控品和患者数据质量控制联合方案

第十一章

差值检查法

1974 年,Nosanchuk 和 Gottman 引入差值(*delta*)检查法的概念,将其作为一种质量控制技术来识别错误标识的标本。在他们对这种方法的最初描述中,差值检查法指将给定患者的当前检测结果与之前结果进行比较,以确定实验室程序结果中不太可能发生的变化。"当前的"检测结果是指产生 *delta* 检查报警的检测结果,"之前的"检测结果指几小时或几天前采集的标本的检测结果。*delta* 检查报警指的是患者连续结果之间的差值超出规定界限的情况,这可能提示患者状态出现变化,或标本有问题(如标本的错误标识、标本受到污染、溶血标本)。随着自动验证的广泛使用,*delta* 检查已成为在实验室结果发布之前审核结果的重要工具。这一章将详细描述使用患者数据的质量控制方法——差值(*delta*)检查法,包括选择 *delta* 检查被测量、建立 *delta* 检查界限、制定当前与之前结果比较的方法、调查 *delta* 检查报警的标本,以及评估实验室 *delta* 检查系统的有效性。

第一节　差值检查流程

目前用于检出标本错误标识问题最好的工具是差值(*delta*)检查。*delta* 检查是指根据特定的标准对来自同一患者的两组结果进行比较。将两组结果之间的差值与被测量特定的界限进行比较,若差值超过界限,则认为当前检验结果触发了 *delta* 检查的报警,并应对其进行调查。*delta* 检查的最常见用途包括:①确定患者标识错误标本案例 *delta* 检查;②识别其他与标本有关的问题(如标本污染,标本处理不当,标本干扰如溶血以及不适当的抗凝剂或防腐剂);③识别检验中问题,包括试剂问题、测量程序的偏移或漂移、以及仪器间的差异(当多台仪器用于某一被测量时);④监测患者病情的重要变化。

delta 检查过程从检验前阶段开始。在实施 *delta* 检查过程之前,需要考虑 *delta* 检查的目标。实验室应根据具体需求,制定 *delta* 检查程序的目标。尽管使用质控品进行质量控制可检出实验室内误差(即检验误差),基于患者的质量控制技术如 *delta* 检查可以检出检验前、检验中和检验后的差异。明确目标后,下一步就是决定启动 *delta* 检查的被测量,

然后对每个被测量确定 *delta* 检查界限和 *delta* 检查类型。检验前阶段的最后一步是将 *delta* 检查程序的参数编程到实验室信息系统（laboratory information system，LIS）或中间件中。

当 *delta* 检查的被测量获得新的结果时，LIS 会搜索同一患者该被测量之前的检验结果。当之前结果处在 *delta* 检查的时间窗口内时，则可计算新的结果与之前结果之间的 *delta* 值。通常以下列两种方式之一来计算 *delta* 值：

$$delta 值（实验单位）= 当前结果 - 之前结果$$
$$delta 值（\%）=100\% \times（当前结果 - 之前结果）/ 当前结果$$

若 *delta* 值超过该被测量的 *delta* 检查界限时，则该被测量的当前检验结果触发了 *delta* 检查报警。若 *delta* 检查是用于确定标本完整性的问题，则直到差异解决之后才可发布结果；若 *delta* 检查是用于确定实验室结果临床上有意义的变化，则须马上将结果发放给临床医生，如果可以的话，将其作为危急值并致电临床医生。实验室通过分析触发报警的可能原因并追踪 *delta* 检查报警，然后将结果直接发放给临床，或者不发放结果且要求重新采集标本进行检测。实验室应定期评估 *delta* 检查程序的性能，确定是否满足最初设定的目标或者 *delta* 检查是否需要改进。图 11-1 描述了 *delta* 检查的流程。

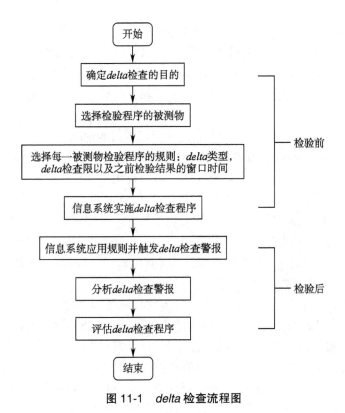

图 11-1　*delta* 检查流程图

第二节　候选被测量的选择

一、明确目标

使用 *delta* 检查的初始步骤是确定 *delta* 检查程序的目标。*delta* 检查有四个主要目标：①筛查出错误标识的标本；②检出标本完整性问题；③检出检验中问题；④监测患者临床上的重要变化。*delta* 检查的预期用途可能取决于患者人群中危重患者的百分比及严重的程度。住院患者通常每天要采集多个标本，出现标本问题如标签问题、溶血、静脉输液污染以及使用错误管的类型的机会可能更大；然而对于门诊患者而言，在短时间内检测相同被测量的可能性比较低。用于检出临床上显著变化的 *delta* 检查对门诊标本可能有用。这些目标不是相互排斥的，实验室的 *delta* 检查程序目标可能不止一个。

二、选择被测量

（一）错误标识的标本

错误标识或贴标签错误的情况最常发生在标本采集时。如果在大约相同的时间对多位患者采集标本时，或者标本采集人员没有受过良好的培训，贴错标签的可能性最大的。当实验室进行手工操作或将标本加载到自动化系统中的时候，可能会将从原始管中取出的等份样品的标签弄错或从错误的管中取样。这些差错都是检验前错误。检验后的记录差错也可能发生在将错误患者的结果手工录入计算机的时候。尽管通过使用条形码系统可以减少标本错误标识，但仍有 0.04%~1.0% 的标本会出现标识错误的情况。

用于检出标本错误标识的被测量通常是在短期内（如每日）申请检测的项目，即常规化学和血液学项目。生物学变异组分数据可用于选择检出错误标识标本的被测量。生物学变异由个体内和个体间变异组成。个体内生物学变异，即 CV_I，是指一个小时、一天、一周或更长时间内被测量围绕个体稳态设定点周围的正常波动。个体间生物学变异，即 CV_G（G 指群体），是指围绕在人群稳态设定点周围的变异。CV_A 是检验程序的分析变异。个性指数的计算公式是 $(CV_A^2 + CV_I^2)^{1/2}/CV_G$，该公式可简化为 CV_I/CV_G（当 $CV_A < 0.50\,CV_I$ 时）。表 11-1 给出了大多数被测量的 CV_I、CV_G 和个性指数。

当个性指数低于 0.60（高的个性）时，与传统的基于人群的参考区间相比，个体的结果通常保持在一个很狭窄的范围内。高个体化（低于 0.60）的被测量可能非常适用于检出错误标识标本。由于高的个性，相同患者的两份标本随时间的差异相对较低，CV_A 较低，理想的情况下会低于 $0.50\,CV_I$。然而，如果两份标本的标签上写着同一患者姓名，但实际来自不同患者，根据较大的 CV_G，预期的变异更大。对每个被测量绘制受试者工作特征（receiver operating characteristic，ROC）曲线。ROC 曲线下的面积越大，被测量检出错误标识标本的能力越好。Strathmann 等人的研究表明具有低个性指数的被测量，如红细胞平均血红蛋白含量（MCH）、平均红细胞容积（MCV）、血细胞比容以及肌酐，其 ROC 曲线下面积最大。

表 11-1 常见生化和血液项目的 CV_I 和 CV_G

被测量	CV_I%	CV_G%	个性指数
碱性磷酸酶	6.4	24.8	0.26
MCV	1.3	4.8	0.27
甲胎蛋白	12.2	45.6	0.27
MCH	1.6	5.2	0.31
PTT	2.7	8.6	0.31
总胆固醇	5.4	15.2	0.36
肌酐	5.3	14.2	0.37
血小板计数	9.1	21.9	0.42
血红蛋白	2.8	6.6	0.42
球蛋白(总)	5.5	12.9	0.43
血细胞比容	2.8	6.4	0.44
CA125	24.7	54.6	0.45
RBC	3.2	6.1	0.52
WBC	10.9	19.6	0.56
镁	3.6	6.4	0.56
ALT	24.3	41.6	0.58
MCHC	1.7	2.8	0.61
总胆红素	23.8	39.0	0.61
RDW	3.5	5.7	0.61
AST	11.9	17.9	0.66
尿素	12.3	18.3	0.67
总蛋白	2.7	4.0	0.68
钙	1.9	2.8	0.68
钠	0.7	1.0	0.70
白蛋白	3.1	4.2	0.74
氯	1.2	1.5	0.80
葡萄糖	5.7	6.9	0.83
钾	4.8	5.6	0.86
碳酸氢盐	4.8	4.7	1.02
渗透压	1.3	1.2	1.08

注:ALT,丙氨酸氨基转移酶;AST,天门冬氨酸氨基转移酶;CA125,癌胚抗原 125;CV_G,个体间生物学变异;CV_I,个体内生物学变异;MCH,红细胞平均血红蛋白含量;MCHC,红细胞平均血红蛋白浓度;MCV,平均红细胞容积;PTT,部分凝血活酶时间;RBC,红细胞;RDW,红细胞分布宽度;WBC,白细胞

(二) 污染、溶血或其他受损的标本

用于检出错误标识的被测量通常可用于检出标本完整性问题。然而,必须考虑导致试验结果变化的检验前变异。由于标本可能在各个地点进行采集送检,因此检验前变异对于大型集中化实验室而言尤为重要,稳定性是这些实验室必须考虑的问题。

如果采集自灌输生理盐水(154mmol/L NaCl)侧的患者标本,则会受到钠和氯的污染,钠和氯结果的升高及其他被测量结果的降低会触发 *delta* 检查报警。血清或血浆与细胞的分离延迟会引起多种变化。在室温下,如果白细胞或血小板数量增加(假定采集管不含糖酵解抑制物),红细胞会逐渐释放内容物如钾、磷酸盐、乳酸脱氢酶(LDH),乳酸和氨的含量会增加,而葡萄糖的含量则以每小时 3%~5% 甚至更快的速度降低。通常不会重复申请检测同一患者的血氨,而会重复申请检测乳酸,但随着患者状态的改变升高的乳酸浓度会迅速下降。实验室在遇到这样的情况时必须认识到由标本处理所致的检验前变异,从而导致触发 *delta*检查报警。

目前,大多数生化分析仪都能识别溶血、黄疸、浊度 / 脂血的标本。当仪器能识别异常标本时,则无需 *delta* 检查来检出标本问题。检出溶血问题最好的被测量是钾,其次是乳酸脱氢酶,但它的申请次数较少不足以提供有用的 *delta* 检查。类似地,磷和镁不常被申请难以用 *delta* 检查检出标本完整性问题,钙和碱性磷酸酶因对 EDTA 和柠檬酸盐相当敏感也不常被应用。

(三) 监测临床重要变化

尽管大多数被测量都有临床意义的临界值浓度,但关于被测量指示患者临床重要变化的指南相对较少。常见的指示临床重要变化的被测量包括监测低钠血症过程中的钠,指示急性肾损伤的肌酐,前列腺特异性抗原速度,以及指示急性冠状动脉的肌钙蛋白升高率。此外,透析前后尿素的变化是指示透析过程是否充分的关键指标。实验室可加强与临床的沟通协商,确定用于监测临床重要变化的被测量。表 11-2 总结了实验室内 *delta* 检查的部分被测量。

表 11-2　*delta* 检查的被测量

被测量	标本错误标识	标本完整性问题 [*]	临床重要变化 [†]	评价
ALT	×			低个性指数 [‡]
白蛋白		×	×	在急性发作的疾病中通常快速降低
碱性磷酸酶	×	×		低个性指数;输血后暂时下降;受 EDTA、柠檬酸盐、草酸盐污染而降低
AST		×		溶血导致升高
尿素	×	×		经常检测的项目;静脉输液污染标本而含量降低
钙	×	×		经常检测的项目;受 EDTA、草酸盐和柠檬酸盐污染而降低
氯	×	×		经常检测的项目;静脉输注生理盐水而增加
肌酐	×		×	低个性指数;经常检测的项目;透析患者的肌酐含量快速变化;检验结果改变可能提示急性肾损伤

续表

被测量	标本错误标识	标本完整性问题 *	临床重要变化 †	评价
葡萄糖		×		不明原因的检验结果升高可能表明静脉注射污染；经常检测的项目，但是浓度变化太大以至于不可用于检出错误标识的标本
钾	×	×		经常检测的项目；溶血导致含量升高；静脉注入含钾的溶液导致结果升高
肌钙蛋白			×	肌钙蛋白含量变化提示心肌梗死
钠	×	×	×	经常检测的项目；静脉输注生理盐溶液污染标本而导致结果升高；可用于监测低钠血症
PTT	×	×		个性指数低；可用于检出与抗凝剂混合不足导致的标本问题；当一次检验结果在参考区间内而另一次结果在参考区间外时，对检出标本问题最有帮助；当两次结果均接近参考区间时谨慎使用
PT/INR	×	×		同上
血红蛋白	×			个性指数低
MCV	×			个性指数低
MCH	×			个性指数低
血小板	×			个性指数低
红细胞	×			个性指数低
白细胞	×			个性指数低；当一次结果在参考区间内而另一次结果在参考区间外时，最有助于检出标本错误标识

* "标本完整性问题"包括溶血、黄疸、脂血、静脉注射液污染，使用不当的采血管采集等。

† "临床上显著变化"包括已发布指南中提到的被测量，用于指示临床重要变化任何被测量都可用 RCV 监测。

‡ 个性指数 <0.60 表示被测量适用于检出错误标识标本的 delta 检查。

缩写：ABO，ABO 血型系统；ALT，丙氨酸氨基转移酶；AST，天门冬氨酸氨基转移酶；EDTA，乙二胺四乙酸；INR，国际标准化比值；IV，静脉注射；RBC，红细胞；RCV，参考变化值；Rh，Rh 血型系统；MCH，红细胞平均血红蛋白含量；MCV，平均红细胞容积；MPV，平均血小板容积；PT，凝血酶原时间；PTT，部分凝血活酶时间；WBC，白细胞

（四）其他专业标本

1. 床旁检测标本　将 delta 检查应用于床旁检测并不常见，存在一定问题。床旁检测分析仪的检测结果需要通过电子传输或手工录入到实验室的电脑中，然后计算结果的变化并与当前 delta 检查界限进行比较，但在目前这一点尚难实现。建议制定适用于床旁检测的 delta 检查界限，如果直接采用实验室仪器的界限，可能会由于方法的以及标本类型的内在差异，导致结果之间的差值更可能触发 delta 检查报警，而其中多数报警可能没有临床意义。在实际的临床工作中，床旁检测分析仪通常由非实验室专业人员操作，使得其无法在触发报警后采取适当的应对措施。同时，由于检测同一被测量的床旁和实验室检测系统是不同的程序，因此结果的比较非常复杂。

2. 免疫学和分子遗传学标本　尽管 delta 检查不常用于免疫学和分子遗传学，但如果应用于该专业可检出标本错误标识问题。例如，许多持续存在的抗体（包括抗核抗体、抗丙

肝病毒抗体、抗乙肝病毒核心抗体或抗乙肝病毒表面抗原、抗人免疫缺陷病毒以及梅毒血清学检测抗体）若两次连续检测的结果不一致,则可能提示标本错误标识。尽管如此,但免疫学和分子遗传领域的检验程序成本较高,可能不会应用 *delta* 检查。

3. 多个被测量的 *delta* 检查程序 *delta* 检查通常应用于单个被测量。Lacher 等人的研究表明,多个相关联的被测量的 *delta* 检查程序可提高 *delta* 检查的特异性,通过分析具有强关联性的被测量可帮助检出检验前差错。成对的被测量,比如尿素和肌酐或血红蛋白和血细胞比容在生理学上是呈正相关的,因此,这些成对被测量的 *delta* 检查结果呈正相关。例如,在急性肾衰竭时,如果尿素增加,肌酐也会增加。失血后,如果血红蛋白减少,血细胞比容也减少。若具有正相关的被测量突然呈现负相关,则对其进行标记,提示可能存在检验前差错。

第三节 差值检查法界限选择

一、来自生物学变异的界限

delta 检验分析来自同一患者连续两次检验的结果。为确定连续结果是否不同,应考虑每个结果的变异来源。实验室检验结果受到多种来源变异的影响,包括检验前、检验中和检验后变异、生物学变异以及患者临床状态的变化。

检验前变异包括在检测被测量之前由于患者准备和标本采集引起的变异。患者准备包括禁食状态、标本采集过程中患者的姿势（站立、坐着或平卧）,以及患者服用的药物。标本采集可能受静脉采血过程的溶血、标本混淆、标本运输时间和标本采集时使用错误抗凝剂的影响。

检验中变异指的是在标本分析过程的误差,由仪器或检验程序问题引起,包括不适当的操作温度、样品稀释不当、使用错误的试剂、厂商试剂配方的改变、使用错误 pH 缓冲液或试剂和校准品在储存和使用过程中变质。检验中变异可以是系统的,比如校准漂移或偏移,也可以是随机的,由不精密度衡量。不精密度是当标本进行多次检测时检测结果之间的变异性。

检验后变异指的是标本分析后的差异,包括抄写错误、发布有问题的结果以及报告结果给错误的患者。通过实验室检测仪器和患者病历系统之间建立电子接口可减少检验后差错。

如前所述,生物学变异可用于选择检出错误标识标本的被测量。根据生物学变异计算参考变化值（reference change value, RCV）, RCV 表示使连续结果之间具有统计学差异的变化量,可用于确定 *delta* 检查界限。为了使两个连续结果有显著差异,差异应大于两个结果的固有差异。单个结果的总变异由检验前、检验中、检验后和 CV_I 组成。RCV 的计算公式为 $RCV=2^{1/2} \cdot Z \cdot (CV_A^2 + CV_I^2)^{1/2}$,为确定两结果是否存在统计学差异,使用双侧 Z 分数（即 95% 概率水平 Z 值为 1.96, 99% 概率水平 Z 值为 2.58）。通常,实验室考虑的是第二次检验结果是否高于或低于第一次结果,在这种情况下,应使用单侧 Z- 分数（即 95% 概率 Z 值为 1.65, 99% 概率 Z 值为 2.33）。CV_A 表示分析过程的不精密度,取决于所使用的仪器和检测程序。

二、来自患者数据的界限

应用患者数据制定 *delta* 检查界限可根据经验或本实验室的患者人群数据。实验室应用文献中的 *delta* 检查界限或根据临床经验并与临床沟通协商后得到的界限称为经验方法。最理想的 *delta* 检查界限来源于实验室服务的患者人群。Strathmann 等人的研究对两家不同医院的两组不同患者人群数据做了相同的统计分析，结果显示 *delta* 值的分布和最佳 *delta* 检查界限随着患者人群的不同而不同。在实际工作中，实验室可下载相应的患者数据到电子数据表或统计软件中，然后根据患者姓名或病历号分类并进行数据排序；计算连续结果之间的 *delta* 差值和时间差；规定两结果之间的时间间隔要求。最后将 *delta* 差值的分布绘制成频数分布图，制定 *delta* 检查界限。

三、差值检查的时间间隔

随着时间的推移，差值（*delta*）检查假阳性率趋于增加，因此必须设置 *delta* 检查的时间间隔，并由实验室专业人员根据经验和具体情况进行调整。*delta* 检查时间间隔指在进行 *delta* 检查计算过程中从采样到检测所需的最长时间。在实际工作中，被测量的 *delta* 检查时间间隔的设置取决于申请频率，如常规生化和血常规项目每天被申请多次，因此大多数实验室将其时间间隔设置为每日。但实际上，这些检验项目再次采集的时间往往大于 1 天，因此建议根据实际情况设置 *delta* 检查的时间间隔，如建议设置常规生化和血常规项目的时间间隔为 2~3 天。

第四节　差值检查报警与性能评估

一、实验室信息系统

差值（*delta*）检查的应用前提是实验室信息系统能访问当前和之前的患者检验结果。在早期的 LIS 中，*delta* 检查是最常用的功能。随着计算机硬件成本的降低，*delta* 检查程序被整合到单独的计算机系统中，作为检测仪器和 LIS 之间的中介，称为"中间件"。为确定是否存在患者之前的检验结果，中间件数据库应复制一段时间内的 LIS 数据以便进行 *delta* 检查，或者在中间件或检测仪器上可以下载之前的结果。中间件可审查实验室特定仪器的所有患者检验结果，对 LIS 审查的结果添加补充信息。

LIS 在支持 *delta* 检查规则方面的能力差别很大。*delta* 检查规则包括检查界限、时间间隔及表示方式等。通常 *delta* 检查可用三种方式表示：结果的绝对差值、结果差值的百分比及结果变化率。部分 LIS 系统对每一检验程序的整个测量区间应用相同的 *delta* 检查规则，而另一些 LIS 系统对低、中、高测量区间应用不同的 *delta* 检查规则。根据 LIS 的能力，针对不同患者人群、病房、临床服务和申请医生所用的 *delta* 检查规则亦不相同，例如，实验室接受透析中心患者肾功能结果的较大的差异（这些差异是预期的），但会审核来自移植中心患者肾功能结果的较小的差异（对于这种差异，如果不是真实的，可能导致治疗的改变）。LIS 为实验室人员提供表格、公式或其他形式表示 *delta* 检查的结果。实验室须根据系统的能力、评估的时间差异、以及患者类型等因素,选择不同的 delta 检查规则。

LIS 应及通知实验室负责 delta 报警的人员,显示标有日期/时间的之前结果,并指出当前结果未满足的 delta 检查规则。如果 delta 检查的目标是检出标本完整性问题,则直到调查和解决 delta 报警后才可将结果传输到患者病历系统中;如果 delta 检查的目标是监测患者临床重要变化,则须及时发放结果并电话通知临床医生,必要时可将结果作为危急值处理。

二、差值检查报警的解决措施

当差值(delta)检查用于检出标本完整性问题时,出现报警后的第一步是检查是否在同一时间采集了该患者的其他标本。如果采集了,则应及时通知相应科室,直到解决 delta 报警后才可发布结果。然后对可能引发 delta 报警的原因进行逐步排查,调查并解决 delta 检查报警的过程取决于实验室的工作流程、涉及的实验室部门、患者所处位置、delta 检查的目标以及是否可获得患者之前的检测标本等因素。

实验室在接收标本时,应进行肉眼检查,确定是否存在溶血、脂血、黄疸、纤维蛋白黏连及明显凝块等问题。拒收可能引起 delta 检查报警的标本,并要求重新采集。重复检测引发 delta 检查报警的标本和之前的患者标本,可能的话同时对患者的其他标本进行检测。图 11-2 显示了 delta 检查报警原因调查的具体流程。

血红蛋白、血细胞比容、红细胞平均体积及红细胞分布宽度的检测结果差异通常由输血引起。针对这些项目,解决 delta 检查报警的第一步是查阅输血记录,确定患者在两次检验之间是否进行过输血。此外,查阅手术记录也是解决 delta 检查的有效措施,例如患者若在两次标本检测之间进行过外科手术,手术后采集的标本中多数被测量会被稀释,从而引发 delta 检查报警。

如果图 11-2 中的步骤均不能确定 delta 检查报警的原因,则实验室须及时与临床医生进行沟通,获取患者临床信息,判断患者当前的临床状态是否能引起 delta 检查报警。然而,在大多数情况下,实验室人员很难获取患者完整的临床信息,在这种情况下,可直接报告有问题的检验结果,在检验报告中附注结果验证的步骤和说明,并将相关的全部信息记录下来。

三、差值检查程序的性能评估

在实施差值(delta)检查后,实验室可通过计算真阳性、假阳性、真阴性及假阴性 delta 检查报警的数量来监测 delta 检查程序的有效性。真阳性结果指的是患者标本确有问题或临床状态发生变化,且 delta 检查发出警报的情况;假阳性结果指患者标本没问题或临床状态没有发生变化,但 delta 检查发出警报的情况;真阴性结果指患者标本没有问题或临床状态无变化,delta 检查无警报的情况;假阴性结果指患者标本确有问题或临床状态确实发生变化,但 delta 检查未发出警报的情况。

大多数假阳性 delta 检查报警是由患者状态变化引起。因此实验室在进行分析 delta 检查报警原因时应结合患者的临床信息。尽管有效的 delta 检查报警可检出许多潜在的患者状态变化,帮助临床施行抢救等干预措施,但假阳性结果会导致实验室花费时间和精力调查被测量值的不显著变化,可能要求患者进行不必要的检查,患者会因结果报告延迟而接受不适当的治疗,从而错过识别和治疗危重患者的最佳时机。

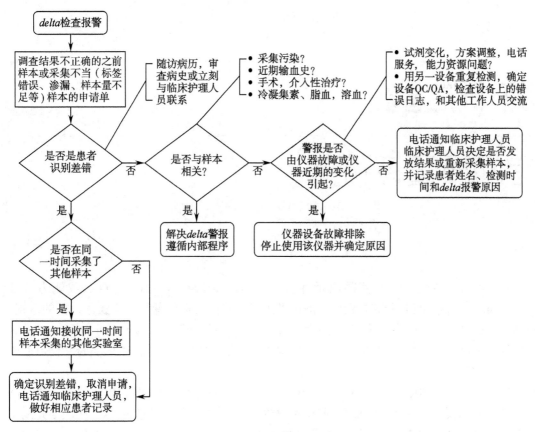

图 11-2　*delta* 检查报警原因调查流程图

  delta 检查的有效性取决于其对实验室质量保证系统的价值,为实现 *delta* 检查的最大效益,实验室可以适当收紧或放宽 *delta* 检查界限,增加或减少被测量,纳入或排除特定患者人群,同时实验室主任还须权衡解决 *delta* 检查报警的经济成本和联系临床所花费的时间成本。

第十二章

室间质量评价

在临床实验室管理中,室间质量评价(external quality assessment,EQA)或能力验证(proficiency testing,PT)越来越受到各级管理临床实验室的管理者及临床医务人员的重视。目前医学领域的大多数专家将"室间质量评价"与"能力验证"看成是同义词,国际上有关文件和论著中已越来越多地用"能力验证"代替"室间质量评价",而我国临床实验室仍习惯使用"室间质量评价"一词。

中华人民共和国国家标准 GB/T 27043-2012(ISO/IEC 17043:2010,IDT)《合格评定能力验证的通用要求》,将能力验证(室间质量评价)定义为"利用实验室间比对,按照预先制定的准则评价参加者的能力"。"实验室间比对"(inter-laboratory comparison)指按照预先规定的条件,由两个或多个实验室对相同或类似的物品进行测量的组织、实施和评价。

室间质量评价可以追溯到 20 世纪 30 年代,为了保证不同实验室血清学梅毒测量结果的准确性和可比性,美国疾病控制与预防中心(CDC)率先在一定范围内开展了室间质量评价活动。1947 年美国病理学家学会(CAP)成立后随即全面开展了室间质量评价活动,现已发展成为全世界最大的室间质量评价组织者,开展了临床化学、临床免疫学、临床血液体液学、临床微生物学等多种计划,到目前已有上万家实验室参加了它的评价计划。在我国,由国家卫生计生行政部门承认的室间质量评价活动的组织者包括原国家卫生计生委临床检验中心和省级临床检验中心,其开展的室间质量评价活动覆盖了临床实验室开展的基本检验项目,并每年在不断增加新的室间质量评价计划。

目前,无论是发达国家还是发展中国家,都广泛接受并开展室间质量评价活动。

第一节　室间质量评价的作用和意义

室间质量评价作为一种质量控制工具可以帮助实验室发现其自身存在的质量问题,促使临床实验室采取相应的措施提高检验质量,避免可能出现的医疗纠纷和法律诉讼。尽管很多实验室长期参加了室间质量评价计划,但由于没有充分了解其作用和用途,仍有部分实验室未能充分利用其解决实际工作中存在的问题。室间质量评价的主要作用如下。

一、评价实验室的检测能力

临床实验室的管理者以及相关方,如卫生行政主管部门、医院院长、医务处或门诊部的负责人,以及实验室的用户如医师、护士和患者等,通过室间质量评价报告可以比较该实验室和其他实验室测量水平是否存在差异及差异大小。实验室也可通过室间质量评价报告,向有关方展示自己的测量水平和能力,这也是实施质量保证一项非常重要的措施。

二、识别问题并采取相应的改进措施

帮助实验室发现质量问题,并采取相应的改进措施是室间质量评价最重要的作用之一。将本实验室室间质量评价结果与其他参评实验室结果综合比较,可以帮助实验室确定自己在参评实验室中测量水平的高低,如果该实验室的测量结果与靶值有显著差异,则需认真分析每一实验过程,找出存在问题并采取相应的改进措施。

三、改进分析能力和实验方法

实验室拟改变实验方法和选购新仪器时,室间质量评价的相关信息可以帮助实验室作出正确选择。通过分析和比较室间质量评价的信息资料,不难识别出较准确和较稳定的实验方法和/或仪器。选择新的检测系统时,可做如下考虑:①找出多数实验室选用的检测系统;②比较不同检测系统的靶值和不同系统参评实验室间的变异系数;③了解不同实验室检测系统的区别。

四、确定重点投入和培训需求

室间质量评价可以帮助实验室了解自身硬件的不足,确定需要投入的仪器和设备。同时可确定需要加强培训的检测项目,如实验室参加了细菌鉴定的室间质量评价,若多次检测结果与预期结果不符,说明该实验室在细菌学检测上存在较多问题,需要予以更多的关注和投入,并加强对细菌室技术人员的培训。

五、支持实验室认可

在实验室认可领域中,室间质量评价越来越受到国际实验室认可组织及各国实验室认可组织的重视,成为实验室认可活动中不可或缺的一项内容。当实验室通过 ISO/IEC 17025:2005 和 ISO 15189:2012 认可时,要求实验室应参加室间质量评价,室间质量评价之所以受到认可组织的重视,主要是因为室间质量评价本身可以反映实验室能否胜任某项检测工作,同时也可弥补实验室认可评审员和技术专家在现场评审中不能全面了解实验室能力的不足。成功的室间质量评价结果是实验室能力得到承认的重要依据。

室间质量评价虽然有以上诸多重要作用,但也存在一些缺陷,如少数参评实验室为了得到一个较好的成绩,没有将室间质量评价控制物(或物品)按常规标本测定,而是选用最好的实验人员、最好的检测系统、采用多次反复测量的方式去完成,因此评价的不是实验室的正常测量水平而是它的最好水平;室间质量评价也不能确认分析前和分析后阶段存在的许多问题,如患者确认、患者准备、标本收集、标本处理、实验结果的传递等。调查人员对室间质量评价结果的分析表明,方法学、技术能力、笔误和室间质量评价控制物本身等存在的问题都可导致室间质量评价失败。

第二节 室间质量评价计划的类型

根据使用方的需求、室间质量评价控制物的性质、所用方法及参加者的数量,室间质量评价计划会有所不同。但是,大部分室间质量评价计划具有一个共同的特征,即将一个实验室所得结果与其他一个或多个实验室所得结果进行比较。

一、建立室间质量评价靶值的程序

室间质量评价靶值(target value)又称室间质量评价指定值(assigned value)或公议值(consensus value),确定靶值是室间质量评价工作中一个十分重要的环节。

有多种建立靶值的程序或方法,以下按不确定度大小的次序列出一些最常用的程序。在大多数情况下,该次序表明靶值的不确定度在逐渐增加。①已知值:根据特定室间质量评价控制物配方(制造或稀释)确定的值;②有证参考值:根据定义的测量方法确定的值;③参考值:与可溯源到国家或国际标准的参考物质或标准并行进行分析、测量或比对所确定的值;④从专家实验室得到公议值:专家实验室使用已知的具有高精密度和高正确度的并可与通常使用的方法相比较的有效方法所得到的值,在某些情况下,这些实验室是参考实验室;⑤从参加实验室得到公议值:利用参加实验室的数据得到的值,统计时应排除离群值。如果参加某项室间质量评价的实验室数目较少或实验室上报结果离散度较大,靶值容易偏离真值。

二、参加室间质量评价的实验室活动方式

(一)定量测量评价

定量测量的结果有具体数值,可用统计学方法分析。不同的测量方法有不同的精密度、正确度、分析灵敏度等。

(二)定性检测评价

定性检测的结果是描述性的,并以分类或顺序尺度表示,如微生物的鉴定,或识别出存在某种特定的被测量(如某种药物或某种特性等级)。统计学方法不一定适用于定性评价分析。

(三)解释性评价

所谓"解释性评价",参考实验室并不进行实际测量,而对已测量的结果或数据及其他信息进行评价。室间质量评价提供者所提供的"室间质量评价控制物",是判断参加者是否有能力对相关特征作出解释性的一个测量结果(如描述性的形态学说明)、一套数据(如确定校准曲线)或其他一组信息(如案例研究)。

三、室间质量评价计划的分类

ISO/IEC 17043:2010 主要根据室间质量评价控制物发放和测量的方式对室间质量评价计划进行分类。室间质量评价控制物又称室间质量评价样品,是为了独立验证实验室能力,发送到参加室间比对计划实验室的含有被测量的物品,对于临床实验室而言大多数为血液

或血清标本。

（一）顺序参加计划

顺序参加计划有时被称为测量比对计划,是将室间质量评价控制物连续地从一个参加者传送到下一个参加者(即按顺序参加),有时需要传送回室间质量评价提供者进行再次核查。图 12-1 中的模式 1 简述了这类计划的设计,其主要特点概述如下。

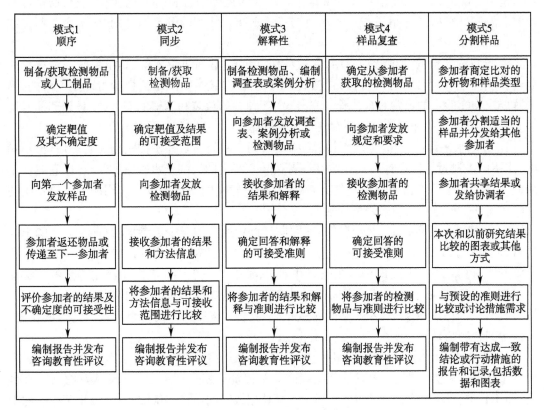

模式1 顺序	模式2 同步	模式3 解释性	模式4 样品复查	模式5 分割样品
制备/获取检测物品或人工制品	制备/获取检测物品	制备检测物品、编制调查表或案例分析	确定从参加者获取的检测物品	参加者商定比对的分析物和样品类型
确定靶值及其不确定度	确定靶值及结果的可接受范围	向参加者发放调查表、案例分析或检测物品	向参加者发放规定和要求	参加者分割适当的样品并分发给其他参加者
向第一个参加者发放样品	向参加者发放检测物品	接收参加者的结果和解释	接收参加者的检测物品	参加者共享结果或发给协调者
参加者返还物品或传递至下一参加者	接收参加者的结果和方法信息	确定回答和解释的可接受准则	确定回答的可接受准则	本次和以前研究结果比较的图表或其他方式
评价参加者的结果及不确定度的可接受性	将参加者的结果和方法信息与可接收范围进行比较	将参加者的结果和解释与准则进行比较	将参加者的检测物品与准则进行比较	与预设的准则进行比较或讨论措施需求
编制报告并发布咨询教育性评议	编制报告并发布咨询教育性评议	编制报告并发布咨询教育性评议	编制报告并发布咨询教育性评议	编制带有达成一致结论或行动措施的报告和记录,包括数据和图表

图 12-1　常见室间质量评价计划类型示例

1. 有参考实验室参与　参考实验室能为室间质量评价控制物提供可靠的、具有计量溯源性的靶值,且该靶值具有足够小的测量不确定度。在室间质量评价计划实施过程中,有必要在特定阶段对室间质量评价控制物进行核查,以确保靶值没有明显变化。

2. 有确定的靶值　由参考实验室确定,或由所有参加者(或参加的参考实验室)公议确定,各个参加室间质量评价实验室的测量结果应与参考实验室确定的靶值比较。组织者应考虑各参加者声称的测量不确定度,或声称的专业水平,如有可能按组进行结果比较。

3. 严格控制条件　完成顺序室间质量评价计划需要较长时间(有时需若干年),由此造成了一些困难。因此应确保室间质量评价控制物的稳定性,并严格监控室间质量评价控制物在参加者间的传递时间及各参加者允许的测量时间,同时在计划实施过程中需向参加者单独反馈结果,而不是等到计划结束。

4. 有稳定室间质量评价控制物　用于该类室间质量评价的物品应有足够的稳定性,如临床确诊的骨髓片、脱落细胞涂片、细菌的染色涂片等。

（二）同步参加计划

同步参加计划是从材料源中随机抽取子样,同时分发给参加者共同进行测定,如图 12-1。有些计划中要求参加者自己抽取样品作为室间质量评价控制物,完成检测后,将结果返回室间质量评价提供者并与靶值比对,以表明单个参加者的能力和一组参加者整体的能力。室间质量评价提供者提出建议或有教育意义的评论反馈给参加者,目的在于促进（参加者）能力的提升。图 12-1 中的模式 2 是描述这类室间质量评价计划的典型例子,通常针对检测实验室。模式 3 介绍了一种经常与同步计划结合使用的解释性计划类型,用于监督或教育。

室间质量评价的一种特殊应用,常被称作"盲样"室间质量评价,是指室间质量评价控制物与实验室收到日常客户的物品或标本无法区别。该类室间质量评价可能是困难的,因为这要求与实验室的日常客户协作。另外,由于独特的包装和运输的需要,批量处理通常难以实现,且室间质量评价控制物还存在均匀性问题。

1. 分割水平设计　"分割水平设计"指其中两个室间质量评价控制物具有类似（但不相同）水平的被测量。该设计用于评估参加者在某个特定的被测量水平下的精密度,它避免了用同一室间质量评价控制物做重复测量,或在同一轮室间质量评价中使用两个完全相同的室间质量评价控制物测量带来的问题。

2. 分割样品测量计划　分割样品室间质量评价通常用于少量参加者（通常只有两个参加者）测量数据的比较。在该类室间质量评价计划中,标本被分成两份或多份,每个参加者检测其中一份（图 12-1 模式 5）。在该类计划中,其中的一个参加者由于使用了参考方法和更先进的设备,或通过参加实验室间比对计划获得满意结果而证实了自身的能力,可认为其测量具有较高的计量水平（即较小的测量不确定度）。该参加者的结果可作为比对的靶值,其他参加者的结果与之比对。

3. 部分过程计划　是室间质量评价的一种特殊类型,用于评定参加者完成测量全过程中若干部分的能力。例如,现有的某些室间质量评价计划是评定参加者转换和报告一套数据（而不是进行实际测量）的能力;或基于一套数据或室间质量评价控制物（如用于诊断的染色血液涂片）作出解释的能力;或根据规范抽取及制备样品的能力。

四、临床实验室室间质量评价计划特点

医学领域实验室室间质量评价计划与物理学或化学领域相比具有显著差异,医学实验室多、工作性质相同、检测工作量大,所以医学领域室间质量评价组织者除了提供室间质量评价控制物、回收测量结果和反馈室间质量评价报告外,还包括长期监测实验室能力、向参加者提供培训咨询服务等。我国医学领域室间质量评价组织者还承担着部分技术指导和行政管理职能;因此,ISO/IEC 17043:2010 将医学领域的室间质量评价计划单独列一类。

医学领域的某些室间质量评价计划在评价分析阶段能力的同时,也评定测量的分析前阶段和分析后阶段的能力。在这类室间质量评价计划中,室间质量评价物品的性质可能与传统室间质量评价计划中所用的有很大差异,这些"室间质量评价控制物"可能是一个调查表或案例分析（图 12-1 模式 3）,由室间质量评价提供者发放给每个参加者并要求其反馈特定的答案。另一种情况是,室间质量评价控制物可能带有一些分析前信息,要求参加者选择适当的方法进行检测或结果解释,而不仅是实施检测。在"样品复查"计划中,可能要求参加者给室间质量评价提供者提交"室间质量评价控制物"（图 12-1 模式 4）,该类室间质量评

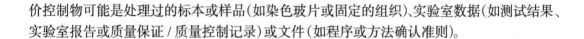

价控制物可能是处理过的标本或样品(如染色玻片或固定的组织)、实验室数据(如测试结果、实验室报告或质量保证/质量控制记录)或文件(如程序或方法确认准则)。

第三节　室间质量评价的方法及过程

一、对室间质量评价组织者要求

室间质量评价是一项技术要求很高的工作。国际标准化组织为了促进能力验证的规范化运作,专门制定了 ISO/IEC 17043:2010,中国合格评定国家认可委员会(CNAS)等同引用 ISO/IEC 17043:2010,于 2010 年 12 月发布 CNAS CL03—2010《能力验证提供者认可准则》。能力验证提供者必须满足该准则的要求,并获得 CNAS 认可。

(一)技术要求

室间质量评价计划的建立和运作应由具有能力实施实验室间比对并能获得特定类型室间质量评价物品的室间质量评价提供者承担。室间质量评价提供者或其分包方还应具备相应的检测能力。

1. 人员　室间质量评价提供者应有管理和技术人员,他们具有履行其职责所需要的权限、资源和技术能力。管理者应确保各种人员具有相应的能力,制订和实施人员的教育、培训计划和技能目标。

2. 设备、设施和环境　室间质量评价提供者应确保具有与室间质量评价计划运作相适应的设备、设施,应确保环境条件不会影响室间质量评价计划或所要求的运作质量。

3. 室间质量评价计划的设计　认真策划室间质量评价计划,并确保计划按既定的程序进行。建立室间质量评价控制物制备的程序,以确保所有室间质量评价控制物能以恰当的方式收集、制备、处置和贮存,确保其均匀性和稳定性得到适当地确认和维持。应有文件规定如何确定室间质量评价靶值。

(二)管理要求

室间质量评价提供者或其所在组织,应是一个具有法律地位和能够承担法律责任的实体。室间质量评价提供者应建立、实施和保持与其活动范围相适应的管理体系。室间质量评价提供者对其政策、计划、程序和指导书的规定和文件化程度,应能满足保证室间质量评价各方面质量的需要。应有文件控制的程序,体系文件应传达至有关人员,并被其理解、获取和执行。室间质量评价提供者管理体系与质量有关的各项政策,包括质量方针声明,应在质量手册中阐明。有对不符合工作的纠正措施和预防措施,定期进行内部审核和管理评审。

二、我国室间质量评价的工作流程

我国原国家卫生计生委临床检验中心室间质量评价的工作流程由两部分组成,即组织者内部的工作流程和参加实验室的工作流程。随着电子数据交换远程系统(www.clinet.com.cn)的进一步发展,传统工作流程也悄然发生变化。

1. 室间质量评价组织者内部的工作流程　①室间质量评价计划的策划和组织;②网络平台发布公告;③室间质量评价控制物的选择和准备;④室间质量评价控制物的包装和运

输;⑤测量结果的统计分析;⑥靶值的确定;⑦在线平台反馈结果;⑧与参加者的沟通。

2. 室间质量评价参加实验室的工作流程　①在线申请:室间质量评价组织者每年年底会发布下一年度的计划,参加者应按要求在线申请;②接受室间质量评价控制物;③按规定日期进行检测;④在线回报测量结果;⑤收到评价报告;⑥分析评价报告;⑦决定是否采取纠正措施;⑧评估采取措施效果;⑨结束。

三、参加实验室室间质量评价控制物的测定

实验室必须采用与测定患者标本相同的方式测定室间质量评价控制物。

1. 测定方式　室间质量评价控制物必须视作实验室常规标本,由进行常规工作的人员测定,工作人员必须使用实验室的常规检测方法,不得使用其他精密度或正确度更高的特殊方法。实验室主任和检测人员必须在由室间质量评价组织者提供的质量评价表上签字,声明室间质量评价控制物是按常规标本处理,并承担相应的法律责任。

2. 测定频次　实验室测定室间质量评价控制物的次数必须与常规测定患者标本的次数一致。

3. 应自行测定　实验室不能将室间质量评价控制物或其一部分送到另一实验室测定,任何实验室如从其他实验室收到该物品必须通知室间质量评价组织机构。当室间质量评价组织机构确认某一实验室意图将室间质量评价控制物送给其他实验室测定时,则该实验室此次室间质量评价成绩定为不满意。

4. 结果回报　实验室在规定日期之前回报结果,实验室间不能进行室间质量评价控制物测量结果的交流。

5. 测定过程文件化　实验室进行室间质量评价控制物检测时,必须将标本处理、检测方法以及测量结果报告等文件化。实验室必须保存所有记录或复印件至少2年。

四、室间质量评价成绩的评价方式

1. 室间质量评价控制物轮次(频次)和发放室间质量评价控制物数量　每年在大概相同的时间间隔内,最好组织3次室间质量评价活动,每次活动至少提供5份室间质量评价控制物。每年计划提供的室间质量评价控制物,其浓度应包括临床患者标本的浓度范围。可通过邮寄方式提供或由经授权的指定人员进行现场考核。

2. 实验室分析项目的评价　根据下列各项评价实验室结果与靶值的偏离。

(1)确定靶值:计算大多数参加者的均值。所谓"大多数"为预先确定的比例,如80%或更高,我国原国家卫生计生委临床检验中心定为90%。

(2)计算差值或百分差值:对于定量分析项目,确定了靶值后,通过计算偏离靶值的百分差值判断结果的偏离程度,即:

$$差值(\%) = \frac{测量结果 - 靶值}{靶值} \times 100\%$$

百分差值评价准则可参照中华人民共和国国家标准 GB/T 20470-2006 临床实验室室间质量评价要求中的评价限,在该范围内的为可接受结果,不在该范围内的为不可接受结果。

(3)定性试验判断标准:定性试验项目的可接受的性能准则是有反应性(阳性)或没有反应性(阴性)。

(4)细菌学检测判断标准:对于细菌学检测则考虑是否能正确鉴定和是否有正确的药敏结果。

(5)一个项目的总得分:一个检测项目如检测不同浓度的多个标本,可得到多个检测结果,对每一次室间质量评价活动,计算某一项目得分的公式为:

$$得分 = \frac{该项目的可接受结果数}{该项目总的测定标本数} \times 100\%$$

(6)全部项目的总得分:在一次室间质量评价活动中,计算所有项目得分的公式为:

$$得分 = \frac{全部项目可接受结果总数}{全部项目总的测定标本数} \times 100\%$$

(7)z-比分数:通过测量结果与靶值的差值再与同一组参加实验室的标准差的比值计算。

$$z = \frac{测量结果 - 靶值}{组标准差}$$

(8)稳健统计方法:稳健统计方法(robust statistical method)是一种不易受离群值影响的统计方法。在一个新的室间质量评价项目刚开始时,由于各方面的原因,参加者结果的一致性往往很差,这时可用稳健统计方法,以中位数代替平均值,以标准化四分位间距(IQR)代替标准差,在数据处理过程中,通常不需剔除离群值,稳健的 z-比分数计算如下。

$$稳健的\ z = \frac{测量结果 - 中位数}{0.741\ 3 \times IQR}, IQR = Q_3 - Q_1$$

Q1(低四分位数值)指低于结果的四分之一处的最近值,Q3(高四分位数值)指高于结果四分之三处的最近值。IQR 是高四分位数值和低四分位数值的差值,即 $IQR = Q_3 - Q_1$。标准化 IQR 是一个结果变异性的量度,等于 IQR 乘以因子 0.741 3(因子 0.741 3 是从"标准"正态分布中导出的),它是稳健统计技术处理中用于表示数据分散程度的一个量,其值相当于正态分布中的标准差(s)。

五、室间质量评价的成绩要求

1. 室间质量评价活动中某一分析项目全部标本中可接受的测量结果小于 80%,称为本次活动该分析项目 EQA 成绩不满意。

2. 某次室间质量评价活动中所有评价项目中可接受项目小于 80% 称为不满意的 EQA 成绩。

3. 未参加室间质量评价活动定为不满意的 EQA 成绩,该次得分为 0。只有在下列情况下不予以扣分:①在规定检测室间质量评价控制物时,根据组织者的要求或其他原因暂停了患者标本的检测;②实验室将暂停检测患者标本情况已通知了室间质量评价提供者。

4. 在规定的回报时间内实验室未能将测量结果回报给室间质量评价提供者,将定为不满意的 EQA 成绩,该次活动 EQA 得分为 0。

5. 对于不是由于未参加而造成的不满意的 EQA 成绩,实验室必须分析原因及采取纠正措施,并对相关人员进行培训。全部处理过程均应有完整的记录,实验室对文件记录必须保存 2 年以上。

6. 对同一分析项目,连续 2 次或连续 3 次中的 2 次活动未能达到满意的成绩则称为不成功的 EQA 成绩。

7. 所有评价的项目连续 2 次或连续 3 次中的 2 次活动未能达到满意的成绩则称为不成功的 EQA 成绩。

8. z- 比分数的要求：

$|z| \leqslant 2.0$，表明能力"满意"，无需采取进一步措施；

$2.0 < |z| < 3.0$，表明能力"有问题"，产生警戒信号；

$|z| \geqslant 3.0$，表明能力"不满意"，应立即采取相关措施。

六、正确度验证室间质量评价计划

正确度（trueness）指的是无穷多次重复测量所得量值的平均值与一个参考量值间的一致程度，通常用偏倚（bias）表示。

本计划采用的样品为冷冻人血清（或全血），收到样品后，应立按要求进行测定或保存在规定的时间进行测定。共 2 个批号，每个批号提供多瓶样品。

分析项目：具有参考测量程序的检验项目。

测定要求：分次多次测定，每次间隔一定时间；每日测定各批号各 1 瓶，每个项目重复测定多次。

靶值：由参考测量程序确定。

$$偏倚（bias\%）=（测量结果均值 - 靶值）/ 靶值 \times 100\%$$

将每个项目计算的偏倚与允许偏倚进行比较，看是否满足规定的要求。

七、质量指标室间质量评价

QI 是对一组固有特征满足要求的程度的衡量（ISO15189:2012）。它不但可监测和评价检验全过程（检验前、检验中和检验后阶段）中各个关键步骤的性能满足要求的程度，同时还可监测实验室非检验过程。实验室应建立质量指标以监控和评估检验前、检验和检验后过程中的关键环节。质量指标的 EQA 可根据中华人民共和国国家标准 GB/T 27043-2012（ISO/IEC 17043:2010,IDT）"合格评定　能力验证通用要求"中常见能力验证计划类型中的模式3（解释性）来执行，在这类 EQA 计划中，能力验证物品的性质可能与传统能力验证计划中所用的有很大差异，这些"能力验证物品"可能是一个调查表或案例分析，由 EQA 提供者发放给每个参加者并要求其反馈特定的答案。参与临床检验质量控制指标实验室间质量评价，有助于实验室与其他实验室进行比较，以了解自身质量水平，寻找改进方向。2015 年卫生计生委发布了 15 项检验全过程质量控制指标（简称质量指标），要求临床实验室对这 15 项质量指标进行监测，并要求各省级卫生计生行政部门加强对辖区内质控中心和医疗机构的培训指导，加强指标应用、信息收集和反馈工作。

1. 调查表设计　为系统地了解质量指标的潜在影响因素，同时利于在相同或不同等级的医疗机构进行数据比对，本次调查表分为两个部分，第一部分为医院和实验室基本信息调查，包括：医院等级、医院类型、LIS 和 HIS 系统建设等问题。第二部分为标本类型错误率等15 项质量指标的具体调查，其中标本类型错误率定义为类型不符合要求的标本数占同期标本总数的比例。

2. 数据分析　数据分析软件也由原国家卫生计生委临床检验中心与北京科临易检信息技术有限公司共同开发。按照不同专业分别统计参与实验室标本类型错误率均值、中位值、第 5 百分位数（the 5th percentile, $P5$）、第 25 百分位数（the 25th percentile, $P25$）、第 75 百分位数(the 75th percentile, $P75$)和第 95 百分位数(the 95th percentile, $P95$)以及标本类型总体错误率(全部参与实验室类型不符合要求的标本数除以同期全部参与实验室标本总数)。软件还可以将标本类型错误率转化为西格玛度量,用西格玛度量来评价实验室质量。σ 度量值是将过程输出的平均值、标准差与顾客要求的目标值、规格界限相联系,是对过程满足顾客要求能力的一种度量。通常将 6σ 视为"一流的质量",代表每百万有 3.4 个缺陷(3.4 DPM),3σ 是最低可接受水平。

第十三章

正确度验证室间质量评价计划

第一节　计量学溯源链

溯源性又称计量学溯源性,其定义如下:通过具备证明文件的不间断的校准链,将测量结果与参照对象联系起来的测量结果的特性,校准链中的每项都会引入测量不确定度(VIM 2008)。计量溯源链的理想终点是定义到国际单位制(SI)的相关单位,但对于某一指定值,程序的选择和计量溯源的最终水平取决于是否有较高等级的测量程序和校准品。目前很多情况下,生产商选定的测量程序或工作校准品为计量溯源性的最高等级。因此,在有国际公认的参考测量程序和/或校准品可用之前,测量的正确度取决于其校准等级水平。

校准的计量学溯源的目的是将参考物质和/或参考测量程序的正确度水平传递给一个具有较低计量学水平的程序,例如常规程序。校准的计量学溯源要求参考测量程序和常规测量程序测量的是同一个可测量,这个可测量的分析物具有相同的相关特性。

需注意的是,用不同的测量程序测量特定样本或参考物质的同一量时,实际上可能会得出不同测量结果。例如用两个或多个基于免疫学原来的测量程序对某个参考物质的某种蛋白类物质,如促甲状腺素(甲状腺刺激激素,TSH)的浓度时,就会出现上述情况,因不同试剂识别被测物质的不同抗原决定簇并与其产生不同程度的反应,于是会得出不同的但相互关联的结果。

目前,常规医学检验定量项目有400~700个,其中多数临床检验项目因被测物质(主要是生物大分子类物质)的复杂性(如混合物、异构体等),其一级参考测量过程的建立和一级参考物质的制备非常困难,其量值溯源只能停止在较低水平,如为产品校准品定值的(参考)测量程序等级,或测量程序和(参考)校准品二个等级。

根据计量学溯源至SI的可能性及测量程序和校准品的不同计量水平的可获得性,可确定为以下6种典型的计量学溯源链。

1. 测量结果可以在计量上溯源至SI单位　①有可用的一级参考测量程序和一种或多种(经认定的)一级参考物质(用作校准品)。这样的检验项目有25到30个,电解质类物质(如钾、钠、氯、镁、钙、锂离子等)、代谢物类物质(如胆固醇、甘油三酯、葡萄糖、肌酐、尿酸、尿素等)和某些甾体类激素及甲状腺激素。这些项目虽占的数目不大,却是临床检验常规项目的主要组成部分。②没有一级校准品,但有用于定义待测物的参考测量程序。这样的检验项目有凝血因子、酶等。③有一级参考物质和参考测量程序,待测物是由参考测量程序定义的。如糖化血红蛋白、C反应蛋白等。

2. 测量结果计量学不能溯源至 SI 单位 ①有国际约定校准物(非一级校准物)可用于定义待测物,并遵从 ISO15194,没有参考测量程序。②有国际一致化程序支持的计量溯源性,没有国际约定校准物或约定参考测量程序。③待测物溯源到生产商内部定义 / 专有参考物质,无一级校准品或参考程序。

(一) 具有一级参考测量程序和一级校准品,能在计量上溯源至 SI 的情况

临床检验的量值溯源可以有不同模式,但其中心内容是使各测量方法的测量值与一公认的标准发生联系。图 13-1 为 ISO17511 描述的完整的量值溯源图。一个样品或参考物质的测量结果的溯源性通过一系列对比测量而建立,对比测量中的测量过程和校准物质的计量学等级由低到高组成一条连续的链(溯源链)。链的顶端是国际单位制(SI)单位(基本或导出单位),SI 单位国际通用,不随时间和空间的变化而变化,因此它们是溯源链的最高等级。

溯源链自上而下各环节的溯源性逐渐降低,而不确定度则逐渐增加,因此量值溯源过程应尽量减少中间环节。从计量学角度上讲,理想的情况是用一级参考测量过程直接测量样品,省去所有中间环节,这在临床检验中显然是不可能的。

常规实验室测定结果的计量学溯通常依赖于所使用试剂盒校准品的赋值,制造商需要说明其产品校准品的计量学溯源链,对于溯源链的说明应止于制造商所使用的最高等级的计量参考标准,此参考标准的不确定度应包括所有更高计量水平的合成不确定度。如前所述,由于检验项目的不同,能够溯源的最高计量学等级也不一样,图 13-1 为最完整的量值溯源图,即可以溯源至 SI 单位的情况。下文将就其他 5 种情况逐一描述。

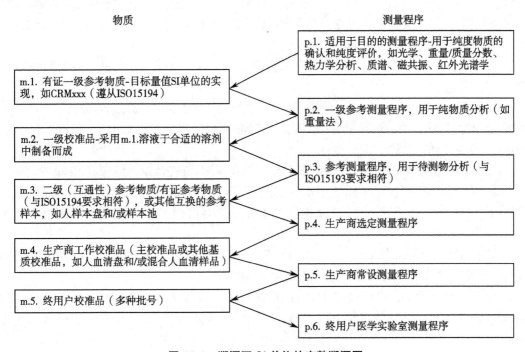

图 13-1 溯源至 SI 单位的完整溯源图

在描述可溯源至 SI 单位的溯源链时,应包括以下特性:

1. 待测物的定义应包括测量的 SI 单位,无论基本单位还是计量学溯源性参考的衍生单位。例:①基本单位:mol,kg;②衍生单位:mol/L,g/kg。

2. [p.1.,p.2.]一级参考测量程序和其他符合目的的测量程序应基于测量原理,该测量原理应有标明的符合目的的针对分析物的选择性,提供计量学溯源到 SI 单位并有可达到的最小的测量不确定度。

3. [m.1.]选择的一级参考物质应是具有可达到的最小测量不确定度的测量单位的最佳可用实现(体现)。一级参考物质的值应直接由一级参考测量程序或质量平衡法指定。例:通过使用适当的分析方法测定材料中的杂质。

4. [m.2.]一级校准品应由以及参考测量程序制备或定值[p.2]。

5. [p.3.]应使用适当的参考测量程序为具有复杂基质的二级校准品定值[m.3]。

6. [p.4.]生产商选择的测量程序应定义一个测量系统,如果可能,该系统可由一个或多个(互通的)校准品或参考物质校准[M.3]。

7. 生产商的工作校准品[m.4]应由生产商选定的测量程序[p.4]定值,或(取决于互通性考虑)根据参考测量程序[p.3]定值。如果将步骤 m.3 和 p.4 从等级链中删除,校准物质应具有明确的互通性,互通性可根据生产商选定的测量程序[p.4],待校准的程序(即生产商的常设测量程序)[p.5],参考测量程序[p.3]或生产商的常设测量程序[p.5]证明。

8. [p.5]生产商的常设测量程序的定义是,由生产商的一个或多个工作校准品或其他互通的基质校准品校准的测量过程,且其分析选择经过验证。

9. [m.5.]生产商的终用户校准品应由生产商的常设测量程序为其价值,并用于校准终用户的医学实验室测量程序[P.6]。

10. 终用户医学实验室测量程序[p.6]是一个由一个或多个终用户校准品校准的测量系统。这一测量程序代表了所定义待测物的校准等级链的最底层,被用于检测人体样本,产生最终的测量值[m.6],并根据 GUM 评价测量不确定度,同时考虑到在定义的校准层次中每一较高一步累积的所有已知测量不确定度。

(二)没有一级校准品,但有用于定义待测物的参考测量程序,能在计量上溯源至 SI 单位

该种情况的溯源图如图 13-2 所示,对于这些类型的被测量(例如,人体体液中酶的催化浓度),没有经过认证的一级参考物质。因此,校准溯源性等级链元素 m.1、p.2 和 m.2 不可用,不适用于这些定值方案。

(三)有一级参考物质和定义待测量的参考测量程序,能在计量上溯源至 SI 单位

该种情况的溯源图如图 13-3 所示,此溯源链的最高等级是为国际约定校准品赋值的国际化赋值方案。国际约定校准品不能溯源至 SI 单位,仍可用于校准生产商选定测量程序。

(四)具有国际约定校准品(非一级)(被测量由校准品定义,且该校准品符合 ISO15194 要求),无参考测量程序,不能在计量上溯源至 SI 的情况

该种情况的溯源图如图 13-4 所示,此溯源链的最高等级是为国际约定校准品赋值的国际化赋值方案。国际约定校准品不能溯源至 SI 单位,仍可用于校准生产商选定测量程序。

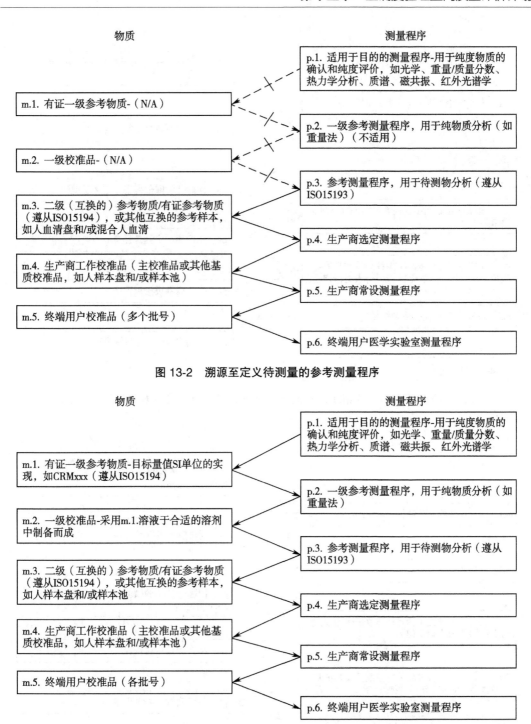

图 13-2　溯源至定义待测量的参考测量程序

图 13-3　溯源至一级参考物质和定义待测量的参考测量程序

（五）有国际一致化方案支持的计量学溯源性，但无国际约定校准品或约定参考测量程序，不能在计量上溯源至 SI 的情况

该种情况的溯源图如图 13-5 所示，国际一致化方案决定了溯源链中的最高计量学水平是要实现医学实验室测定结果间的等效性。由国际公认赋值程序给出一致化被测量量值的参考物质可作为校准品使用。

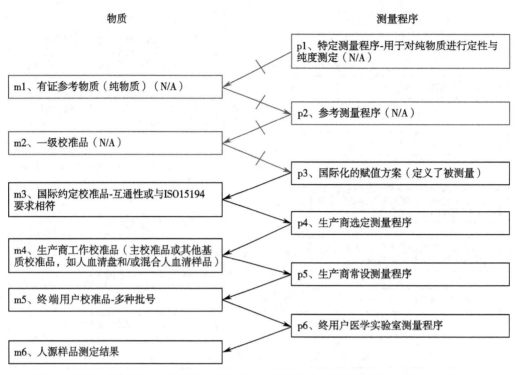

图 13-4 具有国际约定校准品(非一级),无参考测量程序,不能在计量上溯源至 SI 的情况

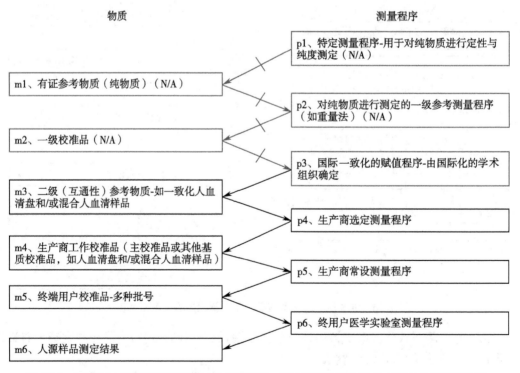

图 13-5 有国际一致化方案支持的计量学溯源性,但无国际约定校准品或约定参考测量程序,
不能在计量上溯源至 SI 的情况

（六）被测量可溯源至生产商内部规定／专利参考物质，无一级校准品或参考测量程序，不能在计量上溯源至 SI 的情况

该种情况的溯源图如图 13-6，生产商、实验室或其他机构均可据临床需求开发用于测定此类被测量的测量程序，建立内部专有的检测系统和／或参考物质，二级（基质）参考物质通常可为单人血清盘或混合血清。这些参考物质成为此类校准链条中的最高计量学水平。在这一溯源链中，所有其他更高等级的元素均无法达成。

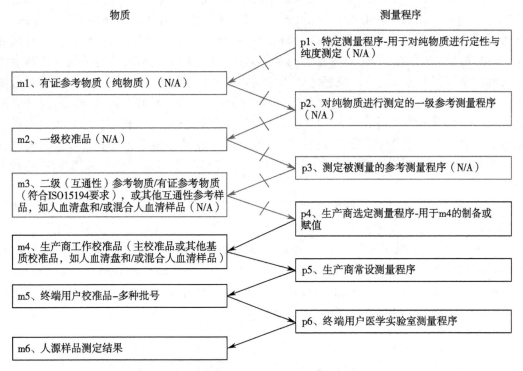

图 13-6   被测量可溯源至生产商内部规定／专利参考物质，无一级校准品或参考测量程序，
不能在计量上溯源至 SI 的情况

第二节 互 通 性

常规测量过程的特异性及其校准物质或用于常规测量过程校准及质量控制的参考物质的互通性（或称"互换性"）是临床检验量值溯源的两个重要问题。常规测量过程特异，测量量与参考测量过程测量量完全一致，是量值溯源的前提。然而，由于临床检验被测物质的复杂性，许多常规测量过程，尤其是利用免疫学原理的测量过程，做到真正意义上的特异非常困难（如不同测量过程作用于同一被测物质的不同抗原决定位点，可能给出不同测量结果）。还有些常规测量过程甚至还作用于被测物质以外的其他物质，其特异性问题则更为严重。在这种情况下，仅通过不同校准物质或参考物质逐级溯源显然不能提高测量的准确性。

临床检验参考物质或校准物质的互通性,指用不同测量过程测量该物质时,各测量过程测量结果之间的数字关系,与用这些测量过程测量实际临床样品时测量结果的数字关系的一致程度,亦即该物质理化性质与实际临床样品的接近程度。参考物质,虽然一般采用与实际样品相同的物质作为原料,但出于对被测物质浓度的要求、贮存、运输等方面的原因,往往需对原料成分进行调整并作处理(如冻干、冷冻等)。这些经加工的材料在某些测量过程中的行为有时会不同于实际临床样品,这种差异有时称基质效应,更确切的描述是缺乏互通性。缺乏互通性是各种临床检验质量保证中的常见问题。在量值溯源中,它限制了某些参考物质的直接使用;在室间质量评价计划中,它是用同组均值评价检验质量主要原因,而这种评价方式在不少情况下不能反映真正的检验质量,允许了错误的存在。值得指出的是,互通性问题的存在,不应是参考物质单方面的原因,认识和解决互通性问题需从参考物质和测量过程两方面入手。使参考物质与实际样品尽量接近是必要的,但对基质过分敏感的测量过程一般不是好的测量过程,尤其是对于小分子化合物的分析。然而,某些参考物质对于某些常规测量过程缺乏互通性,目前仍然是客观存在,在利用参考物质进行量值溯源时需首先鉴定参考物质的互通性,鉴定的方法一般是用参考方法和常规方法同时分析参考物质和实际新鲜样品。若存在互通性问题,需进行修正,或改用无基质效应的参考物质。

参考物质的互通性评价通常需要两种以上的测量程序、多份临床患者样本、待评价的参考物质。如果用参考测量程序作为比对方法,其评价过程可参考我国卫生行业标准 WS/T 4356-2011《基质效应与互通性评估指南》;如果采用多种常规测量程序进行评价,其评价方法和数据处理可以参考 CLSI EP14-A3(Evaluation of Commutability of Processed Sample;Approved Guideline-Third Edition)或者 EP30-A(Characterization and Qualification of Commutable Reference Materials for Laboratory Medicine;Approved Guideline)。

第三节　正确度验证室间质量评价计划运作

一、正确度验证的方式

鉴于上述特异性和基质效应问题及其他质量问题(线性、灵敏度等)的可能存在,临床检验量值溯源均需最后验证其有效性。通常的验证方法是用参考测量过程和常规测量过程同时分析足够数量的、有代表性的、分别取自不同个体的实际新鲜样品,将每个样品一分为二,分别用参考方法和常规方法进行分析测定,可用线性回归进行结果判断。但是受参考测量过程不易获得、成本高昂、效率较低等因素的影响,上述验证方法在绝大多数实验室很难实现。

参加由室间质量评价/能力验证组织机构开展的正确度验证室间质量评价计划是一种简便的溯源性验证方式。例如美国 CAP 开展的使用"互通性冷冻血清(Commutable Frozen Serum,CFS)"和基于准确度的"基于准确度的脂类调查(Accuracy Based Lipid Survey,ABLS)"等计划。另外,我国原卫生部临床检验中心自 2010 年起开始实施小分子代谢物正确度验证计划、脂类正确度验证计划,2012 年新增加了酶学正确度验证计划和糖化血红蛋白正确度验证计划,2014 年开展的电解质正确度验证计划。这些正确度验证室间质量评价计划和常规 EQA 计划的区别主要在于:①采用新鲜冷冻样本(血清或全血),不存在基质效应(具有互通性);②样本测定采用批内多次重复、在不同天内多批测定方式,不同于常规 EQA 的单次测定方式;③采用参考方法测定值作为靶值,其结果可溯源至 SI 单位,而非采用参加实验室的公议值为靶值;④评价标准也和常规 EQA 不同。由此可见,正确度验证计划的两个必备条件是:①具备可准确定值的参考方法;②使用互通性的样品。

二、全国正确度验证计划运作流程

1. 样本　正确度验证室间质量评价计划的样本力求与临床分析标本一致:①新鲜全血:全血细胞计数正确度验证计划的样本为新鲜血液,要求在 8 小时内完成检测。②新鲜冷冻血清:下列正确度验证计划采用新鲜冷冻血清:代谢物(Glu、Crea、Urea、UA)、电解质(K、Na、Ca、Mg、Cl)、酶学(ALT、AST、ALP、AMY、CK、GGT、LDH)、脂类(TC、TG、HDL-C、LDL-C)、总蛋白(TP);③新鲜冷冻全血:糖化血红蛋白(HbA_{1c})。

为保持样本中分析物的稳定性,正确度验证计划采用冷链运输,新鲜全血为 2~8℃条件;其他临床生化类正确度验证计划为干冰(固态二氧化碳,-60℃)运输。以 2108 年全国电解质正确度验证计划为例:2018 年 3 月初将两个浓度各 3 只样本使用 CO_2 干冰运送到参加实验室,实验室收到样本后保存在 -70℃或者 20℃冰箱中。实验室分别于 3 月 30 日、4 月 6 日和 4 月 13 日取每个浓度水平各 1 只在一个实验批次内重复测定 5 次;于 4 月 20 日一次性将所有测定结果通过网络进行上报。

2. 靶值(指定值)确定及合格评定　不同于常规室间质量评价(能力验证)计划通常采用参加者公议值(平均值和中位数)作为靶值(指定值)的做法,正确度验证室间质量评价计划的靶值采用参考实验室或者参考实验室网络(酶学)进行确定。目前全国正确度验证计划靶值确定方法包括同位素稀释液相色谱串联质谱法(TC、TG、Glu、Crea、UA、HbA_{1c})、同位素稀释气相色谱串联质谱法(Urea)、超速离心色谱法(HDL-C、LDL-C)、同位素稀释电感耦合等离子体法(K、Na、Ca、Mg)、离子色谱法(Cl)、分光光度法(TP、ALT、AST、ALP、AMY、CK、GGT、LDH)等,测定结果可溯源至 SI(国际单位制)单位。

在检验结果上报后,计算各参评实验室测定结果的平均值与靶值间的相对偏差,作为实验室测定偏倚,与允许偏倚标准进行比较,用于评价实验室正确度是否满足要求。采用的评价标准包括 WS/T 403-2012《临床化学检验常规项目分析质量指标》或其他标准,具体可参考国家卫生健康委临床检验中心(原卫生部临床检验中心)每年寄送的《临床检验室间质量评价计划》中的《卫生部临床检验中心室间质量评价标准》章节。

3. 报告　正确度验证室间质量评价计划的报告分为数据和图形两个部分,数据报告如图 13-7 所示,每列数据的意义如框图所示。图形报告如图 13-8 所示,图形中按照某一批号样本测定结果的相对偏倚,从负到正(从小到大)画出每个实验室结果的棒图。上下红线为该样本偏倚合格范围,图中红点表示用户实验室所在位置,并标出该实验室编码。

4. 不合格的处理　正确度验证的目的在于通过评价测定方法的偏倚是否符合标准,从而验证方法正确度及溯源性。正常情况下,测定方法的精密度对该计划结果的影响较小,正确度验证计划成绩不合格表明测定方法存在系统误差,实验室应从消除系统误差因素着手进行改进,特别是校准品的配套问题。

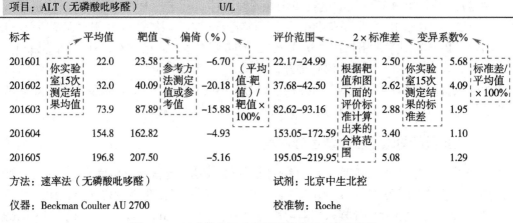

图 13-7　正确度验证室间质量评价计划数据报告

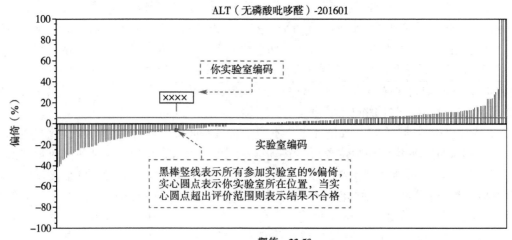

图 13-8　正确度验证室间质量评价计划图形报告

需说明的是,采用具有互通性的样本并利用参考方法确定靶值是最理想的室间质量评价方式,但现阶段还存在较多的限制,比如具有互通性的样本来源、参考方法资源及运输成本等因素,故正确度验证计划还只能是常规 EQA 的补充,尚无法完全替代常规 EQA。

第十四章

分子检测室间质量评价

　　随着分子生物学检测技术的迅速发展,其在临床诊断领域中的应用也愈发广泛。最初的分子检测主要用于定性或定量检测标本中细菌或病毒等微生物,而后逐渐走向肿瘤细胞的分子损伤、疾病状态相关的基因变异、疾病或治疗响应相关的基因转录等方向发展。由于起步较晚,加上分子检测本身的复杂性,其质量控制仍然是应用拓展的瓶颈。室间质量评价(external quality assessment,EQA)是临床检验医学的一个关键、密不可分的部分,与实验室提供信息可靠性、特定实验室声誉、诊断检验盒或内部开发方法商用性密切相关。可靠的EQA 计划对分子检测的进一步发展是至关重要的,也将成为我国下一步 EQA 计划发展的必然趋势。本章将着重概述分子检测 EQA 的基本原理及相关实践活动,便于临床检验中心、临床实验室、生产商等组织开展和实施分子检测相关项目的 EQA 计划。

第一节　室间质量评价计划的设计

　　EQA 项目是整个质量保证和良好临床实验室实践的重要组成部分,有时也是符合法规或认可要求的关键因素。当前出现的新的分子诊断检测方法,包括生产商开发或实验室自己建立的方法,已逐步应用于临床实验室,建立质量评估项目包括 EQA,对评估和改进这些新的测量程序质量是非常有必要的。

　　EQA 应采用统计学可靠的方法建立适当的阈值对参加实验室进行评分,同时应考虑检测的方法、解释和报告相关的信息。EQA 提供组织应及早识别这种需要,并与临床实验室、厂商共同努力,确保 EQA 项目的设计满足大部分参与实验室的要求,从而为临床实验室、监管认可机构及厂家提供最佳服务。此外 EQA 计划还应包括熟悉医疗环境和检测方法的技术专家、擅长统计分析及项目结果解释的专家。

　　EQA 的设计应明确定义目的,并公布于潜在参加者。方案构思清晰完整,包括参加实验室选择、项目说明、EQA 材料、开展频率和时间安排、数据分析和统计方法、性能评估标准和程序。此外,还应设计确保 EQA 记录机密性的程序,并设立和维护相应的质量管理系统。

一、室间质量评价标本成分

EQA 设计过程中,应谨慎考虑标本成分。缺乏合适的参考材料是分子检测 EQA 的主要挑战。对分子检测而言,EQA 标本可以来自自然生成材料,如来自被评估医疗机构个体的组织、细胞、体液等,或者使用化学或分子生物技术合成材料,如纯化 DNA、RNA 转录、重组质粒和病毒等。每种方法都均存在各自的优点和缺点,这取决于 EQA 计划的目的及所采用的测量程序类型,应根据实际情况选择最合适的材料。表 14-1 将列出几种材料的部分优缺点:

表 14-1 标本原始材料比较

材料来源	例子	优点	缺点
患者标本	• 血液 • 尿液 • 甲醛溶液固定石蜡包埋组织	• 代表"真实"标本 • 可评估分析前步骤 • 评估提取方法 • 包含全部基因序列	• 通常难以得到 • 潜在异质性 • 潜在不稳定 • 潜在传染性 • 量有限
患者标本衍生物	• 分离的细胞 • 细胞裂解物 • DNA 提取物 • RNA 提取物	• 可能更稳定 • 允许稀释 • 一般无感染性 • 包含全部基因序列	• 通常难以得到 • 不能评价提取过程 • 缺乏生物学基质 • RNA 可能会降解
培养细胞	• 培养的病原体 • 培养的淋巴母细胞或癌细胞	• 可能更稳定 • 允许稀释 • 包含全部基因序列 • 明确的 DNA/RNA 序列 • 较易获得 • 突变明确 • 可解决稀有突变	• 潜在突变 • 不能评价提取过程 • 缺乏生物学基质 • 潜在传染性
合成构建	• 稳定的 RNA • 质粒克隆 • 复制子	• 明确的 DNA/RNA 序列 • 成本相对较低 • 生产相对简单 • 可重复生产相同或相似的材料 • 无传染性 • 稳定材料(特别是 DNA) • 可提供稀有分析物	• 不是"真正的"标本:基质复杂性或不能完全复制检测的基因材料 • 可能不包括所有必要的基因序列 • 不能控制分析前或提取步骤 • 不能模拟生物学材料 • 实验室污染风险

实施 EQA 计划时,应确保质控标本尽可能模拟"真实"患者标本,但同时需要权衡获得足够自然生成材料的能力,以确保所有质控标本的均一性,保证所有参加实验室均收到成分一致的相同的材料。如果 EQA 的主要目的是确保实验室精通某个特定的技术,而与原始材料来源或提取程序无关,此时如果没有更好自然生成材料,可选择合成材料。另外,稳定性和传染性也是很重要的考虑事项。EQA 提供者必须明确计划目标,全面了解参加实验室使用的检测方法,以决定最适于质控标本的原始材料。

二、标本数量和种类

明确 EQA 标本数和类型时需要考虑很多因素。如前所述,EQA 计划的目的主要是评价实验室方法的持续的准确性并提供教育意义。对于定量检测,准确度指检测结果与真值的接近程度,但对定性试验而言,检测结果为"正确"或"不正确",即准确度是检测方法与参考方法或比对方法的一致性。因此,对于定量试验一般要求多个不同浓度的标本,而对于定性试验,如单个病原体可能仅要求两份标本(一份阳性,一份阴性),而遗传试验可能采用 3 个或以上的标本来覆盖突变、同源性和异源性状态。定量病毒载量试验(如 HIV-1 RNA)可能要求多个标本,且每个标本含不同浓度分析物,以评估试验的线性范围,并准确定量标本的病毒核酸数量。有些管理机构也规定每次 EQA 事件的标本数(如美国 CMS 要求每个 PT 事件有 5 个标本)。设计 EQA 计划标本时,也需要考虑各种病毒载量定量检测的动态范围,有助于比较这些试检测方法的检出限(LOD)和定量上、下限(LOQ)。

评估用于识别病毒药物耐药突变(如 HIV-1 耐药性)或先天遗传变异体(如与突变相关纤维症)的基因分型试验性能时可能遇到更复杂情况。此时检测方法可能具有识别十个或上百个个体变异的能力,甚至如果这些突变中有一部分为点突变(单核苷酸多态性,SNPs),一部分为易位,一部分为插入或缺失等,情况会变得更加复杂。

但在一轮 EQA 中包含所有(或大部分)的遗传变异体是不切实际的。从长远的角度看,每轮 EQA 纳入不同的标本可能会产生一定的变异。设计 EQA 时应尽可能包含能解释大部分疾病状态的遗传变异体,并定期加入其他罕见的遗传变异体。例如,虽然已发现 900 多种变异体与囊肿性纤维化(CF)有关,但筛查特定亚型时可检测到 80%CF 等位基因。美国医学遗传学协会(ACMG)和美国妇产科医学院(ACOG)建议使用核心检测盘,在其他国家则通过流行病学试验定义相关变异体。用于 CF 突变检测的 EQA 计划可针对流行性突变进行设计,包括大部分每年都包括的和偶尔出现的罕见变异体。

三、解释

在任何情况下,EQA 计划均应客观、明确。设计 EQA 时应预先明确定义可接受标准以及检测结果分析应采用的统计方法,确保数据解释的公正性和一致性。如有必要,提供特定领域的相关参考文献,确保判定标准基于普遍认可的官方标准。这通常包括来自专家小组或专业学会的共识文件、管理机构或负责标准或参考材料确立的国际组织的指南文件,这些文件上的指南和建议可提供判定规则,并可用作结果解释的客观参考。

临床实验室检测结果最终将报告给临床医生,用于疾病的诊断、治疗或预防。通常,检测结果的临床解释属于临床医生的职责范围,但有时也有实验室解释报告的情况。设计 EQA 计划时,应区分是否需要将临床解释纳入计划。

有些检测结果临床解释是检测过程的一个内在部分,例如使用荧光原位杂交(FISH)技术的染色体异常,或者观察性病理学检测,结果的解释是检测过程的一个基本要素。相反,如 HIV-1 药物耐药突变检测,突变排列及其对 AIDS 患者治疗管理影响的解释通常是临床医生的职责。在这种情况下,EQA 计划应评估在一个或多个标本中正确识别所有 HIV-1 药物耐药突变的技术能力,而不是这些突变对患者治疗影响。因此,EQA 计划是否纳入临床解释的关键决定因素应考虑 EQA 计划目的和方法技术的局限性。

四、过程核查表

CLSI 文件 HS1：医疗卫生的质量体系模型，描述了包含所有必要步骤的"工作流程途径"。对临床实验室而言，包括分析前、分析中和分析后步骤。设计 EQA 计划时应考虑所有这些步骤。

为确保遵循该质量体系模型，方便 EQA 计划的实施，EQA 组织者可设计过程核查表。这也是协调和文件记录过程的一个关键部分，包括如参加者签约，与所有参加者交流 EQA 计划说明书，试验材料运输、检测、结果提交、反馈至个体实验室及 EQA 组织者提供最后汇总结果报告的时间表等。该类核查表可在每次 EQA 质控品发放前提供给参加者，使参加者有充分的时间计划完成该轮 EQA 计划。表 14-2 为一过程核查表的例子。

表 14-2　过程核查表举例

过程阶段	活动	核对
分析前	定义 EQA 计划和目的	
	建立方案	
	制备和贮存 EQA 标本	
	传达至所有参加者报名期限	
	完成参加者登记	
	建立 EQA 计划说明书和文件系统	
	向所有参加者传达 EQA 计划说明书	
	向所有参加者传达检测期限	
	发放 EQA 标本至所有参加者	
	确保所有参加者收到 EQA 标本	
分析中	参加者完成检测	
	参加者完成数据分析	
	参加者将检测结果提交到 EQA 提供者	
	分析所有参加者检测结果	
分析后	向各参加者提供有关试验结果反馈	
	向所有参加者提供 EQA 汇总结果	
	存档 EQA 数据并确保数据库完整性	

五、定量／定性检测考虑事项

检测方法类型对 EQA 计划的设计具有重要影响，尤其是比较定量程序与定性试验方法时更为明显。虽然 EQA 评价性能参数（如灵敏度、特异性）几乎是类似的，但也必须对每个方法设计不同方案和测量方法。

例如，对定量试验，分析灵敏度为"可重复测量的特定分析物最低浓度（定量限，LOQ）"，而对定性试验，分析灵敏度为"可重复检出的特定分析物最低浓度（检测限，LOD）"。此外，诊断灵敏度(所有阳性检测结果中患病个体的百分比)和诊断特异性(所有阴性检测结果中非患病个体的百分比)均为定性试验的重要参数,但不适用于评估定量试验方法。而线性和测量范围是评估定量分子方法的重要参数。这些参数对定量程序(如病毒载量检测)的准确度、精密度和分析灵敏度具有直接影响。设计 EQA 计划评估定性和定量分子方法时,需要将这些参数也考虑在内。这些参数将影响项目的某些要素,如质控标本数量和频率、标本中分析物浓度、测量单位、性能报告程序、数据分析等。

设计定量试验方法 EQA 计划时,测量单位是一个特别重要的因素。有许多方法可用于表示标本中核酸测量,如拷贝、基因组当量、国际单位、皮克、毫微摩尔等。采用不同测量单位会引起检测结果解释的混淆,特别是当诊断或治疗决策取决于核酸定量结果评估时。即便是一个测量单位内,也可能因使用的校准标准产生差异。例如,一个生产商或实验室"拷贝"可能与其他的生产商或实验室的"拷贝"不相等。建议使用已为国际标准化机构(如WHO、ISO、Paul Ehrlich 协会、NIST)批准并与国际标准校准的测量单位。如果没有国际标准,则 EQA 提供者应确定哪些测量单位已为普遍使用(如 HIV-1 RNA 拷贝 /ml),并尽可能将在计划中采用这些单位。定量分子诊断方法的 EQA 计划应设计测量单位的转换方法。

第二节　室间质量评价材料来源与采集

在多数情况下,真实评估分子诊断试验方法在临床实验室性能的需要检测标本来源于人体。这些标本可以是来自患者或表现出相应病理状况个体的"阳性"材料,或来自未患病("正常")个体的"阴性"材料。采集人体标本时要求 EQA 提供者考虑并处理获得这些材料相关的所有法律、伦理和社会关系。

一、机密性和隐私保护

标本采集阶段必须考虑有关个体捐献者的隐私问题,在传染病检测和遗传学试验方面这是一个很重要的问题。关于受试者健康信息隐私保护有很多新的法规和指南,EQA 提供者应及时进行了解。美国健康保险携带与责任法案 1996(HIPAA)规定了个体可识别健康信息隐私标准(隐私规则;45 CFR 部分 160 和部分 164 下的子部分 A 和 E)。欧盟指令95/46/EC 是"有关隐私数据处理和有关这类数据自由移动方面的个体保护"的更基本文件,也包括健康隐私事宜。

建立和管理 EQA 计划时应注意隐私保护。EQA 标本无需与个体识别相关,只要求明确病理状态。EQA 提供者应建立患者标识与 EQA 标本断开的机制,多数情况下可采用匿名方式。

二、标本来源及材料

EQA 标本有多种来源,根据 EQA 计划大小和范围以及特定的医学 / 技术需要,选择最合适的关键性原始材料。

用于评估高流行病理状态(传染疾病如肝炎病毒或性传播疾病)的已成熟检测方法,通常采用商品化生物制品。这些供应商有确保材料符合法规和伦理要求的必要程序和许可证,并拥有可靠捐献者网络。尤其是大量标本时特别适用。

对于罕见疾病的情况,EQA 提供者应建立一个临床实体关系,以获得合适的患者群体。在这种情况下,尤其注意应有合理的程序保护受试者(知情同意表等)。在有些情况下,标本的唯一来源为其他可能实验室(如"分割标本"或在少量实验室之间的"标本交换"的实验室间比对)。隐私、人类受试者保护和其他法规要求在这些情况下仍适用,应设法保证其符合要求。

如前文所述,按照 EQA 计划的目的,有时需要使用合成材料作为检测标本,如正常患者标本加入已知病毒或细菌、从已知细胞系中纯化的病毒 DNA、纯化病毒 DNA 或 RNA、合成 DNA 和 RNA。因为这些材料不是来自患病个体,应全面鉴定确保其能够正确地模拟真实患者标本。可能的话,由供应商对合成标本分析,包括使用不同技术方法在所有试验阶段(分析前、分析和分析后)与自然标本比较。供应商应提供详细文件(如分析证明)总结关键质控品的检测参数和规范,并提供检测结果证明来源材料(自然材料和合成材料)符合这些规范。如果合成材料和真实标本之间存在显著差异,包括处理、贮存、提取等,应明确注明并整合至 EQA 计划和参加者文件上。

在某些情况下,EQA 可能采用解释性计划,而不是检测实际的标本。如序列轨迹可以电子文件的形式提供给参加实验室,要求其分析和解释结果。这种类型的 EQA 尤其适用于质控标本不容易获得的情况,当然也可作为提供实际标本的 EQA 计划的补充。

第三节　室间质量评价标本制备与鉴定

一、室间质量评价标本生产

为确保标本质量,EQA 提供者应在现行良好生产规范(cGMP)环境下生产标本。提供者应建立良好的质量体系,对生产和检测人员进行培训,并遵循该系统执行 EQA 标本的生产。EQA 提供者可参考美国 FDA 质量体系法规、国际标准化组织(ISO)9000 标准和指南、能力验证计划提供者能力要求(ILAC-G13:2000)指南,以获得有关质量管理原理建立的详细信息。

建立标准操作程序,确保用于生产质控品的原始材料的制作溯源性,并最小化标本标记错误概率。生产实验室应对生产设备进行适当验证、校准和维护,同时安装适当保护设备(如生物安全柜)。如果处理传染介质,应遵循地方、国家和国际生物安全指南执行,并确保各种传染性介质需要的适当的一级和二级防护。

二、室间质量评价标本特性

作为生产过程的一部分,EQA 提供者应广泛鉴定 EQA 标本的特性,包括验证分析物或突变是否存在,必要时进行定量。标本特性范围取决于提供的 EQA 计划的目的和类型。例如,如果 EQA 参加者性能通过与绝对值比较进行评价,即结果正确与否与参考结果进行比较,则应考虑标本特性水平。如果存在可接受标准参考物质,可进行该特性的鉴定。另一方面,对于公议值 EQA 计划,同组结果是参加者性能的主要因素,标本特性不要求非常严格。

从每个批号不同部分抽取有统计学意义的标本量,采用多种方法(反映参加试验室使用的检验程序)对标本进行分析。如果 EQA 用于评估定量检测方法,如病毒载量检测,则建立每个试验标本的参考值和容许范围(准确度和精密度)。在可能情况下,EQA 提供者应使参考值与来自专家小组或专业协会的共识文件、管理机构指南文件相符。

EQA 提供者应对在生产过程使用添加剂引起的可能干扰进行评估,包括固定剂、防腐剂、核酸酶抑制剂和稀释基质等。有些技术对干扰物可能较其他方法更为敏感,因此提供者应确保参加者使用方法间的可比性。如有可能,也应实施用于检测 EQA 标本交叉污染情况的试验。

三、室间质量评价标本保存

许多因素可能影响 EQA 标本的完整性,EQA 提供者有责任确保这些材料在生产、贮存和分发期间没有受到损害。不同类型分子诊断标本具有不同的保存要求。标本供应商应正确保存固定组织标本,必须确保在标本送达至参加者期间采用正确的贮存和处理方法。同样对新鲜冷冻标本也应从采集到检测均保存于适当的温度。

EQA 标本的微生物污染可严重损害标本完整性和检测结果的有效性。添加广谱抗菌剂如硫酸庆大霉素、叠氮钠和其他以用作防腐可帮助缓解这种问题,但通常不建议采用,最常见的保护方式是低温贮存。EQA 提供者应了解有关含防腐剂产品运输的国际法规,有些高水平介质(如叠氮钠)需要贴上特定的危险材料警告标签,同时应确保防腐剂不会干扰或抑制 EQA 中使用的检测方法。

另外,也需采取预防措施降低分子诊断试验中标本的核酸酶活性,尤其是使用合成材料(如"裸"外,也或 RNA)时特别重要。生产此类产品时应建立无核酸酶环境,必要时应采用无 RNase、无 DNase 化学剂(包括水)和核酸酶抑制剂。EQA 提供者应确保这些抑制剂不会干扰试验中使用的检测方法。

一些分析物如病毒(自然或合成)具有衣壳蛋白和 / 或病毒包膜,对核酸酶和其他环境因素具有天然保护作用,但蛋白水解或去污剂作用(包括自然和人为)可破坏病毒颗粒,使病毒核酸对核酸酶消化敏感。由于环境中核糖核酸酶几乎随处可见,因此,这对 RNA 病毒如 HIV-1、丙肝病毒和 West Nile 病毒特别重要。低温贮存(特别是在 -70℃或更低温度下)有助于解决该问题。生产过程中应尽可能地避免在高温下处理并避免核酸酶、蛋白酶或去污剂污染实验室玻璃器皿和塑料器皿。

四、室间质量评价标本稳定性

EQA 提供者应进行稳定性试验,以确保标本在整个 EQA 期间正确运行。这包括"实时"和"开瓶"稳定性试验。实时稳定性试验中,标本应置于建议贮存条件下贮存,并定期从贮存条件下取出进行检测。每次稳定性试验中至少检测 3 个时间点,以评估产品性能随时间推移的趋势。具体的时间点取决于产品的保质期、批大小及先前经验。将每个时间点的结果与用于生产后立即发放的产品规范进行比较。这些试验结果将用于证明产品有效期。开瓶稳定性试验中,将试验标本从建议贮存条件(如 -70℃贮存)下取出,按递增时间放置于试验期间通常使用的临时贮存条件下保存(如 2~8℃贮存)。这些试验结果可为产品在评估周期是否在参加实验室保持稳定提供保证。

EQA 提供者也可能需要评估产品在运输条件下的稳定性,以确保标本完整地被送达参加者。在这种情况下,对试验标本进行包装,然后在不同温度(和 / 或湿度)下孵育,以模拟产品在运送至终端用户实验室的运输和处理情况。本试验结果可为产品是否会完整无损地到达目的地提供保证。

五、标本保留

EQA 提供者应尽可能保留剩余标本,用于纠正措施计划和方法确认或能力评估。标本保留时间也很大程度上取决于产品稳定性。

第四节　室间质量评价标本运输

运输 EQA 标本时应综合考虑各方面问题。标本在运输期间一定不能暴露于可引起目标核酸降解的条件。如按照最新的国际航空运输协会(IATA)法规,不能对包装进行辐射。另外还应注意运输温度和时间限制,这可因标本类型不同而不同,EQA 提供者必须事先进行测试明确。RNA 对随处可见的核酸酶降解高度敏感,比 DNA 更难回收。用于监测信使 RNA(mRNA)或基因组 RNA(在 RNA 病毒上)的定量分子方法必须将这种不稳定性考虑在内。除外技术问题,EQA 标本还应考虑实验室分析标本和回报结果的平均时间。"托运人"(运送能 EQA 产品的个人或公司)有责任了解并遵循所有运输法规和要求,包括相关法规和物流要求知识(如代理报关、报关要求、飞行后的陆地运送)。

EQA 标本有多种类型:①感染性物质,已知或预期包含病原体的物质均应视为传染物质,传染性物质定义为微生物或重组微生物,可分为两类:类型 A 为暴露其中可引起永久性的致残或致命性的疾病,类型 B 为除 A 外的其他感染性物质;②患者标本,用于研究、诊断、治疗等,包括但不限于排泄物、分泌物、血液及其组分、组织或组织液拭子等;③生物制品,来自活体生物,依照国家政府机构要求(具有特定许可要求)生产销售,并用于疾病诊断;④培养物,即病原体的人工繁殖过程,这不包括人类或动物患者标本;⑤转基因生物和微生物,以非自然的方式通过基因工程特意更改生物和微生物。

每种标本类型均应依照不同法规进行包装和运输。各运输服务业也都有相应的运输要求,具体可登录其各自网站查找。传染性物质运输时可能要求随同提供危险品空运单。快递服务标准应包括:①标本采集日期;②运送日期;③实验室收到标本日期;④实验室收到时标本的近似温度。监测标本信息有助于确保(但不能完全保证)标本处理的正确性。

EQA 提供者应制订不正确处理标本的拒绝标准,供参加实验室使用。不符合标准的所有标本均应记录在文件上,并通知供应商。对状态不良或有处理不当迹象的标本不予检测。

第五节　证 明 文 件

发放质控品的同时还应同时提供相应的证明文件,包括说明函和报告表格等,如表 14-3 所示。以某些疾病相关的基因突变为例,表 14-4 为一个结果回报表的例子,其内容包括表 14-3 所提到的要素。该形式可用于基于 web 的数据回报系统和分析系统。

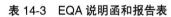

表 14-3 EQA 说明函和报告表

说明函	报告表
提供者身份	提供者身份
参加者身份	参加者身份
日期	检测日期
EQA 标本标识	EQA 标本标识
序列号,如事件	序列号,如事件
产品描述	标本标识符
鉴定方法	方法标识符或代码
产品处理	证明人(证实试验执行符合患者检测程序的签名人)
分析说明书	检验局限性(如检测限、定量限、测量范围)
报告说明书	结果(依照说明函提供)
截止时间	所使用报告单位标识
具体联系信息	提供者身份(如信头)
将来事件(适用时)	产品接收和完整性

表 14-4 结果回报表

实验室编码:＿＿＿＿＿＿＿＿ 实验室名称:＿＿＿＿＿＿＿

分析物	测量程序代码	结果				
		201311	201312	201313	201314	201315
凝血因子 V 突变 (*R506Q*)	方法:＿＿＿＿					
	输入结果 H = 纯合子正常,T = 杂合变异体,或 V = 纯合子变异体					
	输入临床解释:U = 静脉血栓症风险增加,或 N = 静脉血栓症风险不增加					
凝血素突变 (*20210G→A*)	方法:＿＿＿＿					
	输入结果 H = 纯合子正常,T = 杂合变异体,或 V = 纯合子变异体					
	输入临床解释:U = 静脉血栓症风险增加,或 N = 静脉血栓症风险不增加					
亚甲基四氢叶酸还原酶(MTHFR)突变(*677C→T*)	方法:＿＿＿＿					
	输入结果 H = 纯合子正常,T = 杂合变异体,或 V = 纯合子变异体					
	输入临床解释:U = 静脉血栓症风险增加,或 N = 静脉血栓症风险不增加					

续表

		结果					
血色病(HFE)突变 (*C282Y*,*H63D*)	方法:_____						
	输入结果 H = 纯合子正常,V1 = 纯合子 C282Y,V2 = 纯合子 H63D,C = 混合杂合子 C282Y/H63D,T1 = 杂合子 C282Y/WT,或 T2 = 杂合子 H63D/WT						
	输入临床解释:N = 阴性,血色沉着症非由于上 HFE 突变引起,P = 阳性,血色沉着症与上 HFE 突变相关,I = 不确定,血色沉着症可能由上 HFE 突变引起						
囊肿性纤维化(CF)	方法:_____	等位基因 1					
		等位基因 2					
	输入各等位基因突变:W = 野生型,1 = G85E,2 = R334W,3 = S549R,4 = R1162X,5 = R117H,6 = R347P,7 = S549N,8 = 3659dclC,9 = Y122X,10 = R347H,11 = G551D,12 = 3849+4A → G,13 =A455E,14 = R553X,15 = 3849+10kbC → T,16 = 621+1G→T,17 = Q493X,18 = R560T,19 = 39051nsT,20 = 711+1G→T,21 = *Delta*I507,22 = *Delta*F508,23 = 1898+1G → A,24 = W1282X,25 = 1078delT,26 = 2183AA → G,27= N1303K,28 = V520F,29 = 2184delA,30 = 1717-1G->A,31 = 2789+5G→A,32 = G542X,33 = 3120+1G → A,34 = 其他,请说明 _____						
	输入临床解释:N = 排除 CF,A = 确认 CF 诊断,I = 不确定,C = CF 携带						
血红蛋白 S/C $S = \beta^{6E \to V}$ $C = \beta^{6E \to K}$	方法:_____						
	输入结果 H = A/A,纯合子正常,T1 = 杂合子 A/C,T2 = 杂合子 A/S,C = 混合杂合子 C/S,V1 = 纯合子 C/C,V2 = 纯合子 S/S						
	输入临床解释 N = 阴性,没有检测到突变,P = 阳性,患者有镰状细胞贫血病、血红蛋白 S/C 疾病或血红蛋白 C/C 疾病。I = 患者携带 S 或 C 突变						
强直性肌营养不良 (DM)	方法 _____	等位基因 1					
	输入 CTG 重复数	等位基因 2					
	输入临床解释:N = 正常,M = 突变存在,L = 患儿童 DM 为低风险,R = 非常可能患儿童 DM,I = 患者患儿童 DM 的风险为 50%						
弗里德赖希共济失调(FA)	方法:_____	等位基因 1					
	输入 GAA 重复数	等位基因 2					
	输入临床解释:N = 正常,C = 携带,CA = 携带,受影响概率低,A = 受影响						

续表

		结果			
亨廷顿舞蹈病（HD）	方法：_____	等位基因 1			
	输入 CAG 重复数	等位基因 2			
	输入临床解释：N = 正常，无 CAG 扩展；A = CAG 扩展，亨廷顿舞蹈病症状，I = 不确定，不能准确预见				
恒河猴 D（RhD）基因型	方法：_____				
	输入结果 P = RhD 阳性，N = RhD 阴性，或 C = RhD+/RhD				
BRCA1 和 *BRCA2*	方法：_____	等位基因 1			
		等位基因 2			
	输入各等位基因突变：N = 野生型，M1 = 185delAG，M2 = 538insC，M3 = 6174delT，K = 其他，请说明				
	输入临床解释：N = 无乳癌风险，A = 患乳癌风险与一般人群相同，B = 乳癌风险为 50%~85%，C = 乳癌风险为 85%~95%，D = 乳癌风险大约为 100%				

第六节　结果核查、评估和报告

结果评估前必须确保 EQA 标本在严格受控的条件下设计和生产。EQA 提供者需考虑解释算法和软件程序的完整性、适用性、符合性。EQA 提供者收到实验室数据后，在输入评估程序之前必须评估其完整性。标准可包括：实验室标识正确性、方法标识正确性、证明、试验局限性、数据完整性、对报告说明书符合性等。

EQA 提供者应明确靶值，以评价各参加者的能力。使用特性明确的材料时，可直接与预期绝对靶值比较判断结果的正确性。如果靶值来源于参加者公议值，应注意离群值的影响。对参加者进行分组时，如果出现以下情况，则不可分组：①同组参加者太少，不能进行有效统计评估；②同组差异过大（如实验室自行开发试验）；③非常新颖的分析物。

对于定性检测结果的描述，如为阳性结果，"分析物存在""不确定的"和"识别突变体"的使用取决于所使用的方法。不正确结果可能指无法检测、方法（包括报告规则和软件）故障或实验室故障。结果的正确与否还应考虑方法的检测限。但临床实践已接受最低检测水平时，应在报告上注明。如为阴性结果，即"分析物不存在"。

对于定量试验的正确性评估应先规定范围和单位。对实验室自行开发试验和实践标准（具有临床容许范围），应在报告中注明范围。判断结果正确与否时还应考虑试验方法检测限。定量方法生成结果跨越多个 logs 时（如病毒载量检测）应在统计分析前转换为 log10（参见最新版本 NCCLS 文件 MM6LS 版适用于感染性疾病的定量分子方法）。

EQA 提供者可能有多重报告责任，这取决于国家法规和临床实验室类型。在任何情况下,准确度和及时性是非常关键的。为便于报告,可采用电子投递和电子报告,这可减少抄写错误和延迟报告。EQA 提供者的报告责任主要包括:①向参加者实验室报告:当参加实验室结果表明患者治疗可能处于危险中时,应立即通知实验室;向参加实验室反馈报告时,结果应基于靶值建立;对参加者报告应包括每个分析物名称、试验结果、容许范围,及同组比较相关总结数据,可能的话,可包含过去该实验室的累积结果,这对实验室很有利;统计汇总报告应分发到参加实验室,且应包括靶值及各方法检测结果。但该报告不应包含参加实验室的识别信息。②向管理机构报告:按法律要求,EQA 提供者可能不仅要向参加者报告,也必须向管理机构报告。③向生产商报告:通常,应向生产商提供总结报告,尤其是当某种方法不同于其他方法时,应通知厂家。

第十五章

室间质量评价不及格原因分析

能力验证（proficiency testing，PT）/室间质量评价是质量改进过程中的有用工具。PT 是一种向顾客、法规和认可组织提供实验室能力的客观证据的测量方法。它获得的信息是其他方法不能获得的。美国临床和实验室标准化研究院（CLSI）QMS24 向实验室提供了 PT 过程设计、可接受和不可接受 PT 结果使用的指南，来提高实验室检测质量。PT 不能被当作评价实验室质量的唯一方法，因为 PT 只是实验室质量管理中的一个组成部分。目前认可要求包括将 PT 纳入到实验室质量改进方案中，本指南描述了如何完成这项任务。

通过与同组性能或者参考标准或参考方法比较，PT 可以评估实验室各种类型的检测和检验的性能。替代评价程序（alternative assessment procedures，AAPs）可能通过与参考实验室或临床资料比较来评估检测和检验的性能。PT 作为实验室结果外部验证工具，也是一种有价值的自我监测工具。PT 直接受益于实验室，间接受益于顾客和法规和认可机构。

利用 PT 改进实验室性能质量不仅仅局限于不可接受结果的调查。监控可接受 PT 结果的趋势以及评价总结的数据允许实验室鉴别潜在的未被发现的与不精密度、系统误差或人为误差相关的问题。

第一节　能力验证过程

PT 过程最佳定义为使实验室能够监测和评价 PT 性能的一系列活动。另外，此过程使任何实验室能够满足对检验方法外部评价的强制性法规和认可要求。PT 过程开始于每个实验室专业中开展的以诊断为目的的每个检验对 PT 的需求。

PT 过程包括下面需要的所有顺序活动：保护和检查 PT 样品，提交检验结果以供评价，审核 PT 性能报告，采取必要的追踪措施确保实验室检验方法的质量。

PT 过程对任何大小或范围内的实验室都是通用的，可以用图 15-1 中的流程图进行描述。这个流程图提供了一种有效的方法概括本指南中为实施实验室整体 PT 过程的信息。这个过程的每个方面在各个节中进行了详细讨论，并且在附录中提供了许多有用的和可操作的信息和表格。

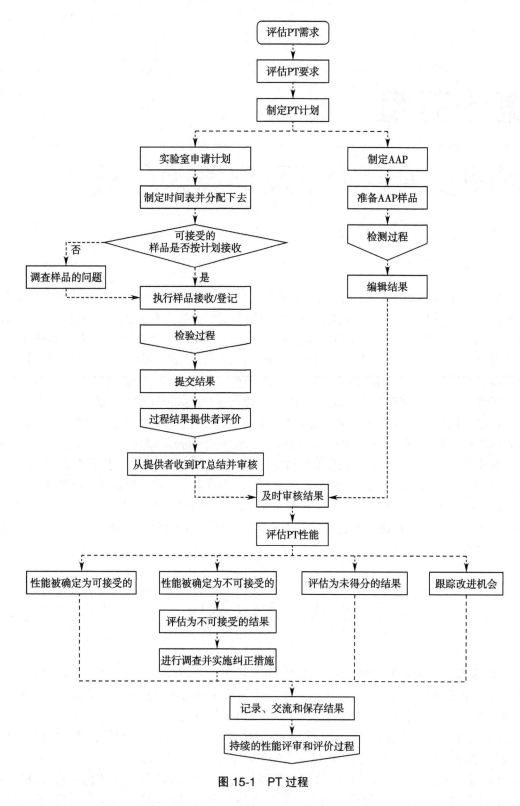

图 15-1 PT 过程

当实验室通过遵循本文中提供的这种流程图或整个内容来制定了他们自己的 PT 过程和活动时,它将满足适用的要求,并能更好地利用 PT 结果和信息来改进实验室质量。

一、能力验证需求评估

努力监测实验室检测的质量要求将观察的性能与内部或外部质量要求联系起来的持续评估。PT 一种外部评价形式。对 PT 的要求已被纳入到法规和认可机构的标准中,但是,在实验室质量管理体系中,对 PT 的需求更重要的是作为一项质量改进工具。

二、制订实验室全面能力验证计划

实验室应该制订全面的 PT 计划。该计划详细说明具体任务的时间安排、责任以及活动协调。计划首先要求实验室制订为患者医疗开展和报告的被测量的完整清单。一旦制订好这个试验清单,为每个被测量匹配 PT 提供者或 AAP。当为执行的检验匹配特定的 PT 时,应该评估实验室和它们的患者人群的具体需求。该计划应该讨论注册、PT 材料和结果处理、性能审核、AAP 管理以及全面审核实验室跨越时间的性能。另外,该计划需要包括如果评估不可接受 PT 性能的信息。该计划还可能包括在 PT 要求和过程中如何教育实验室人员的信息。

如图 15-1 所示的过程流程图为实验室 PT 计划内容提供有效的概要。

第二节　能力验证的选择

基于提供者的能力验证过程

(一) 注册

实验室应该识别能够满足如前面确定的实验室需求可能的 PT 提供者。通常,法规要求强制使用一组选定的 PT 提供者,并且可能存在对 PT 样品数量和频率的要求。以下标准用于比较合适条件的 PT 提供者的服务,以确定最能满足实验室需求的提供者:被测量和测量区间与实验室 PT 计划一致。PT 样品与实验室使用的仪器和方法是适合的。PT 频率是合适的。性能评价标准适合于实验室情况,包括靶值(指定值)和允许的偏差(测量误差)。PT 报告是可以理解的,信息量丰富的和及时的。理想情况下,报告包括本指南中推荐的许多分析和解释。PT 提供者提供良好的客户服务,包括评价标准的解释以及帮助解决问题。提供者满足独特的需求,如直接向认可机构提供报告及保密。

当实验室有选择的 PT 提供者或者希望参加 PT,除法规或认可机构强制要去之外,它应该寻找具有独立评价、有能力的,最好是通过国际要求认可或国家法规确定的 PT 提供者。

(二) 时间安排和追踪

一旦注册申请后,实验室应该收到来自 PT 提供者的订单确认和时间表,说明实验室何时候能收到特定类型的样品。实验室应该使用运输时间表来预期 PT 样品的交付。为了确保适当的存储和处理,应该向负责接收送来的货物的人员提供 PT 运输日程表,并当样品达到时应尽快直接告知实验室负责人员。对于当 PT 样品分发给实验室前应该储存时的情况,应向接收部门提供说明书以确保维持适当的存储条件。如果样品没有按规定时间达到,实验室应该与 PT 提供者联系以调查延迟的原因。

由 PT 供应者提供的信息应在样品到达时由负责人员进行审查,以确定 PT 结果的提交截止日期。所有样品应该按照预定时间检测以确保在结果提交日期前完成。附录 2 提供了 PT 活动追踪的工作表。

(三) 样品接收和登记

1. 样品接收　应记录实验室接收到样品的日期和时间以及样品的状态。当样品丢失或损坏时,实验室需要告知 PT 提供者以获得重寄样品。当不能补寄样品时,需要执行 AAP。

当样品没有立即检测时,实验室遵循 PT 提供者提供的样品检验前的存储条件说明。在实验室准备处理样品和进行检测之前应监测存储条件。

2. 样品准备　有些情况下,PT 样品可能需要额外的准备,以使 PT 样品与常规临床样品相区别;然而,一旦样品准备好,这些步骤不需要干扰常规检验程序的使用。有些计划提供的样品与临床样品极其接近,因此避免了这些准备步骤。

当不需要为患者标本进行特殊的准备和处理程序时,实验室可选择指定的人员准备所有的 PT 样品进行检验。这并没有违反以处理患者样品相同的方式处理 PT 样品的要求。

3. 登记和整合到工作流中　当准备检验样品时,为了确保申请和执行适当的检验,实验室应该使用用于患者样品检测相同的试验申请录入过程。法规和认可要求禁止将 PT 样品委托给其他实验室进行检测和检查。当申请和检验前过程是自动化时,应该引起特殊的注意这样样品不被委托。

(四) 检验过程

PT 样品为实验室提供确定检验前、检验和检验后活动适当性的机会。重要的是实验室不能讨论、分享或让其他实验室参与检验过程或对结果的解释。这种沟通或比较检验可能影响 PT 结果的报告,并妨碍识别和解决影响患者样品检验结果的潜在问题。

为了从 PT 过程中获得最大的价值,所有执行患者样品检测的分析人员都需要参与 PT 样品的检验。其目的是为了让所有的执行患者检验的人员,包括随时待命的分析人员,有机会检验 PT 样品并报告结果。这主要通过在每次 PT 活动中让分析人员轮流检验 PT 样品。根据分析人员数量、工作班次以及 PT 样品数量,让所有人员参与到每次 PT 活动中是不太可能的。

当有多位分析人员对相同的 PT 样品进行相同的检验时,实验室需要谨慎,它可以解释为在报告 PT 结果前实验室检查其答案。当一个以上的分析人员对相同的 PT 样品进行相同的检验时,建议进行最初的检验,将最初的检验结果报告给 PT 提供者,并保留 PT 样品及储存。在 PT 结果提交日期截止后,其他分析人员可以对 PT 样品进行检验。关于 PT 样品结果与其他实验室的任何的交流违背了法规和认可要求,并可能使实验室受到处罚。

为了维持检验过程的完整性,实验室在检验 PT 样品前,不应该进行特殊的维护或不必要的校准。PT 样品应该与患者样品采用相同的方式进行检验,遵守以下规定:①实验室不应例行重复对 PT 样品进行检验,除非对患者样品的检验也是重复检测的。②如果获得的结果将引发患者样品重复检验,实验室可以重复检测 PT 样品。③当 PT 样品获得的结果导致额外的反射(reflex)检验(如患者样品一样)时,实验室应该只有在 PT 提供者明确指示这样做的情况下执行 PT 样品额外检测。

完成检验后,建议保留 PT 样品。如果实验室对 PT 样品未获得可接受的结果,可以重新检测样品以帮助确定不可接受结果的原因。如果样品保留是为了其他用途或为了潜在的故障排除,样品保存方式应该减少变质或其他损害。对于许多样品,一旦经过稀释或再水化过程就很难避免变质。

一般来说,法规或认可要求禁止沟通和委托检验,因为这是 PT 真实的陈述和基本的原则。建议查阅关于这种委托的相关规定。不能遵守这些要求,可能危及实验室执行患者检验的授权。实验室不能将 PT 样品和部分 PT 样品送到其他实验室进行额外的、反射、咨询或确证检验。虽然实验室的标准操作程序可能要求将患者样品送到另一个实验室进行确认或鉴定,实验室不应该将 PT 样品送到其他实验室进行任何形式的检验。收到其他实验室的 PT 样品的实验室不应该检验这些样品,并且需要告知检查机构(地区办事处、政府机构或认可机构)收到了样品。直到 PT 计划结果提交截止后,实验室间才能进行关于 PT 样品和结果的交流。

(五) 结果提交

1. 电子与纸质　PT 提供者可能提供多种报告结果的方法。在报告结果前,大多数 PT 提供者要求实验室提供被测量的方法学、仪器、试剂和校准品信息。这一步对于确保实验室的结果与相应的评价组进行比对是很重要的。不正确的这种组合设置可能导致不可接受 PT 结果。由于每个提供者有不同的方法用于报告结果,重要的是,阅读提供给实验室的文件以熟悉报告过程,并选择最合适的方法报告结果。

结果可以从初始仪器读数或结果表中抄写出来。当结果是手抄到纸质结果表中时,实验室需要确保正确的抄写和可读性。通过邮件提交结果可能带来额外的延迟,应该避免。传真结果是另外一种选择,但传真传输的质量会降低手写结果的可读性。许多提供者提供基于互联网的在线报告软件、本地安装数据提交软件,甚至移动解决方案。虽然这些选项简化了报告过程,但他们并不能排除出现抄写或输入错误的可能性。由不同的分析人员确认提交的结果的准确性可帮助减少抄写错误。

实验室信息系统的最新进展可支持电子提交或上载 PT 结果以避免抄写错误。这个过程可能带来新的风险,例如被测量的不正确的匹配。仍然建议由分析人员对提交的结果进行确认。

当观察到异常的结果或不能检测样品时,PT 提供者应该允许这些信息以评论或特殊的代码进行提交。

2. 证明　证明文件通常由分析人员、实验室主任或指定人员签字,证明与患者样品一样的方式检验 PT 样品。当 PT 结果以电子方式提交给提供者,证明应该打印出来并签字,并将其维护至由法规和认可机构对 PT 记录规定的保留时间。

3. 提交确认　向 PT 提供者报告 PT 结果后,应确认提交。对于纸质上报结果,如果不与提供者联系则很难对提交进行确认。对于电子或在线传输,可提供电子邮件通知或电子确认系统。

4. 能力验证材料或记录的保存　实验室应该将 PT 材料保存在适当的条件下,直到收到特定活动的报告并由实验室相关人员对结果进行评价。在解释结果和采取任何必要的追踪措施后,可以丢弃 PT 材料。实验室可选择保留样品用于其他的用途。

所有 PT 过程的记录需要保留到由法规和认可要求规定的时间期限。注:这种保留期根据国家或法规机构而有所不同。

应该保留所有图片(例如,照片、扫描拷贝)、仪器打印输出和记录工具。任何与 PT 提供者的任何交流的记录需要保留和集中化(适当时)。

实验室应该对分析人员执行 PT 和其他与结果提交相关的活动进行文件化。所有参与从 PT 样品的接收到 PT 样品存档的 PT 过程的人员，需要从 PT 记录中识别出来。

（六）由提供者评估结果

定量 PT 性能的评分由两个部分组成：靶值和与靶值的最大允许偏差。

对于具有互换性的样品（即反应与患者样品完全类似的样品），靶值（真值）最好由参考测量程序确定，但这种确定可能非常的昂贵。可替代的方法，包括使用质量较好的一组实验室的中位数或所有方法均值（或中位数）。然而，这两种选择都不是完美的。

对于不具有互换性的样品，代表的是绝大多数的 PT 样品，基质效应可能导致不同的结果，虽然相同的方法对于互换性样品或患者样品将产生可比性的结果。因此 PT 提供者可能无法使用单个靶值（或实际上，共同的允许限）。相反，它们必须使用方法均值（或中位数），其假定均值或中位数是特定方法的真值的最好估计。

当某种方法使用的实验室太少，提供者可能尝试将其划分到认为可比的方法组中或使用所有方法的均值。这两种选择都不一定是合适的选择，但是当只有两家或三家实验室使用给定的方法时，提供者几乎没有其他的选择。例如，如果一个同行组的中位数与其他组的中位数截然不同，但代表了大部分参加实验室的结果，所有方法组的中位数将偏离同行组中位数。拥有很少参加实验室的同行组可能不能得到充分的评价。不建议将他们的结果与所有方法组中位数进行比较，因为所有方法组的中位数可能偏向于其中一种方法，并不适用于其他方法。有时，PT 提供者在邮寄时提供重复样品以评价实验室内变异性。重复样品的使用的更多详情在已发布的材料中讨论。

最大允许限可以通过几种不同的方法来确定（参见附录 3）。它们可以是统计学上的（例如，使用 ±3s），也可能是固定的百分数或量（例如，靶值 ±10% 或靶值 ±0.33mmol/L）。在有些情况下，允许限是由法规规定的。如果存在这种情况，则需要更新法规（例如，如果技术改进）以确保界限值对于评价实验室性能仍然有用。

假定结果的 s（standard deviation）服从正态分布，PT 提供者可以根据结果在正态分布上的位置，使用术语 z 分数来描述单个结果与靶值之间的差值。z 分数的其他名称是标准差指数 / 标准差区间（standard deviation index/standard deviation interval，SDI）。这表示实验室结果偏离靶值的距离，以 s 单位表示。表 15-1 提供详细示例。

表 15-1 评价和可比较方法统计量。这是针对单一检测项目的三个样品的 PT 提供者结果总结的示例。对于样品 A，结果偏离同行组靶值 2.50s，是可接受的结果。相反，对于样品 B，其结果超过的同行组靶值 4.00s，是不可接受的结果。对于这次评估活动的三个样品，可接受的范围是 ±3.00s。注意所有结果均高于均值，这可能有助于解决不可接受结果的原因。

表 15-1　评价和可比较方法统计量

样品编号	实验室结果	靶值	同行组 s	实验室 SDI	同行组实验室数	可接受范围 下限	可接受范围 上限	实验室评分
A	3.6	3.1	0.20	2.50	54	2.50	3.70	可接受
B	3.4	2.8	0.15	4.00	54	2.35	3.25	不可接受
C	5.7	5.4	0.35	0.86	54	4.35	6.45	可接受

缩写：s：标准差；SDI：标准差指数 / 标准差区间

如果 PT 提供者将可接受性能定义为靶值 ±3.00s,并使用常规离群值剔除法,则大约有 99% 的实验室将被评为"可接受的",还有 1% 的实验室被评为"不可接受的"。如果性能评估是通过方法进行分组,并且如果一个方法组有着非常低的再现性(实验室间不精密度),即所有的值都相对地接近中位数,实际上,这些参加实验室将比变异较大的方法组实验室的评价更严格。例如,如果方法组 A 的中位数是 350,s 是 10,那么使用 3s 标准的可接受范围是 320~380。相反,如果同行组 B 的中位数是 350,s 是 20,那么使用 3s 标准的可接受范围是 290~410。换句话说,样品 A 的可接受范围宽度是 60,然而样品 B 的可接受范围宽度是 120。

由于这个原因,一些 PT 提供者使用固定标准作为允许限(分数称为 D 分数或"数或使,误差限为 δ_E;参见附录 3)。继续上述范例,如果可接受标准是 ±10%,那么方法组 A 和 B 将具有共同的可接受范围(315~385)。效果是方法 A 将有更高比例的实验室被评为"可接受的"。

使用百分数评价的另外的优势在于考虑到了不具有互换性的材料,中位数在不同方法组间将有差异。另外,使用百分数的缺点在于,对于较小中位数,将导致百分数评价限对于低浓度来说较严格(可能对于高浓度较宽松)。例如对于葡萄糖 5.56mmol/L 来说,10% 再现性(实验室间不精密度)可能是合理的,但是对于浓度为 1.94mmol/L 却是不合理的。结果,PT 提供者可能会根据不同的浓度定义不同的可接受的范围。例如,PT 提供者可能会规定一个特殊的说明,即对于被测量 ±10% 或 0.33mmol/L,取较大的范围。

至于固定标准,PT 提供者可能会使用当前可达到的标准(即允许 95%~99% 的实验室通过),并且可能随着时间改变可能会使标准更加严格以实现给定的临床目标(相应地通过让厂家改进方法)。

虽然有各种可接受限(例如,统计的、固定百分比、固定量)用于互换性和非互换性 PT 材料,互换性材料具有其固有的优越性:所有方法获得的值应该具有可比性,这个可以通过真正的人体样品获得。可获得代表真值的靶值,而不是公议值。观察到的再现性(实验室间不精密度)应该反映真实患者样品所看到的情况。

对于定性结果,如报告为阳性或阴性的结果,PT 提供者将参加者的响应评为可接受或不可接受。如果参与者与审判者之间不能达成一致,那么这种考核可能会被评判为不计分。对于其他定性结果,如形态学观察,PT 提供者可能会提供被认为是可接受的多个响应。

第三节　能力验证报告审核

一、及时审核报告

当实验室收到 PT 报告时,一些人只检查确保他们已经通过(即,所有他们的结果都是可接受的)。所有 PT 结果需要按照实验室 PT 计划规定,由合适的人员进行迅速地和仔细地审核。这些人员可能包括分析人员、主管、管理者、质量专家和实验室主任或指定人员。

所有 PT 结果都需要进行审核和评估以确定不可接受的结果以及不可接受的、可接受的和未评分结果的改进机会(opportunity for improvement,OFI)(参见附录 4、5 和 6)。当不可接受结果及已确定了 OFI 时,需要执行和文件化记录调查及纠正措施。每个实验室应该确定文件化记录 PT 结果审核的格式。对收到来自 PT 提供者的结果进行审核及签字是可接受的。

PT 报告审核被分为三类:可接受的性能(其包括 OFI);不可接受的性能(其包括纠正措施);未评分的性能(其包括 OFI)。

二、可接受的性能(包括改进的机会)

正如上面所述,由于许多被测量的可接受标准要求实验室结果落在相同方法组中位数的 3s 以内,通过 PT 考核只意味着给定的实验室是在使用该方法实验室 99% 中央区间内。至少,对于每一杯测量实验室应该检查看他的结果与所有考核样品中位数的接近程度。当单个结果超过中位数的 2s 时或当所有结果在同一方向偏离中位数 1s 以上时,则可能有值得研究发展的问题(参见附录 5)。

当使用具有互换性的样品时,实验室可评估其方法在临床医疗上的表现,而没有使用非互换性样品可能存在的人工制品的影响。值得注意的是并非所有的 PT 材料都是具有互换性的。至少有两种情况可能导致 PT 结果的误解。首先,对于许多试验,PT 提供者使用的是非互换性材料,可接受限可能被设置为同行组均值 ±3s。由于 PT 材料的非互换性特性,这个 3s 范围可能很大,所以满足均值 ±3s 并不能保证不存在显著的偏倚。因此通过 PT 考核并不一定表示为正确的检测性能。第二种情况是无法确定方法之间观察到的差异是否是真实的不准确度还是基质效应产生的人工假象。

三、不可接受的性能

当实验室收到不可接受 PT 结果的报告时,应该系统地的评价检验过程的每个方面。实验室需要有书面的程序,对具体活动需要检出、理解和纠正已发现的任何问题。这些程序需要与法规和认可要求一致,其规定了对不可接受 PT 结果响应的一些活动。这些活动需要包括:评估问题对患者检验结果的影响;调查问题的根本原因;纠正措施(只要有可能,消除根本原因);审核以验证纠正措施是有效的。

附录 6 给出了调查不可接受 PT 结果的样本格式及实例。

(一)收集和审核数据

当调查不可接受性能时,实验室应该让最初处理和检测 PT 样品的人员参与,并收集 PT 记录,包括工作表、仪器打印输出、QC 图和实验室报告。应该调查 PT 样品在整个检验前、检验中和检验后过程中是如何处理。如果实验室选择从检验后阶段开始调查,可使用下列问题作为审核检验后阶段的检查表:

PT 结果提交了吗?

PT 结果是按时提交的吗?

PT 提供者获得的实验室的 PT 结果是否是实验室提交给提供者的实际结果?

实验室提交的 PT 结果与原始实验室工作表上记录的检验结果或仪器输出结果是否一致(即实验室是否正确地抄写结果)?

实验室上报的测量单位是否是检验正确的测量单位?

判断实验室的方法是否是正确的选择,及它是否与 PT 样品检验所使用的方法相匹配?

对适当保存的剩余样品(如果有剩余样品)进行重复检测是否产生类似的结果?

如果在审核提交的 PT 结果中没有发现问题,那么调查得推进到对事件的检验前和检验

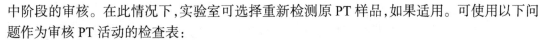

中阶段的审核。在此情况下,实验室可选择重新检测原 PT 样品,如果适用。可使用以下问题作为审核 PT 活动的检查表:

样品是否按时收到,是否满意?

样品是否按照文件化程序贴的标签?

检测的样品是否正确?

样品是否调换了和 / 或取样是否正确?

是否遵循样品准备程序?

用于分析的是适当的方法?

分析人员是否得到适当的培训,他们的能力是否进行了评估?

方法是否按照文件上的程序执行?

是否使用适当的和未过期的试剂和质控品?

仪器是否按照文件化程序进行操作?

仪器维护是否按照文件化程序完成?

在检测 PT 样品时,QC 是否是可接受的?

在检测 PT 样品时,患者结果是否是可接受的?

结果解释是否适当?

重复检测适当保存的剩余样品是产生相似的结果?

这种特殊问题在先前的 PT 样品上是否也曾发生过?

数据是否与之前的 PT 分布一致?

是否存在导致失败的趋势或当前的数据集是否完全出乎意料?

(二)问题分类

一旦完成了审核,可以对不可接受结果原因进行分类。为此目的存在许多不同的分类,可能包括:

检验前:PT 样品问题,PT 样品标签错误,运输相关问题。

检验中:方法问题,设备问题,技术问题。

检验后:结果错误,提交错误。

PT 评价中的问题。

调查后无法解释。

1. 检验前 PT 计划传统上集中在实验室检测的检验阶段,通过将模拟的患者样品提供给实验室进行分析。尽管这些计划的有些方面提供了样品准备和结果报告过程的认识,一般来说,PT 实践这个组分与常规实验室检验前和检验后实践几乎没有关系。这是由于 PT 材料和工作表与患者样品和报告之间存在明显差异。有些 PT 计划设计了一些机制,如使用调查问卷和实践模式的调查,来评估检验前和检验后过程的性能。这些机制允许对"患者"样品性能的评价而不是可辨别的 PT 样品。从这些问卷中得到的信息表明如果问题的原因按前面所述进行分类,它们将与上面讨论的原因类似。

PT 样品检验前问题的例子是样品变质。时间或温度敏感的样品可能会因为运输过程中不适当的温度或细菌污染而变质。样品也可能没有活性或不均匀。虽然 PT 提供者对 PT 样品进行了广泛的检测来确保稳定性和均匀性,但仍然会出现问题。通常,有问题的 PT 样品会被几个计划的参加者检测到,并且在分析结果时变得明显。一旦经过充分调查排除了实验室储存或处理中问题,PT 样品的问题应该尽可能详细地报告给 PT 提供者。PT 提供者通常会调查问题并向参加者报告。

2. 检验中　方法问题与分析检测系统（仪器或试剂盒）或对于手工方法与文件化程序本身有关。与笔误一样，方法问题可能是更深层次原因的指示器，如未遵循推荐的预防性维护或系统校验。方法问题如表 15-2 所示。

表 15-2　检验阶段：方法问题的类型

问题	例子
程序	无书面程序（方法）供工作遵循
	未对员工进行有关程序的充分培训或未证明员工有能力执行程序
	程序步骤描述不充分、不完整或不正确
	程序不符合现行实践标准（例如使用过时的或不正确的抗生素报告方案）
	有偏倚的方法或方法缺乏灵敏度和 / 或特异度
	不适当的孵育条件（如时间、温度和 / 或大气压）
	使用未经确认的方法
	使用不适当的参考区间
仪器	校准品赋值不正确
	不稳定的校准
试剂	试剂或参考物质生产的问题
	试剂批间变异引起的不精密度
结果	结果接近方法检出限导致的不精密度
	结果不在仪器或试剂系统的测量区间内
	培养系统不能对微生物进行复苏
	前面样品的携带污染
	计算机数据库系统对微生物不正确的识别
	自动化系统产生不正确的或不适当的药敏试验结果
	基质效应引起的 PT 样品与患者样品的差异
	弱的或边界的样品反应
	样品中可能包含干扰因素（这可能具有方法特异性）
质量控制	不适当的 QC 方法（如 QC 材料与被测量浓度无关，或不适当的 QC 规则或界限值）

设备问题与作为方法一部分所使用的仪器或设备有关。实验室可能需要联系制造商或供应商来评估这些问题。设备问题如表 15-3 所示。

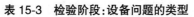

表 15-3　检验阶段：设备问题的类型

问题	例子
机械方面	仪器管道或孔被凝块或蛋白质堵塞
	设备探头未对准
	设备故障
数据处理 / 软件	仪器数据处理功能出现障碍
	设备软件应用编程错误或遗漏
制造	试剂或参考物质生产困难
	制造商规定的仪器设置出现问题
维修	没有遵守预定的仪器维修程序

技术问题与人员有关的,且可能与设备的操作或方法性能有关。技术问题如表 15-4 所示。

表 15-4　检验阶段：技术问题的类型

问题	例子
设备操作	未能遵循建议的仪器功能检查(如温度、空白读数、压力)
方法性能	参考物质或试剂不正确的复溶或储存
	PT 样品不适当的复溶、制备或储存
	PT 样品复溶后检测延迟,导致蒸发或变质
	未能遵循书面程序
	未能遵循 PT 使用说明书
	在仪器上样品放置顺序不当
	没有对 QC 结果显示方法问题采取措施
	移液或稀释误差
	计算误差
	在显微镜检查时对微生物、细胞或组织形态的误解
	基于不适当染色反应的显微镜观察错误解释
	试验反应的误解
	未能观察到混合的细胞群
	未能观察到微生物混合培养
	PT 样品在处理过程中的污染

随机误差可能来源于技术问题(例如手工移液的不精密度)或方法或设备问题(例如不稳定的检测温度或由凝块引起的管道堵塞)。

3. 检验后 由于结果提交的手工性质,当报告 PT 结果时通常会出现错误。报告中的错误可能导致单个不可接受的 PT 结果,或这样的变换可能导致多个不可接受的结果。检验后差错如表 15-5 所示,以及在附录 6 中包括检验后的表格的范例。

表 15-5 检验后阶段:检验后差错的类型

问题	例子
结果	结果从仪器屏幕或打印输出到报告表格上的抄写错误(如以相反顺序或一直向下逐行复印样品结果)
	在表格上报告不正确的仪器或方法
	报告不正确的单位
	小数点错位
	在报表上选择报告的代码不正确
提交	未提交
	未按时提交

报告 PT 样品填写专用表格的程序与报告临床样品的程序不同,因此,这些差错似乎与实验室的性能没有直接关系。尽管如此,此类报告错误仍需仔细检查,因为它们可能反映了影响患者结果报告的潜在问题。例如,这些潜在的问题可能包括不适当的员工培训、PT 提供者提供的说明书不清楚或设备读数不适当。因此,识别出"报告错误"是调查时重要的第一步,但随后应该深入评估错误的根本原因。

4. 调查后无法解释 根据已发表的研究报告,有 19%~24% 的不可接受 PT 结果进行调查后未能给出解释。当排除了所有可识别的错误来源后,单个不可接受的结果可归因于随机误差,特别当重复分析的结果是可接受时。在这种情况下,不应该采取纠正措施,因为这种措施可能增加以后不可接受结果的可能性。在文献中,在不知道潜在问题情况下对系统进行改变被称为"篡改"。篡改例子就是由于单个低的不可接受结果而进行调整校准,其假定问题是偏倚,但这可能是或可能不是真的。

5. 重复检验仍然是不可接受的或能力验证评价存在问题 当重复分析的结果仍然不可接受时,实验室需要继续寻找不可接受结果的根本原因。重复的不可接受结果分散在均值的两侧表明实验室方法不够精密。多个不可接受结果在相同方向偏移,说明是与方法问题(如不正确的校准,仪器设置不正确)或者干扰物质问题(也就是基质效应)相关的系统误差。在这一点上,实验室也应该考虑结果评估是否适当。表 15-6 显示了结果评估中出现问题的一些原因。

表 15-6　PT 评价问题的类型

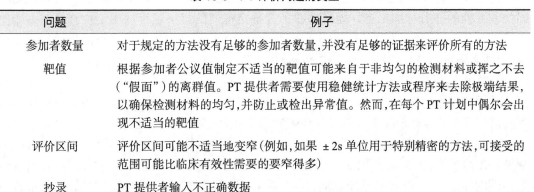

问题	例子
参加者数量	对于规定的方法没有足够的参加者数量,并没有足够的证据来评价所有的方法
靶值	根据参加者公议值制定不适当的靶值可能来自于非均匀的检测材料或挥之不去("假面")的离群值。PT 提供者需要使用稳健统计方法或程序来去除极端结果,以确保检测材料的均匀,并防止或检出异常值。然而,在每个 PT 计划中偶尔会出现不适当的靶值
评价区间	评价区间可能不适当地变窄(例如,如果 ±2s 单位用于特别精密的方法,可接受的范围可能比临床有效性需要的要窄得多)
抄录	PT 提供者输入不正确数据

与表现不佳的样品一样,不适当的评价应该报告给 PT 提供者,以及包括将报告提交给法规和认可机构。

(三) 根本原因

利用上面描述的分类方案(或者类似的分类方案)有助于确保调查不会遗漏潜在的问题领域。虽然在上面所列问题可能对不可接受的结果负责,但它们通常不是问题的根本原因。通常需要进一步调查来识别和纠正潜在的根本原因。例如,揭示"抄录错误"是调查中的重要的第一步,然而,更深入的调查可能发现不适当的培训、来自提供者说明书不清楚和/或不恰当的设备读数是根本原因。

文件记录 PT 活动中与性能相关的根本原因包括:员工培训不足或无效;缺乏对 PT 的经验,认识或理解;主管沟通或说明不充分;使用不充分和/或不适当的设备;工作场所设计不当。

以上列出的根本原因直接来源于实验室管理者采取的或未采取的措施。虽然对于参加者很难认识到管理行为或不作为可能是 PT 问题的根本原因,除非针对这一级别的组织实践采取纠正措施,否则错误可能在今后的 PT 活动中再次发生,更重要的是,可能会出现在患者检验中。根本原因需要以一种特定的方式仔细描述,以采取适当的纠正措施。例如,"监督不足"并不是问题的根源。如前所述,"主管不适当的说明"更接近一个特定的根源,尽管最终的原因可能还会更深。

四、未评分的结果

有些 PT 活动没有进行正式评分的原因包括:教育信息,未达成共识,相同组实验室数量少,样品完整性问题。

许多法规和认可机构都要求对未评分的 PT 进行正式的审核。然而,当不要求正式审核时,实验室应该审核这些结果。下面各小节说明如何对未评分结果进行审核是具体有指导意义的。

(一) 教育信息

有些 PT 提供者定期提供设计样品用于强调影响医学实验室的重要概念。在许多情况下,这些 PT 活动阐述了一些方法的潜在局限性,其可能与所有的实验室有关或无关。在这些情况下,活动的目的不是通过评分来处罚使用此方法的实验室,而是通过引起他们的注意来教育实验室。

例如,PT 提供者可能确定由法规制定的评分标准可能不适合临床实践,并可以使用不同的教育性的评分标准来更好地帮助参加者确定他们的方法是否适用于被测量的临床使用。类似地,在设置更加严格的评分标准以反映技术的进步,PT 提供者可能使用教育性评分,以便实验室(厂家)能够预料当这些标准实施时,他们的方法将表现如何。

(二) 未达成共识

某些 PT 提供者当一定大比例的参加者未能就结果达成一致(非达成共识)时,就不给考核进行评分。这种情况下,PT 提供者认为考核可能存在质量问题。

在某些情况下,有正确的响应,但考核反映该领域的混乱。例如,在葡萄糖 -6- 磷酸脱氢酶检测的情况下,实验室接收的患者样品除了那些明确正常和明确缺乏的样品外,还具有中等活性的样品。PT 提供者可能定期包括这种样品,虽然知道这种样品是罕见的,如果有的话,将实现必要的评分共识。然而,结果让参加者有机会了解调查结果的重要性,并鼓励他们审核他们的政策如何在自己的实验室处理这种样品。

(三) 相同组实验室数量少

如上所述,使用不具有互换性样品的 PT 计划使用相同组进行评分,因为样品有基质效应。由于大部分参加者使用定义明确的、普及的仪器和试剂组合(例如厂家 A 的试剂在厂家 A 的仪器上使用),用这种方式评分是没有问题的,因为通常有足够的参加者使用同样组合,这样形成统计上有效性的相同组。

然而,一些实验室使用较不常见的试剂和仪器组合,它们第一次在给定的仪器上执行新的方法或对某些分析物或被测量开发出自己的方法。在这些情况下,这些实验室可能会发现它们没有真正可比的相同组,当使用非互换性样品时,PT 提供者不能对其结果进行评分。

对这些结果仍然需要进行评价,但必须由参加者执行。如果参加者可以在 PT 提供者总结报告中找到可比较的方法,它可以使用该方法的均值和 s 来进行自己的评价。重要的是要注意,使用的比较方法应该是在科学的基础上进行规定,而不是在寻找一个能够令人满意的性能的相同组。如果没有可用于评价可比较的相同组时,参加者应该考虑列在 AAP 中的选项。

(四) 样品完整性问题

在某些情况下,由于样品完整性的真正问题,PT 活动没有进行评分。这种问题可能会影响所有的或某些实验室。在任何情况下,实验室应就他们关心的事情尽快与提供者联系(例如,样品收到时本应该是冷冻的,但到达后解冻;样品从容器中漏出来;样品出现沉淀;样品是浑浊的)。

PT 提供者通常会提供更换的样品,然后以正常的方法进行评价。然而,如果没有提供更换的样品,参加者并没有解决要做 PT 的需要,则可能不得不求助于 AAP。

此外,对于样品完整性问题导致未评分考核的情况,审核导致样品完整性问题的问题可能是具有指导意义的。例如,尿液样品中的 pH 太小将出现尿酸沉淀问题,这在一些 PT 活动中已经注意到了。实验室可以从这种问题中学习经验,并采取措施(如提供专门的尿液采集容器),可能帮助确保用于尿酸分析的患者尿液标本维持在适当的 pH。

五、改进和纠正措施的机会

(一) 评价和补救行动

不可接受 PT 结果调查的评价和补救行动阶段需要包括审核得到不可接受的 PT 结果

时间段的患者结果,以确定该问题是否已经影响患者的医疗。当患者结果审核显示可以已影响患者医疗时,实验室需要做以下方面的事情:文件记录不可接受结果的每个事件。考虑任何不可接受检验结果的医学意义,当适用时。通知申请的医生,当适用时。停止检验和报告,必要时。召回或识别任何不可接受的检验结果,当必要时。确定采取额外的措施。指定人员负责解决问题。确定重新开始检验的责任。可能召回和重新检验患者样品。

（二）纠正措施

实验室需要考虑纠正措施以消除问题的根本原因。在实验室能够确定导致不可接受结果的潜在系统问题的情况下,可能需要改变过程以改进实验室系统以及尽量减小再次发生的风险。

案例1:实验室提交的治疗药物试验不可接受的结果,调查显示试剂接近有效期,以及校准曲线在较高浓度时已不再有足够的信号改变。可能的补救行动是缩短该检测试剂有效期的时间。这种措施是"权宜之计";它假定制造商提供的有效期不适合本实验室。问题可能在别处。例如,试剂可能储存不当。在遵循质量改进原则的实验室,实验室人员首先会问一般性的问题是:"我们的系统是否充分地评价了这种仪器的试剂的稳定性?"然后,实验室将对试剂的处理和储存方式以及条件是否符合制造商的建议进行评估。实验室可能希望验证在该仪器上执行其他药物检测的试剂性能。在此种情况下,实验室将检查患者检测结果以确定校准曲线问题是否对报告检验结果产生不利的影响。然后,实验室将此事通知供应商或制造商,以确保将其纳入上市后监测活动。

案例2:当分析人员错误地识别了PT活动中透明的血片上的细胞,一种反应可能是与分析人员一起查看该片子。一个更加有效的应对措施——旨在提高整个实验室的质量——是询问在血细胞形态学上实验室的培训、能力评价和继续教育计划是否足够。也许实验室需要实施更加深入的形态学培训,更加详细的有关形态学能力评价考核,每月的血液形态学审核会议,或由外部机构共同制订的继续教育计划。

标准化的表格可用于记录不可接受的PT结果调查的结果或通过审核PT结果确定的OFI。附录6显示PT失败调查标准化表格的范例。所有的纠正措施需要监测其有效性。例如,实验室应该描述用于评价再校准或处理改变而引起变化的程序,并应记录对改变的监测。

第四节　结果记录、沟通和保存

对PT失败的调查、总结和纠正措施应有完整的记录。附录6提供一般调查表格的范例。

一些PT提供者提供了标准化的表格用于记录PT失败的调查。实验室报告不符合事件的表格也应该填写并保存。如果与PT提供者与这种不符合事件有关的任何通信,也需要记录并保存。实验室需要保存所有调查的记录。在PT失败后或下一次认可评价审核时要求提交调查记录。

一、沟通

PT性能结果需要与人员进行沟通,因为这些结果提供了关于实验室性能有价值的信息。这种沟通向实验室人员介绍了 PT 作为 EQA 的概念和好处。

沟通 PT 结果提供了如何解释和理解 PT 结果和趋势的培训。一旦工作人员熟悉了解释 PT 报告,他们可以监测趋势,并确定何时需要采取措施处理 PT 失败或防止将来的 PT 失败。当实验室参加了多个 PT 计划时,可能需要培训解释来自不同 PT 提供者的各种报告。

二、记录保存

PT 过程的每个阶段,从样品到达到收到报告以及任何后续行动需要充分准备好的文档进行跟踪。实验室需要保存 PT 活动的所有主要数据的记录,包括 QC 结果、试剂和试剂盒的批号及有效期,仪器打印输出以及校准数据。这些文档在解决 PT 失败时是非常有用的。当调查不可接受的 PT 结果时,可能需要审核以前的 PT 活动数据。实验室需要确定在整个 PT 过程中参与 PT 的人员。

对于实验室决定相关试验随着时间变化性能是在提高或降低,来自后续活动的数据需要具有可比较性。如果实验室已用除 PT 提供者以外的任何标准计算方法重新计算其性能,这应该是合理的并要有文件记录。

对于任何不可接受的结果或 OFI,上述所有的记录和与结果相关的调查记录都需要保存。如果与 PT 提供者有关 PT 活动的任何沟通也应该有记录并保存。

实验室应该根据适当的法规和认可要求所规定的时间期限保存所有记录。这些记录也可以帮助实验室确定培训需求。

第五节　能力验证过程持续性能审核和评价

实验室除了审核 PT 活动性能,还应该考虑随着时间变化对整个 PT 过程的审核。对不同实验室学科和部门的 PT 失败的原因趋势进行分析可以确定在每次活动评价中不明显的模式和趋势。

应定期审核 PT 过程的有效性。当实验室定期审核其质量管理体系(QMS)的有效性时,它还应该审核 PT 过程(即过程是否完整或它是否要基于实验室范围内的性能评价进行修订)。例如,当审核显示不同实验室部门几个不可接受的 PT 活动的原因是未能及时提交 PT 结果,管理层的回应可能是审核整个 PT 过程并实施改变来确保此类失败不会再次发生。如果审核显示一些录入错误,可能对结果提交给 PT 提供者前的独立检查程序进行审查并进行可能的改变。作为定期审查的结局,PT 过程的改变可能导致需要额外的对人员进行 PT 过程重要的教育。定期审核也作为额外检查,对所有新的被测量实验室已开始报告有 PT 登记或 AAP 的证据。此外,如果实验室对被测量已改变方法,则应对当前的 PT 过程进行审核以确定其是否仍然满足被测量的质量要求。

实验室范围内的 PT 性能的定期总结也可以将其整合到实验室给机构质量小组的性能报告中。以 PT 形式的外部评价的范围通常在实验室之外是无法识别的。

第六节 能力验证样品和报告的其他用途

PT 不仅可用于评价实验室性能,而且可以验证试验结果准确性和可靠性。PT 提供者的客户满意度调查显示 PT 材料是实验室继续教育的重要资源之一。PT 样品可用于解决错误的试验结果或设备问题。PT 样品和报告还具有其他有价值的用途,例如评估工作人员的能力和向参加者提供教育和信息。PT 样品和报告的其他用途应该只是发生在 PT 结果提交给各 PT 提供者的截止日期之后。一些 PT 提供者提供的样品可用于其他用途,如新方法的验证或教育和培训。

一、工作人员培训和能力评估

PT 样品、显微照片和数字图像可能用于下面小节所述的教育性目的,以及用于工作人员培训和能力评估。重要的是在实验室将所有结果提交给 PT 提供者之前,这些教育用途不会发生。实验室可选择在使用材料用于这些目的之前等到 PT 提供者已评价 PT 活动,并已将结果返回给实验室。

(一)通过接触稀有实体进行教育

PT 提供者通常可以获得大多数实验室通常看不到的罕见的诊断材料。这种材料在提供所有实验室审核他们在日常工作中通常不会接触到的案例的机会是有价值的。例如,在微生物学实验室,PT 样品可以提供稀有微生物的重要来源。在某些学科(如血液学和解剖病理学),PT 样品可提供罕见病例状态用于审核和诊断。在化学领域,一些提供者提供设计的特殊 PT 样品以模拟复杂的分析或诊断案例。在生物化学遗传领域,PT 样品通常被设计来模拟氨基酸代谢中的罕见遗传病,以及其他罕见的疾病。然后,使用者期望对 PT 结果和临床场景作出诊断。然后在评分期后提供参加者总结报告,以便参加者了解罕见病,以及如果提供错误的诊断则如何采取纠正措施。

(二)通过讨论和评论进行教育

许多 PT 提供者提供许多教育性工具。每次 PT 活动后,一些 PT 提供者将提供总结活动结果的评论,这可能不仅表明预期的正确响应,而且还可以指出不正确的和 / 或不令人满意的响应,并了解它们是如何导出的。相关考核的临床信息可为实验室讨论提供观点。

对于某些 PT 材料,靶值被设计为与特定疾病相一致,有时在分析前或后提供案例。这些情况下,这些案例为实验室科学家和 / 或病理住院医生和研究员提供良好的教育机会。对于基于具有互换性材料的正确度 PT 材料,评分通常是基于国家的指南并用参考方法设定靶值。这些类型的 PT 材料的评分报告通常提供给实验室主任有关分析性能和实验室检验结果的解释的及时的和有用的信息。

PT 提供者通常提供有关质量管理问题的教育性信息的或即将到来的会议和教育性机会或与广大实验室团体相关的文章。这些信息可以作为评论或简讯提供,也可作为继续教育有用的来源。

教育性的 PT 样品提供了一种在整个实验室群体共享信息的机制。这些信息在某些领域特别有价值,如微生物学,微生物命名可能发生变化,以及在其他领域,当出现特殊的问题时,实验室可能没有什么经验。在某些情况下,当样品与信息共享有关时,它被发送用于信息目的而不是评价,认识到在以后的时间样品可能被重复检测用于评价工具。未评分的活动对于大多数实验室来说仍然具有教育价值。对未评分的活动的事后评论通常表明信息点可能与特定的样品和临床情况两者有关。

二、仪器或方法的信息

保留的 PT 样品是验证过已知标准的很好的来源,可用于检验各种系统的性能、验证新仪器、验证用户自建方法的偏倚以及分析仪器故障排除。

PT 评论或活动总结报告可用于获得其他有关设备和方法的信息。报告中的相同组信息可用于确认在 PT 模块中注册的实验室数量足以使 PT 提供者提供分数。这对于正在使用新仪器或检验方法的实验室来说特别重要。来自评论或总结报告中的 PT 相同组比较可用于识别哪种方法是大部分实验室使用的,以及有多少实验室使用了特定仪器。当使用某种设备或检验方法的实验室数目随着时间减少时,实验室可以利用这些数据来对设备或检验方法的改变进行判断。

三、当前做法的信息

参加 PT 也可使在更大的实验室群体的现行做法提供给实验室。例如,通常用于分析物结果报告测量单位可从 PT 结果中识别出。此外,可获得关于计算的信息。实验室报告的两种计算分别是估计的肾小球滤过率和估计平均葡萄糖,前者可通过肌酐来计算,后者可通过糖化血红蛋白 A1c 来计算。参加 PT 让实验室知道这些报告方式,并评价这些类型的计算方法在众多实验室中的使用程度。

四、方法评价

PT 材料包括样品、总结性评论和活动总结报告可用于获取有关设备和方法的额外信息。实验室人员可利用数据如检验结果精密度的 s 和 CV 来对方法或仪器进行改变或建议改变(参见附录 4)。来自评论或总结报告的 PT 相同组比较可用于判断哪种方法大部分实验室正在使用,以及有多少实验室正在使用特定仪器。如果使用特定仪器或检验方法的参加实验室的数量随着时间已经在减少,实验室可利用数据判断设备或检验方法的改变。

重要的是要注意大多数 PT 样品是用不同于正常体液的基质制成的,因此样品可能与患者样品不具有互通性。这限制了 PT 材料用于评价新的分析仪器的正确度,这也是大多数 PT 材料是根据相同组进行评分的原因。然而非互换性材料的精密度与常规样品中观察到的精密度通常是相似的。一些 PT 提供者提供互换性材料,如新鲜冷冻血清,并有用参考测量程序进行赋值。在这些情况下,PT 材料可用于评价检验程序或方法的正确度。

相对 s(或者用百分数表示的变异系数 %CV)反映了该方法的再现性。

表 15-7 中例子显示了使用试剂 F 的系统具有相对较差的再现性为 9.3%,而其他试剂 2%~4%。

表 15-7　不同试剂对尿素检验的影响(mmol/L)

试剂	结果数量	均值	s	CV%
所有	219	4.18	0.14	3.3%
B	20	4.08	0.11	2.7%
F	27	3.76	0.35	9.3%
M	26	3.99	0.13	3.3%
Q	49	4.21	0.11	2.6%
S	65	3.89	0.18	4.6%
H	32	4.37	0.14	3.2%

在进行这种类型的评价时,重要的是要记住 PT 不专门为评价方法而设计的。因此基于总结数据的审核应该考虑能够影响结论的重要变量,如基质相关的差异、组的大小、方法间的相关性以及使用这些方法的实验室的类型。

第七节　特定的实验室学科能力验证的特殊情况

一、输血医学

输血医学也被法规和认可机构称为免疫血液学专业。

通常通过 PT 监测输血医学中四项关键试验包括:ABO 血型和 D(Rh)血型,相容性检测,异常抗体检测,抗体鉴定。

PT 提供者这四项检测是可获得的。法规要求通常对 ABO 和 Rh 分型以及相容性检测的性能要求较严并要求在 PT 中有较高水平的性能。例如,认可可能对 ABO 血型和 Rh 血型鉴定在 PT 活动要求 100% 一致。输血服务也可能开展一些需要替代评价的检测(例如,吸附和洗脱或者确定冷凝集素的存在)。输血服务需要记住参加适当的 PT 计划,当它们开展检测同样可能通常被包括在其他专业中(例如,有些输血服务开展镰状细胞检测)。

二、微生物学

微生物 PT 可能会给实验室来呈现一些固有的问题。微生物学检验的 PT 当使用活的生物体时可能会带来困难,因为运输中温度的改变可能会引起检验结果有效性的疑问。传统的微生物分析依赖于生物体的行为,其对温度的改变非常敏感。延迟,如微生物运输中运输公司问题和海关放行,通常是超出 PT 计划和实验室的控制范围。实验室应该记录样品到达时的状态,以及如果出现运输延迟和温度改变时通知 PT 提供者。

许多 PT 样品是以干粉或浓缩物的形式运输的,在检测前需要复溶或稀释。样品在制备中的差错可能由于微生物生长较少或不生长而导致不准确的定性检测结果。冻干微生物的行为特性与活的微生物可能不同。PT 计划对于不同类型的检测可能使用不同的材料。在许多情况下,抗原筛查试验不需要培养,因此计划可能发送非活的生物体。PT 计划提供的样品用于多种试验,如培养、抗原、PCR 或其他分子检测是有问题的。因此 PT 样品通常只提供用于特定的检测方法。

提供有关样品来源和临床病史的信息是至关重要的,因为它规定了使用的培养基和 /或执行的检测,因为当进行微生物鉴定检测时需要考虑许多因素,包括样品来源。一些 PT计划提供了建立适当培养基需要的样品来源信息。许多 PT 计划开发处理特殊培养的个别模块,如血培养。

微生物学 PT 的其他问题涉及微生物不同鉴定水平的报告。例如,某个实验室可能报告生长 / 不生长,而其他实验室可能会鉴定到属或种水平,从而产生不同类型的正确答案。实验室可能对某种微生物只进行抗原检测而对其他的微生物进行全面的鉴定。在其他情况下,实验室根据培养来源对微生物鉴定的水平也会不一样。例如,对于尿培养只报告属水平。PT 计划应该提供样品并指导实验室按照他们正常处理患者样品的方式进行所有检测。实验室也应报告 PT 到检测的水平,就像对患者进行检测一样(例如,大肠埃希菌与存在革兰氏阴性菌)。

对于药敏试验,实验室可能要求指出在他们的患者样品检测盘中包括的常规抗菌药物。PT 计划只评价实验室提供的抗菌药物的性能。

三、实验室自建方法

实验室可能建立检测方法或修改现有的检测方法。这种新开发的或修改的方法被称为实验室自建方法(LDT)。就本指南的目的而言,LDT 并不同于对 PT 的 APP 的需求。例如,维生素 D 检测和分子检测 KRAS 通常是可以获得 PT 提供者的 LDT。另一方面,实验室可能更改试验以替代的标本类型报告结果或者可能开发一种深奥的 LDT。PT 提供者可能无法提供这些修改的或深奥的试验,实验室必须制定 AAP。深奥的 LDT 提出了一个挑战,因为通常不能找到可以进行外部分割样品分析的实验室。

四、分子方法

与常规实验室试验的 PT 相比,分子检测 PT 存在着许多挑战,其精密度和偏倚的验证不是首要的目标。

与分子检测 PT 活动相关的主要问题包括:稀缺样品的可获得性,方法的多样性和复杂性(许多分子检测都是 LDT),有限数量的参加者。

目前,分子检测主要用于微生物学、遗传学、血液学和肿瘤学领域。虽然实际的患者标本是最佳的 PT 材料,但对于罕见的遗传病的标本则很难获得。在这种情况下,人工材料如细胞株、分离的微生物、纯化的人基因组 DNA、病毒或细菌 DNA 或 RNA 以及 PCR 扩增的DNA 产物可能被用作 PT 材料。将人工材料添加到适当的基质中在有些情况下但不是所有情况是可能的。这些人工材料的缺点是他们可能没有包括所有必需的基因序列。还可以探索与使用可比较的方法实验室间交换检测样品的可能性。

样品的稳定性对于分子 PT 活动很重要。因为核酸酶活性无处不在,因此保存 PT 材料的完整性尤其重要,特别是对于那些基于 RNA 的被测量。遵循 PT 提供者对样品储存的建议是至关重要的。

因为许多分子检测涉及靶物质的扩增(主要是 PCR),污染的 PT 样品和设备是常见的问题。PT 样品的适当储存(将 PCR 产物分开)和处理对于防止污染是非常重要的。

某些分子检测是复杂的,且包括许多步骤(例如,核酸提取、PCR扩增、电泳、杂交或测序、解释)。一些PT活动检查特定疾病的检出,而另一些则评价相应的方法。后者被称为方法的PT活动。PT活动可能不能包括所有的检测步骤,而是只检查整个检测步骤中的一部分。例如,一些PT样品可能只包含最终测序的产品。没有检查测序前的步骤。一些PT活动提供所有的检测结果,并且只要求参加者对数据进行解释。参加者负责确保对特定的检测过程的质量性能进行适当的评价。

许多分子检测是LDT,开展此检测的实验室数量是有限的。对于许多分子检测,因为有限的实验室数量而不能开展PT活动。对于这些试验需要开展AAP。因为替代的PT材料通常来源于患者样品,保存、运输和样品稳定性是重要考虑的因素。由于LDT的变异,分子检测的灵敏度和特异度有很大的差异。开发他们自己LDT的各个实验室选择他们确定的最适合他们客户人群的靶序列。例如,用于传染性病原体扩增的寡核苷酸的选择依赖于实验室,可能无法检出所有的菌株、基因型和/或亚型(参见附录7中例7-2)。参加者需要考虑与其他参加者检测相比的他们检测的性能。如果PT提供者没有提供特定的靶标信息,那么很难知道特定的检测是否能够检出提供的样品中所有的靶标。此外,报告测量可能会有所不同(例如,拷贝/ml,IU/ml)。有时需要应用换算系数。

最后,只有有限数量的WHO标准物质适用于特定分子检测的被测量。这些材料对于许多实验室来说是很难获得的。供应有限的标准物质增加了分子LDT的变异,因为每个实验室自己确定其用途和自己检测方法的设计。

分子方法PT报告的实例,参考附录7。

五、多种仪器和/或方法

实验室需要对以下情况熟悉适用的法规和认可机构的要求:对同一被测量在多种方法上执行PT,当实验室在设施内使用相同仪器的相同型号时执行PT。

(一)同一被测量的多种方法

实验室可能使用多种方法用于检测给定的被测量。例如,实验室可能在仪器A上用主要的方法检测,但它的备用方法是在另一种仪器上,即仪器B。重要的是仪器B检测的患者结果与仪器A的结果匹配。在某些情况下,这可能涉及校准的调准或使用"后预测因子"。如果仪器B的碱性磷酸酶的结果比仪器A的高10%,实验室应在报告结果前将仪器B的结果乘以90%对仪器B的结果进行修正。

根据当地法规要求,同一分析物没必要每种方法都参加PT。在这种情况下,实验室提交未经过任何修正的仪器A的结果(主要的方法)。这些结果以标准的方式进行评价。实验室可以(而且应该)确保仪器B的性能质量,并定期用真实的患者样品与仪器A进行交叉检查。

然而,实验室可能想要在仪器B上分析PT样品。在这种情况下,建议实验室采取以下两种选择中的一种。应该指出的是,在两种情况下,仪器B的结果必须进行转换,以便只有未经过修改的结果与仪器B的同行组比较。

在PT提供者提供所有同行组的汇总统计量的情况下,实验室可以自己进行评估,使用在仪器A执行PT后任何剩下的PT样品,将结果提交给PT提供者,并对结果进行评估。为了使比对有效,实验室应该移除对仪器B结果所做的任何修正,并将未修改的结果与仪器B组的结果进行比对。

如有实验室选择提交仪器B的结果给PT提供者,重要的是使用适当的同行组。因为仪器 B 的结果在检测完后已经被修改过,在向 PT 提供者报告之前,有必要转换修改以获得仪器通常的校准得到最初检测的结果。

重要的是注意实验室提交经过修饰的仪器 B 的结果,然后用仪器 A 作为比对组(因为潜在的基质效应),提交未经修正的仪器 B 结果并与仪器 B 组比较(因为结果已经经过修正),或者提交两者中任何仪器的结果并与"其他仪器组"进行比较(因为增加了同行组间不必要的异质性)。

(二) 在相同的仪器相同的型号上进行相同的检验

有时,实验室可能在实验室内部或指定的患者医疗区域(如急诊室、重症监护室、手术室)有相同的仪器相同型号进行检验。在这种情况下,通常不需要用于患者检验的每台仪器的 PT 性能。然而,如上所述,实验室应该有确保对每个额外的仪器执行检验的质量的程序。根据检测方法和需要的样品类型,利用真实的患者样品在多个仪器上检测可能是不合理的。在这种情况下,PT 提供者可提供替代的样品用于这种比对。另外一种选择是交替或轮流参加 PT,这样每次活动可使用不同的仪器。

有些 PT 提供者可能提供多组 PT 样品用于不同检测地点的检测。如果选择这种方式,实验室需要仔细记录指定哪个仪器检测哪组 PT 样品。在结果提交前,实验室需要确保不同检测地点间没有进行交流。

有些 PT 提供者可能不允许对于备份仪器同时作为主要仪器提交结果。实验室应该弄清 PT 提供者对多个仪器或方法上报的要求。

六、不需要能力验证的情况

法规和认可要求可能会豁免某些类型的简单检测(例如,尿妊娠试验、尿试纸分析、血糖仪检测)要求参加 PT;然而,良好的实验室规范应该以 PT 形式推动 EQA。实验室需要了解有关 PT 参加的适用的法规和认可机构要求。

然而,对于那些可能不要求 PT 的检验,当可获得 PT 样品时,所有实验室都应该参加。PT 可作为评价能力的有用工具并可识别出持续质量改进的机会。

例如,对一次性设备(例如,尿妊娠试验)视觉性的不正确的阅读可能反映了不正确的定时、较差的光照环境或其他一些培训方面的不足。一些 PT 提供者提供了同一样品的多份等份样品以鼓励许多不同个体独立参加,这种方式可以证明不同个体间的差异(弱阳性检验的差异)和 / 或真实方法的局限性(对同一份样品进行血糖检测的计算上的差异)。

对 PT 结果的调查可以确定是否需要采取纠正措施,从而最终有益于患者医疗。这些纠正措施可能包括加强培训、更频繁的能力评估、检测方法的改变或考虑人员间或仪器间变异程序上的改变(中间精密度)。

七、解剖病理学

解剖病理学专业包括外科病理学、细胞病理学、尸检病理学、血液病理学和特殊形态学技术如透射电子显微镜。通常,在解剖病理学中,"试验"是对诊断材料的解释,"分析人员"是提供这种解释的医生、病理学家以及其他适当的医学亚专业人员。然而,近年来随着解剖病理学专业的发展,越来越多的产品,如特殊染色和特殊程序,已成为解剖病理学过程部分的外部评估。

多个实验室过程发生于诊断性解释之前是非独立的检测,当他们没有单独报告时要求 PT。然而,良好的实验室规范要求对这些步骤的外部评价尽可能全面。在对诊断材料进行最初的解释后进行的其他检测,如对甲醛溶液固定和石蜡包被的组织进行分子检测,是高度复杂的实验室试验需要 PT。

制作的解剖病理学玻片的第一步是组织的肉眼检查。所有肉眼大组织检查均由病理学家、病理住院医或者非病理学工作人员在有资质的病理学家监督下进行。非病理学工作人员的能力应该定期评估。由负责描述正确性和完整性的病理学家审核大体解剖和描述。在全球范围内,评估病理学家、病理住院医和非病理学工作人员能力的指南已就位。

许多产品可用于解剖病理学的外部评价。通常,他们被称为"性能改进"或"教育性的"而不是 PT 产品。对于病理学家,计划包括基于玻片,以及越来越多的数字图像的考核。解剖病理学的 PT 计划可从全世界一些专业组织获得。这些诊断和技术计划覆盖了解剖病理学实践中的所有方面。这些可能包括对常规的苏木素和伊红染色玻片的诊断,以及免疫染色和分子技术的解释。这些计划为病理学家提供了教育性的挑战。可以评估每个病理学家以及给参加者继续教育学分。

可获得的产品提供的材料,通常被标记为教育性的,用于解剖病理学实验室中的制片、特殊染色和免疫组织化学活动。在其中的一些计划中,参加实验室提交玻片,以及对制片的质量的独立评价反馈给实验室。在其他计划中,将材料送到参加实验室进行染色,并对制备材料的诊断解释进行评价。

需要注意的是如果实验室如果开展特殊技术,如免疫组织化学、原位杂交和各种其他分子方法,则它需要参加特定的 PT。如果没有 PT 提供者则应该考虑 AAP。

解剖病理学是一个快速发展的领域,每个实验室应该仔细检查他们活动,这些试验需要通过可获得的 PT 或 AAP 进行外部评价。

八、利用能力验证改进妇科细胞学质量

在美国 PT 已经被引入妇科细胞学。其他国家也实施了相似的计划。在许多国家,参加PT 计划是提供妇科细胞学检测的必要条件。

在许多国家妇科细胞学中的 PT 是法规或认可的要求。虽然已经为这些计划制定了框架和过程,利用 PT 作为改进服务质量和患者医疗的全面质量管理计划中的一个组成部分一直具有挑战性和争议。研究已提出了关于试验评分方法、玻片确认和检测环境的问题。

理想情况下,临床相关的 PT 考核应该用于评价整个检测过程的有效性,制定的评分应该根据差错对患者的临床影响进行适当的处罚。

(一) 选择能力验证计划

选择的 PT 计划应该可以提供用于实验室内制备的所有患者标本类型,包括液基(厂家特异性的)和 / 或常规涂片。

因为文件记录妇科细胞学诊断性解释和评价具有主观性和观察的变异性,所以重要的是理解 PT 提供者判断待检案例正确反应的方法。除了专家组进行协商一致的审核外,现场验证的方法优化试验的可靠性和再现性;然而,这不是一个完美的过程。

在不同的地区或国家,对性能的评分和通过 / 未通过标准可能因提供者和 / 或法规要求而不同。在选择 PT 提供者之前应该理解这些因素。实验室与个人的检测性能,以及细胞学技师筛选与细胞病理学家检测逻辑也可能会影响 PT 提供者的选择。检测考核性质的考虑是另一个选择因素,其包括一组待审核的玻片、静态数字图像或数字全片扫描。目前,使用玻片是最具代表性的实际操作,尽管虚拟图像的使用在细胞学 PT 计划中正变得越来越广

泛,这是由于在寻找和维持仅适用于 PT 计划的细胞学玻片上遇到的挑战。

(二) 样品处理程序

检测计划可用于评价实验室整体性能,或评价个人的表现。对于这两种方法,PT 玻片或图像由指定的实验室 PT 协调员提供给每个人进行检查。应在与实际做法尽可能接近的环境和在法规要求范围内执行检查。虽然参考材料和与同事协商是实际操作的常规组成部分,但是在 PT 环境下这些可能会受到限制或禁止。检查时间限制也可能是验证计划要求的一部分。

参加者应履行其日常职责的典型检查类型,即筛查和 / 或诊断。参加者应该像例行检查患者样品一样的频次来检查 PT 标本。一般来说,妇科细胞学玻片最初是由细胞学技师开始筛查,只有在必要时才会由高年资细胞学技师和 / 或细胞病理学家进行再筛查和 / 或最终报告。在 PT 中进行协商诊断是不合适的。检查 PT 标本的参加者在将 PT 结果如期报告给PT 提供者前,不应该参与任何与 PT 标本结果有关的实验室间的交流。如果对患者实行初步筛查,那么参加者应该对 PT 玻片实行初步筛查。验证计划可能让日常只审核预筛玻片的细胞病理学家完成由细胞学技师预筛和标记过的 PT 玻片。然而,在这种情况下,由细胞学技师造成的筛查错误可能会导致细胞病理学家检查失败。

(三) 评分标准和不满意的分数

除非是由法规要求规定,评分标准可能因 PT 计划而不同。通常,细胞病理学家的评分要比细胞学技师更严格;两种诊断分类的差错评分比一种诊断分类的差错评分更严格。评分方案可能包括几种不可接受响应的分类,其反应错误对患者医疗决策的不利影响的重要性。表 15-8 概述了使用 10 张玻片检查的实例。

表 15-8　根据参加者类型的评分系统范例

正确响应类别	病理学家(技术主管)10 张玻片检查			
	检查响应			
	A(不满意)	B(阴性)	C(LSIL)	D(HSIL)
A(不满意)	10	0	0*	0*
B(阴性)	5	10	0*	0*
C(LSIL)	5	0	10	5*
D(HSIL)	0	−5△	5*	10
正确响应分类	细胞学技师 10 张玻片检查			
	检查响应			
	A(不满意)	B(阴性)	C(LSIL)	D(HSIL)
A(不符合要求)	10	0	5*	5*
B(阴性)	5	10	5*	5*
C(LSIL)	5	0	10	10*
D(HSIL)	0	−5△	10*	10

△表示自动故障

* 细胞学技师和细胞病理学家评分不同

缩写:HSIL,高度鳞状上皮内病变;LSIL,低度鳞状上皮内病变在本例中,每个参加者检查一组 10 张玻片,并提供每张玻片的诊断,并将其与专家小组缺点的正确答案进行比较。检查者的响应与正确的响应进行匹配得到 10 分,因此满分为 100。最低及格分数是 90。与正确响应不同的每个响应可以收到 5 分、0 分或 −5 分,这取决于差异的程度。如表 15-8 所示,当对病理学家的表现进行评分时,一个 LSIL 玻片的错误分类为阴性结果会导致该玻片的得分为 0,总分数是 90。细胞学技师的类似表现因那张玻片而得到 5 分,总分数是 95。病理学家错将 LSIL 玻片划分为 HSIL 将得 5 分,而对于细胞学技师将不会扣分。对于病理学家和细胞学技师,错将 HSIL 玻片划分为阴性结果不仅不能得到 10 分还会倒扣 5 分,从而因为这个错误而不能获得整体的通过分数。在一次验证中失败需要第二个 10 张玻片的检查,在第二次的 10 张玻片失败后,需要检查 20 张玻片。个体的 PT 计划可能允许上诉过程。

妇科细胞学 PT 的第二个实例说明了一些类似的特征。参考由专家咨询委员会规定的目标(靶)响应来评价参加者的响应。根据响应与靶响应的接近程度以及对患者管理的后果对这些响应进行分类。在这个计划中,对于每个玻片可有一系列可接受的响应。响应分类是靶标(完全匹配),可接受的(没有完全匹配,但诊断不会导致不良后果),不可接受的(偏离目标较大,但不是主要差错),主要差错(偏离目标较大,并可能对患者管理造成重大不利影响)。

(四)监测能力验证性能

除了法规义务之外,监测和评价个体的 PT 性能应该从对患者临床影响的角度来观察,并采取适应情况的纠正措施和补救措施。对实验室和个体执业医生应全局地监测 PT 失败。

(五)调查不可接受的结果

一些人不鼓励调查通过了 PT 评分但不正确的玻片诊断,由于没有证据表明通过 PT 但不完美的分数是次优质量检查的指标。根据具体的监管要求,这种理念可能因国家而异。在这种情况下,实验室主任应酌情决定何时需要进行调查。

对不可接受结果的调查应该包括对差异原因的详细分析,并作为实验室不合格事件管理过程的一部分进行记录。后续行动可能包括进一步审查案例、补救培训和文献复习。一些 PT 提供者给参加者分发了模板,以便记录采取的任何措施以促进这个调查过程。认可机构在例行的实验室检查中可能需要这种纠正措施的证据。参见附录 8 以获得完整的调查表格实例。

对不可接受 PT 性能的初步调查应该包括对笔误或转录错误的评价。如果没有发现出笔误或转录错误,那么 PT 失败应该被划分为筛查错误(例如,筛查时未识别出异常细胞)或诊断、解释错误(例如,通过筛查识别出异常的细胞,但误诊或误解释)。因为 PT 只是实验室质量管理体系(QMS)多个组成部分之一,因此 PT 失败的调查应该包括对所有可获得的实验室监测数据的审核,比如:实时 QC 重新筛查数据(其可能包括 10% 随机重筛或快速重筛),从组织学上证实为 HSIL 的患者以前阴性妇科细胞学回顾性再次筛查,妇科细胞学与宫颈活检的相关性,妇科细胞学诊断统计:个体和实验室统计筛查资料(包括异常和不满意结果的百分比)。

可以执行对以前报告的病例的审核可作为对个体能力的补充评价。

在调查完成后,使用根本原因分析应执行任何问题的评价和分类。

1. 根本原因确定　PT 失败的根本原因可能包括:①员工培训不足或无效,②缺乏对 PT 的经验、认识或理解,③来自主管的沟通或指导不足,④设备的使用不足或不适当,⑤工作场所设计不适当。

2. 调查结果 调查结果应该包括:①指派人员负责解决问题,②每一次不合格事件的记录,③考虑任何不合格试验结果的医学意义,④符合适用的法规要求。

3. 纠正措施 根据调查的结果和分析,可以开始加强监测和纠正措施。已建议除非有其他质量指标的支持,否则不应该要求通过但不完善的 PT 检测性能的采取纠正措施。在细胞学技师和病理学家需要执照或者受到其他管制的国家或地区,PT 重复失败可能导致处罚,包括对人员实践能力的限制,例如:①在必要的情况下,通过重新筛选或重新检查,召回或识别任何不合格的患者检测结果,将通知发给申请的医生,视情况而定;②限制每小时和每天筛选玻片的数量;③增强第二次审核或实时再筛选要求;④必要时,停止检测和报告;⑤规定复检测的标准;⑥参加义务教育和 / 或再培训。

4. 文件化 所有PT性能和失败调查文件以及补救和纠正措施相关的信息都需要维护。

本文为实验室 PT 计划的制订和实施提供了过程工作流程。PT 计划是整个实验室质量管理方案的重要组成部分。PT 不仅仅是一种监管要求,因为它可以为实验室的质量过程提供有价值的见解。利用本文内容提供的信息,鼓励实验室在所有学科和部门制订和管理 PT 计划,并汇总这些信息以提高实验室质量。

第十六章

室间质量评价不及格原因分析应用

第一节　定量测定项目室间质量评价不及格原因调查平台的开发

一、概述

我国 EQA 计划虽然已经开展了 30 余年,但一直没有让实验室常规及时上报导致 EQA 不及格的原因及纠正措施。我中心赵海建等调查了 2013 年全国常规化学 29 个项目第一次 EQA 活动的不及格原因,但这次调查涉及项目少,实验室需要手工文字输入不及格原因,也没有相应的统计分析后台软件,因此实验室上报原因烦琐,EQA 组织者只能人工统计。要想将 EQA 不及格原因调查纳入常规 EQA 计划中,需要开发一款完整的、易操作的、功能齐全的自动化 EQA 不及格原因上报和统计分析平台。为了实现自动化,必须对不及格原因进行编码,所以首先需要大致了解导致 EQA 不及格原因的大致分类,然后对我国 EQA 不及格原因进行预调查。而早期国外也有多个机构对 EQA 不及格原因进行了调查,这些调查结果为不及格原因的编码提供了参考,另外 Kristensen 和 Meijer 绘制的"不合格 EQA 结果处理流程图"为本课题调查时"本课题不及格原因分析工作表"的绘制也提供了参照。虽然国外很早便对 EQA 不及格原因进行了调查,但他们也都是通过邮寄调查问卷的形式进行人工调查,这样需要投入大量的人力物力,不便于作为常规 EQA 计划的一部分。为了更好地利用 EQA 结果来改进实验室质量,有必要督促实验室及时调查 EQA 不及格的结果,并将不及格原因和纠正措施及时上报 EQA 组织者,EQA 组织者也应及时将全国调查结果反馈给参加实验室。

本研究在上述背景下开发的一款完整的、易操作的、实用的临床检验定量测定项目室间质量评价不及格原因调查平台,图 16-1 为研究路线。实验室通过该软件的网络上报系统获取 EQA 不及格原因分析工作表并可查询不及格的 EQA 项目和对 EQA 结果进行图形趋势分析,然后上报不及格原因和采取的纠正措施。EQA 组织者可通过此软件的后台统计分析软件查询实验室的结果,并将不及格原因与 EQA、室内质量控制(internal quality control,IQC)结果相关联,进行不同层面的综合分析,最后此平台还可自动生成电子化的 EQA 不及格原因回报表,帮助实验室了解全国 EQA 不及格的情况。因此本研究开发的软件通过网络上报系统帮助实验室分析 EQA 不及格原因,并及时上报信息,后台统计软件帮助 EQA 组织者分析统计数据并及时反馈结果,从而更好地利用 EQA 数据改进实验室检测质量。

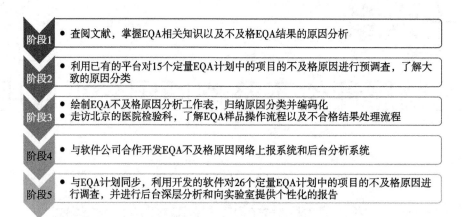

图 16-1　本研究的技术路线

二、理论与方法

本研究中临床检验定量测定项目室间质量评价不及格原因调查平台包括网络上报系统和后台分析系统两部分。实验室通过登录网络上报系统对相应项目 EQA 结果进行分析并上报导致 EQA 成绩不及格的原因及采取的纠正措施,EQA 组织者通过后台分析系统对实验室上报的结果进行统计分析并自动生成调查报告反馈给参加实验室。

与 EQA 过程相关原因:与 EQA 过程相关原因指由 EQA 组织者相关的事件导致的 EQA 结果不及格的原因,比如 EQA 样品问题、EQA 评价问题等;与 EQA 过程不相关原因指由实验室分析性能导致的 EQA 结果不及格的原因,比如校准问题、检验人员操作问题等。

所属组:指 EQA 组织者反馈给参评实验室 EQA 结果报表中所在的分组。

室间质量评价事件(external quality assessment event):一个 EQA 事件指某个项目的一次 EQA 活动中检测多个批号样品,对于常规的定量检测项目我中心一个 EQA 事件包括检测 5 个不同浓度水平的样品。

三、结果统计方法

EQA 结果可以多种形式出现,包括不同的数据类型且以不同的统计分布为基础。分析这些结果时,应根据不同情况选择适用的统计方法,由于统计方法种类繁多,本文中就不一一详述。无论使用哪种方法对参加者的结果进行评价,一般应包括四个方面,分别为:确定靶值;计算能力统计量;评价能力;在某些情况下需预先确定被测样品的均匀性和稳定性。

四、能力统计量的计算

定量 EQA 结果通常需要转化为能力统计量,以便进行解释和与其他确定的目标作比较。其目的是依据能力评定准则来度量与靶值的偏离。本研究中主要涉及三种常用统计量分别为：①参加者结果(x)与同组靶值(X)的偏差(D)，即$D=x-X$；②百分偏差($D\%$)=100*($x-X$)/X；③ z- 比分数 =($x-X$)/$\hat{\sigma}$，其中$\hat{\sigma}$是能力评定标准差，本研究中$\hat{\sigma}$根据 ISO 13528 中方法由参加者结果计算而来。

五、能力评价

为了评价 EQA 结果是否可接受，必须建立偏离靶值的可接受限（即分析性能规范）。可接受限可从法规、统计或临床三个方面考虑。

法规层面的限值是为了发现那些性能太差而不应该继续开展检验的实验室。这些限值趋向于更宽，通常是基于"固定的当前技术水平"。德国的 RiliBÄK 和美国的临床实验室改进修正案（Clinical Laboratory Improvement Amendments，CLIA）已经规定这样的法规层面的限值。

统计学限值是基于"当前技术水平"，并且假定如果检验程序与使用相同方法的其他实验室一致，那么就是可接受的。评价时，每个实验室给予一个 z- 比分数，z- 比分数的评价基于以下标准：$-2.0 \leq z \leq 2.0$ 认为是满意的；$-3.0 < z < -2.0$ 或 $2.0 < z < 3.0$ 认为是有问题的（警告信号）；$z \leq -3.0$ 或 $z \geq 3.0$ 认为是不满意的（行动信号）。这些标准在 ISO/IEC 17043：2010 中有描述。

临床层面的评价限是基于特定的临床情景下可能影响临床决策的偏差，通常来源于生物学变异。这种评价限是理想的，但是可能很难实施，因为几乎没有临床决策单纯根据一个特定的检测项目来决定。

我中心使用的评价限主要借鉴 CLIA'88 并根据中国实际水平拟定。本研究中涉及的项目只有四个项目（直接胆红素、总铁结合力、铜和锌）的评价标准为靶值 ±2s，其余均为固定限，包括固定的百分数或数值（例如，靶值 ±15% 或靶值 ±10mmol/L）。表 16-1 显示了我中心判定一个定量项目检验结果是否可接受的具体案例。

表 16-1　2017 年实验室 A 钙和铜项目室间质量评价统计结果

项目	评价标准	样品编号	实验室结果(x)	靶值(X)	标准差(s)	偏差(D)	百分偏差($D\%$)	可接受范围下限	可接受范围上限	评价结果
钙	靶值 ±5%	201711	1.61	1.66	–	−0.05	−3.01	1.58	1.74	可接受
		201712	2.57	2.66	–	−0.09	−3.38	2.53	2.79	可接受
		201713	2.91	3.02	–	−0.11	−3.64	2.87	3.17	可接受
		201714	1.95	2.06	–	−0.11	−5.34	1.96	2.16	不可接受
		201715	2.57	2.74	–	−0.17	−6.20	2.60	2.88	不可接受
铜	靶值 ±2s	201721	10.52	11.24	1.405	−0.72	−6.41	8.43	14.05	可接受
		201722	10.85	11.34	1.418	−0.49	−4.32	8.51	14.18	可接受
		201723	42.15	42.86	5.358	−0.71	−1.66	32.15	53.58	可接受

续表

项目	评价标准	样品编号	实验室结果(x)	靶值(X)	标准差(s)	偏差(D)	百分偏差($D\%$)	可接受范围		评价结果
								下限	上限	
		201724	17.71	17.79	2.225	-0.08	-0.45	13.34	22.24	可接受
		201725	23.46	23.87	2.985	-0.41	-1.72	17.90	29.84	可接受

注:钙的评价标准是固定限(靶值 ±5%),所以当统计量 $|D\%|$ 大于 5 时其结果是不可接受的,如批号 201714 和 2010715。铜的评价标准是基于统计学的(靶值 ±2s),所以需先计算所在组的 s,再求可接受范围,使用这种评价标准将允许固定百分比的实验室通过,本例中项目铜将允许 95% 的实验室通过

六、室间质量评价成绩评价方式

我中心常规的定量检测项目的 EQA 计划每次均提供 5 个样品,每年开展一次、二次、三次。每次 EQA 活动中,某一检验项目的得分计算见公式 1,对于本研究中涉及的项目得分大于等于 80% 算及格。

$$某一检验项目得分 = \frac{该项目的可接受结果数}{该项目的总的测定样品数} \times 100\% \qquad 公式 1$$

七、室间质量评价不及格原因编码

本研究开发的临床检验定量测定项目室间质量评价不及格原因调查平台的主要特点是实现原因编码化,后台统计分析软件可对参加实验室上报的结果进行多层次的分析。为了实现编码化,在 2016 年 11 月,我中心利用现有的平台对 2016 年参加我中心 EQA 计划的实验室中的 15 个定量检测项目的 EQA 计划的不及格原因进行了预调查,然后结合《室间质量评价结果应用指南》(WS/T 414-2013)和 QMS24 两个指南中对 EQA 不及格原因的分类,总结出适合我国国情的 EQA 不及格原因分类,并对其进行编码。详细见附录 9。

这次预调查涉及的 15 个定量 EQA 计划分别为:常规化学、内分泌、特殊蛋白、脂类、心肌标志物、肿瘤标志物、血气和酸碱分析、血铅、糖化血红蛋白 A1c、脑钠肽 /N 末端前脑钠肽、半胱氨酸蛋白酶抑制剂 C、全血五元素、中孕期母血清产前筛查、尿液定量生化、脑脊液生化。

八、累积的室间质量评价结果散点图和条形图

图 16-2 为某家实验室 2017 年氯室间质量评价累积结果分布图(图 16-2A 散点图;图 16-2B 条形图)。

图形绘制原理:以项目"氯"的 EQA 结果为例说明"占允许偏差百分比"的具体计算方法,详细见表 16-2。计算步骤如下:

$$偏差 = 你室结果 - 靶值$$
$$|允许偏差| = 允许范围的上限 - 靶值 = 靶值 - 允许范围的下限$$
$$占允许偏差百分比 = \frac{偏差}{|允许偏差|} \times 100\%$$

表 16-2 氯的室间质量评价计算结果表

批号	你室结果	靶值	偏差	允许范围	｜允许偏差｜	占允许偏差百分比(%)
201521	68.6	73.3	−4.7	69.6~77.0	3.7	−127.03

｜占允许偏差百分比｜>100% 的结果是不可接受的(即棕黄色线区域外为不合格的结果)

散点图:横坐标为"质量评价活动",如 2017 年第一次,每次 EQA 活动有 5 个批号,所以每次有 5 个点;纵坐标为"占允许偏差百分比(%)"。

条形图:纵坐标为"质量评价活动",如 2017 年第一次,每次 EQA 活动有 5 个批号,所以每次有 5 根柱子;横坐标为"占允许偏差百分比(%)",只完整显示占允许偏差百分比(%)小于等于 100 的结果,超过 100 的柱子只延伸到棕色线条处。

图形解释:散点图和条形图均能直观地反映连续几次 EQA 结果趋势,例如当出现结果全部偏于靶值一侧且越来越远离中心线,则可能存在系统偏倚,实验室应该及时查找原因,这两种图形的意义类似。

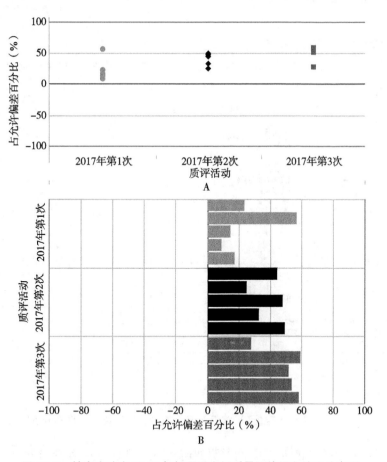

图 16-2 某家实验室 2017 年氯项目室间质量评价累积结果分布图
A. 散点图;B. 条形图

九、基于 web 电子化网络上报系统

基于 web 电子化网络上报系统作为临床检验定量测定项目室间质量评价不及格原因调查平台中的一部分,其主要功能包括:我中心 EQA 参评实验室可通过此系统自动绘制累积的 EQA 结果散点图和条形图,对 EQA 结果趋势进行分析;另外还可汇总特定年份的不及格项目并及时上报不合格项目的不及格原因及纠正措施;系统也将汇总选定年份间所有不及格项目的不及格原因并可查询我中心反馈的全国性的调查结果。因此本系统主要包括 4 个模块:数据分析、数据上报、已上报信息查看和调查结果回报。实验室使用我中心分配的用户名和密码登录检验医学信息网(http://www.clinet.com.cn/)便可进入此系统。下面对本系统的四个模块进行详细描述。

(一)数据分析

图 16-3 为临床检验定量测定项目室间质量评价不及格原因数据分析界面。实验室在此界面可自动绘制任一定量项目任一连续时间段内累积的 EQA 结果分布趋势图(包括散点图和条形图)。此模块不仅可以帮助实验室分析不及格的 EQA 结果,还可发现可能导致下次 EQA 不及格的潜在趋势,从而及时采取预防措施。

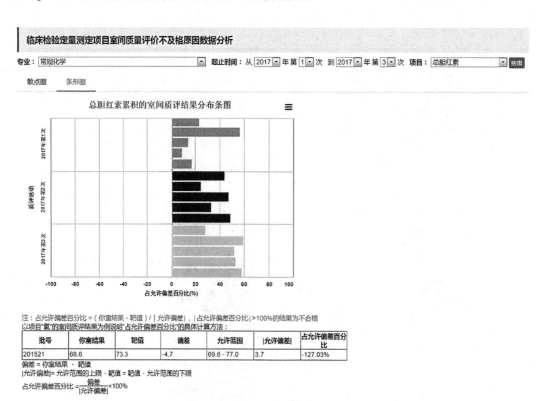

图 16-3 临床检验定量测定项目室间质量评价不及格原因数据分析界面

下面以图 16-4 中几个典型的案例说明如何利用累积的 EQA 结果分布条形图分析 EQA 结果趋势。

图 16-4A:2016 年三次 EQA 活动条形全部分布在靶值一侧,且条形有所增长,说明可能存在系统误差,但由于没有不及格,实验室未采取预防措施,导致 2017 年第一次 EQA 不及

格,发现是校准品开瓶较久,更换新批号校准品重新校准,2017 年第二次和第三次条形逐渐变短,说明采取的纠正措施有效。

图 16-4B:2017 年第一次 EQA 活动有两根条形的"占允许偏差百分比"分别是 673% 和 1 942%,明显大于 100%,因此考虑是结果上报问题导致 EQA 不及格,调查后发现是抄写错误,而 2017 年第二次 EQA 活动的条形全部位于靶值一侧,且"占允许偏差百分比"范围在 90%~176%,因此考虑是系统误差,调查后发现是更换新批号试剂未及时校准导致不及格,采取措施后,第三次 EQA 活动及格。

图 16-4C:条形均匀分布在靶值两侧,且靶值两侧均有较长的条形,说明随机误差较大,需要减少室内不精密度。

图 16-4D:2017 年三次 EQA 活动,条形从一侧转移至另一侧,说明存在系统误差,比如更换新批号的试剂。

图 16-4E:条形均匀分布于靶值两侧,条形长度都小于 20%,说明不存在系统误差,随机误差也较小,是较好的 EQA 结果。

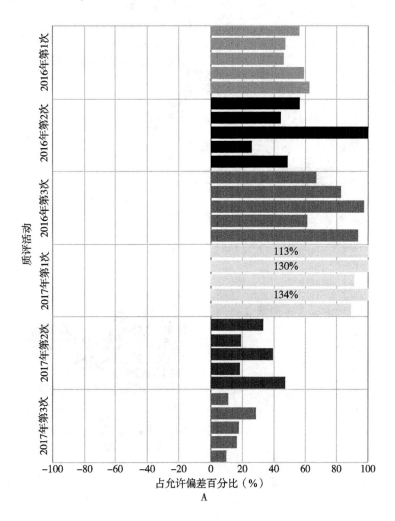

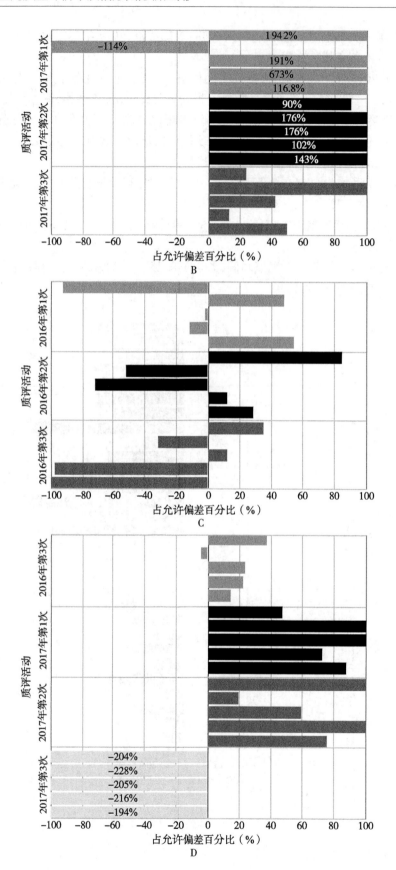

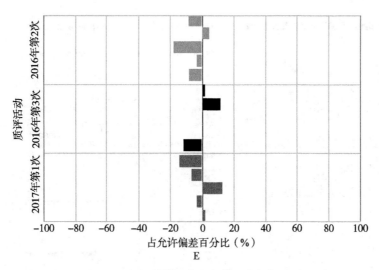

图16-4 室间质量评价累积结果分布条形图

A. 甘油三酯累积的室间质评结果分布条图；B. 氯累积的室间质评结果分布条图（2017年）；C. 氯累积的室间质评结果分布条图（2016年）；D. 总胆红素累积的室间质评结果分布条图；E. 肌酸激酶累积的室间质评结果分布条图

（二）数据上报

图16-5为临床检验定量测定项目室间质量评价不及格原因信息上报界面。选择相应的年份，表格中将会列出所选年份所有不及格的项目，点击相应项目所在行，将可以进行散点图和条形图的绘制，图形分析结果上报（针对条形图）和不及格原因及纠正措施上报。

此界面中不及格原因的上报完全实现编码化，实验室只需从所提供的原因分类中勾选。如果没有可供的选项，可选择其他，并手工文字输入。针对手工输入的原因，我中心将定期总结并更新原因分类编码。

实验室需要上报的信息包括两个部分：图形分析结果上报（针对图16-3）；不及格原因及纠正措施上报。当某个项目某部分内容上报完毕，表格中将会相应的变为"已上报"。

界面中还提供了3种EQA不及格原因分析工作表供实验室内部使用，详细见附录10~12。实验室可以根据自己的实际情况或偏好选择其中一种方案用于EQA不及格原因的调查。经统计2017年共有9 411个不及格EQA事件对应的实验室回答了题目"你室是否使用了我中心提供的"室间质量评价不及格原因分析工作表"？"，其中6 417(68.19%)个EQA事件对应的实验室使用了工作表，2 994(31.81%)个EQA事件对应的实验室未使用，选择方案1（附录10）、方案2（附录11）和方案3（附录12）对应的EQA事件个数分别为2 437(37.98%)个、3 179(49.54%)个和801(12.48%)个。大部分实验室觉得方案1更加直观，并对可能发生的潜在原因进行细化分责，方案2分析较为全面，易发现问题，与大部分实验室EQA结果不合格筛查工作表类似。方案3过于简单，原因不够细化。结合实验室反馈的意见对方案2做了进一步的改进，将其原因与网络上报系统中的原因编码一致，这也有利于之后的原因上报工作，因此推荐实验室使用方案2进行EQA不及格原因排查。

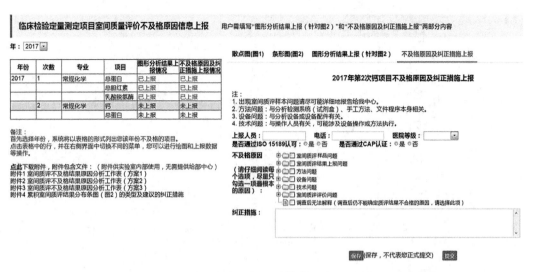

图 16-5　临床检验定量测定项目室间质量评价不及格原因信息上报界面

第二节　室间质量评价不及格原因调查平台的应用

如第一节所述,根据各种标准和政府文件对医学实验室 EQA 的要求,实验室在得到不及格的 EQA 成绩时,应及时查找项目不及格的原因并采取纠正措施。为促进 EQA 结果在改进临床实验室工作中的应用,本研究已顺利开发软件《临床检验定量测定项目室间质量评价不及格原因调查平台》,并将其应用于 2017 年 26 个定量检测项目的 EQA 计划不及格原因的调查。

一、材料与方法

2017 年我中心 EQA 参评实验室中有不及格项目的实验室。常规化学 EQA 计划项目包括:钾、钠、氯、钙、磷、葡萄糖、尿素、尿酸、肌酐、白蛋白(albumin,ALB)、总蛋白(total Protein,TP)、总胆固醇(total cholesterol,TC)、甘油三酯(triglyceride,TG)、丙氨酸氨基转移酶(alanine aminotransferase,ALT)、天门冬氨酸氨基转移酶(aspartate aminotransferase,AST)、总胆红素、碱性磷酸酶(alkaline phosphatase,ALP)、淀粉酶(amylase,AMY)、肌酸激酶(creatine kinase,CK)、乳酸脱氢酶(lactate dehydrogenase,LDH)、直接胆红素、铁、总铁结合力、镁、锂、铜、锌、γ- 谷氨酰基转移酶(γ-glutamyltranspeidase,GGT)、α- 羟丁酸脱氢酶(α-hydroxybutyrate dehydrogenase,α-HBDH)、胆碱酯酶、脂肪酶。

二、结果

1. EQA 不及格率和不及格原因回报率　2017 年常规化学 3 次 EQA 活动共有 169 963 个 EQA 事件,其中 7 060 个不及格 EQA 事件,总体不及格率为 4.15%,上报了 4 468 个不及格 EQA 事件的原因及纠正措施,回报率为 63.29%,各项目详细情况见表 16-3。其中氯(13.22%)、直接胆红素(11.48%)、总铁结合力(9.66%)、铜(14.55%)和锌(11.41%)的总体不及格率较高。

表 16-3　2017 年常规化学根据项目统计 EQA 不及格率和原因回报率

项目名称	总 EQA 事件（个）	不及格 EQA 事件（个）	不及格率（%）	上报原因的 EQA 事件（个）	不及格原因回报率（%）
钾	6 139	208	3.39	124	59.62
钠	6 136	216	3.52	123	56.94
氯	6 159	814	13.22	549	67.44
钙	6 363	531	8.35	325	61.21
磷	6 075	180	2.96	116	64.44
葡萄糖	7 159	234	3.27	134	57.26
尿素	7 139	288	4.03	177	61.46
尿酸	7 057	91	1.29	57	62.64
肌酐	7 119	173	2.43	97	56.07
TP	7 100	421	5.93	263	62.47
ALB	7 064	424	6.00	276	65.09
TC	7 073	131	1.85	77	58.78
TG	7 090	151	2.13	98	64.90
总胆红素	6 965	334	4.80	210	62.87
ALT	7 268	142	1.95	89	62.68
AST	7 126	95	1.33	54	56.84
ALP	6 871	348	5.06	228	65.52
AMY	5 545	153	2.76	92	60.13
CK	6 597	107	1.62	63	58.88
LDH	6 645	245	3.69	162	66.12
直接胆红素	6 724	772	11.48	512	66.32
铁	3 225	71	2.20	46	64.79
总铁结合力	983	95	9.66	60	63.16
镁	5 215	172	3.30	113	65.70
锂	78	6	7.69	4	66.67
铜	433	63	14.55	41	65.08
锌	596	68	11.41	41	60.29
GGT	6 949	179	2.58	112	62.57
α-HBDH	4 972	35	0.70	21	60.00
胆碱酯酶	4 225	63	1.49	37	58.73
脂肪酶	1 873	250	13.35	167	66.80
汇总	169 963	7 060	4.15	4 468	63.29

根据不同层次分组对 2017 年常规化学 EQA 不及格率进行统计如表 16-4 所示。不同医院类型 EQA 不及格率不同,民族医院的不及格率最高;随着医院等级增高不及格率逐渐减小;随着参加 EQA 时间延长,不及格率逐渐减小;通过 ISO 15189 或 CAP 认可的实验室比未通过的不及格率明显小;有 LIS 的实验室比没有的不及格率小。

表 16-4　2017 年常规化学室间质量评价不及格率分组统计表

		总 EQA 事件(个)	不及格 EQA 事件(个)	不及格率(%)
医院类型	综合医院	105 440	4 294	4.07
	专科医院	19 887	818	4.11
	中医医院	11 293	473	4.19
	中西医结合医院	3 325	118	3.55
	妇幼保健院	5 719	321	5.61
	民族医院	585	53	9.06
	其他	3 194	170	5.32
医院等级	三级甲等	90 717	3 070	3.38
	三级乙等	21 713	989	4.55
	二级甲等	22 928	1 192	5.20
	二级乙等	3 086	313	10.14
	其他	10 846	680	6.27
参加室间质量评价时间(年)	1~5	53 289	2 833	5.32
	6~10	43 689	1 836	4.20
	11~15	26 380	1 056	4.00
	16~20	46 631	1 335	2.86
是否通过 ISO15189 认可	是	19 075	324	1.70
	否	150 914	6 736	4.46
是否通过 CAP 认可	是	2 653	40	1.51
	否	167 336	7 020	4.20
是否有 LIS	是	150 134	5 681	3.78
	否	19 855	1 379	6.95
汇总		169 963	7 060	4.15

连续分别统计 2017 年常规化学 3 次 EQA 活动的不及格率,发现出现多次(2 次或 3 次)不及格的实验室很少(1.85%),绝大部分实验室只出现 1 次不及格(7.98%)(表 16-5)。

表 16-5　2017 年常规化学 3 次 EQA 活动不及格率统计表[家(%)]

项目名称	实验室总数	未出现不及格实验室	1 次不及格实验室	2 次不及格实验室	3 次不及格实验室	出现不及格实验室
钾	2 017	1 854(91.92)	132(6.54)	26(1.29)	5(0.25)	163(8.08)
钠	2 016	1 841(91.32)	150(7.44)	19(0.94)	6(0.30)	175(8.68)
氯	2 023	1 434(70.88)	425(21.01)	130(6.43)	34(1.68)	589(29.12)

续表

项目名称	实验室总数	未出现不及格实验室	1 次不及格实验室	2 次不及格实验室	3 次不及格实验室	出现不及格实验室
钙	2 085	1 690(81.06)	303(14.53)	65(3.12)	27(1.29)	395(18.94)
磷	1 994	1 836(92.08)	145(7.27)	11(0.55)	2(0.10)	158(7.92)
葡萄糖	2 351	2 151(91.49)	176(7.49)	18(0.77)	6(0.26)	200(8.51)
尿素	2 343	2 115(90.27)	188(8.02)	32(1.37)	8(0.34)	228(9.73)
尿酸	2 316	2 237(96.59)	73(3.15)	6(0.26)	0(0.00)	79(3.41)
肌酐	2 335	2 193(93.92)	122(5.22)	15(0.64)	5(0.21)	142(6.08)
TP	2 332	1 994(85.51)	282(12.09)	49(2.10)	7(0.30)	338(14.49)
ALB	2 321	1 978(85.22)	282(12.15)	50(2.15)	11(0.47)	343(14.78)
TC	2 319	2 204(95.04)	106(4.57)	6(0.26)	3(0.13)	115(4.96)
TG	2 326	2 204(94.75)	102(4.39)	17(0.73)	3(0.13)	122(5.25)
总胆红素	2 284	2 031(88.92)	200(8.76)	36(1.58)	17(0.74)	253(11.08)
ALT	2 389	2 271(95.06)	101(4.23)	15(0.63)	2(0.08)	118(4.94)
AST	2 340	2 263(96.71)	66(2.82)	9(0.38)	2(0.09)	77(3.29)
ALP	2 252	1 980(87.92)	220(9.77)	40(1.78)	12(0.53)	272(12.08)
AMY	1 798	1 690(93.99)	82(4.56)	19(1.06)	7(0.39)	108(6.01)
CK	2 161	2 066(95.60)	91(4.21)	3(0.14)	1(0.05)	95(4.40)
LDH	2 178	1 971(90.50)	180(8.26)	23(1.06)	4(0.18)	207(9.50)
直接胆红素	2 200	1 630(74.09)	428(19.45)	109(4.95)	33(1.50)	570(25.91)
铁	1 035	982(94.88)	43(4.15)	7(0.68)	3(0.29)	53(5.12)
总铁结合力	302	244(80.79)	42(13.91)	14(4.64)	2(0.66)	58(19.21)
镁	1 699	1 559(91.76)	120(7.06)	16(0.94)	4(0.24)	140(8.24)
锂	24	22(91.67)	0(0.00)	1(4.17)	1(4.17)	2(8.33)
铜	136	94(69.12)	31(22.79)	7(5.15)	4(2.94)	42(30.88)
锌	185	141(76.2)2	34(18.38)	5(2.70)	5(2.70)	44(23.78)
GGT	2 277	2 137(93.85)	115(5.05)	18(0.79)	7(0.31)	140(6.15)
α-HBDH	1 601	1 573(98.25)	28(1.75)	0(0.00)	0(0.00)	28(1.75)
胆碱酯酶	1 346	1 300(96.58)	38(2.82)	5(0.37)	3(0.22)	46(3.42)
脂肪酶	572	412(72.03)	127(22.2)	26(4.55)	7(1.22)	160(27.97)
汇总	55 557	50 097(90.17)	4 423(7.98)	797(1.43)	231(0.42)	5 460(9.83)

注:实验室总数指的是 2017 年我中心常规化学 3 次 EQA 计划均参加的实验室数

2. EQA 不及格原因分析

(1)EQA 不及格原因整体分布情况:2017 年实验室共上报了 5 896 个常规化学 EQA 不及格原因,其统计结果如图 16-6 和表 16-6 所示。从图 16-6A 可看出技术问题(33.53%)为导致 EQA 不及格的主要原因大类,其中校准问题(11.36%)和设备功能障碍(10.80%)为主要原因亚类,排名前 20 的原因亚类占 80.94%,调查后无法解释占 3.04%。

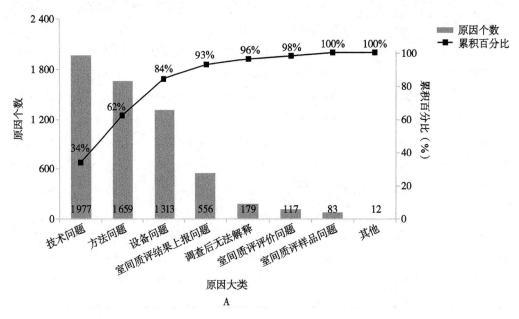

A

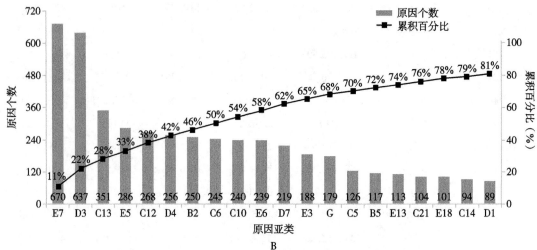

B

图 16-6　2017 年常规化学室间质量评价不及格原因分布图

A. 不及格分布图原因大类;B. 不及格原因亚类分布图 (只列出排名前 20 的原因亚类,编码见表 16-6)

表 16-6　2017 年常规化学室间质量评价不及格原因详细分布表

亚类编码	亚类名称	原因个数	百分比(%)
E7	校准问题(如校准曲线过期,校准品浓度输入错误、校准品过期)	670	11.36
D3	设备功能故障(如仪器老化;零件故障)	637	10.80
C13	试剂批间差异引起的不准确	351	5.95

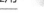

续表

亚类编码	亚类名称	原因个数	百分比（%）
E5	试剂过期、超过开瓶稳定时间段、失效或污染	286	4.85
C12	试剂或质控品本身质量问题	268	4.55
D4	纯水机或去离子水设备功能障碍	256	4.34
B2	抄写错误（结果没有正确地从设备屏幕或打印文件转录到报告表格上，如以相反顺序或一直向下逐行复印样品结果）	250	4.24
C6	使用非配套的试剂/校准品	245	4.16
C10	校准品本身质量问题（如校准品赋值不正确、校准品不稳定）	240	4.07
E6	不同批号试剂混加	239	4.05
D7	未定期执行设备维护	219	3.71
E3	质控品、校准品或试剂使用前处理不正确（包括复溶、配制、未混匀等）	188	3.19
G	调查后无法解释（调查后仍不能确定质量评价结果不合格的原因，请选择此项）	179	3.04
C5	方法偏离	126	2.14
B5	上报时选择的方法、仪器或试剂分组错误	117	1.98
E13	室间质量评价样品不适当的复溶	113	1.92
C21	室内质控方面问题（如不适当的质控方法或未做室内质控；质控品浓度与分析物浓度无关；质控规则或界限值不适当）	104	1.76
E18	加样或稀释错误	101	1.71
C14	未使用最新换代的试剂	94	1.59
D1	设备管道或孔被堵塞	89	1.51
E2	设备参数、检测模块或标本类型等设置未更改或错误	68	1.15
E4	质控品、校准品或试剂储存不适当	63	1.07
B8	上报数据不是原始数据，对数据进行了校正	60	1.02
D2	设备加样不准	54	0.92
E8	对室内质控失控未采取措施	46	0.78
F1	由于参加实验室数量不够导致不适当的分组	46	0.78
B6	上报项目错误（如将钠和钾的结果报反了）	45	0.76
B1	室间质量评价结果未提交（如未检测、未及时提交）	42	0.71
C17	基质效应引起的室间质量评价样品与患者样品的差异	41	0.70
C19	样品中可能包含干扰因素（这可能具有方法特异性）	33	0.56
F2	由于数据统计方法不当导致的不适当的靶值	33	0.56

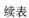

续表

亚类编码	亚类名称	原因个数	百分比（%）
A3	室间质量评价样品未在适当的温度下接收	32	0.54
C18	样品携带污染	30	0.51
C9	不适当的温育条件（如时间、温度和 / 或空气）	29	0.49
E11	未遵循室间质量评价使用说明书	28	0.47
E19	计算错误	27	0.46
D6	设备软件应用编程错误或遗漏	26	0.44
E1	未遵循建议对环境或设备进行监测（如温度、湿度等）	26	0.44
E15	室间质量评价样品复溶后未在规定时间内检测	26	0.44
F4	室间质量评价组织者数据输入不正确	26	0.44
E14	室间质量评价样品检测前未混匀	24	0.41
B3	单位报告不正确或单位换算错误	22	0.37
E9	检测了错误的样品（如在第一次 EQA 活动中错误地检测了第二次 EQA 活动的样品）	22	0.37
C15	结果接近方法检出限导致的不准确	21	0.36
A1	样品在运送时变质（污染;溶血;无活性;不均匀）	20	0.34
C7	该项目检测方法未经确认或验证	17	0.29
D5	设备数据处理功能出现障碍	17	0.29
C20	环境改变（如装修等）	15	0.25
D8	其他设备问题,请描述	15	0.25
B4	小数点位置错误	14	0.24
C4	未对员工进行培训和考核	12	0.20
E10	未遵循标准操作规程（SOP）	12	0.20
F3	评价区间不适当	12	0.20
H	其他	12	0.20
A2	室间质量评价样品未在规定的时间内接收（如一直放在收发室没有接收）	11	0.19
E16	室间质量评价样品处理时被污染	11	0.19
C8	使用不适当的参考区间	10	0.17
E12	室间质量评价样品不适当的储存	10	0.17
A4	室间质量评价样品标签贴错	7	0.12
A5	室间质量评价样品量不足	7	0.12
C22	其他方法问题,请描述	7	0.12

续表

亚类编码	亚类名称	原因个数	百分比（%）
E20	试验反应判断错误	7	0.12
E21	其他技术问题,请描述	7	0.12
A6	其他室间质量评价样品问题,请描述	6	0.10
B7	其他结果上报问题,请描述	6	0.10
C1	未编写相应项目的标准操作规程（SOP）	5	0.08
C2	标准操作规程（SOP）中的步骤描述不正确	4	0.07
C16	结果不在检测系统的分析测量范围(也称线性范围)内	4	0.07
C3	标准操作规程（SOP）与颁布的卫生标准不一致(例如使用过时的或不正确的抗生素报告方案)	3	0.05
E17	样品在设备上放置顺序或位置错误	3	0.05

（2）根据 z- 比分数分组统计 EQA 不及格原因：不同 z- 比分数分组其原因分布不完全相同，"室间质量评价结果上报问题"在 $|z| \geq |$ 分组中所占比例比其他 z- 比分数分组中高；相反"方法问题"在 $|z| \geq |$ 组中所占比例比其他 z- 比分数分组中低（图 16-7）。

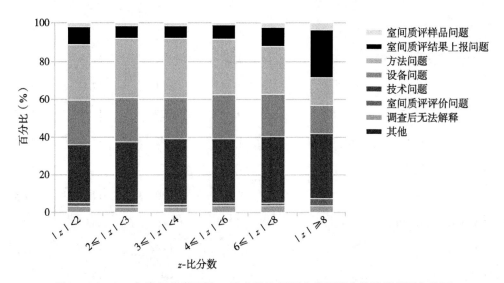

图 16-7　2017 年常规化学不同 z- 比分数和原因分类下不合格结果数百分比图

（3）根据医院基本信息统计 EQA 不及格原因：根据医院基本信息分组统计 2017 年常规化学室间质量评价不及格原因，如表 16-7 所示。每个分组中"与 EQA 过程相关"原因所占比例均比"与 EQA 过程不相关"原因小。随着医院等级由三级甲等向二级乙等递减，"与 EQA 过程相关"原因所占比例逐渐减小；随着参加 EQA 时间延长，"与 EQA 过程相关"原因所占比例逐渐减小；通过 ISO 15189 或 CAP 认可的实验室"与 EQA 过程相关"原因所占比例比未通过的实验室大；有 LIS 的实验室"与 EQA 过程相关"原因所占比例比没有的小。

表 16-7 根据医院基本信息分组统计 2017 年常规化学室间质量评价不及格原因

		原因是否与 EQA 过程相关(个)		原因是否与 EQA 过程相关所占比例(%)	
		是	否	是	否
医院类型	综合医院	666	2 909	18.63	81.37
	专科医院	101	613	14.15	85.85
	中医医院	37	375	8.98	91.02
	中西医结合医院	13	113	10.32	89.68
	妇幼保健院	52	165	23.96	76.04
	民族医院	0	33	0.00	100.00
	其他	31	72	30.10	69.90
医院等级	三级甲等	440	2 100	17.32	82.68
	三级乙等	137	760	15.27	84.73
	二级甲等	139	868	13.80	86.20
	二级乙等	10	110	8.33	91.67
	其他	173	440	28.22	71.78
参加室间质量评价时间(年)	1~5	520	1 940	21.14	78.86
	6~10	284	1 347	17.41	82.59
	11~15	88	629	12.27	87.73
	16~20	115	741	13.43	86.57
是否通过 ISO15189 认可	是	75	156	32.47	67.53
	否	932	4 501	17.15	82.85
是否通过 CAP 认可	是	12	13	48.00	52.00
	否	995	4 644	17.64	82.36
是否有 LIS	是	848	3 975	17.58	82.42
	否	159	682	18.91	81.09
汇总		1 007	4 657	17.78	82.22

3. 多次 EQA 不及格原因分析

(1)连续 3 次 EQA 不及格实验室原因分析:根据原因亚类统计 EQA 不及原因,总体来看出现连续 3 次 EQA 不及格的实验室中有 24.32% 的实验室因相同原因导致不及格,35.14% 的实验室每次不及格的原因不同,40.54% 的实验室其中有一次原因不同,详细见表 16-8。

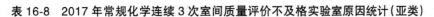

表 16-8　2017 年常规化学连续 3 次室间质量评价不及格实验室原因统计（亚类）

项目名称	3 次不及格实验室数	3 次不及格实验室数(已上报原因)	3 次原因相同实验室数	2 次原因相同实验室数	3 次原因均不同实验室数	3 次原因相同率(%)	2 次原因相同率(%)	3 次原因均不同率(%)
钾	5	1	0	0	1	0.00	0.00	100.00
钠	6	1	0	1	0	0.00	100.00	0.00
氯	34	24	6	8	10	25.00	33.33	41.67
钙	27	10	4	3	3	40.00	30.00	30.00
磷	2	1	1	0	0	100.00	0.00	0.00
葡萄糖	6	2	0	1	1	0.00	50.00	50.00
尿素	8	4	2	1	1	50.00	25.00	25.00
尿酸	—	—	—	—	—	—	—	—
肌酐	5	1	0	1	0	0.00	100.00	0.00
TP	7	3	1	2	0	33.33	66.67	0.00
ALB	11	4	1	1	2	25.00	25.00	50.00
TC	3	—	—	—	—	—	—	—
TG	3	2	1	1	0	50.00	50.00	0.00
总胆红素	17	9	2	2	5	22.22	22.22	55.56
ALT	2	1	0	0	1	0.00	0.00	100.00
AST	2	—	—	—	—	—	—	—
ALP	12	8	2	3	3	25.00	37.50	37.50
AMY	7	5	2	2	1	40.00	40.00	20.00
CK	1	—	—	—	—	—	—	—
LDH	4	2	0	1	1	0.00	50.00	50.00
直接胆红素	33	19	2	10	7	10.53	52.63	36.84
铁	3	1	0	1	0	0.00	100.00	0.00
总铁结合力	2							
镁	4	1	0	1	0	0.00	100.00	0.00
锂	1	1	1	0	0	100.00	0.00	0.00
铜	4	2	0	2	0	0.00	100.00	0.00
锌	5	1	1	0	0	100.00	0.00	0.00
GGT	7	4	0	3	1	0.00	75.00	25.00
α-HBDH		—	—	—	—	—	—	—
胆碱酯酶	3	1	0	0	1	0.00	0.00	100.00
脂肪酶	7	3	1	1	1	33.33	33.33	33.33
汇总	231	111	27	45	39	24.32	40.54	35.14

对连续 3 次 EQA 不及格的实验室的原因大类和亚类进行分析(图 16-8)。从图 16-8A 可看出:3 次 EQA 不及格原因中,"技术问题"和"调查后无法解释"逐渐增加,"室间质量评价上报问题"逐渐减少。从图 16-8B 可看出:"设备功能障碍"(14.71%)、"试剂批间变异引起的不准确"(10.21%)、"校准问题"(8.41%)为主要原因亚类。

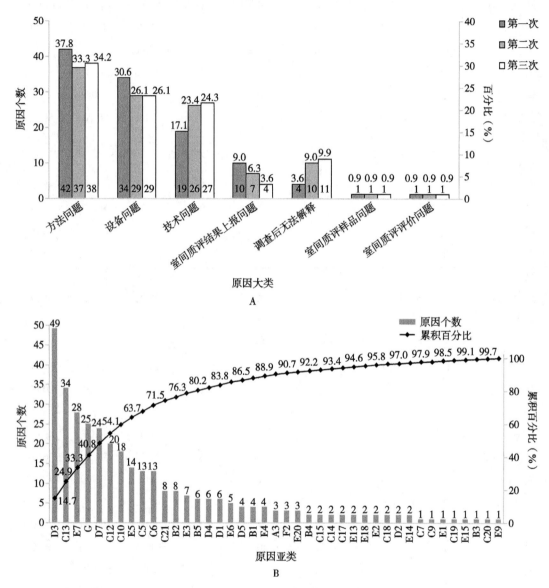

图 16-8　2017 年常规化学连续 3 次室间质量评价不及格实验室原因统计
A:不及格原因大类;B:不及格原因亚类(编码见表 16-6)

根据第一次上报的原因大类分组描述连续 3 次 EQA 不及格的实验室原因亚类:①上报"室间质量评价样品问题"只有 1 家实验室。②10 家实验室第一次上报原因大类为"室间质量评价结果上报问题",5 家实验室及时更正,但因其他原因导致第二次和第三次不及格,另外 5 家实验室第二次仍然因"室间质量评价结果上报问题"导致不及格,第三次均发现问题,但因其他原因导致不及格。其中 2 家实验室在第二次不及格后发现仪器老化购买了新的仪器,但第三次因校准问题导致不及格。③42家实验室第一次上报原因大类为"方法问题",原因亚类主要为C13(12家)、C5(6家)、C6(6家)、C12(4家),其中9家实验室三次上报的的原因亚类相同,分别为C13(4家)、C6(2家)、C12(2家)、C21(1家),21家实验室三次上报的原因大类均是"方法问题",其中18家实验室认为是系统误差导致三次EQA不及格。④34家实验室第一次上报原因大类为"设备问题",原因主要为D3(25家)和D7(3家),9家实验室三次上报的原因亚类相同,分别为D3(6家)和D7(3家),另外18家实验室三次上报的原因大类均是"设备问题",其中12家实验室认为是系统误差导致三次EQA不及格。⑤19家实验室第一次上报原因大类为"技术问题",主要为E3(3家)、E5(5家)、E6(3家)、E7(6家),4家实验室上报的原因亚类相同,分别为E5(1家)和E7(3家),另外9家实验室三次上报的原因大类均是"技术问题",其中5家实验室认为是系统误差导致三次EQA不及格。⑥1家实验室三次原因均上报F2。⑦4家实验室第一次上报原因大类为"调查后无法解释",其中3家实验室之后也未调查出原因,另外1家后来发现是校准问题。

　　分析连续3次不及格的实验室的EQA累积结果分布条形图发现:第一次、第二次、第三次EQA结果全部位于靶值一侧的实验室分别为72家(64.86%)、73家(65.77%)和66家(59.46%),三次EQA结果全部位于靶值一侧的实验室有42家(37.84%),结果从靶值一侧转移另一侧的实验室有24家(21.62%)。分析实验室上报的误差来源发现:对于第一次、第二次、第三次EQA不及格误差来源,分别有73家(65.77%)、79家(71.17%)、76家(68.48%)实验室认为是系统误差。详细见表16-9。

　　以"TP"为例具体分析EQA不及格原因,3家实验室上报了原因,其中一家实验室认为导致其TP不及格的原因是使用单试剂,稳定性差,导致系统偏离靶值,第三次EQA不及格后打算更换双试剂,EQA累积结果分布条形图也均显示为系统误差。另一家实验室因校准问题一直不能解决导致连续3次EQA不及格。还有一家实验室虽采取了一系列措施,如对仪器维护保养,重新校准,更换新批号试剂,一直失控,因此最终没有找到根本原因。

表16-9　2017年常规化学连续3次EQA不及格实验室EQA
结果分布趋势和误差来源

室间质量评价活动	内容	实验室数	百分比(%)
第一次	结果全部位于靶值一侧	72	64.86
	系统误差	73	65.77
	随机误差	32	28.83
	过失误差	6	5.41
第二次	结果全部位于靶值一侧	73	65.77
	系统误差	79	71.17
	随机误差	25	22.52
	过失误差	7	6.31

续表

室间质量评价活动	内容	实验室数	百分比（%）
第三次	结果全部位于靶值一侧	66	59.46
	系统误差	76	68.47
	随机误差	27	24.32
	过失误差	8	7.21
统计 2017 年三次结果	连续 3 次结果全部位于靶值一侧	42	37.84
	结果从靶值一侧转移到另一侧	24	21.62
	结果分布没有规律	45	40.54

（2）连续 2 次 EQA 不及格实验室原因分析：根据原因亚类统计 EQA 不及原因，总体来看出现连续 2 次 EQA 不及格的实验室中有 35.80% 的实验室因相同原因导致不及格，64.20% 的实验室 2 次不及格的原因不同，详细见表 16-10。

以"TP"为例具体分析 EQA 不及格原因，18 家实验室上报了原因。其中 7 家两次上报原因相同，分别为 E7（3 家），采取的措施为更换校准品和试剂重新校准；C12（1 家），采取的措施为更换试剂厂家；C13（1 家），采取的措施为更换新批号试剂并重新校准；C17（1 家），实验室使用的是 TP 单试剂，采购双试剂并用两种试剂同时检测患者血清具有可比性，说明可能是由于 EQA 样品在 TP 单试剂和双试剂间不存在互通性导致不及格；"调查后无法解释"（1 家），未采取纠正措施。两次原因不同的实验室中上报的原因包括：B2（3 个）、E7（3 个）、B5（2 个）、D3（2 个）、E5（2 个）、E6（2 个）、C12（1 个）、C18（1 个）、C6（1 个）、C17（1 个）、D1（1 个）、D7（1 个）、E3（1 个）、G（1 个）。

表 16-10 2017 年常规化学连续 2 次室间质量评价不及格实验室原因统计（亚类）

项目名称	2 次不及格实验室数	2 次不及格实验室数（已上报原因）	2 次原因相同实验室数	2 次原因不同实验室数	2 次原因相同率（%）	2 次原因不同率（%）
钾	16	10	4	6	40.00	60.00
钠	16	8	0	8	0.00	100.00
氯	100	61	24	37	39.34	60.66
钙	46	22	7	15	31.82	68.18
磷	7	3	1	2	33.33	66.67
葡萄糖	12	4	2	2	50.00	50.00
尿素	23	12	2	10	16.67	83.33
尿酸	5	2	0	2	0.00	100
肌酐	12	6	4	2	66.67	33.33
TP	32	18	7	11	38.89	61.11
ALB	33	23	7	16	30.43	69.57
TC	2	—	—	—	—	—
TG	12	6	2	4	33.33	66.67

续表

项目名称	2次不及格实验室数	2次不及格实验室数(已上报原因)	2次原因相同实验室数	2次原因不同实验室数	2次原因相同率(%)	2次原因不同率(%)
总胆红素	22	18	6	12	33.33	66.67
ALT	13	6	2	4	33.33	66.67
AST	6	2	0	2	0.00	100
ALP	38	25	9	16	36.00	64.00
AMY	16	7	3	4	42.86	57.14
CK	4	2	2	0	100.00	0.00
LDH	17	8	1	7	12.50	87.50
直接胆红素	88	56	21	35	37.50	62.50
铁	6	3	2	1	66.67	33.33
总铁结合力	9	4	3	1	75.00	25.00
镁	11	3	1	2	33.33	66.67
锂	1	—	—	—	—	—
铜	5	4	2	2	50.00	50.00
锌	4	3	1	2	33.33	66.67
GGT	10	3	1	2	33.33	66.67
α-HBDH	—	—	—	—	—	—
胆碱酯酶	5	4	0	4	0	100.00
脂肪酶	22	15	7	8	46.67	53.33
汇总	593	338	121	217	35.80	64.20

（3）间隔 2 次 EQA 不及格实验室原因分析：根据原因亚类统计 EQA 不及格原因，总体来看出现间隔 2 次 EQA 不及格的实验室中有 34.06% 的实验室因相同原因导致不及格，65.94% 的实验室 2 次不及格的原因不同，详细见表 16-11。

表 16-11　2017 年常规化学间隔 2 次室间质量评价不及格实验室原因统计（亚类）

项目名称	2次不及格实验室数	2次不及格实验室数(已上报原因)	2次原因相同实验室数	2次原因不同实验室数	2次原因相同率(%)	2次原因不同率(%)
钾	11	4	1	3	25.00	75.00
钠	5	1	1	0	100.00	0.00
氯	38	22	10	12	45.45	54.55
钙	22	18	2	16	11.11	88.89
磷	6	5	5	0	100.00	0.00
葡萄糖	6	3	1	2	33.33	66.67
尿素	10	5	4	1	80.00	20.00

续表

项目名称	2次不及格实验室数	2次不及格实验室数(已上报原因)	2次原因相同实验室数	2次原因不同实验室数	2次原因相同率(%)	2次原因不同率(%)
尿酸	3	2	1	1	50.00	50.00
肌酐	4	1	0	1	0.00	100.00
TP	19	12	5	7	41.67	58.33
ALB	19	6	1	5	16.67	83.33
TC	4	3	1	2	33.33	66.67
TG	5	3	0	3	0.00	100.00
总胆红素	14	7	1	6	14.29	85.71
ALT	3	1	0	1	0.00	100.00
AST	4	2	1	1	50.00	50.00
ALP	3	2	1	1	50.00	50.00
AMY	5	2	0	2	0.00	100.00
CK	—	—	—	—	—	—
LDH	6	5	2	3	40.00	60.00
直接胆红素	26	14	1	13	7.14	92.86
铁	2	1	1	0	100.00	0.00
总铁结合力	7	4	1	3	25.00	75.00
镁	5	3	2	1	66.67	33.33
锂	—	—	—	—	—	—
铜	3	3	1	2	33.33	66.67
锌	3	1	1	0	100.00	0.00
GGT	9	3	2	1	66.67	33.33
α-HBDH	—	—	—	—	—	—
胆碱酯酶	—	—	—	—	—	—
脂肪酶	10	5	1	4	20.00	80.00
汇总	252	138	47	91	34.06	65.94

以"TP"为例具体分析 EQA 不及格原因,12 家上报了原因,5 家实验室两次因相同原因导致 EQA 不及格,上报 D3 的实验室第一次采取的措施是找厂家调试,第二次更换零件;上报 C13 的两家实验室第一次采取的措施是更换新批号试剂,第二次是更换试剂厂家;上报原因是 E7 的实验室两次均是通过更换新的校准品重新校准;上报 E2 的实验室第一次重新设置参数,第二次更改设备参数并进行回顾性验证;上报 D7 的实验室均是通过联系工程师处理。两次上报原因不同的实验室,均因新的问题导致 EQA 不及格,比如原因亚类 C12、D4、B5、E11、E5、C4、D2。5 家实验室两次均认为是系统误差导致 EQA 不及格。

4. EQA 与 IQC 结果联合分析 随着 CV 值增大,100% 及格率逐渐减小,≤ 80% 不及格率和 ≤ 60% 不及格率逐渐增大,详细见表 16-12。

表 16-12　2017 年常规化学室内质量控制中当月 *CV* 与室间质量评价不及格率关系表

当月 *CV*(%)	总 EQA 事件(个)	100% 及格 EQA 事件(个)	100% 及格率(%)	≤ 80% 不及格 EQA 事件(个)	≤ 80% 不及格率(%)	≤ 60% 不及格 EQA 事件(个)	≤ 60% 不及格率(%)
CV<2.5	58 539	54 535	93.16	4 004	6.84	1 659	2.83
2.5 ≤ *CV*<5	43 246	39 486	91.31	3 760	8.69	1 702	3.94
5 ≤ *CV*<7.5	11 346	9 955	87.74	1 391	12.26	677	5.97
7.5 ≤ *CV*<10	3 553	3 003	84.52	550	15.48	272	7.66
10 ≤ *CV*<12.5	1 275	1 061	83.22	214	16.78	125	9.80
12.5 ≤ *CV*	1 241	1 029	82.92	212	17.08	122	9.83

注:当月在控 *CV*(%)统一取实验室上报的第一个浓度水平对应的当月在控 *CV*

100% 及格 EQA 事件:一个 EQA 事件中 5 个批号的结果均合格,即分数为 100%;≤ 80% 不及格 EQA 事件:一个 EQA 事件中 5 个批号至多 4 个批号结果合格,即分数小于等于 80%;≤ 60% 不及格 EQA 事件:一个 EQA 事件中 5 个批号至多 3 个批号结果合格,即分数小于等于 60%。

第三节　讨　论

根据 EQA 不及格次数统计发现一年中出现某个项目不及格的可能较大,但出现多次或连续多次不及格的概率很小,这与 Steven J 等开展的 CAP Q-Probes 研究结果接近(连续不及格 EQA 事件的概率为 0.6%)。因此对于出现多次不及格的实验室应全面查找原因,本节也对这些实验室的不及格原因单独进行了分析。

本节分别对 26 个计划整体 EQA 不及格原因进行了分析,当不及格原因划分为如表 16-13 中所示 7 大类时,本研究结果与国内外研究结果相似。分析原因亚类发现排名前十的原因占所有原因的 50%,其中原因"抄写错误"、"单位换算错误"、"不适当的分组"与 EQA 过程相关的原因占 12.07%,但"抄写错误"和"单位换算错误"在实验室检测和报告患者结果时不会发生,因此实验室如果经

表 16-13　国内外研究中室间质量评价不及格原因分布情况(%)

原因类型	研究					
	Hoeltge 和 Duckworth 等	Steindel 和 Howanitz 等	Xiaojuan Liu 等	赵海建等	李婷婷等	本研究(26 个计划)
室间质量评价结果上报问题	27	12	5	7	16	14
方法问题	31[a]	19	40	45	10	26
设备问题		14	6	29	27	18

续表

原因类型	研究					
	Hoeltge 和 Duckworth 等	Steindel 和 Howanitz 等	Xiaojuan Liu 等	赵海建等	李婷婷等	本研究(26个计划)
技术问题	19	19	15	8	37	31
室间质量评价样品问题	3[b]	7[b]	24	0	0	2
室间质量评价评价问题			4	0	2	6
调查后无法解释	20	24	7	12	9	4
其他	—	6	—	—	—	1

注:[a] 包括"方法问题"和"设备问题"

[b] 包括"室间质量评价样品问题"和"室间质量评价评价问题"

常因为这种与 EQA 过程相关的原因导致不及格将不能很好地利用 EQA 结果改进实验室质量,不过随着以后 EQA 结果上报系统的完善,希望可以减少这部分人为过失带来的误差。而对于原因"不适当的分组",这看似是 EQA 组织者的问题,但因为我国实验室使用的检测系统很多情况下不配套,这给 EQA 评价时分组带来很大的困难。参评实验室可通过登录检验医学信息网,在"临检中心数据分析"模块对 EQA 结果进行深度分析,另外我中心反馈的各计划详细的 EQA 报告中给出了每个项目不同分组的靶值和扩展不确定度,对于相对不确定度(扩展不确定度/靶值)较大的组,实验室应考虑不确定度对评价结果的影响,特别是不及格的实验室,可将不确定度和评价标准结合,对结果进行复评。另外"校准问题"(9.56%)为导致 EQA 不及格的最主要原因,这主要是因为校准曲线过期、校准方法错误、校准品过期等造成,很多实验室在发现了 EQA 结果不合格后才重新校准。这可能与实验室没有制定合适的 SOP 文件或没有按照 SOP 文件执行有关,实验室应该时刻严格执行 SOP 文件,不能因为患者标本量较少或工作量太大而不进行定期校准。"设备功能障碍"(8.26%)为排名第二的原因,这主要是因为实验室没有及时更换超过使用期限的零件(如电极、层析柱、灯泡等)或者仪器老化未及时申请购买新仪器导致,说明很多实验室当结果不准确了才采取措施。排名第三的原因是"试剂批间差异引起的不准确"(4.68%),很多文献也报道了试剂批间变异将影响 EQA 结果甚至患者结果。拥有"较差"质量评价的参评实验室,当分别使用方法特异性靶值和试剂批号特异性靶值时,其 EQA 不及格率从 38% 降至 10% 和 4%,实验室间 CV 增大的原因可能是使用的试剂批号增多或试剂变异增大造成的。因此在反馈 EQA 结果时给出不同试剂批号统计结果将可能解释实验室不及格的原因。建议 EQA 组织者登记试剂批号并进行适当的统计,对于试剂批号对 EQA 样品检测结果有很大影响的项目应该在 EQA 报表中给予更多的信息,帮助实验室、厂家、EQA 组织者查找 EQA 不及格的原因,实验室可能启动试剂批号差异对患者样品结果是否造成影响的调查,厂家可能通过试剂批间变异的分析发现试剂错误的存储环境,EQA 组织者可能发现 EQA 样品可能对不同的试剂批号不具有互通性。另外"试剂过期、超过开瓶稳定时间段、失效或污染"(4.17%)也是导致 EQA 不及格的主要原因,特别是一些标本量较少的实验室,出现这种情况更多,因此建议实验室停止开展标本量过少的项目,况且从这次调查中还发现对于标本量过少的项目,很多实验室都不做 IQC,因此患者检测结果根本无法保证。另外所占比例较大的原因亚类还包括"未定期执行设备维护"(3.73%)和"试剂或质控品本身质量问题"(3.49%),这些原因均是由于实验室本身原因导致,实验室为了减轻工作负担,不定期对仪器进行维护,或者频率比厂家建议的少,出现"试剂或质控品本身质量问题",实验室可以参考我中心根据试剂分组评价 EQA 结果选择新的试剂厂家。另外本研究还标注了"与 EQA 过程相关"的原因,其所占比例为 26.90%,与 Steindel 等的研究结果一致,说明通过参加我中心组织的 EQA 活动可以帮助实验室发现检测性能方面的问题。本研究中"调查后无法解释"所占比例只有 3.62%,比其他研究都小(表 16-13),这可能与本研究向参评实验室提供了"室间质量评价不及格原因分析工作表"以及可通过网络上报系统自动绘制"累积的室间质量评价结果分布图"相关。

常规化学主要的不及格原因与大部分计划类似,主要是"校准问题"、"设备功能障碍"和"试剂批间差异引起的不准确",但与其他计划相比不同的是"与 EQA 过程相关"的原因(17.78%)所占比例较小,这可能是因为常规化学计划开展时间较长,实验室积累了一定的经验,另外 EQA 组织者对常规化学 EQA 活动的组织也较成熟,但还是有个别实验室上报"室间质量评价样品标签贴错",这也是 EQA 组织者应该努力杜绝的差错。分析连续多次 EQA 不及格的实验室原因发现,导致连续 3 次 EQA 不及格的原因也主要是"设备功能障碍"、"试剂批间变异引起的不准确"、"校准问题",说明常规化学的日常检测中也需着重注意这三个方面的问题。比如定期对仪器进行维护,注意各零件的使用期限及时更换老旧的零件,另外需定期进行校准,更换新批号的试剂应重新校准。这些出现顽固性的连续多次 EQA 不及格很多情况下需要参加多次 EQA 活动才能发现根本原因,就算发现了根本原因,措施也不易执行,比如更换新的仪器、试剂或校准品厂家,需要申请等一系列流程,因此根本原因不能立马解决。从上报的原因来看,"室间质量评价结果上报问题"所占比例很少,就算出现一般在第二次或第三次就能容易的发现。但对于系统误差,实验室可能需要从各方面进行原因排查,实验室大部分选择首先对仪器进行维护,然后重新校准,或者更换新的试剂、校准品等,当第二次仍然不及格时,则可能寻求厂家帮助,比如对仪器进行大保养,更换老旧的零件,第三次甚至一直出现不及格则可能会考虑更换新的试剂或校准品厂家,由于一次 EQA 结果可能不能体现分布趋势,因此阻碍了实验室的原因调查。研究中还发现连续 3 次结果均分布于靶值一侧或从一侧转移到另一侧所占比例较大(59.46%),说明出现连续不及格的实验室主要考虑是系统误差导致,而实验室的调查结果也显示误差来源主要是系统误差(第一次 65.77%、第二次 71.17%、第三次 68.47%),这也说明出现连续多次 EQA 不及格的项目其患者检测结果也可能会受到影响。美国 CLIA'88 要求对于一年三次 EQA 活动的项目出现 2 次及以上不及格将受到监管制裁,对于我中心参评实验室将不能得到合格证书。

根据 z-比分数可以初步帮助实验室将原因锁定在几个原因大类,本研究发现分室间质量评价结果上报问题"在 $|z| \geqslant$ 组中所占比例比其他 z-比分数组中明显高;相反"方法问题"在 $|z| \geqslant$ 组中所占比例比其他组中低。因此,当 $|z| \geqslant$ 时,应该首先排除因"室间质量评价结果上报问题"导致 EQA 不及格的可能性,因为这个大类的原因也比较好排除不需花费太多时间;对于 $|z| < 3$ 区域的不合格结果很可能受统计误差的影响,因此可以首先调查是否存在方法和技术上的问题,当不能查找到原因时,为了节省人力物力,

可选择暂停调查，观察下一次 EQA 结果，如果再次出现不及格则应该进行全面调查，因为出现连续不及格的概率是很小的。

根据医院基本信息分组统计 EQA 不及格原因发现"与 EQA 过程相关"的原因在每个分组中均比"与 EQA 过程不相关"的原因所占比例低，说明我中心组织的 EQA 活动能够较好地识别实验室的检测误差，实验室 EQA 不及格主要是因为实验室本身，包括检测系统、实验室人员能力等造成的，而不是与 EQA 过程相关的原因导致。通过 ISO 15189 或 CAP 认可的实验室中"与 EQA 过程相关"的原因所占比例较大，这也间接证实了这些实验室的性能比未通过认可的实验室更好。由于"与 EQA 过程相关"的原因与参加 EQA 活动的经验相关，所以参加 EQA 时间较长的医院，EQA 活动积累的经验更丰富，所以因与 EQA 过程相关导致不及格的概率也就更低，这也进一步说明了参加 EQA 时间越长 EQA 不及格率更低的原因所在。内分泌计划 EQA 不及格最主要的原因亚类"单位报告不正确或单位换算错误"随着参加 EQA 时间增长所占比例减少，也说明"与 EQA 过程相关"的原因导致 EQA 不及格会随着 EQA 经验的积累而减少。而有 LIS 的实验室"与 EQA 过程相关"的原因所占比例较小，可能是因为有 LIS 的实验室可以将结果直接从仪器中导出或打印出来无需人工摘抄，从而减少了这部分的过失误差。

EQA 组织者可通过识别参评实验室的检测性能并激励其调查不满意性能的原因来大幅度扩大其服务的价值。我国和国际组织均颁布了有关如何阅读 EQA 结果和调查检测误差来源的相关指南。EQA 组织者有能力识别导致大部分实验室不及格的原因，并将这些信息反馈给参评实验室，从而促进仪器设计和实验室服务的持续改进。本研究也证实导致 EQA 不及格的主要原因是实验室本身检测性能而非与 EQA 过程相关的原因，因此实验室可通过参加我中心的 EQA 活动监测实验室的检测性能。IQC 和 EQA 作为实验室全面质量管理体系的重要组成部分，在实验室质量保证中具有重要作用。实验室应该通过 IQC 长期监控检测系统的精密度，并通过参加权威的 EQA 组织组机构开展的 EQA 计划来保证检测系统的可比性。本次 EQA 不及格原因调查只针对定量检测项目，但我中心也开展了其他半定量、定性的检测项目的 EQA 计划，接下来的调查希望将这部分项目也纳入其中。

第十七章

室间质量评价的质控规则及应用

    临床实验室通过参加 EQA 了解检验结果的可比性,监测检测系统的准确性,发现问题并改进分析能力和实验方法。随着观念的更新和检验技术的不断进步,人们对检验结果的质量日益关心,政府也通过法规和制度的建立逐步规范医疗行为。在这样的背景下,临床检验的 EQA 不仅是作为教育和帮助实验室提高检验质量、解决质量问题的一种工具,同时也成为卫生行政部门规范医学检验行为、评价临床实验室质量的重要手段之一。某些在室内质控中无法发现的误差可以通过室间质量评价反映出来,如室内质控的控制线设定不合适、设定过宽、在回顾室内质控过程中误差被遗漏、质控物的基质效应等。这也正是室间评价较室内质控最大的优势所在。为发掘 EQA 回报结果所提供的丰富信息,提高其误差检出能力,于 20 世纪 90 年代初便有国外学者提出了用于 EQA 结果分析的质控规则,EQA 参加者可用其进行数据的分析。在现阶段,国家卫生健康委临床检验中心室间质量评价计划采用的评价标准来自中华人民共和国国家标准 GB/T 20470-2006《临床实验室室间质量评价要求》,该标准来源于美国临床实验室改进修正法案(CLIA'88)提出的常规检验项目的允许总误差。这一评价限更多地基于所有临床实验室所能达到的分析质量水平,而非临床所需要的质量水平,这是由室间质量评价的性质决定的,室间质量评价计划的目的是改进检验质量,改进质量的重要策略是鼓励多数实验室或方法,鞭策少数实验室或者方法。临床实验室日常质量管理和控制中不应仅以 EQA 合格为目标,对于 EQA 合格的结果,可利用相应的多规则方案进行分析。设计合理的多规则方案可检出那些足以产生临床不可接受结果的潜在分析误差,从而进一步进行误差来源的调查并有目的、针对性地采取相应的纠正措施,从而有效预防各种分析偏差的发生。

    美国学者 Westgard 等人应用计算机模型研究了实验室室内质量控制的性能,通过引入已知的随机误差和系统误差来评估各种质控规则检出误差的能力;Ehrmeyer SS,Laessig RH 等人曾研究过在室间质量评价计划与实验室内随机误差(实验室变异系数)和系统误差(实验室偏倚)之间建立关系。原卫生部临床检验中心王治国研究员也对此作过研究,开发了相应的室内质量控制模拟软件,并研究了多种质控规则的性能特征及其适用性。

    本章节的作者研究开发了"定量检测项目室间质量评价数据分析控制规则软件",该软件生成随机数据,模拟计算不同规则对特定实验室 EQA 结果的临界误差检出率

（probability of error detecting，Ped）及假失控概率（probability of false rejection，Pfr），并作出功效函数图。实验室可根据室内质控和室间质量评价结果选择合适的质控规则，分析 EQA 结果，判断其误差来源，采取针对性的改进措施。

第一节　室间质量评价的质量控制规则计算机模拟程序研究

一、质量控制规则在室间质量评价中的应用

1993 年 Cembrowski GS 等人首先将质量控制规则用于室间质量评价数据的评价，2005 年 R.Neill Carey 等人先后总结了 1993—2005 年 10 多年间，质量控制规则用于室间质量评价数据评价的实践经验，并得出了如下结论：质量控制规则的选择是很复杂的事情，实验室需要根据每个项目的分析质量性能和分析质量要求选取适合的质量控制规则，没有通用质量控制规则可以适合所有实验室及所有项目。2004 年王治国研究员主编的《临床检验质量控制技术》一书中，首次提出了应用质量控制规则分析室间质量评价数据。目前国内外在这一领域都处于理论研究阶段，没有大规模用于室间质量评价数据分析，也没有开发可供临床实验室使用的软件。

二、计算机模拟的理论基础

1. 用质量控制规则和控制限　所谓质量控制规则即用来解读质控数据和判断检测结果是否在控的标准，可单独使用（单规则）或联合使用（联合规则）。对于室间质量评价结果，除了按照允许总误差来判断是否合格外，还可以按照质量控制规则做进一步的分析，评估误差主要来源于系统误差（system error，SE）和 / 或随机误差（random error，RE）。常用单规则和联合规则的含义及其敏感的误差类型列于表 17-1、表 17-2 中。

表 17-1　常用单一质控规则

规则	含义	SE	RE
$1_{2.0SDI}$	5 个样本中 1 个测定结果的 SDI 值同时超过 +2.0 或 -2.0		
$1_{3.0SDI}$	5 个样本中 1 个测定结果的 SDI 值同时超过 +3.0 或 -3.0		√
$2_{2.0SDI}$	5 个样本中 2 个测定结果的 SDI 值同时超过 +2.0 或 -2.0	√	
$\bar{x}_{1.5SDI}$	5 个样本测定结果 SDI 均值超过 +1.5 或 -1.5	√	
$\bar{x}_{2.0SDI}$	5 个样本测定结果 SDI 均值超过 +2.0 或 -2.0	√	
$R_{3.0SDI}$	最大及最小测定结果的 SDI 值间的差值大于 3.0		√
$R_{4.0SDI}$	最大及最小测定结果的 SDI 值间的差值大于 4.0		√

续表

规则	含义	SE	RE
$1_{75\%TEa}$	5 个样本中至少一份结果的偏差超过 TEa 的 75%		√
$5_{\bar{x}}$	5 个样本结果在均值同一侧	√	
2_{TEa}	5 个样本中至少两个结果的偏差超过了 TEa（EQA 不合格）	√	√

表 17-2　常用联合质控规则

规则	含义	SE	RE
$5_{\bar{x}}\&1_{50\%TEa}$	同时违背这两个规则	√	
$1_{75\%TEa}/R_{3.0SDI}$	违背其中任一规则		√
$1_{3.0SDI}/\bar{x}_{1.5SDI}/R_{4.0SDI}$	违背其中任一规则		√
$\bar{x}_{1.5SDI}/1_{75\%TEa}/R_{4.0SDI}$	违背其中任一规则		√
$1_{75\%TEa}/5_{\bar{x}}/1_{50\%TEa}$	违背其中任一规则	√	

2. 误差检出概率和假失控概率　误差检出概率（probability for error detection，Ped）和假失控概率（probability of false rejection，Pfr）是质控规则的两个重要性能特征；误差检出概率即质控规则有效发现或检出误差的概率；除了方法固有随机误差外，没有其他误差加入的情况下，如果质控规则判断为失控，称为"假失控"。假失控出现的可能比率为假失控概率。误差检出率为 1.0、假失控概率为 0 的质控规则是最理想的规则，但是实际工作中这种情况并不存在，我们需要根据方法本身性能参数来选择满足需要的质控规则。

为了获得质控规则性能特征，需要研究三种不同的误差情况：①稳态，即除了固有随机误差外没有其他误差，用以评估质控规则的 Pfr；②增加平均值的偏倚水平，即增加分析过程的系统误差，评估不同系统误差下的 Ped；③增加分析过程标准差的水平，即增加分析过程的随机误差，以评估不同随机误差下的 Ped。

在实际工作中，区分实验数据是假失控或假在控需要花费大量时间和精力，所以进行具体的实验研究来评估 Pfr 与 Ped 是不切实际的。目前获得这一信息的最佳方法是利用计算机模拟不同误差情况下的实验过程来确定质控规则的性能。

3. 功效函数图　是用于描述质控规则在不同误差水平上具体"功效"的统计图表。其 X 轴为临界误差大小，不同误差所对应的 Y 值即为质控规则在该临界误差水平下的 Ped，截距则代表 Pfr。功效函数图是本研究的核心内容，其作用是评估分析系统在不同的状态下（稳态、引入系统误差、引入随机误差）各质控规则的 Pfr 和 Ped，以筛选出合适的质控规则对 EQA 数据进行分析。在用于分析 EQA 数据时，理想的控制规则检出较小误差的概率应接近于 0，而检出大的误差的概率应接近于 1.0。

4. 西格玛度量值　西格玛（σ）是定量描述实验室分析性能的指标之一，其原指统计学上的"标准差"，表示一定条件下多次测定数据间的离散程度。σ 度量值计算公式

为：$\sigma = (TEa-|bias|)/CV$；本研究中，计算 σ 度量值时，允许总误差（TEa）来自于国家标准 GB/T 20470-2006《临床实验室室间质量评价要求》的分析质量要求，稳态下系统误差定义为零，CV 来自于室内质控。不同的 σ 值代表不同的质量水平，具体如表 17-3 所示。

表 17-3　检测项目实验方法的分析质量

分析方法质量	σ 值
不可接受	$\sigma<2.0$
临界	$2.0 \leqslant \sigma<3.0$
一般	$3.0 \leqslant \sigma<4.0$
良好	$4.0 \leqslant \sigma<6.0$
优秀	$\sigma \geqslant 6.0$

三、计算机模拟软件开发设计

1. 软件功能如前所述，功效函数图是选择和评价质控规则的有效工具，但是该图绘制过程非常复杂，使用一般的自动办公软件不易实现。本研究拟开发软件的目标是利用实验室的分析性能参数，模拟不同误差状态下的数据，评估不同质控规则的 Pfr 和 Ped，指导实验室用户选择合适的质控规则，对定量检测 EQA 数据进行分析，判断结果是否存在改进的余地，同时指出主要的误差来源。

2. 模拟流程整个模拟过程共分为 7 部分　①性能参数评价：评价实验室标准差（si）或者变异系数，是否 $si \leqslant 1/3TEa$；②参数设定：将 EQA 5 个样本组均值设为总体均值。将实验室内质控数据的变异系数设为固有随机误差 $\sigma=\mu \times CV$；③稳态模拟：分别模拟稳态下，5 个样本测定结果（X）10 000 组。计算各测定值的标准差指数（index of standard deviation，SDI）$SDI=(X-\mu)/\sigma$；④评估 Pfr：选择不同的质控规则评价 5 个样本各组模拟数据。因为没有引入误差，相当于分析方法处于稳态，故所有失控均为假质控，计算 Pfr；⑤引入不同水平的系统误差，模拟 5 个样本测定结果 10 000 组。计算各规则的 Ped；⑥引入不同水平的随机误差，模拟 5 个样本测定结果 10 000 组。计算各规则的 Ped；⑦绘制系统误差及随机误差功效函数图。

四、开发模拟程序运行结果

本研究软件主要涉及三组实验数据：室间质量评价数据中的组均值（$\bar{x}$）、组标准差（sg）和本实验室的标准差（si），这些数据通过软件"新建"的"参数输入"界面录入。由于每次 EQA 样本仅在实验室内测定 1 次，以致无法使用常规手段获取 EQA 样本的室内标准差数据，故这里的 si 并非实测值，而是根据公式 $si=\bar{x} \times i=$ 计算所得。变异系数 CV 因室内质控品具有两个不同的浓度水平而有高低之分，在具体计算 si 时，使用与组均值 $\bar{x}$ 浓度接近的质控品均值所对应的 CV 值。三组实验数据输入后，软件自动计算出 sg/si 比值的均值、σ 值的均值以及依据表 17-3 给出实验室各检测项目的分析质量（不可接受、临界、一般、良好和优秀）。

简而言之,本软件需输入参数:①输入室间质量评价组均值($\bar{x}$)、组标准差(sg)、室内质控标准差(si)或变异系数(CV)、允许总误差(TEa);②用户勾选质控规则;软件输出内容:①系统误差功效函数图及系统误差检出概率数据;②随机功效函数图及随机误差检出概率数据(图 17-1)。

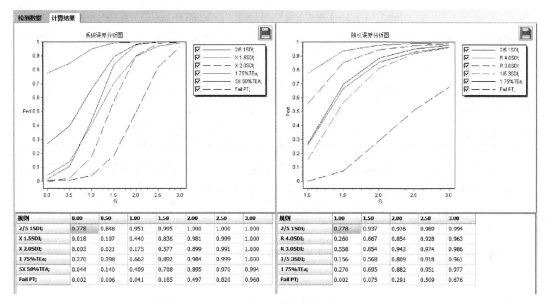

图 17-1　系统误差和随机误差功效函数图

第二节　室间质量评价的质量控制规则计算机模拟程序的应用

如前文所述,大多数实验室往往只关注 EQA 的成绩,如果成绩合格,操作人员便不再对 EQA 结果进行分析。实际上,EQA 评价标准的设计是为了让大多数实验室能够符合要求,需要考虑到现实情况下检测方法能达到的性能指标,而非临床需要或者根据生物学变异制定的分析质量要求。鉴于此,实验室应该对每次 EQA 测定结果进行仔细分析,而不只是停留在关注成绩的层面。本研究开发的模拟程序是一种有效的工具,可供实验室选择合适的质控规则,对 EQA 测定结果进行再评价,发现实验室潜在的误差来源,以便实验室采取针对性的改进措施,提高分析质量水平。

一、对象和方法

1. 实验室选择在原卫生部临床检验中心 EQA 数据库中,选取一家实验室 2013 年常规生化室间质量评价、并上报了室内质控数据的实验室。

2. s_i 数据来源　从选定的一家实验室内选择 7 个项目进行研究:磷(P)、总蛋白(TP)、尿素(UREA)、总胆固醇(CHOL)、尿酸(UA)、γ-谷氨酰基转移酶(GGT)和碱性磷酸酶(ALP),具体数值见表 17-4。

表 17-4 选定实验室室内质控数据

项目	浓度水平 1			浓度水平 2		
	均值	标准差(s_l)	$CV(\%)$	均值	标准差(s_l)	$CV(\%)$
P(mmol/L)	1.35	0.04	7.90	2.20	0.05	5.57
TP(mg/L)	60.8	1.86	3.68	83.9	2.03	3.78
UREA(mmol/L)	11.91	0.35	2.84	21.39	0.65	2.56
CHOL(mmol/L)	4.07	0.09	2.38	5.42	0.10	2.36
UA(A36/L)	420	12.3	3.25	655	16.9	3.00
GGT(U/L)	199.8	5.93	3.12	362.8	10.35	3.01
ALP(U/L)	140	4.66	3.77	242	7.85	3.55

3. 组均值($\bar{x}$)与组标准差(s_g) 从 2013 年常规生化第一次室间质量评价数据库中调取选定实验室相应项目的数据,研究所涉及的 7 个项目 EQA 信息列于表 17-5 中。

表 17-5 选定实验室 2013 年常规化学第 1 次室间质量评价(按照方法)分组统计结果

项目	批号	方法组实验室数量(n)	$\bar{X}$	s_g
P	201311	1 258	2.98	0.11
mmol/L	201312	1 256	2.46	0.09
	201313	1 270	1.89	0.09
	201314	1 261	1.35	0.07
	201315	1 258	0.79	0.09
TP	201311	1 576	44.7	1.25
mg/L	201312	1 578	55.8	1.47
	201313	1 588	65.6	1.71
	201314	1 580	76.7	2.09
	201315	1 580	85.9	2.57
UREA	201311	1 263	5.02	0.19
mmol/L	201312	1 266	9.65	0.34
	201313	1 250	14.02	0.41
	201314	1 249	18.65	0.57
	201315	1 264	22.82	1.01
CHOL	201311	1 634	2.33	0.12
mmol/L	201312	1 625	3.93	0.13
	201313	1 628	5.46	0.17
	201314	1 626	7.10	0.22
	201315	1 627	8.57	0.30

续表

项目	批号	方法组实验室数量(n)	$\bar{X}$	s_g
UA	201311	1 196	147	8.54
μmol/L	201312	1 198	244	10.01
	201313	1 198	338	11.42
	201314	1 201	440	14.42
	201315	1 196	535	17.93
GGT	201311	1 625	36	2.31
U/L	201312	1 616	85	4.38
	201313	1 615	132	6.91
	201314	1 620	181	9.94
	201315	1 625	225	13.30
ALP	201311	1 616	42	5.15
U/L	201312	1 604	155	15.14
	201313	1 607	264	26.37
	201314	1 607	375	37.35
	201315	1 604	480	48.96

4. 制作功效函数图　利用开发的计算机程序,分别将以上各项目的参数录入软件中,计算各项目的西格玛值,s_g/s_i值,输出各项目的功效函数图。

二、结果

1. 西格玛度量值　选定实验室 7 个项目的西格玛度量值均值分别列于表 17-6 中,按照上文西格玛度量值判断分析质量的标准,P 测定方法的性能是不可接受,TP 测定方法的性能为临界,UREA 分析性能为一般,CHOL 和 UA 测定方法性能为良好,GGT 和 ALP 测定方法性能为优秀。对于西格玛度量未达到 3 的项目,例如本节的 P 和 TP,实验室应该查找原因。

表 17-6　选定实验室 7 个生化项目的允许总误差、室间变异系数、室内变异系数、σ 值及 s_g/s_i 比值

项目	TEa	$\bar{X}$	s_g	室内 CV%	s_i	σ 均值	分析质量	s_g/s_i 均值
磷	10.70%	2.98	0.11	5.57	0.17	1.69	不可接受	0.85
(mmol/L)		2.46	0.09	5.57	0.14			
		1.89	0.09	5.57	0.11			
		1.35	0.07	7.90	0.11			
		0.79	0.09	7.90	0.06			
总蛋白	10%	44.7	1.25	3.68	1.64	2.69	临界	0.74
(g/L)		55.8	1.47	3.68	2.05			

项目	TEa	$\bar{x}$	s_g	室内 CV%	s_i	σ 均值	分析质量	s_g/s_i 均值
		65.6	1.71	3.68	2.41			
		76.7	2.09	3.78	2.90			
		85.9	2.57	3.78	3.25			
尿素	9%	5.07	0.22	2.84	0.14	3.31	一般	1.20
(mmol/L)		9.49	0.31	2.84	0.27			
		13.80	0.41	2.84	0.39			
		18.40	0.57	2.56	0.47			
		22.63	0.61	2.56	0.58			
总胆固醇	10%	2.33	0.12	2.38	0.06	4.22	良好	1.53
(mmol/L)		3.93	0.13	2.38	0.09			
		5.46	0.17	2.36	0.13			
		7.10	0.22	2.36	0.17			
		8.57	0.30	2.36	0.20			
尿酸	17%	147	8.54	3.25	4.78	5.90	良好	1.38
(mmol/L)		244	10.01	3.25	7.93			
		338	11.42	3.25	10.99			
		440	14.42	3.25	14.30			
		535	17.93	3.00	16.05			
γ6 谷氨酰基转	20%	36	2.31	3.12	1.12	6.41	优秀	1.81
移酶 (U/L)		85	4.38	3.12	2.65			
		132	6.91	3.12	4.12			
		181	9.94	3.12	5.65			
		225	13.30	3.12	7.02			
碱性磷酸酶	30%	42	5.15	3.77	1.58	8.25	优秀	2.87
(U/L)		155	15.14	3.77	5.84			
		264	26.37	3.55	9.37			
		375	37.35	3.55	13.31			
		480	48.96	3.55	17.04			

2. 各质控规则对系统误差的检出 通过软件，我们得到图 17-2 的 7 个项目系统误差功效函数图。图中 X 轴表示系统误差，以 s_i 的倍数形式表示；Y 轴表示误差检出率 P_{ed}，截距代表假失控率（P_{fr}）。对于多数分析项目，$0.5s_i$ 和 $1.0s_i$ 的系统偏倚属于相对较小的误差，只要方法的精密度不太差，则由此导致 EQA 结果超过 TEa 的概率较低。而测定方法存在 $2.0s_i$ 或 $3.0s_i$ 的偏倚时，导致 EQA 结果超过 TEa 的可能性则较大，特别是那

些西格玛值较低(如西格玛值低于 2 或者 3)的项目。由于各项目 s_g/s_i 比值以及西格玛水平的差异,相同规则对不同项目系统误差检出能力方面存在较大的差异。需综合考虑每个质控规则的 P_{ed} 及 P_{fr} 因素,依据检测项目 σ 值与 s_g/s_i 比值的特点,选择用于随机误差的分析规则。

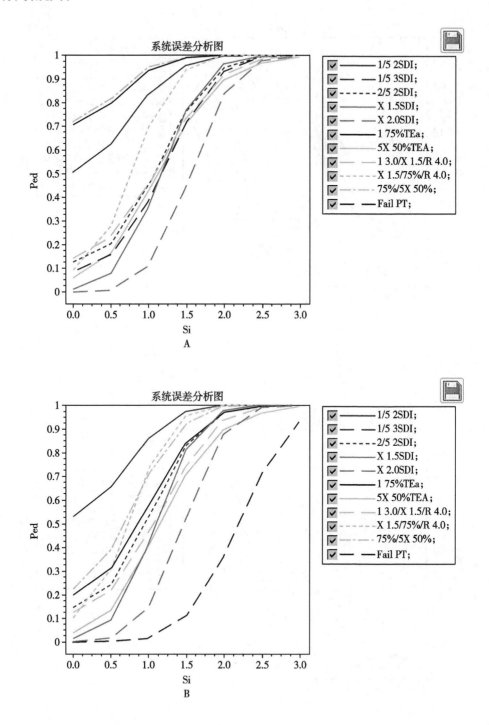

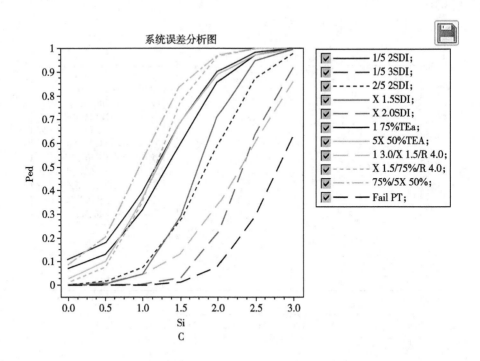

C

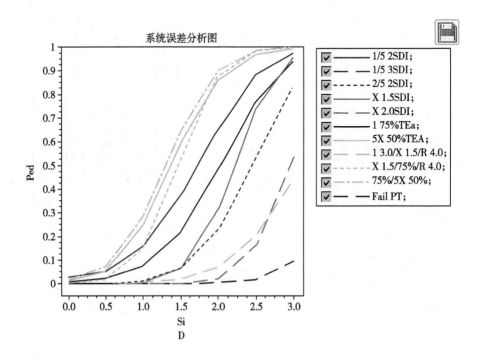

D

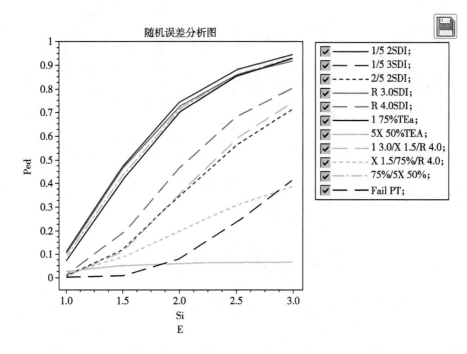

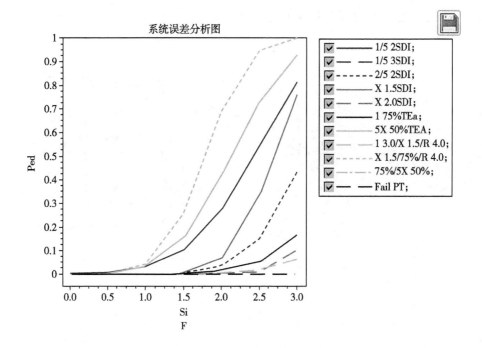

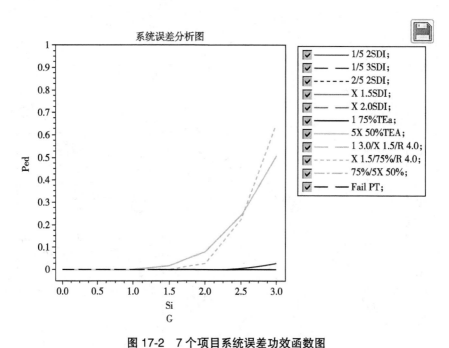

图 17-2 7 个项目系统误差功效函数图

A. 磷；B. 总蛋白；C. 尿素；D. 总胆固醇；E. 尿酸；F. γ- 谷氨酰基转移酶；G. 碱性磷酸酶

3. 各质控规则对随机误差的检出　通过软件，我们得到图 17-3 的 7 个项目随机误差分析时的功效函数图。X 轴表示随机误差：$x = 1.0$ 时对应的 y 值相当于假失控概率 P_{fr}（此时仅存在方法固有随机误差）；2.0 表示增加了 1 倍的随机误差；3.0 表示增加了 2 倍的随机误差。由于各项目分析方法的性能差异（s_g/s_i、σ 值），相同规则对不同项目系统误差检出能力方面存在较大的差异。需综合考虑每个质控规则的 P_{ed} 及 P_{fr} 因素，依据检测项目 σ 值与 s_g/s_i 比值的特点，选择用于随机误差的分析规则。

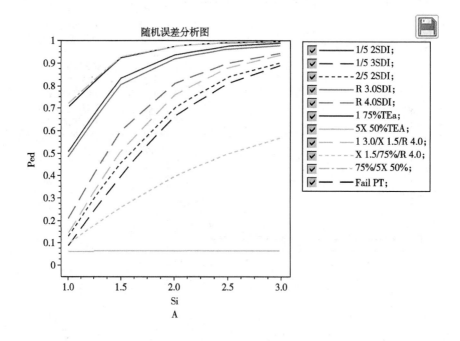

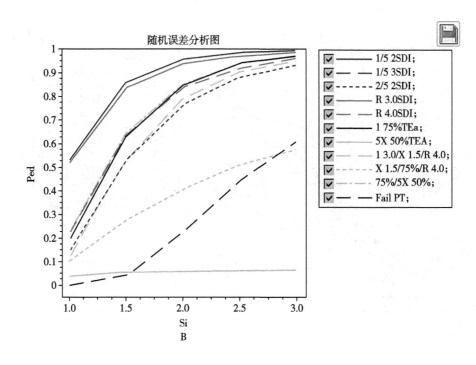

B

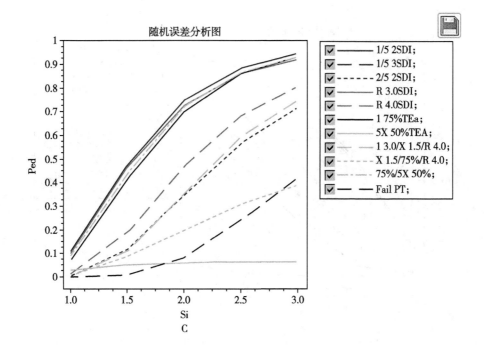

C

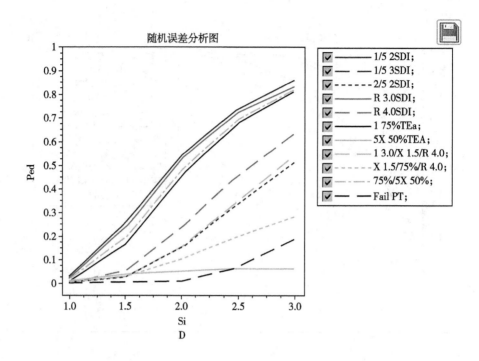

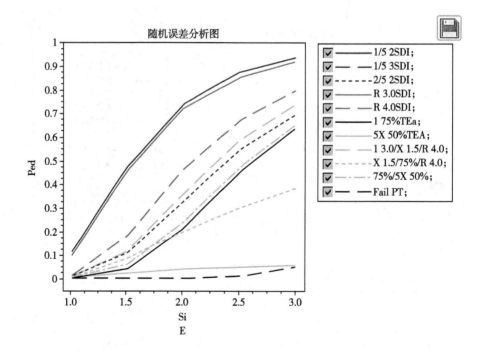

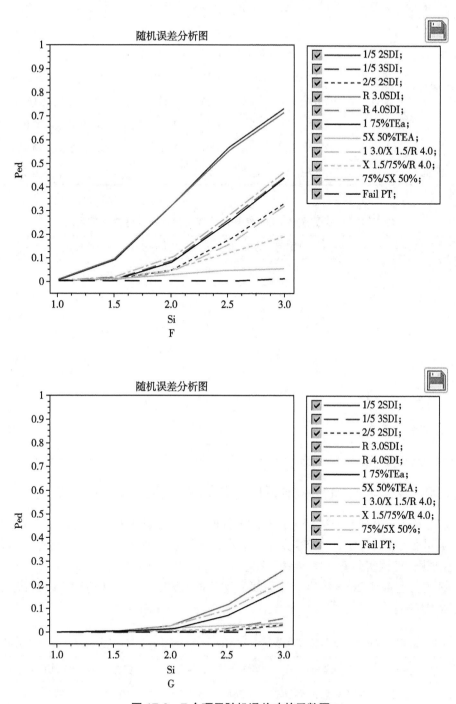

图 17-3 7 个项目随机误差功效函数图

A. 磷;B. 总蛋白;C. 尿素;D. 总胆固醇;E. 尿酸;F. γ-谷氨酰基转移酶;G. 碱性磷酸酶

4. 利用软件绘制的功效函数图,该实验室 7 个项目所选出来的质控规则汇总见表 17-7 和表 17-8。

表 17-7 选定实验室对 EQA 结果系统误差分析所选择的质控规则

项目	TEa(%)	CV%	差值(%)均值	σ 均值	s_g/s_i	$\triangle SE_c$	所选规则	P_{ed}	P_{fr}
P	10.7	6.70	4.19	1.69	0.85	−0.68	$\overline{X}_{1.5SDI}$	1.000	0.013
TP	10	3.78	0.52	2.69	0.74	0.86	$\overline{X}_{1.5SDI}$	1.000	0.014
UREA	9	2.40	3.30	3.31	1.20	0.72	$\overline{X}_{1.5SDI}$	0.996	0.000
CHOL	10	2.37	1.09	4.22	1.53	2.11	$1_{75\%TEa}/5\overline{X}/1_{50\%TEa}$	1.000	0.002
UA	17	3.12	1.54	5.90	1.38	3.31	$1_{75\%TEa}/5\overline{X}/1_{50\%TEa}$	1.000	0.005
GGT	20	3.06	3.70	6.41	1.81	3.68	$\overline{X}_{1.5SDI}/1_{75\%TEa}/R_{4SDI}$	0.996	0.000
ALP	30	3.64	1.29	8.25	2.86	6.19	$1_{3SDI}/\overline{X}_{1.5SDI}/R_{4SDI}$	0.639	0.000

表 17-8 该实验室对 EQA 结果随机误差分析所选择的质控规则

项目	TEa(%)	CV%	差值(%)均值	σ 均值	s_g/s_i	$\triangle RE_c$	所选规则	P_{ed}	P_{fr}
P	10.7	6.70	4.19	1.69	0.85	0.59	$1_{3.0SDI}$	0.937	0.144
TP	10	3.78	0.52	2.69	0.74	1.52	$1_{3.0SDI}$	0.954	0.127
UREA	9	2.40	3.30	3.31	1.20	1.44	$R_{3.0SDI}$ 或 $1_{75\%\,TEa}$	0.919 / 0.927	0.102 / 0.068
CHOL	10	2.37	1.09	4.22	1.53	2.28	$R_{3.0SDI}$ 或 $1_{75\%\,TEa}$	0.834 / 0.815	0.019 / 0.008
UA	17	3.12	1.54	5.90	1.38	3.00	$R_{3.0SDI}$	0.917	0.102
GGT	20	3.06	3.70	6.41	1.81	3.23	$R_{3.0SDI}$	0.712	0.001
ALP	30	3.64	1.29	8.25	2.86	4.78	—	—	—

三、利用软件所选质量控制规则对室间质量评价结果的分析

上文利用软件为编码为选定实验室的 P、TP、Urea、Chol、UA、GGT 及 ALP 7 个项目的 EQA 数据进行了模拟,研究了各规则的 P_{fr} 及在不同误差水平上的 P_{ed}。利用本软件所选出的质控规则,对该实验室 2013 年第二次 EQA 结果进行分析。

1. 该实验室参加 2013 年常规化学第二次室间质量评价结果如表 17-9,7 个项目质量评价成绩均合格。

表 17-9 选定实验室 2013 年常规化学第 2 次室间质量评价(按照方法)分组 7 个项目统计结果

项目	批号	所属组	实验室数	平均值	标准差	本室的测定值	差值(%)
磷	201321	磷钼酸紫外终点法	1 264	0.79	0.10	0.77	−2.53
(mmol/L)	201322		1 269	1.40	0.10	1.43	2.14
	201323		1 258	2.21	0.08	2.23	0.90
	201324		1 258	2.57	0.09	2.60	1.17
	201325		1 258	3.13	0.11	3.30	5.43

续表

项目	批号	所属组	实验室数	平均值	标准差	本室的测定值	差值（%）
总蛋白	201321	双缩脲终点法	1 576	86.9	2.46	88	1.27
（g/L）	201322		1 578	77.1	2.01	78	1.17
	201323		1 588	62.0	1.77	64	3.23
	201324		1 580	55.9	1.48	57	1.97
	201325		1 580	44.6	1.26	46	2.02
尿素	201321	脲酶电极法	93	20.31	0.62	20.5	0.94
（mmol/L）	201322		92	16.50	0.46	17.0	3.03
	201323		93	11.00	0.36	11.2	1.82
	201324		93	8.71	0.27	9.1	4.48
	201325		93	4.78	0.20	4.9	2.51
胆固醇	201321	胆固醇氧化酶法	1 649	8.52	0.46	8.60	0.94
（mmol/L）	201322		1 645	7.06	0.27	7.04	-0.28
	201323		1 631	4.84	0.15	4.96	2.48
	201324		1 635	3.92	0.13	3.99	1.79
	201325		1 649	2.30	0.34	2.38	3.48
尿酸	201321	尿酸酶比色法	1 214	539	20.72	520	-3.53
（mmol/L）	201322		1 204	444	13.79	445	0.23
	201323		1 204	305	10.64	310	1.31
	201324		1 209	248	9.49	256	3.23
	201325		1 211	149	8.09	152	2.01
γ.谷氨酰基	201321	缺省组	1 631	212	13.69	210	-0.94
转移酶(U/L)	201322		1 617	171	8.48	170	-2.58
	201323		1 617	109	5.26	112	2.75
	201324		1 630	83	4.56	82	-1.20
	201325		1 629	37	2.36	37	0.00
碱性磷酸酶	201321	缺省组	1 617	42	5.36	39	-7.14
（U/L）	201322		1 609	144	12.19	141	-2.08
	201323		1 611	278	25.07	278	0.00
	201324		1 611	337	30.97	339	0.59
	201325		1 612	429	41.33	445	3.73

2. 应用上述选好的质控规则对误差来源进行分析,具体结果见表 17-10。

表 17-10 利用软件分析后得到实验 7 个项目性能结果

项目	TEa(%)	s_g/s_i 均值	σ 均值	分析质量	SDI	SDI 均值	偏差/TEa(%)	违反质控规则	误差类型
P (mmol/L)	10.7	0.82	1.69	不可接受	−0.20	1.52	−23.66	$\overline{X}_{1.5SDI}$	系统误差
					1.13		60.08		
					1.43		42.29		
					2.56		83.64		
					2.70		80.62		
总蛋白 (g/L)	10	0.74	2.69	临界	0.45	0.70	12.7	无	无
					0.45		11.7		
					1.13		32.3		
					0.74		19.7		
					0.71		20.2		
尿素 (mmol/L)	9	1.10	3.24	一般	−2.27	1.12	−10.4	$R_{3.0SDI}$ 和 $1_{75\%TEa}$	随机误差
					1.09		33.7		
					0.56		20.2		
					1.07		49.8		
					0.60		27.9		
总胆固醇 (mmol/L)	10	2.57	4.22	良好	0.17	0.34	9.4	无	无
					−0.07		−2.8		
					0.80		24.8		
					0.54		17.9		
					0.24		34.8		
尿酸 (μmol/L)	10.7	1.21	5.23	良好	−0.92	0.53	−20.8	无	无
					0.07		1.35		
					0.50		7.70		
					0.84		19.0		
					0.37		11.8		
γ1 谷氨酰基转移酶 (U/L)	20	1.80	6.41	优秀	−0.15	0.21	−4.70	无	无
					−0.12		−12.9		
					0.57		13.75		
					−0.21		−6.00		
					0.00		0.00		

续表

项目	TEa(%)	s_d/s_i 均值	σ 均值	分析质量	SDI	SDI 均值	偏差/TEa (%)	违反质控规则	误差类型
碱性磷酸酶(U/L)	30	2.69	8.25	优秀	-0.56	0.25	-23.8	无	无
					-0.25		-6.93		
					0.00		0.00		
					0.06		1.97		
					0.39		12.4		

第三节 小 结

参加室间质量评价,并对不合格结果进行分析,实施改进和纠正措施是对临床实验室的基本要求。ISO 15189:2012 要求,实验室应参加适于相关检验和检验结果解释的实验室间比对计划(如外部质量评价计划或能力验证计划)。实验室应监控实验室间比对计划的结果,当不符合预定的评价标准时,应实施纠正措施。

在实际工作中,由于缺乏合适的工具,临床实验室往往对 EQA 结果的关注通常局限在"不符合评价标准时",对符合标准的结果却不太关注。为发掘 EQA 回报结果所提供的丰富信息,提高其误差检出能力,20 世纪 90 年代初便有国外学者提出了用于 EQA 结果分析的质控规则,EQA 参加者可用其进行数据的分析。

本文研发的软件提供了一种室间质量评价数据的分析工具,根据实验室内质控数据和室间质量评价报告,帮助实验室选择合适的质控规则,并进行回顾性数据分析,查找潜在问题,以便进行针对性的改进。这些用于室间质量评价的质控规则与 Westgard 等人提出的室内质控数据的规则是类似的。

本软件所研究的质量控制规则有标准差指数(SDI)规则和允许误差(TEa)规则。SDI 指数不仅在一定程度上反映检测结果的准确性,还可以使 EQA 质量评价活动中 5 个样本偏离组均值的程度具有可比性。因此,以往研究中用于 EQA 结果分析的规则均是根据 SDI 制定的。在软件中,以组为单位将 10 000 组 SDI 值依次与设定的控制限比较,并以一定的方式标记"失控"事件。由于 SDI 规则未考虑允许误差的影响,所以,2005 年 Carey 等人的研究和本软件的研究纳入了根据允许总误差制定的新规则 $1_{75\%TEa}$ 及 $5_{\bar{x}}$ & $1_{50\%TEa}$。本软件内置了根据 SDI 及 TEa 的多种单个规则及联合规则。

研究初步在实验室内性能特征(不精密度)和室间质量评价数据(组均值和组标准差)之间建立了一种定量的关系,在实际工作中,对于参加室间质量评价的某一实验室,如果实验室室内的性能数据变异系数和室间质量评价结果已知,那么就可以分析出本次室间质量评价结果的误差来源,以便采取针对性的改进措施,进一步提高检验质量。

第十八章

室间质量评价性能特征

第一节　室间质量评价计算机模拟研究

　　室间质量评价活动通常由政府机构或专业组织进行,活动中组织者将共同来源的样本发放到一组实验室进行盲样检测。再将每个实验室的检测结果收集起来,经过统计处理分析,将其作为判断单个实验室性能基础。

　　室间质量评价计划起源于由美国 Belk 和 Sunderman 组织的非监管性的实验室间调查。然而,这种自愿的自我改进计划理念随时间发生了变化,转变为由监管机构来实施,之所以发生这种转变是因为接受了一种观点,即如果实验室负责人能够应用室间质量评价数据来评估实验室的性能,那么认可/认证机构为了监管目的也能应用相同的数据来监测实验室的性能。除了医疗保障方案和临床实验室改进修正法案(CLIA),美国医院认可联合委员会(JCAHO)和美国病理家学会(CAP)也为了实验室认可要求实验室成功地参加室间质量评价计划。我国于 2006 年 2 月由原卫生部颁布《医疗机构临床实验室管理办法》(卫医发〔2006〕73 号),要求临床实验室开展的检测项目必须参加卫生部批准的室间质量评价计划。

　　因为监管计划使用室间质量评价数据来撤销实验室的证书,因此定义"可接受"与"不可接受"性能的标准很关键。如果该项标准太松,室间质量评价计划就不能识别出那些性能较差的实验室;如果该项标准太严格,性能较好的实验室将会受到惩罚。

　　本章将介绍在室间质量评价实验室性能特征与实际的实验室内随机误差和系统误差之间建立一种定量的关系。

　　美国学者 Sharon S.Ehrmeyer 和 Ronald H.Laessig 已采用类似于美国病理家学会室间质量评价计划产生的经验数据进行推演,认为增加样本数,就可以研究室间质量评价计划度量实验室内性能的能力。在汇集的实验室室内性能数据的基础上,他们作出结论:按惯例的评估标准并不能识别可接受的与不可接受的性能,而且室间质量评价经常不能反映实际的实验室内的性能。我们应用计算机模型研究实验室室内质量控制的标准,通过引入已知的随机误差和系统误差来评估各种控制规则检出误差的能力。该项研究使得室间质量评价计划模型的作用更明显,为了研究室间质量评价计划检出总误差、随机误差、系统误差的能力,需要在控制其他变量的同时能重复模拟各种误差条件。该模型对室间质量评价计划和监管者选择适当的自我评价和规则标准将有所帮助。

一、模拟模型建立

当采用当前的评估技术时,我们模拟实验室间质量评价数据的模型考虑了实验室室内性能特征及其对室间质量评价结果的影响。实验室的结果会受到两种同时存在误差的影响:①偏倚,或系统趋势,使结果以一个固定的或恒定的量偏高或偏低;②不精密度,或由于随机误差的原因使结果呈现一种离散的趋势。在室间质量评价计划中,每个实验室的检测结果反映出实验室内偏倚和不精密度。特定实验室内偏倚体现在室间质量评价计划的不精密度中(组标准差 s)。室间质量评价计划识别特定实验室室内性能的能力依赖于三个因素:①室内不精密度或标准差;②室内偏倚;③由组标准差描述的整个室间质量评价总体的最新水平的性能特征。通常在 PT 计划中,参考实验室或总体的总均值对于评估目的是无偏的。我们的模型并不受这种假设的局限。

图 18-1 将该模型概念化。

1. 室间质量评价总体包括 400 个参与实验室,每个实验室都有唯一的平均值、标准差和偏倚。我们选取的 400 个参加实验室将检测实验室的极值影响最小化,然而目前的软件能够模拟增加到 1 600 个参加实验室。

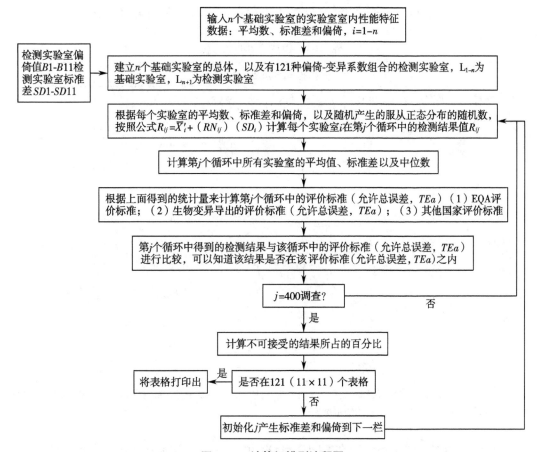

图 18-1　计算机模型流程图

B 表示偏倚,SD 表示标准差,i 表示基础实验室,j 表示模拟室间质量评价次数

2. 检测实验室通过与总体进行比较来判定其性能,该检测实验室有独立的平均值和 11 个标准差与偏倚的组合。

3. 检测实验室在每次调查时分析 1~5 个标本。为了避免不必要的复杂解释,我们假设每个实验室仅分析一个样本。

4. 为了模拟室间质量评价调查,模型采用基本总体中 400 个实验室中每一实验室和检测实验室的平均值、标准差及偏倚来产生在调查中的每个参加实验室的检测结果。

5. 计算 401 家参加实验室的组参数(平均值、标准差、中位数、极差等),并与性能准则结合用来评估检测实验室的结果是可接受的或不可接受的。

6. 重复过程 400 次,报告检测实验室未能满足准则次数的百分数。

室间质量评价基础总体包括 400 家实验室(L_{1-400},表 18-1 中 A 栏),每个实验室都有自己特定的平均值、偏倚和标准差(B、C、E 栏)。偏倚决定实验室的表观平均值(D 栏)。为了获得每个实验室模拟的室间质量评价的结果,计算机使用随机数字发生器产生基于给定的平均值和标准差的正态分布随机数。结果"态分(F 栏)类似于在室间质量评价中报告的结果,并且以特定的随机数(RN)为基础,R 按照下列公式计算:

$$\overline{X}'_i + (RN_{i,j})(s_i) = R_{i,j}$$

其中 i=1–401(实验室),j=1–401(室间质量评价)。

检测实验室(L_{401}),引入到室间质量评价模型以评估各种性能标准检出误差的能力,其设置了 11 个偏倚值和 11 个标准差,反映了 121 种系统误差和随机误差的组合。

表 18-1 模拟模型的概念化

模拟室间质量评价							
实验室编号 A	均值 B	bias C	($\overline{X}$ – bias) D	标准差(s) E	1 F	2 G	j H
L_1	$\overline{X}_1$	B_1	$\overline{X}'_1$	s_1	$R_{1,1}$	$R_{1,2}$	$R_{1,j}$
L_2	$\overline{X}_2$	B_2	$\overline{X}'_2$	s_2	$R_{2,1}$	$R_{3,2}$	$R_{2,j}$
L_3	$\overline{X}_3$	B_3	$\overline{X}'_3$	s_3	$R_{3,1}$	$R_{3,2}$	$R_{3,j}$
L_4	$\overline{X}_4$	B_4	$\overline{X}'_4$	s_4	$R_{4,1}$	$R_{4,2}$	$R_{4,j}$
L_5	$\overline{X}_5$	B_5	$\overline{X}'_5$	s_5	$R_{5,1}$	$R_{5,2}$	$R_{5,j}$
L_i	$\overline{X}_i$	B_i	$\overline{X}'_i$	s_i	$R_{i,1}$	$R_{i,2}$	$R_{i,j}$
L_{398}	$\overline{X}_{398}$	B_{398}	$\overline{X}'_{398}$	s_{398}	$R_{398,1}$	$R_{398,2}$	
L_{399}	$\overline{X}_{399}$	B_{399}	$\overline{X}'_{399}$	s_{399}	$R_{399,1}$	$R_{399,2}$	
L_{400}	$\overline{X}_{400}$	B_{400}	$\overline{X}'_{400}$	s_{400}	$R_{400,1}$	$R_{400,2}$	
L_{401}	$\overline{X}_{401}$	B_{401}	$\overline{X}'_{401}$	s_{401}	$R_{401,1}$	$R_{401,2}$	

L_i, $\overline{X}_i$, B_i, $\overline{X}'_i$ 和 s_i 分别是第 i 个实验室编号、均值、偏倚、校正均值和标准差。$R_{i,j}$ 是第 j 次室间质量评价的结果。i 值是 1 和 400 之间是基础总体;L_{401} 是检测实验室

F 栏中的 401 个结果类似于在室间质量评价中发放同一样品给 401 个参加实验室。通过选择的标准(或准则)如组均值 ± 均标准差(1_{2s} 规则)来评价检测实验室的结果,其反映

了已知的偏倚和标准差的组合。尽管组均值和标准差与总体的总性能很接近，但是来自于单个实验室的检测结果有很大的可能存在统计学上的变异，因而不能反映在单个实验室中室间质量评价过程的效果。在这种情况下，实际室间质量评价计划的经验性研究变得更加困难。因此，该模型对于检测实验室偏倚和 s 进行了组合，重复模拟 401 次（G、H 栏等）。这样就确保了检测实验室的 401 个结果将反映室间质量评价计划检出特定的室内偏倚和不精密度组合的能力。Westgard 等人建议使用 400 次重复，但本模型可容纳多达 1 600 次。模型输出的结果是检测实验室未能满足所选择的性能标准的次数的百分数。对 121 种 bias-s 组合的每一种，重复整个过程，也就是 401 个独立的调查。

　　计算机模型采用两种类型的输入数据来定义基础实验室总体的性能特征。一种是理论数据，这种数据中，400 个基础实验室的性能参数（平均值、偏倚和标准差）都是指定的值；平均值为 100，偏倚为 0，室间质量评价总体期望的标准差；另一种是来源于实际的实验室数据，如原卫生部临床检验中心组织的室内质量控制数据实验室间比对计划或室间质量评价活动中反馈的室内质量控制数据，这些数据应用 400 个基础实验室中每个实验室实际的平均值、仪器或方法的偏倚和标准差。

二、模拟结果

　　为了评价各种误差条件，模型假定实验室的偏倚和变异系数的变化范围都在 0~30% 内变化。该研究中采用的评价标准是靶值 ± 固定限（%）。

　　图 18-2 是计算机模型模拟结果，其中实验室室间质量可接受性能标准允许总误差是靶值 ± 靶机模。表 18-2 中的数字表示实验室不同的变异系数和偏倚所对应的未通过可接受性能评价标准的概率。表中左上角线内的数字代表实验室的变异系数和偏倚如果小于 10%，实验室通过相应评价标准的概率就大于等于 80%。

表 18-2　不同的偏倚和变异系数在靶值 ± 靶的偏评价标准下对应的模拟未通过概率

CV%	0	1	2	3	4	5	6	7	8	9	10	11	12	13	14	15	16	17	18	19	20
0	0	0	0	0	0	0	0	0	0	0	0	0	0	0	0	0	0	0	0	0	0
1	0	0	0	0	0	0	0	0	0	0	0	0	0	0	0	0	0	0	0	0	8
2	0	0	0	0	0	0	0	0	0	0	0	0	0	0	0	0	0	1	4	14	21
3	0	0	0	0	0	0	0	0	0	0	0	0	0	0	0	2	3	8	10	20	27
4	0	0	0	0	0	0	0	0	0	0	0	0	1	1	4	6	9	15	21	26	36
5	0	0	0	0	0	0	0	0	0	0	1	1	3	5	7	12	14	23	24	33	38
6	0	0	0	0	1	0	1	0	1	1	2	3	8	8	12	12	18	24	29	35	36
7	0	0	0	0	1	1	2	2	2	4	4	7	8	11	13	18	24	27	31	35	42
8	0	0	1	0	2	1	3	2	3	4	6	10	11	14	14	19	20	32	30	38	45
9	1	2	2	2	4	5	6	8	8	10	11	10	19	17	22	22	28	32	35	39	48
10	2	1	2	4	4	5	4	6	8	6	12	14	15	18	22	26	25	37	34	36	42

续表

bias%																				
11	1	3	2	4	6	6	8	12	12	12	15	19	16	19	24	30	33	34	36	41	43
12	3	4	7	6	5	8	10	11	15	15	16	14	21	24	28	27	32	36	40	44	38
13	6	7	5	8	11	8	14	13	15	16	20	24	23	31	30	32	40	34	38	41	47
14	6	6	10	8	11	10	12	14	15	18	22	24	23	26	29	30	32	36	41	40	46
15	8	11	12	12	12	13	16	16	20	19	24	25	27	25	33	32	35	35	42	43	49

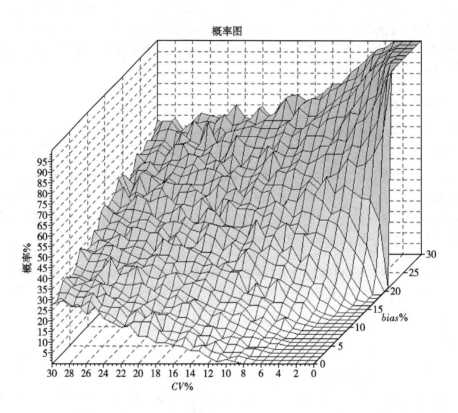

图 18-2　不同的偏倚和变异系数在靶值 ±30% 评价标准下对应的模拟未通过概率

计算机模型还分析了其他两个评价标准(靶值 ± 算机模和 20%)。根据图和表我们将进一步描述每个图形,实验室能够满足达到 70% 通过的概率时实验室要求的室内性能特征(变异系数和偏倚),见表 18-3 和表 18-4,图 18-3 和图 18-4。

表 18-3 不同的偏倚和变异系数在靶值 ± 靶的偏评价标准下对应的模拟未通过概率

CV%	bias%															
	0	1	2	3	4	5	6	7	8	9	10	11	12	13	14	15
0	0	0	0	0	0	0	0	0	0	0	0	0	0	0	0	0
1	0	0	0	0	0	0	0	0	0	0	0	0	0	0	2	21
2	0	0	0	0	0	0	0	0	0	0	0	1	2	8	16	32
3	0	0	0	0	0	0	0	0	1	1	2	4	10	16	24	40
4	0	0	0	0	0	0	1	1	3	4	7	11	18	20	30	43
5	0	0	0	0	1	2	2	3	6	8	11	18	21	26	34	43
6	0	1	2	2	3	4	7	9	8	10	18	22	24	34	36	48
7	1	2	2	4	6	4	6	11	14	16	21	24	30	34	38	41
8	1	2	4	6	6	8	10	12	18	20	26	29	30	35	39	41
9	4	6	8	8	10	10	14	20	21	19	26	28	29	43	44	45
10	6	6	9	11	12	14	13	17	20	21	25	32	33	38	42	41
11	8	8	10	11	16	15	18	20	22	26	30	35	36	43	39	45
12	11	12	11	14	14	16	20	24	24	30	30	35	44	36	45	50
13	12	14	14	15	16	20	24	21	29	35	31	34	38	37	43	50
14	12	13	19	22	22	21	30	23	28	29	36	37	38	45	51	48
15	12	14	23	22	21	22	27	27	32	30	33	34	36	43	42	51

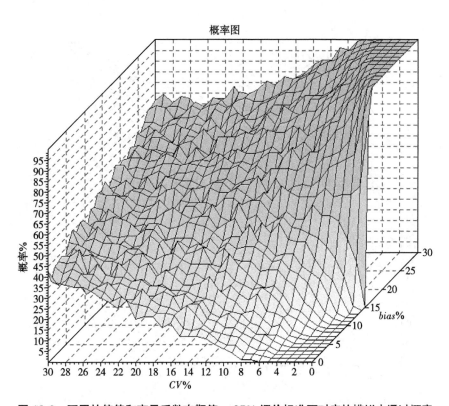

图 18-3 不同的偏倚和变异系数在靶值 ±25% 评价标准下对应的模拟未通过概率

表 18-4 不同的偏倚和变异系数在靶值 ± 靶的偏评价标准下对应的模拟未通过概率

		0	1	2	3	4	5	6	7	8	9	10	11	12	13	14	15
	0	0	0	0	0	0	0	0	0	0	0	0	0	0	0	0	0
	1	0	0	0	0	0	0	0	0	0	0	0	0	0	0	0	0
	2	0	0	0	0	0	0	0	0	0	0	0	0	0	0	0	1
	3	0	0	0	0	0	0	0	0	0	0	0	0	0	1	2	7
	4	0	0	0	0	0	0	0	0	0	0	0	1	2	3	7	11
	5	0	0	0	0	0	0	0	0	0	2	2	5	4	8	10	11
	6	0	0	0	0	0	1	1	1	2	1	6	7	9	13	16	20
	7	0	0	0	1	2	2	2	4	4	4	8	11	11	14	21	23
$CV\%$	8	1	1	1	2	4	2	4	5	7	10	10	14	16	20	19	29
	9	2	2	2	4	4	6	8	10	10	11	13	16	17	20	31	24
	10	4	4	5	5	5	5	5	9	12	10	16	22	21	20	29	29
	11	9	8	7	8	8	9	12	12	14	18	17	19	26	26	26	29
	12	8	10	9	13	12	14	14	15	17	19	23	22	23	25	28	34
	13	14	13	13	11	16	13	20	18	18	24	24	22	27	34	26	38
	14	15	16	17	16	17	21	22	23	21	25	26	24	32	34	32	34
	15	18	19	18	21	17	18	18	24	26	26	27	29	34	34	33	39

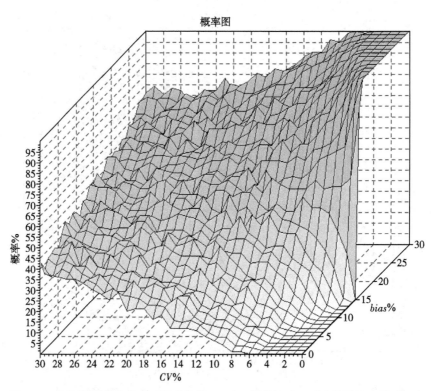

图 18-4 不同的偏倚和变异系数在靶值 ±20% 评价标准下对应的模拟未通过概率

综合上述图形分析,显示当偏倚不为零时,如果评价标准不变,那么可"允许"的变异就会下降,同时从图形的趋势还可以看出,随着变异系数的增加,偏倚会随之下降,表明偏倚对检测结果的影响要远大于变异系数。从计算机模拟得到的图和表我们还可以知道,如果实验室的变异系数和偏倚能够控制在三分之一允许总误差之内,那么实验室通过相应的评价标准的概率将会大于等于 70%。

本研究在实验室室内质量控制和室间质量评价之间初步建立了一种定量的关系,根据研究结果显示:在实际工作中,通过该模型可以获得两方面的信息:第一,对于单个参加室间质量评价的实验室,如果实验室室内的性能数据即偏倚和变异系数已知,那么就可以知道其通过室间质量评价计划/能力验证计划的概率有多大;第二就是针对室间质量评价计划/实验室能力验证计划的组织者而言,若规定在已知的评价标准下通过的概率,那么就有必要通知在特定曲线之外的实验室实施整改措施,只有这样患者标本检测结果的准确性和精密度才能得到很好的保证。

第二节　室间质量评价性能特征

通过我们前面的工作,基于计算机模型技术及非直接统计计算,我们已初步了解为满足室间质量评价(EQA)标准需要的性能要求。我们已证明原卫生部临床检验中心(NCCL)全国临床检验室间质量评价最低性能标准可被直接转化为实验室内性能规则,也就是说,对每一分析物规定最大可允许的变异系数和偏倚。通常,作为一个实验室,对每一分析物没有偏倚,能够达到日间变异系数等于 1/3 规定的室间质量评价标准,事实上有 100% 的机会通过 4/5 在分析项目规则内。最近,我们已考虑两次重叠 EQA 要求的效果,也就是,4/5 正确在一个分析物通过一次 PT 活动,以及对于给定分析物三次连续 PT 活动中两次失败,其构成室间质量评价不及格的依据。

图 18-5A 显示了实验室没有偏倚违背 4/5 合格规则,也就是在一次 PT 活动中对于一个分析物有两个或更多不正确结果的概率(失败或未通过的百分数)。X 轴是实验室内的变异系数;CV 被表示为室间质量评价性能界限的函数。例如,NCCL 葡萄糖和胆固醇的 EQA 界限为"靶值 ±10% 和。有些实验室已采用 10% 准则意味要求实验室内的 CV 必须是 10% 或更小,这种理论并不正确。正如图 18-5A 上 X 轴和 Y 轴的箭头所显示,对于单个分析物,具有 10% 的室内变异系数及偏倚为 0,对于葡萄糖或胆固醇将导致 51% 的 EQA 失败率(5 个样本中有 2 个或更多的样本是不正确的结果),或这一分析物在大约每隔一次 PT 活动中就失败。这一图形进一步指出对于葡萄糖或胆固醇如果实验室内的变异系数降低到 5%,或对于任何分析物的 CV 降到 1/2 室间质量评价容许界限,单次活动失败的机会被降到大约 2%,或 50 次 EQA 活动中有一次。最重要的是,如果 CV 减少到 1/3 EQA 界限,一次 EQA 活动中有一个以上不正确的结果的机会实际上是 0。因此,假若实验室偏倚为 0,我们的"我们的规则"作为通过 EQA 内部性能目标的推荐。

图 18-5B 显示实验室偏倚为 0,对于增加分析物个数,达到 27 个,违背 4/5 合格规则的概率。如果实验室检测两个分析物,两者 CV 等于 1/2 EQA 界限,如葡萄糖和胆固醇的 CV 为 5%,从左到右的第二条曲线显示单次 EQA 活动失败的风险从 2% 增加到 4%。从这

些曲线得出与某个实验室有关的三个结论：

1）降低所有 *CV* 到小于 1/3 EQA 界限导致 PT 活动失败的风险基本为零。

2）两个以上分析物具有 *CV* 大于 1/3 EQA 界限导致失败率以累积方式但不是呈直线增加。

3）最差的分析物根据 *CV* 与 EQA 界限之间关系将在很大程度上决定 EQA 失败率。例如，如果 26 个分析物满足 1/3 或更小的要求，但第 27 个分析物并不能满足 1/3 或更小的要求，最右边的曲线显示对于一个分析物将预测出实验室 EQA 性能，或失败率。如果 25 个分析物是好的，有两个分析物不好，则 2 个分析物的曲线能用来预测失败率。

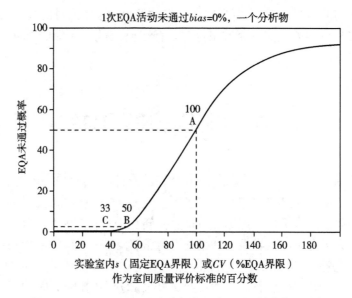

图 18-5A　*bias* = 0%，一个分析物一次 EQA 活动未通过率

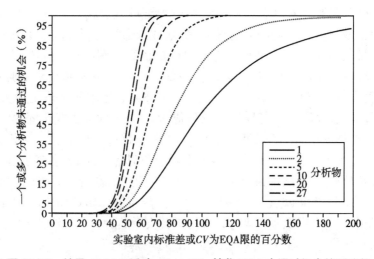

图 18-5B　涉及 *CV*：2/5 活动，*bias* = 0%，某些 EQA 未通过机会的百分数

图 18-5C 结合存在的偏倚为 20%EQA 界限，而假定同样的 *CV* 关系如图 18-5A 和

18-5B 讨论。对于葡萄糖,10% 界限,当靶值为 5.6mol/L 时,20% 的偏倚表示 0.112mmol/L。注意曲线的开始点从 33% 移动到 28%。在图 18-5D,偏倚为 50%(也就是,对于葡萄糖实例,0.2mmol/L)的 EQA 界限,起始点移到 x 轴上的 20% 处。这说明存在着这种大小的偏倚将可允许的 CV 从 30% 降低到 20% 的 EQA 界限。对于葡萄糖,存在 50% 的偏倚降低可允许的 CV 到 2%,对于大多数实验室要达到这样几乎是不可能的。

我们建议实验室查看 EQA 活动中的评价标准,将每一 EQA 性能界限除以 3,并将该结果与它们的常规日间 CV 进行比较。针对实验室内 CV 超出 1/3 EQA 界限的检测项目,解决问题或许更换方法是适宜的。

假定我们处理葡萄糖 EQA 标本,其靶值为 5.6mmol/L。由于 EQA 性能界限是 ±10%,任何结果在 5.04~5.6mmol/L 范围内是"正确"的。现让我们考虑偏倚(系统误差)和不精密度(随机误差)对 EQA 性能的影响。

1. bias = 0, CV 很小　如果实验室 CV 是 2%,随机误差造成 EQA 失败的可能性 <1/1 000 000。在 EQA 活动中,该实验室不通过的概率几乎为零。

2. bias=0, CV 很大　在这种情况下,随机误差很可能导致一个结果超出 EQA 界限。例如,如果实验室葡萄糖的内部 CV 是 20%,由于随机误差的影响,至少有 62% 的 EQA 结果将落在可接受 EQA 范围外。

注意如果 CV 等于界限,在这种情况下为 10%,单个 EQA 样本失败的概率是 32/100！

3. bias 大, CV 很小　实验室偏倚为 0.616mmol/L, CV 为 0,每次 EQA 都失败。很大的系统误差是致命的。

4. bias 大, CV 大　令人吃惊的是,实验室偏倚为 0.616mmol/L, CV 为 10% 要比实验室 CV 很小或 0 的情况有更好的机会通过 EQA。存在随机误差导致很少的结果落在真值或靶值上,划分为正确的。

这种情况可能就是那种"两个错误就可能正确"。对于显著性偏倚的试验,存在大的 CV 起到帮助作用,但影响程度甚微。图 18-5D 显示有这种情况的实验室每次将明确地不能通过 EQA。

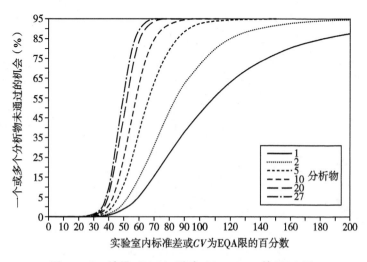

图 18-5C　涉及 CV:2/5 活动, bias=20% 的 EQA 限,某些 EQA 未通过机会的百分数

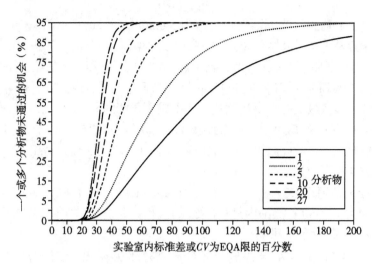

图 18-5D 涉及 *CV*:2/5 活动, *bias* =50% 的 EQA 限,
某些 EQA 未通过机会的百分数

第十九章

无室间质量评价计划检验项目的评价

第一节 基本原理

一、概述

室间质量评价（EQA）是临床实验室质量管理的重要组成部分。室间质量评价为室内质控提供了有效的补充，有助于确保患者测试结果是有效的。通常情况下，监管部门要求临床实验室至少参加一项正规的室间质量评价计划。

然而，目前还有很多实验室检测项目还没有正规的室间评价计划，其中的原因多种多样。某些分析物不稳定，无法制备 EQA 材料，或者基质效应妨碍了分析的可靠性。某些检测项目仅在很少实验室内实施，建立正规的 EQA 计划并不现实。由于特定的致病微生物运输过程所具有的危险性，因此也无法开展室间质量评价工作。

本章提供了无法进行室间质量评价计划时评估试验性能的方法。我们将这些方法命名为"替代性评估程序（alternative assessment procedures，AAPs）"。本章对多种试验方法进行了阐述，包括血液定量分析、微生物培养、形态学分析和体内试验。

二、基本原理

临床实验室使用室内质量控制（QC）方法为保证患者试验结果有效性的主要工具。对于定量检测项目，这些方法一般使用生产的物质与患者标本一同进行检测。常规质量控制允许实验员将检测过程固有的变异从导致异常条件影响检测过程的特殊原因的变异分离出，如操作员误差差错，试剂问题，不正确的校准，或仪器功能障碍。然而，质量控制具有其局限性。其中的原因如下：①质量控制不具有完善的灵敏度或特异性；它不能检出所有特殊原因变异的情况，及它有时在检测过程中不适当地标记出的固有变异（即假失控）；②质量控制无法评价试验的真实性；③质量控制无法与其他实验室间进行结果的可比性评估。

室间质量评价作为额外质量监测能描述这些局限性：①室间质量评价可检出室内质量控制系统无法检出的问题误差；②当室间质量评价材料中分析项目能溯源到参考方法

时,实验室能确定在此种情况下分析的准确度(如不存在显著性的基质效应);③参加室间质量评价计划,实验室可将其性能与使用类似方法、试剂、仪器的其他实验室性能进行比较。

然而,对于许多试验项目无法提供室间质量评价计划。对这些试验,当适当和可行时,实验室应该执行替代性评估程序(AAP)。某些政府和非政府认证和认可机构要求参加室间质量评价计划,也要求实验室在无室间质量评价计划时执行替代性评估程序。实际上,无论认证/认可机构是否提出要求,AAP 都是重要的质量要素。实验室(包括那些执行独特或少量分析——如,研究性实验室)都应当制定出替代性评估程序,从而可以提供与参加 EQA 过程所获得的相似信息。例如,可以将患者的标本送到另一所实验室,以便于获得室间可比性的数据(例如分割样品程序,请参阅下文)。如果 AAP 能溯源到参考方法,则可评价准确度。即使实验室间比对或准确度评价对于特定试验不切实际,还是值得使用 AAP 来弥补质量控制,因为质量控制灵敏度或特异性不足。

AAP 中经常使用患者标本,它比 EQA 中频繁使用的制造商材料具有一定的优势。

1. 使用患者标本可以减少基质效应。

2. 因为 EQA 分析前阶段与患者的测试过程并不相同,因此使用制造商测试材料无法评估临床患者测试分析前阶段的各个步骤,包括标本采集、运输以及处理等过程。相反,使用患者标本的 AAP 则能够评估与分析前处理过程相关的各种因素。AAP 使用患者标本时,需要注意存储及实验室间运输过程中确保其稳定性,尽可能减少与临床检测性能不相关的额外的变异性。

机构内部 AAP 较 EQA 计划能够提供更加及时的数据。

第二节　无室间质量评价计划的试验

无 EQA 计划的试验包括但不限于:

1. 新开发的试验

2. 不常执行/机密的试验

(1)特定有机物抗体(即百日咳博德特菌、组织胞浆菌、芽生菌、A、B 型流感病毒、细小病毒以及军团杆菌);

(2)骨骼肌抗体;

(3)胰多肽;

(4)脑脊液鞘磷脂碱性蛋白;

(5)全血乳酸盐;

(6)维生素 A;

(7)β 胡萝卜素。

3. 特定的药物

(1)苯丙氨酯;

(2)加巴喷丁。

4. 与 EQA 材料问题相关的试验

(1)材料或分析物不稳定(例如:红细胞渗透脆性试验、红细胞蔗糖溶血试验、冷凝素试验、血清乙酰醋酸试验、同工酶试验、血清氨、冷球蛋白、粪便白细胞计数、鼻腔涂片嗜曙红细胞计数、呼气试验);

(2)细胞功能分析(例如血小板聚集性研究、中性粒细胞或淋巴细胞功能研究、精液分析);

(3)基质效应(例如游离药物分析、游离激素分析);

(4)高灵敏度分析中的污染(例如分子扩增技术);

(5)生产商无法提供充足的材料以满足市场的需要(例如:血红蛋白异常、全血细胞遗传学)。

5. 容器 - 分析物相互作用相关的试验

(1)药物分析;

(2)游离激素分析;

(3)微量元素分析。

6. 需要对于样品进行大量操作的试验;例如环境暴露或损害标志物的监测

(1)化学及生物毒素;

(2)毒性代谢物(例如毒素的裂解产物);

(3)蛋白质和 DNA 络合物;

(4)重金属。

7. 不常见基质 / 环境中的分析物

(1)组织间隙液(葡萄糖);

(2)粪便(胆固醇、酵母菌培养物、白细胞计数);

(3)唾液(治疗药物监测、药物滥用检测、乙醇、血清、激素);

(4)毛发分析(药物滥用检测);

(5)干血斑(药物滥用检测、治疗药物监测);

(6)全血。

8. 微生物组织

(1)需要复杂的营养,微生物很难培养(例如幽门螺杆菌);

(2)厌氧菌抑制抗生素的浓度过低;

(3)血清型分析时存在大量的血清型(例如沙门菌属);

(4)DNA 指纹分析 - 生物的品系过多;

(5)危险生物(生物安全 3~4 级)[例如双态性真菌(球孢子菌、组织胞浆菌)、伤寒沙门菌、鼠疫杆菌]。

9. 体内试验

(1)出血时间;

(2)汗液测试采集程序;

(3)呼气试验(乙醇、尿素、氢);

(4)留置动脉血气检测;

(5)脉冲血氧测量;

(6)麻醉气体浓度监测;

10. 地理因素　实验室所在的地区无法提供相关的 EQA。

第三节　替代性评估程序

实验室应当确定哪些是无 EQA 计划的试验,并尽可能地为这些试验制定出替代性评估程序(AAP)。应当将 AAP 记录在实验室操作程序手册中。每一个实验室都应当确定结果评价程序和性能的频率。通常情况下,每年执行两次 AAP 是适当的。

在实施评估程序前,实验室应当提前确定每一个定量评估程序的可接受范围。如果当前具备充足的 QC 数据时,实验室可以通过室内质控数据建立可接受的范围(例如均值 ±2 或 3 倍标准差),也可以根据文献的数据建立可接受的范围——建即根据生物学变异或临床决策点的标准界限。当前已经报道了根据患者数据制订分析偏倚和不精密度(不确定度)允许限的步骤,但这需要具备一个大型的患者数据库(20 000 个试验值)。同时可以获得 EQA 数据评估统计学方法的概述。这一信息有助于实验室对替代性评估程序的结果进行分析。

此后(即今后进行的多次评估),替代性评估程序应当根据分析的临床范围来使用样品。

实验室应当记录并保留 AAP 的结果,以便于进行趋势分析。同时还应记录下对于不可接受结果所采取的纠正措施。

某些替代性评估程序中使用患者样品 / 数据。如上所述,使用患者结果的优势包括独立于常规的 QC 系统、避免基质效应以及具有评价分析前因素的能力,如采集系统的影响(如含凝胶的采血管)、静脉采血过程的质量、处理延迟等。此外,外部分割样品试验(如下所述)能够提供实验室间的结果比对。当采用分割样品程序时,实验室应当注意其相关部门对于患者知情同意和保证患者隐私的要求。

一、分割样品程序

(一)与其他实验室分割样品

外部验证试验结果常用的方法是将等分后的样品送到其他实验室进行测试。分割样品程序能够评估实验室间的一致性和检测误差,但是只有外部实验室使用的方法由参考方法或参考物质进行校准后,才能够评价其自身的正确度(即偏倚)。每一个实验室自行确定分割样品检测时所寄送的样品 / 标本适当个数。对于多数分析物而言,每次评估过程中寄送两份样品 / 标本已经能够满足要求。

美国疾病控制中心(CDC)的调查人员研究了分割样品试验在检测血清总胆固醇和血钾分析中存在问题的能力。在本研究中,分割样品试验的样品结果并不存在差异表明初始结果的正确(阴性预测值为 93%~100%)。然而,存在差异性的分割样品试验预测初始结果误差的能力较低(阳性预测值为 43%~67%)。

实验室间比对采用较多的是分割样品检测计划。典型的分割样品检测计划由包含少量实验室的小组(通常只有两个实验室)提供,分割样品检测计划包括把某种产品或材料的样品分成两份或几份,每个参加实验室检测每种样品中的一份。分割样品检测计划通常只有数量非常有限的实验室参加。此类计划的用途包含识别不良的精密度、系统性偏移和验证纠正措施是否有效。此计划经常需要保留足够的材料,以便由另外的实验室进一步分析以解决不同实验室比对结果出现差异时的原因。

可以每半年执行一次分割样品的比对,每次检测 3 份患者样品。如果定量项目 3 份样品中 2 份样品的结果在规定的范围之内,可认为比对结果是可接受的;定性项目结果必须一致。或者每半年执行一次,每次检测 5 份临床样品,如果定量项目 5 份样品中 4 份样品的结果在规定的范围之内(按 EQA 得分 ≥ 80%),可认为比对结果是可接受的;定性项目 5 份样品 4 份以上样品的结果在规定的范围之内(按 EQA 得分 ≥ 80%)。每次 3 份样品实验室间检验项目结果比对应用实例见表 19-1。

表 19-1 每次 3 份样品实验室间检验项目结果比对应用实例

试验项目	日期	比对	分析范围	可接受标准	被比对实验室结果	本实验室结果	偏倚	可接受性	时间间隔
A 项目 mmol/L	2005-1-15	分割样品	15~350	20%	32	34.5	7.8%	是	
					171	167	−2.3%	是	
					308	322	4.5%	是	
	2005-10-15	分割样品	15~350	20%	57	55	−3.5%	是	9 个月
					174	175	0.6%	是	
					364	338	−7.1%	是	
	2006-5-15	分割样品	15~350	20%	37	35	−5.4%	是	7 个月
					238	175	−26.5%	否	
					371	300	−19.1%	是	

请参阅下面确定定量分割样品试验可接受界限的示例。

1. 确定分割样品计划实验室 X 与实验室 Y 间允许差值的程序 在下述的讨论过程中,我们假定实验室对于方法具有充分的经验,并了解试验方法的各种性能,包括内部精密度(即可重复性、方差)及偏倚,以及试验结果的全部临床范围。如果不了解上述情况,则没有适合的方式通过分割样品程序来确认方法的性能。

在外部的分割样品程序中,通常外部实验室将会使用相同的方法,但是如果了解两种方法之间的关系后,则没有必要使用相同的方法。实验室应当了解方法间的差异性(包括特异性间的差异)。请参阅当前最新版的 CLSI 文件 EP9I 使用患者样本进行方法比对和偏倚估计,来指导确定两种实验方法间的相对差异。当前最新版的 CLSI 文件 EP7I。临床化学干扰性试验以及 EP21 干扰临床实验室方法的总误差估计,将会为评估特异性的差异提供指导。

重要的是,在开始分割试验前,参与试验的实验室应当具备达成一致的标准。一致性应当包括以下方面:

(1)所使用的试验方法和试验的数量;

(2)确定一致性的标准;

(3)是否在特定的水平或者整个范围水平内进行评估;

(4)解决不一致性的程序,包括:①由一所实验室或全部两所实验室返回结果;②其中一所实验室是否考虑另一实验室的参考;③是否咨询第三方实验室。

实验室应当保留全部的结果,以便于在一个较广泛的浓度范围内进行比对。实验室能通过将结果绘制在二维图形,更高权威实验室的结果标在 X 轴上及其他实验室的结果标在 Y 轴上,并且在图形上绘出一条完全一致的线($Y=X$),来评价整个这个范围的一致性。实验室可能发现其结果间的不一致性可以预测(可以进行校正),或者不一致性表现为随机性,但是分布于完全一致线段的两侧。直观评价对于识别可预测的趋势应该是足够的,也可以使用最小二乘回归分析进行确定。

重要的是,评价方法的能力与期望的不确定度之间一致性。例如,在特定的水平下,内部 QC 数据显示常规的可重复性(变异系数)为 2%,那么实验室应当确定只有当变化超过 4% 或以上时,才能在样品试验结果中反映出来。如果临床需要检测 3% 的变化时,那么本方法将不适用(也就是说它没有检测 3% 改变的能力)。在此情况下,实验室能以双份或三份的方式检测,并使用试验结果的平均值。因为本例中单次分析的内部 QC CV 为 2%,两次试验结果均值的 CV 为 1.4%,因此使用重复试验将会为实验室提供检测 3% 变化的能力。

在下面的示例中,我们将证实根据多年分割样品测试所收集的数据,使用公式计算两种试验程序或两所实验室结果差异的置信区间。为了使样本分析有效,那么在收集数据期间每一所实验室的测试系统需要保持稳定。

两所实验室对于血清抗体 IgZ_1 进行测试。有时,它们会彼此间寄送样品以便于确认试验的性能,每所实验室都会重复进行两次试验。表 19-2 显示了两所实验室测试的 18 份样品的结果。为了方便起见,按浓度由低到高的方式进行排列。

表 19-2　实验室 X 和 Y 的 IgZ_1 结果(18 例患者样品重复测试的结果,按照抗体水平的升序排列。已注明了实验室平均值的差值以及所允许的差值)

| 样品 | 实验室 X | | 实验室 Y | | 实验室 X 和 Y 的均值 | | | |
	重复 1	重复 2	重复 1	重复 2	均值 X	均值 Y	X-Y 间的差值	允许差值
1	790	800	630	577	795.0	603.5	191.5	290.3
2	861	905	543	664	883.0	603.5	279.5	322.4
3	1 051	1 174	725	784	1 112.5	754.5	358.0	406.2
4	1 846	1 846	1 419	1 632	1 846.0	1 525.5	320.5	674.0
5	1 894	1 820	1 974	2 363	1 857.0	2 168.5	−311.5	678.0
6	2 014	2 270	1 550	1 451	2 142.0	1 500.5	641.5	782.1
7	2 484	2 460	1 640	1 416	2 472.0	1 528.0	944.0	902.5
8	2 405	2 684	2 096	2 535	2 544.4	2 315.5	229.0	929.0

样品	实验室 X		实验室 Y		实验室 X 和 Y 的均值			
	重复 1	重复 2	重复 1	重复 2	均值 X	均值 Y	X-Y 间的差值	允许差值
9	2 560	3 065	2 181	2 340	2 812.5	2 260.5	552.0	1 026.9
10	2 612	3 065	1 961	1 887	2 838.5	1 924.0	914.5	1 036.4
11	5 755	5 585	8 415	8 166	5 670.0	8 290.5	−2 620.5	2 070.2
12	5 812	5 812	6 424	7 171	5 812.0	6 797.5	−985.5	2 122.0
13	8 705	8 473	6 619	5 989	8 589.0	6 304.0	2 285	3 139.5
14	9 116	8 671	10 591	9 875	8 893.5	10 233.0	−1 339.5	3 247.1
15	10 029	9 880	10 697	10 486	9 954.5	10 591.5	−63.0	3 634.5
16	11 736	12 585	9 393	10 591	12 160.5	9 992.0	2 168.5	4 439.9
17	12 554	12 807	13 874	13 509	12 680.5	13 691.5	−1 011.0	4 629.7
18	14 473	14 705	15 106	15 174	14 589.0	15 140.0	−551.0	5 326.6

假定实验室通过对患者样本常规重复检测已评价它们的试验。实验室 X 对试验具有更多的经验,且被认为对于这一试验是两实验室中更为可靠的。实验室内重复检测的标准差显示实验室 X 的重复性(精密度)CV 在检测的浓度范围内大约为 10%。实验室 Y 其重复性 CV 大约为 12%。此外,发表的研究提示实验室间的可变性大约 $CV\%$ 为 15%,其将被作为临床上可接受的一致性。

因此,我们可以进行下列假设:

A = 实验室 X 所检测的抗体水平

σ_X^2 = 实验室 X 的重复性方差 $\approx (.10*A)^2$

σ_Y^2 = 实验室 Y 的重复性方差 $\approx (.12*A)^2$

σ_1^2 = 实验室间的方差 $\approx (.15*A)^2$

$n_X = n_Y$ = 每一实验室重复试验的数目(可以为 1)

α = 置信水平

$Z_{1-\alpha/2}$ = 相对于 $1-\alpha/2$ 水平时正态分布的百分位数。

注:重复性方差能来自质量控制数据或本实例中已发表的方法能力资料。如果使用质量控制数据,σ_X^2 和 σ_Y^2 等于室内质量控制数据标准差的平方。如果使用多个重复测试时,也可从分割样品数据估计重复性方差。可以通过合并重复测试间比例差[(Rep1–Rep2)/(Rep1+Rep2)/2)]来计算实验室的重复性。对这一比值进行平方,并计算全部样品平方值的总和,将和除以样本个数减 1 分别给出 σ_X^2 或 σ_Y^2。类似的,我们能首先通过计算差值的平方和,并除样本数减 1,来估计实验室间的方差。这是差值的方差;然后减去合并重复方差就可估计实验室间的方差[$S_r^2 = (S_X^2 + S_Y^2/2)$]。如果重复方差超过差值的方差,实验室间方差被设

置为 0。如果实验室间方差在分割样本比对计划开始时未知,或如果可以假定实验室应产生相同的结果,实验室间方差被设置为 0。

如果无法评估变异性,也可以根据表 19-2 的数据进行评估。

根据 XYZ 方程,所允许的极值如下:

$$允许的差异\ D=Z_{1-\alpha/2}\sqrt{\left(\sigma_1^2+\frac{\sigma_X^2}{n_X}+\frac{\sigma_Y^2}{n_Y}\right)}$$

如果任何结果对之间的差值位于置信区间的范围内,差值不具有统计学显著性,对于特定样本,其结果被认为是等效的。

例如示例 A=2 470;

$$\sigma_x^2=(0.10\times 2\ 470)^2=61\ 009$$
$$\sigma_y^2=(0.12\times 2\ 470)^2=87\ 853$$
$$\sigma_1^2=(0.15\times 2\ 470)^2=137\ 270$$
$$n_X=n_Y=2$$
$$\alpha=置信水平=0.95$$
$$Z_{1-\alpha/2}=1.96$$
$$D=1.96\sqrt{137\ 270+61\ 009/2+87\ 853/2}$$
$$=1.96(460)=902$$

因此抗体在这一水平,最大的预期差值为 900。位于这一水平范围内的样品 7 的观测差值超出了允许的界限。样品 11 显示出更大的差值。

图 19-1 中显示了平均值的图形,以及等价线与允许的差值。我们可以看到样品 7 刚好超出界限,样品 11 则明显超出了所预期的差值。对于这两份样品来说,我们应当研究发生异常的原因。

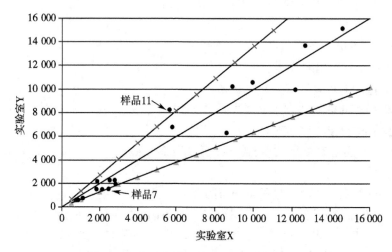

图 19-1　实验室 X 和实验室 Y 的抗体 IgZ1

中间线代表完全一致性,上线与下线表示可接受的结果差值。

在此并未说明计算过程,这些样品的方差评估如下:

$s_X=0.08$(与室内质量控制数据的 0.10 相比)

$s_Y = 0.11$（与室内质量控制数据的 0.12 相比）

$s_1 = 0.21$（与文献报导的 0.15 相比）

2. 确定与参考方法一致性的方法　如果我们将实验室外的方法作为参考方法，通过计算置信区间可以确定一致性，如下所示：

在任意水平 L 时，置信区间的公式可以表示为：

$$CI = L + B \pm Z_{1-\alpha/2} \sqrt{\frac{\sigma^2}{n}}$$

其中：

$Z_{1-\alpha/2}=$ 指定置信水平时（例如 95% 或 99%），标准正态分布的百分位数

$L=$ 感兴趣的浓度水平（通常在外部验证试验的检测水平）

$B=$ 试验方法与参考方法间已知的偏倚或差值（通常 $B=0$）

$\sigma^2=$ 在水平 L 时试验方法的方差

$n=$ 验证程序中重复测试的数目。

如果外部试验的结果位于置信区间内，则认为方法已通过该水平的验证。

（二）内部分割样品程序

内部分割样品程序包括：

1. 使用不同的方法来得到患者样品的结果；

2. 对于依赖于操作人员的试验，应当由不同的操作人员重新进行试验（例如形态学分析）。

二、审核样品的程序

实验室应当贮存患者等分后的标本，并定期进行分析。审核样品时患者等份标本的定期分析用于评估检测校准的可复现性及稳定性。审核样品程序并不评估准确性（即，偏倚），也不提供实验室间的比对。

三、制造商校准品或正确度控制材料的分析

提供试验方法的制造商所提供的校准物、文件证明与检测程序中患者标本具有互通性或可溯源到参考物质或程序的其他参考物质，可用于确定试验方法的正确性能。

当制造商校准物或者正确度控制物用于 AAP 时，最好使用与方法校准物的批号不同。在此应当注意，因为不同批号的校准物有可能专用于不同批号的试剂（注：建议只有当不存在其他备选材料或过程提供方法性能确认时，才使用制造商校准品或正确度控制物）。

四、实验室间质控数据分析

本评估程序包括参与同侪比对计划（peer comparison programs）评价多个实验室回报的质量控制数据。很多制造商都具备这一计划。然而，当特定的分析物不具备 EQA 时，它们也将无法实施同侪比对计划。

五、患者数据分析

（一）患者数据的平均值

大量文献描述了临床实验室测量时使用患者数据进行质量控制。20 世纪 50 年代和 60 年代期间，通过追踪血液学检测（例如血红蛋白、血细胞比容、红细胞计数）的平均值作

为质量控制的方法。在 20 世纪 70 年代,监测患者数据的平均值得到了广泛应用,通常称之为 Bull 算法。这种方法将连续 20 例患者检测值的平均值与规定的患者均值进行比较。监测每日均值或正态均值的方法并不只限于血液学检查,它同时还作为许多临床实验室试验项目的质量控制方法。这种方法假定当测试程序稳定时,一组标本的平均结果将会保持相对恒定。这种情况成立时,计算均值的结果中一定不会包括参考人群分布范围之外的数值。本方法特别适用于较短时间内获得大量结果的检测程序。然而,当确认试验标本人群结果位于可预期的分布范围时,本方法也可用于测试量较少的试验。在急救部门/医院,如果实验室能够确定特定的时间内所收到的异常标本比例增加时(例如周末或者从肿瘤门诊或透析部门接收标本时),最好的方法是在进行计算时,将这一时间内的患者数据排除在外。

(二) 参考范围

通常,实验室使用参考范围来为每个患者结果的评估提供信息。在此,我们建议通过对于参考范围的重新评估来证实实验室内检测程序的稳定性,以及验证实验室间检测结果的一致性。为了满足这种方法的要求,确定的参考范围初始值必须是稳健的并且临床上适合于实验室所服务的人群,以及新的样品必须能够代表具有相同分析前参数的参考人群。根据美国临床和实验室标准研究院(CLSI)文件 C28I。临床实验室如何定义与确定参考范围,这种方法通常需要得到至少 20 例检查者的试验结果。通过非参数分析,如果 20 例结果中18 例结果位于初始的参考范围内,这将证实继续使用该范围时其错误拒绝率大约为 7%。如果不能满足这一标准,那么还需要获得 20 份标本重新进行评估。如果无法验证参考范围时,需要进行更加详细的研究,确定是否由分析测试程序、标本采集与处理的分析前条件或者由适当的健康人群抽样过程中存在的问题所导致。

当具有大量的结果时(例如通过计算机检索的数周或数月内的结果),我们可以获得结果分布的直方图,并可与前一段时间和/或其他实验室进行比较。如果考虑到离群值识别及排除掉“正态均值”技术中所涉及的相似的结果,那么可以得到相似同源性的人群,以便与稳定的人群进行比较。我们已经说明了从住院或门诊患者人群中获取适当参考值范围数值的多种统计学方法,以便在实施 AAP 的过程中使用。

(三) Delta 检查

Delta 检查(即评估患者分析物结果随时间发生的变化)通常用于确定与以前分析结果发生偏差的疑似患者。虽然 *Delta* 检查可以作为 AAP 使用,但是我们通常将其作为常规QC 的一部分。当 *Delta* 检查作为 AAP 时,我们很难确定所观测到的变化是由于患者的状况发生临床上的改变还是由于检验程序故障所造成。

六、形态学分析重新评估

形态学分析重新评估的过程包括:
1. 由管理人员审核玻片;
2. 对于“未知”的玻片进行审核。

七、技术依赖性试验的直接观察

应当由高级分析人员或管理人员进行技术性试验的观察(例如出汗测试、出血时间)。在进行评估时,应当使用说明观察因素的检查表。

八、临床相关性研究

由于临床状况与实验室结果之间的相关性较差以及操作所造成的偏倚（例如试验委托偏倚、疾病分类偏倚），因此在常规的试验评估过程中临床相关性研究的使用受到限制。然而，如果通过超过阈值范围的实验室结果可以确诊或强烈支持特定疾病的诊断，而且在试验后的适当时间内独立确定这一疾病时，可以使用相关性研究。例如心肌梗死中的血清 CK-MB 或肌钙蛋白，以及急性胰腺炎中的淀粉酶。

九、替代性的生物体

毒性减弱的菌株或者形态学相似的生物体的培训可用于危险性生物培养的 AAP。

十、利用其他国家 / 地区的 EQA 提供者

可以由非本实验室所在地区的 EQA 提供者来为特殊的分析物进行室间质量评价。然而，通过国际运输很难及时地运输 EQA 标本。

十一、政府及大学实验室间比对计划

如果某些群体检测时样品量较大，而且它具有重要的公共卫生功能，但是只有少数实验室才能够执行这一试验，政府或大学的参考实验室将提供实验室间比对计划。例如长链脂肪酸分析、新生儿先天性代谢性疾病干血斑分析及遗传学检测。

第四节 定性替代性评估程序的数据分析

如果具有确诊的方法时，具有双重结果的测试结果——例如阳性或阴性——很容易进行确认（请参阅最新版的美国临床和实验室标准化研究院 CLSI 文件 EP12 和实定性试验性能评估的用户方案）。如果无法进行确诊，或者需要进行方法间或实验室间的比对时，可以使用分割样品测试，请参阅下面的统计方法来评估定性试验分割样品研究的数据。这一情况在 CLSI 文件 EP12- 定性试验性能评估的用户方案中也进行了讨论。

试验具有两种类型的结果——如阳性或阴性——因为在两个实验室之间机会一致性的似然性，在分割样本检测中提出了一个特殊问题。为了评价机会对两组数据一致性的贡献，可采用 *Kappa* 统计量。*Kappa* 检验将会比较观测到的一致性与由于机会所造成的一致性。*Kappa* 值的范围是从 1（完全一致性）、0（小于由于机会造成的一致性）到 –1（完全不一致——根据实验室发现结果发生系统性的颠倒，可能由于工作人员或者程序的错误所造成）。*Kappa* 值超过 0.8 表示良好的分析一致性，*Kappa* 值位于 0.6~0.8 时，表明具有适度的一致性。如果样品数超过 20，*Kappa* 值大于 0.5 时具有统计学显著性，它表明一致性并不是完全由于机会所造成的。

可以按照如下方法为实验室 A 和 B 计算 *Kappa* 统计量：

Kappa ＝（观测到的一致性 – 机会一致性）/（1– 机会一致性）

机会一致性 =（实验室 A 阴性结果的比例）×（实验室 B 阴性结果的比例）+
（实验室 A 阳性结果比例）×（实验室 B 阳性结果比例）

例如,实验室 A 和实验室 B 在过去几年中对于 29 份标本进行了分割样品测试,结果见表 19-3。

表 19-3　实验室 A 和实验室 B 进行分割样品测试的结果

| | 实验室 A | | 总数 |
	阴性	阳性	
实验室 B			
阴性	9 (31.0%)	5 (17.2%)	14 (48.3%)
阳性	1 (3.5%)	14 (48.3%)	15 (51.7%)
总数	10 (34.5%)	19 (65.5%)	29 (100%)

使用表格中的数据（并乘以百分数 0.01）:

观测到的一致性 =(9+14)/29=0.793

机会一致性 =(0.483×0.345)+(0.517×0.655)=0.505

因此,$Kappa$=(0.793−0.505)/(1−0.505)=0.58

在这一样本量的条件下,$Kappa$=0.58 表明实验室间不具备高度一致性,但是大于由机会所致的一致性。

$Kappa$ 检验适用于比较不同试验间、不同实验室间的一致性或者追踪随时间所发生的变化。它有助于发现导致不一致的原因。

第二十章

质控品室内质量控制数据
实验室间比对

在我们的研究中不再仅仅是提供满足质量规范的试验结果。我们能从实验室室内质量控制数据的实验室间比对计划中获取有价值的信息。这些计划帮助回答这样一些问题,如"对于控制物我们应该获得什么样的均值?"和"对于这一方法大多数实验室达到的标准差(s 或 SD)或变异系数(CV)应是多少?"

第一节　室内质量控制数据实验室间比对计划

许多商品控制物的生产厂家提供了室内质量控制数据的实验室间比对计划。这些计划允许分析同一批号控制物的特定的实验室向计算中心提供每月的汇总统计量(平均值、标准差和数据个数)(图 20-1)。数据提供可采用传真、普遍信件或电子传递方式。在某些情况下,我们也可以向计划提供所有单个实验室数据点的报告。

回报的结果将本实验室分析过程的正确度和精密度与使用相同方法的其他实验室的正确度和精密度进行比较,并且通常是与使用不同方法所有实验室的结果进行比较。这种信息是具有相当大的价值:可显示出相对于相同组本实验室的性能,以及在解决潜在的问题时有很大的帮助作用。相同方法的均值是该控制物靶均值的最佳来源。

中心计算机通常从汇总的数据或单个数据点来分析数据并剔除有意义的离群值。数学程序对每一批号控制物,每一检测项目,使用特定分析方法所有的实验室和报告数据的所有实验室计算平均值或中位数和标准差。我们通常按月份评价这种信息,并相对相同组评价本室方法的正确度和精密度。

一、室内质量控制数据实验室间比对提供的信息

这种计划不同的组织者的比较报告是不一样的。然而,大多数的比对计划对每个检测项目和每一批号的控制物包括下列信息:

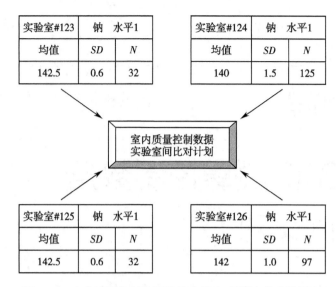

图 20-1 室内质量控制数据实验室间比对计划,收集数据和
发送报告给分析同一控制物的许多实验室

1. 当前月份的均值、标准差(s)和结果个数(N);
2. 报告开始至现在该控制物累积的均值、标准差(s)和结果个数(N);
3. 相同方法组(使用同一方法的实验室)的方法均值、标准差(s)或变异系数(CV)和实验室个数;
4. 每一分析项目所有方法的所有实验室的所有实验室均值、标准差(s)或变异系数(CV)和实验室个数;
5. 方法的标准差指数(SDI) 本室均值偏离相同方法组均值的变异,以相同方法组标准差(s)为单位测量;
6. 所有实验室的标准差指数(SDI) 本室均值偏离所有实验室均值的变异,以所有实验室组的标准差为单位测量;
7. 方法的变异系数指数(CVI) 本室报告的变异系数(CV)或标准差(s)与使用相同方法实验室报告的变异系数(CV)或标准差(s)的比值;
8. 所有实验室的变异系数指数(CVI) 本室报告的变异系数(CV)或标准差(s)与所有实验室报告的变异系数或标准差的比值。

表 20-1 显示对于单个水平的控制物钠的实验室间比对报告的实例。在本实例中,实验室的正确度和精密度接近于使用相同方法实验室和所有实验室的均值和标准差。标准差指数(SDI)指示出相对于本方法组均值和所有实验室均值分别为 –0.33 和 –0.75。变异系数指数(CVI)指示为相对于方法组的标准差和变异系数的 67% 及所有方法的标准差和变异系数分的 51%。

在本章,我们将讨论如何更贴切地评价这些统计量,因为准确地知道在特定的相同组比对计划中如何计算这些指标是很重要的。相同组计划是否将本室的均值与该组的平均均值或中位数进行比较?当计算变异系数指数时,程序是将本室的变异系数与平均变异系数,变异系数中位数、还是与所有实验室汇总数据计算的变异系数进行比较?报告给实验室的指标将在很大程度上根据相同组比较计划使用的计算方法而不同。

表 20-1　钠实验室间比对的统计量实例（水平 1）

	本室	方法	所有实验室
均值	141.5	142.0	143.3
s	1.00	1.50	2.00
CV	0.7%	1.1%	1.4%
N	50	35	320
本方法 SDI	−0.33		
所有实验 SDI	−0.75		
本方法 CVI	0.67		
所有实验室 CVI	0.51		

标准差指数 SDI =（本室均值 − 相同组均值）/ 相同组标准差
变异系数指数 CVI =（本室标准差 / 相同组标准差）

二、与本室相同方法实验室的比对中获得的信息

我们希望使用相同分析过程和分析相同控制物的实验室将产生相似的均值和标准差。通过将本室的均值与这些实验室产生的均值的平均值或中位数进行比较，我们能区分总的分析过程，或特定的仪器是否准确。如果本室的均值显著性地偏离相同方法组的均值，我们将需要检查校准、特定的试剂批号、仪器设置、或分析过程的其他部分。

标准差指数计算公式为［（本室均值 − 本室相同组均值）/ 相同组的标准差］。

标准差指数（SDI）是本室均值与相同组方法均值比较如何接近的快速指标。传统上，我们假定当标准差指数在 ±2 之间，本室均值是在组均值 2 倍标准差之内，因此，本室方法的性能是"可接受的"。该假定存在隐藏的危险性。

变异系数指数计算公式为本室标准差 / 相同组标准差。

我们期望本室内的标准差（s）或变异系数（CV）将是等于或小于所有组报告的标准差（s）或变异系数（CV），因此变异系数指数（CVI）<1 通常认为是可接受的（记住变异系数是标准差为均值的百分数的表示，标准差和变异系数测量方法的不精密度）。本实验室内的标准差或变异系数应与使用相同方法相同组实验室报告的变异系数或标准差的中位数进行比较。

CVI >1.0 表示实验室特定控制物的不精密度高于相同组报告的平均不精密度。如果相同组比较计划使用变异系数的中位数或平均数来计算变异系数指数（CVI），则通过定义，一半报告的实验室将具有其标准差或变异系数高于其平均值，并且 CVI >1.0。然而，如果相同组比较计划收集来自所有实验室的数据计算相同方法的变异系数或标准差，我们希望本室显示出比汇总数据报告更低的标准差或变异系数。

三、与所有实验室的比对中获得的信息

某些试验所有样本的结果，如酶和活化部分凝血活酶时间（APTT），不同分析方法之间

具有很大的变化。这些试验经常根据不同使用的方法具有明显的不同的参考区间。正因如此，我们并不希望本室数据类似于均值或反映所有实验室的变异系数，并且大多数同等组比对计划当不肯定时将不提供所有实验室数据。

然而，大多数实验室试验方法之间的比较相对来说还是不错的。当报告特定方法的实验室数量相对太少时，将本室数据与所有实验室的均值和标准差进行比较还是很有帮助价值的。如果报告特定方法的实验室数量小于 5 家，有些同等组比较计划将不提供方法比较数据。

表 20-2 显示的钠方法的 *SDI*<-2.0 实验室间比对报告的实例，其指出本室均值小于方法均值 2 倍标准差以上。注意，本实验室均值与所有实验室均值一样，但是与同等方法组均值比较不太好，这样，我们需要问两个问题：

1. 是否我们报告了正确的方法（我们是否是正确的方法组）？
2. 同等方法组比较数据是否有效（多少实验室报告？是否可能由于一个或两个异常结果使得数据偏离）？

表 20-2　钠具有方法 *SDI*<-2.0 实验室间统计的实例（水平 1）

	本室	方法	所有实验室
均值	139.0	142.0	139.0
s	1.00	1.25	2.00
CV	0.7%	0.9%	1.4%
N	50	35	320
本方法 *SDI*	−2.40	—	—
所有实验 *SDI*	0.00	—	—
本方法 *CVI*	0.82	—	—
所有实验室 *CVI*	0.50	—	—

当我们调查本室与同等方法组实验室性能差别时，将本室数据与所有方法的均值进行比较是有帮助的。如果我们研究室间质量评价识别的问题时，同等组比较统计量也是极其有用的。有些室间质量评价计划将本室结果与所有实验室包括所有分析方法的同等组比较。我们的实验室间同等组比较将帮助我们确定本室的均值如何与所有实验室报告的均值和使用本室方法实验室报告均值的平均值的比较。

表 20-3 显示钠具有所有实验室 *SDI* > +2.0 实验室间比对报告的实例，本室的均值高于所有实验室均值 2 倍标准差以上。如果本室均值与使用同一方法的实验室比较一致，但是与所有实验室的均值有差异，这种总的方法偏倚可能是由于控制样本的缘故。在此例中，当只使用特定方法的实验室相比较时，有关控制物的性能显示出很好的一致性。使用本室方法的所有实验室的结果可不同于所有组的均值，是因为控制物的基质效应或分析过程固有的特征引起。在这种情况下，室间质量评价结果的变异可能是由于总的方法偏倚造成，而不是本室特定的问题。

表 20-3　钠具有方法 *SDI* > +2.0 实验室间统计量实例（水平 1）

	本室	方法	所有实验室
均值	139.0	139.2	134.0
s	1.00	1.25	2.00
CV	0.7%	0.9%	1.5%
N	50	35	320
方法组 *SDI*	−0.16	—	—
所有实验 *SDI*	2.50	—	—
方法组 *CVI*	0.80	—	—
所有实验室 *CVI*	0.48	—	—

四、从历史数据获得信息

大多数同等组比较计划提供汇总报告显示本室几个月的性能。这是一种由长时间内均值和标准差表示方法正确度和精密度的记录。

历史数据报告对于确定本室方法"常规的标准差"是非常好的方式。对于将每月的标准差与常规的标准进行比较来监测不期望的不精密度增加是很有帮助的。历史性数据汇总报告也允许我们监测长时间内标准差指数或变异系数指数的偏离。与组均值偏离的均值的逐渐改变将显示标准差指数（*SDI*）持续的增加或减小。方法在不精密度上的持续增加将显示出变异系数指数持续的增加。

我们使用历史数据报告来调查本室均值或标准差随时间的变化。如果我们注意到如表 20-4 所示，其显示出本室对于特定控制物的均值逐月下降，我们可比较发现所有实验室的均值是下降的，该问题可能是由于控制物本身的问题。这种现象在酶检测中较常见，如肌酸激酶。

表 20-4　肌酸激酶均值漂移的实验室间统计量

	当前	前 1 个月	前 2 个月	前 3 个月
本室均值	150.0	155.0	160.0	165.0
本室 *s*	5.2	4.8	5.5	5.0
本室 *CV*	3.5%	3.1%	3.4%	3.0%
本室 *N*	50	52	48	50
本方法 *SDI*	0.07	−0.10	0.16	0.13
本方法 *CVI*	0.35	0.48	0.44	0.33
相同方法组均值	149.0	156.0	158.0	163.0
相同组 *s*	15.0	10.0	12.5	15.0
相同组 *CV*	10.1%	6.4%	7.9%	9.2%
相同组 *N*	35	35	35	35

　　然而,如果是如表 20-5 所示钠的实例,本室的均值逐月下降,而方法组报告的均值和所有实验室同组均值保持不变,则该问题是本室的缘故,并且我们应该每月对这种系统改变的原因进行分析过程的调查。

表 20-5　钠均值漂移实验室间统计量的实例

	当前	前 1 个月	前 2 个月	前 3 个月
本室均值	140.0	141.0	142.0	143.0
本室 s	1.0	1.0	1.0	1.0
本室 CV	0.71%	0.71%	0.70%	0.70%
本室 N	50	52	48	50
本方法 SDI	−3.00	−2.00	−1.00	0.00
本方法 CVI	1.0	1.0	1.0	1.0
相同方法组均值	143.0	143.0	143.0	143.0
相同组 s	1.0	1.0	1.0	1.0
相同组 CV	0.7%	0.7%	0.7%	0.7%
相同组 N	35	35	35	35

五、从累积数据获得信息

　　大多数相同方法组比较报告包括如表 20-6 指示的累积均值、标准差、变异系数、结果个数、变异系数指数和标准差指数。这给我们当前月份相对于已开始使用该控制物到现在的均值和标准差的快速方法性能的比较。注意:

　　1. 本室当前均值明显低于累积的均值。

　　2. 当前方法的均值与累积的均值很接近。

　　3. 当月方法的标准差指数(SDI)<−2.0,告诉我们该月均值低于使用相同分析方法的实验室报告均值的均值两倍多的标准差。

表 20-6　钠均值变异的累积实验室间报告实例

	当前	累积
本室均值	140.0	143.0
本室 s	1.0	1.0
本室 CV	0.71%	0.70%
本室 N	50	52
本方法 SDI	−2.40	−0.20
本方法 CVI	0.8	0.7
相同方法组均值	143.0	143.2
相同组 s	1.3	1.5
相同组 CV	0.87%	1.05%
相同组 N	35	35

第二节　使用此计划报告解决问题

一、本方法是否与以前的性能相匹配

我们可通过快速检查本月的均值和标准与累积的数据和／或检查历史性报告将本月的性能与以前的性能进行比较。

当汇总统计量显示出问题,首先要问的一个问题是:"这一问题何时开始？"如果这一月份的数据显示标准差指数(SDI)或变异系数指数(CVI)标记信号,则提示与相同组相比较在正确度或精密度上不可接受的变异,则我们检查历史性报告看上一月份和更前面月份显示数据的情况。一系列月份出现这样问题可能与该批号试剂变质或严重的仪器问题有关。本月出现这一问题更可能是与该月校准、仪器或试剂的变化有关系。

表20-7是钠当月、前两个月份和累积数据的实验室间历史报告。注意到当前月份在均值和标准差指数突然变化。也可以注意到这一报告如何不同于表20-5,其本实验室均值是逐渐变化的,而不是突然的变化。我们能使用这种结构化的方式来评价历史性的报告(表20-8)。

表 20-7　钠均值突然变化的实验室间历史报告实例

	当前	前1个月	前2个月	累积
本室均值	140.0	143.5	142.5	143.0
本室 s	1.0	1.0	1.0	1.0
本室 CV	0.71%	0.70%	0.70%	0.70%
本室 N	50	52	48	50
本方法 SDI	−3.00	0.50	−0.50	0.00
本方法 CVI	1.0	1.0	1.0	1.0
相同方法组均值	143.0	143.0	143.0	143.0
相同组 s	1.0	1.0	1.0	1.0
相同组 CV	0.7%	0.7%	0.7%	0.7%
相同组 N	35	35	35	35

表 20-8　评价历史性报告

相同组比较和历史数据检查显示:

_____　　均值偏移　　　[_____本月]〔自_____/_____逐渐地_____〕
_____　　标准差变化　　[_____本月]〔自_____/_____逐渐地_____〕
_____　　SDI 显示变化　[_____本月]〔自_____/_____逐渐地_____〕
_____　　CVI 显示变化　[_____本月]〔自_____/_____逐渐地_____〕

从这一数据,我们得出结论:

这一变化开始于 ［＿＿＿＿本月］［＿＿＿＿在月份＿＿＿／＿＿＿］

然后我们可检查我们的记录并确定是否同时具有下面列出的变化:

＿＿＿试剂 ＿＿＿校准

＿＿＿仪器 ＿＿＿控制物

＿＿＿方法 ＿＿＿未知

然后我们确定适当的措施:

＿＿＿纠正措施降低偏倚

＿＿＿纠正措施降低不精密度

＿＿＿安排来自厂家的仪器服务

＿＿＿向主管人员、主任或技术专家咨询

＿＿＿临时中断报告患者结果

＿＿＿将患者样本在其他仪器或实验室进行检测

然后,我们能记录

- 结果和评论;
- 谁执行调查;
- 谁审核调查;
- 追踪评论。

二、本方法是否与相同组实验室性能相匹配

将本室的均值与相同组均值进行比较类似于室间质量评价计划使用的过程。然而,在商业化的实验室间比对计划中,本室均值和相同组均值是基于同一控制样本多次检测的基础上,而不是像在室间质量评价计划中的单次检测或双份检测。将本室的均值与相同组均值比较对于特定样本作为相同组获得相同均值的实验室能力的有效估计。如果对于特定方法我们的报告具有标准差指数(SDI)或变异系数指数(CVI)标记信号则表明正确度或精密度有问题,这样,将本室的性能与相同组实验室,特别是使用相同方法的实验室进行比较是有帮助的。

如果,如表 20-9 所示的实例,本室的均值偏离于相同方法组和所有组均值,我们怀疑本实验室仪器、试剂、校准或分析过程其他步骤有问题。注意,方法的标准差指数(SDI)是 2.08,而所有实验室的标准差指数(SDI)仅为 1.20,尽管本室均值与方法的均值及所有实验室同等组均值的差值几乎是相同的。记住标准差指数(SDI)是相同组标准差单位的度量。所有实验室的标准差指数(SDI)[(124.6−122.2)/ 2.00],本方法标准差指数(SDI)[(124.6−122.0)/ 1.25],因为所有实验室的标准差(2.00)高于方法的标准差(1.25)。

表 20-9　钠偏离方法均值实验室间报告的实例（水平 2）

	本室	方法	所有实验室
均值	124.6	122.0	122.2
s	1.00	1.25	2.00
CV	0.8%	1.0%	1.6%
N	50	35	320
方法的 SDI	2.08	—	—
所有实验的 SDI	1.20	—	—
方法的 CVI	0.78	—	—
所有实验室的 CVI	0.50	—	—

表 20-10 显示钠本实验室的标准差高于方法和所有实验室标准差的实验室间报告。方法的变异系数指数（CVI）是 2.20，所有实验室的变异系数指数是 1.47。我们能采用结构式方法评价比对统计量对表示高的 SDI 或 CVI 标记的反应（表 20-11）。

表 20-10　钠本室与相同组标准差变异实验室间报告实例

	钠　当前数据　水平 1		
	本室	方法	所有实验室
均值	139.0	139.0	139.0
s	2.20	1.00	1.50
CV	1.6%	0.7%	1.1%
N	50	35	320
方法的 SDI	−0.20	—	—
所有实验室的 SDI	0.00	—	—
方法的 CVI	2.20	—	—
所有实验室的 CVI	1.47	—	—

表 20-11　评价对指示高的标准差指数（SDI）和变异系数指数（CVI）标记反应的相同组统计量

相同组比较和历史数据检查显示：

_____本室均值是 ［_____接近于］［_____不同于］相同方法组

_____本室的标准差和 / 或变异系数是 ［_____接近于］［_____不同于］相同方法组

_____标准差指数（SDI）是 ［_____± 2.0 之内］［_____<−2.0］［_____> +2.0］

_____变异系数指数（CVI）是 ［_____<1.0］［_____< 2.0］

_____相同方法组数据是基于_____实验室

从这种数据，我们得出结论：

这种分析过程具有［_____正确度］［_____精密度］［_____两者］潜在的问题

然后,我们确定适当的措施:

_____验证相同组数据的有效性

_____验证本室报告的均值和标准差

_____纠正措施降低偏倚

_____纠正措施降低不精密度

_____安排来自厂家的仪器服务

_____向主管、主任或技术专家咨询

_____临时中断报告患者结果

_____其他仪器或实验室检测患者样本

然后,我们能记录

● 结果和评论;

● 谁执行调查;

● 谁审核调查;

● 追踪评述。

第三节　存在的问题

一、标准差指数和变异系数指数标记能否警告我们显著性的问题

标准差指数(SDI)和变异系数指数(CVI)告诉我们本室控制物与相同方法组比较正确度和精密度相一致的情况。它们不需要告诉我们是否满足质量规范。为了确定是否满足质量规范,必须计算总误差,并将其与规定的允许总误差进行比较。

如果本室任何控制物的变异系数指数(CVI) > +1.0,大多数相同组比较计划将产生一种标记信号。变异系数指数(CVI) > 1.0告诉我们本室的变异系数和标准差高于相同组的变异系数和标准差。为了调查变异系数指数(CVI)标记的意义,我们需要问:①该控制物实际的不精密度是多少? ②本室方法的标准差或变异系数是否造成本室质控结果超出质量规范?

如果相同组标准差(s)较小,变异系数指数(CVI) >1.0 可能不是临床上有意义的。另一方面,如果相同组的标准差(s)较大,则可能本室方法变异系数小于相同组的变异系数,但仍然可能不能满足质量规范。如果相同组的变异系数(CV) =5%,则变异系数指数(CVI)是 1.5,表明我们的变异系数(CV)是 7.5%。本室 CV= 7.5%;同等组 CV =5.0%(7.5%/5.0% =1.5)。

对于某些检测项目,7.5% 的变异系数可能是完全不可接受的,而对于其他项目这种变异系数可以很好地在质量规范之内。变异系数指数(CVI)标记警告我们本室变异系数与相同组获得的变异系数之间的统计学差别。为了评价这种统计变异的显著性,我们检查了本室实际的变异系数和标准差,及通过将总误差与靶值和允许总误差限进行比较来确定是否这一控制样本的不精密度是临床关注的。如果 $TE<TEa$,则方法的性能满足质量规范。

如果本室对于任何控制物的标准差指数(SDI)是 < −2.0 或 > +2.0,大多数相同组比较计

划产生标记信号。标准差指数(SDI)< −2.0 表示本室的均值小于相同组的均值,并且偏离相同组均值 2 倍的标准差以上。标准差指数(SDI)>2.0 表示本室的均值大于相同组均值 2 倍相同组标准差以上。

为了调查标准差指数(SDI)标记的显著性,首先我们要询问:"本室的均值偏离相同组均值多少个单位?"

如果相同组变异系数很小,标准差指数(SDI)大于 ±2 可能不是临床上有意义的。另一方面,如果相同组的变异系数较高,则本室方法可能显著性地偏离相同方法组。如果相同组变异系数 CV=5%,则标准差指数 SDI = 2.0 等于本室均值与同等组均值之间 10% 的变异。

$$[SDI = 本室均值 − 相同组均值]/ 相同组 s]$$

对于某些分析物,这种 10% 可能是不可接受的,而对于其他项目,与相同组 10% 的变异可能是很好地处于质量规范之内。标准差指数(SDI)标记警告我们本室均值与相同组获得均值之间的统计差值。为了评价这种统计变异的显著性,我们检查本室均值与相同组均值的绝对差值。然后,通过将每一控制物的总误差(TE)与靶值和允许总误差(TEa)限进行比较,我们可以确定这种变异是否是临床上关心的。如果 $TE <TEa$,则方法性能满足质量规范。

二、相对低的相同组变异系数产生假阳性标准差指数和变异系数指数标记

当方法或所有实验室相同组的变异系数相对低时,我们可能会看到假阳性 SDI 和 CVI 的标记。

表 20-12 显示了钠方法相同组具有相对低的变异系数的实验室间数据实例。变异系数指数是 2.42,如图 20-2 所见,本方法仍然操作正常并在质量规范之内,正如总误差和临界系统误差所指示的一样。本控制物的总误差(TE)是在允许总误差限之内,而 ΔSEc 指示在结果超出允许总误差界限之前均值可偏倚 1.68SD。这是一个假阳性变异系数指数标记的实例。如果我们所有方法其变异系数指数(CVI)>1.0 就认为是"坏"的话,我们可能浪费有价值的时间和调查"问题"的精力,并且这些问题可能并没有造成本方法超出规定的质量规范。

表 20-12　低的相同组变异系数产生假阳性的 CVI 标记(水平 1)

	本室	方法
均值($mean$)	142.0	142.0
s	1.20	0.50
CV	0.8%	0.4%
N	50	35
方法 SDI	0.00	—
方法 CVI	2.42	—
靶值	142.0	—
允许总误差(TEa)	4.0	—
总误差(TE)	2.4	—
临界系统误差(ΔSEc)	1.68	—

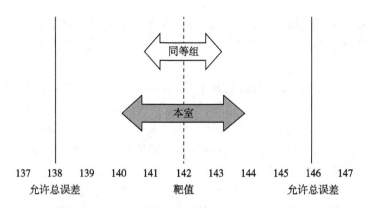

图 20-2　当相同组变异系数低时, 具有 *CVI* > 2.0 实验室可满足质量规范

表 20-13 是钠相同方法具有相对低的变异系数另一种实验室间比较数据的实例。标准差指数 (*SDI*) > +2.0, 如图 20-3 所示, 本方法仍然操作正常并在质量规范之内, 由总误差和临界系统误差指示。本控制物的总误差是在允许总误差界限之内, 且临界系统误差指示在结果开始超出允许总误差之前均值可偏移 3.35s。这是一个假阳性标准差指数标记的例子。

表 20-13　低的相同组变异系数产生假阳性 *SDI* 标记 (水平 1)

	本室	方法
均值 (*mean*)	143.5	142.0
s	0.5	0.50
CV	0.3%	0.4%
N	50	35
方法 *SDI*	3.00	—
方法 *CVI*	0.99	—
靶值	142.0	—
允许总误差 (*TEa*)	4.0	—
总误差 (*TE*)	2.5	—
临界系统误差 (*ΔSEc*)	3.55	—

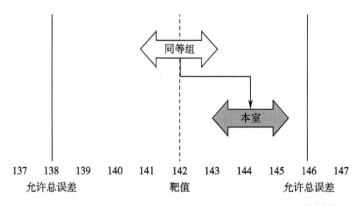

图 20-3　当相同组变异系数低时, 本室具有 *SDI* > ± 2.0 可满足质量规范

如果：①整个相同组在质量规范之内执行很好；②数学剔除过程错误地将一些值划分为"离群值"，造成相同组变异系数人为地偏低估计；③相同组实验室数量太少。实验室间比对计划可报告出相对低的变异系数。

如果我们把所有方法的标准差指数 $SDI > \pm 2.0$ 或变异系数指数 $CVI > 1.0$ 认为是"差的"，则我们要调查并没有使方法超出规定质量规范的"问题"。通过将实验室间比对计划提供的数据与规定的质量规范进行比较，我们能将数据转化为信息，并采取适当的措施。

三、相对高的相同组变异系数产生假阴性的标准差指数和变异系数指数标记

当方法的或所有实验室相同组的变异系数相对高时，我们可以观察到假阴性的标准差指数（SDI）和变异系数指数（CVI）标记；当方法超出质量规范时，实验室间比对计划将不能产生标准差指数（SDI）或变异系数指数（CVI）标记。

表 20-14 显示钠相同方法组具有相对高的变异系数的实验室间数据实例。变异系数指数（CVI）小于 1.0，如图 20-4 所示，本室方法在质量规范范围内无法工作。总误差（TE）为 5.0 大于允许总误差 4.0，且临界系统误差 ΔSEc 为 0 表示控制结果已超出允许总误差界限。

表 20-14　高的相同组变异系数产生假阴性 CVI 标记（水平 1）

	本室	方法
均值（$mean$）	142.0	142.0
s	2.50	2.75
CV	1.8%	1.9%
N	50	35
方法 SDI	0.00	—
方法 CVI	0.91	—
靶值	142.0	—
允许总误差（TEa）	4.0	—
总误差（TE）	5.0	—
临界系统误差（ΔSEc）	0.00	—

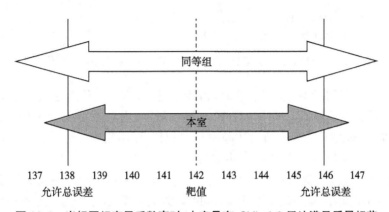

图 20-4　当相同组变异系数高时，本室具有 $CVI < 1.0$ 无法满足质量规范

这是一种假阴性变异系数指数标记的实例。如果我们认为所有方法的变异系数指数 <1.0 为"好"的话,我们可能无法调查造成方法超出规范质量规范的问题。

表 20-15 是钠相同方法具有相对高的变异系数的实验室间数据实例。标准差指数(SDI) < ± 2.0,如图 20-5 所示,本方法在质量规范范围内无法正常工作。这是一种假阴性标准差指数标记的实例。

表 20-15　高的相同组变异系数产生假阴性 SDI 标记(水平 1)

	本室	方法
均值($mean$)	139.0	142.0
s	0.75	2.75
CV	0.5%	1.9%
N	50	35
方法 SDI	−1.09	—
方法 CVI	0.28	—
靶值	142.0	—
允许总误差(TEa)	4.0	—
总误差(TE)	4.5	—
临界系统误差($\varDelta SEc$)	0.00	—

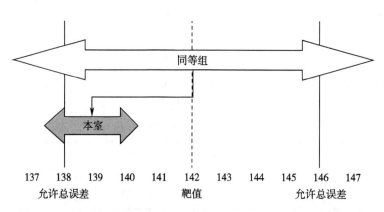

图 20-5　当相同组变异系数高时,本室 SDI < ± 2.0 无法满足质量规范

如果:①对于特定控制物或方法整个相同组具有高的变异系数,并不能满足质量规范;②数学剔除过程错误地包括了一些应该作为"离群值"被剔除的值,产生假的高的不精密度;③相同组标准差(s)是基于来自所有实验室汇总数据,而不是中位数值;④相同组实验室数量少。这样,实验室间比对计划可报告相对高的变异系数。

如果我们将所有方法的 SDI < ± 2.0,或 CVI <1.0 就认为是"好"的话,我们就可能不会调查造成我们方法超出规定的质量规范的问题。通过将数据与我们规定的质量规范比较,我们将数据转换为"信息",及采取适当的措施。

第四节 基于 Internet 方式的应用系统

该系统(Clinet IQC)与基于 Internet 方式的室间质量评价系统(Clinet EQA)有其相似之处,但也有不同之处。本应用系统为实验室用户提供了专用的用户端软件,可帮助实验室处理日常的室内质量控制工作,如多个浓度水平控制物控制图的制作(Levey-evey 制工作,控制图、Z 分数图),可选择随意单个控制规则或联合规则,每日质控状况的自动判断,可输入误差的原因及纠正措施,每月结束后的数据统计分析(当月的均值、中位数、标准差、变异系数和结果个数;累积的上述统计量)。

每月结束后,可将此系统的当月室内质量控制数据通过 Internet 方式传递到 Web 服务器上(图 20-6)。经过 Web 服务器的数据统计分析后,可将本章前几节所描述的分析结果提供给用户。

本系统已应用于北京市各医院检验科的检验结果互认的室内质量控制实时监测,也应用在福建省、广东省、湖北省、广西壮族自治区、浙江省、江苏省、新疆维吾尔自治区、黑龙江省、贵州省、重庆市等检验中心辖区内部分医院检验科的实验室室内质控结果的监测或实验室间比对。

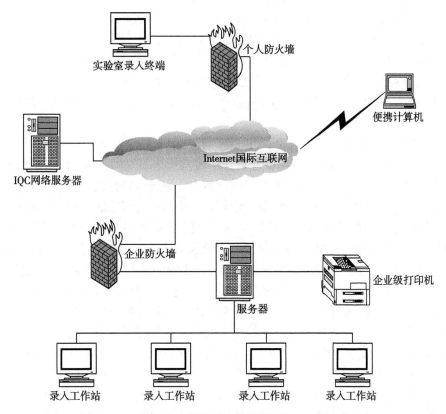

图 20-6 Clinet IQC 远程系统图例(基于 Web 服务模式)

第二十一章

患者数据的实验室间比对

第一节　患者数据比对的理论和方法

对实验室测量结果进行最佳临床解释的先决条件是保证报告结果的高度准确性,以确保在治疗和随后的随访中获得正确的诊断、预后和决策。实验室和制造商都希望能达到精密的、无偏移的和稳定的体外诊断试验,从而确保最佳患者医疗。虽然两者都监测上述试验性能,但他们的目的不同,现有数据的访问方式也不同。例如,制造商主要关注于其检测的整体性能(相当于相同组性能),虽然实验室在故障诊断时也关注于相同组性能,但在实际工作中更关注于其自身性能。制造商可以通过网络链接到其设备系统来监测实验室,实验室可容易地访问其自身数据。为了两者之间的沟通,可通过第三方软件为桥梁连接数据来源,例如基于网络的室内质量控制(internal quality control,IQC)和室间质量评价(external quality assessment,EQA)。

质量控制(QC)机制是医学检验的中心原则,其用于验证患者试验结果。虽然QC管理的具体方法随时间在改变,但在确保患者结果真实性上,仍然是实验室环境中最重要的。QC已采取了多种形式,所有形式都是基于统计概率并提供风险评估的一些要素。在传统的实验室QC中,1个控制样品的试验结果可绘制在一个统计过程控制图中。假设该控制样品随着时间推移是稳定的,结果的任何变异应反映分析变异,在最初的分析确认期间可计算标准差以确定控制限。通过分析超过控制限的程度和形式推测分析性能,如应用Westgard规则。大多数的定量和定性分析的样品是液体或冻干质控品。使用液体或冻干质控品的优势显而易见,冻干质控品通常具有更长期的稳定性,但这种材料可能具有基质效应、方法之间缺乏互换性和不适当的赋值。Miller等人证明了QC结果的基质相关偏倚在试剂材料的批号改变时并不少见,此外,方法间互换性的缺乏也可能会有问题。

常规分析方法可基于溯源到国际认证的参考物质和参考方法,以校准品的形式通过从参考实验室到试剂供应商再到特定实验室的溯源链来实现。EQA组织或能力验证(proficiency testing,PT)组织利用将样品分发给所有参与实验室的调查进行实验室分析质量的评估。然而,EQA计划的问题主要在于缺乏具有互换性的稳定材料。目前实现溯源性的材料通常经过清除程序、添加稳定剂和进一步冻干以稳定组分等处理。在制备过程中经过这些处理大分子变性且材料的基质发生了改变。因此所使用材料的互换性问题没有很好地反映它可能造成的患者数据变异（如由于试剂批号改变导致的趋势和偏移）。此外，结果很难进行连续监测，也不是以实时方式获取。

除了液体 QC 测量值外，在过去 60 多年中，实验室引进了许多经过深思熟虑的尝试，用于验证试验结果的正确度。外部液体或冻干质控品的一种替代机制是使用临床标本以评估分析性能的偏移。这种概念最初是由 Hoffmann 及其同事提出的，描述了实验室的正态试验结果中患者平均值的潜在效用以评估分析性能；此后多位专家建议该方法须进行改进。Lott 等人最先通过回顾性观察使用未截尾数据的患者中位数或患者均值，用以解决过程控制的异常现象。最近的报告提出了在偏态分布的 QC 失效中监测患者中位数比监测患者均值更为稳健，可使用中位数变异和均值变异之间的关系构建控制图。也有报告确定了 200 位患者的样本量可以满意地实现该目标。Cervinski 和 Polito 报告了在化学实验室实施的患者均值的 QC 方案，其使用均值的标准误设置误差限。

在目前的实验室经济环境中，成本控制策略已成为当务之急。理论上，从液体 QC 的模式转变为替代的患者为中心的 QC 策略有助于减轻成本负担，实时连续监测分析系统，避免液体 QC 的缺点并改进患者结果确认的整体质量。基于以上观点，需要实现一个独立操作的"在线"工具确保监测相同组之间和实验室之间的可比性和稳定性，使用真正患者样品而不受互换性问题的困扰。

针对这些需求，根特大学 Goossens 和 Thienpont 教授介绍了一种能实现独立操作的在线工具"The Percentiler"，建立实验室和厂商之间的合作，通过实验室和厂商实时访问患者数据的中位数从而监测相同组和实验室之间的可比性和稳定性。"The Percentiler"关注常规实验室进行检测的分析质量和可比性，此外还采用类似"实时的"方式监测性能的长期稳定性。

在我国，随着 2006 年《关于医疗机构间医学检验、医学影像学检查互认有关问题的通知》（卫医办发〔2006〕32 号）的发布，全国各临床检验中心纷纷制定互认的技术标准。临床实验室也应加强实验室质量管理，做好室内质量控制，并开展好室间质量评价活动。使用患者数据评估和监测临床检验项目可比性和稳定性，不受互换性问题混淆并且数据是实验室已经获得的几乎不需要额外成本，弥补了传统 EQA 和 IQC 的不足。

本研究即在上述背景下开发的一款操作简单、功能齐全、符合我国实验室使用需要的临床检验定量测定项目患者数据实验室间比对和监测平台。该软件通过自动采集、excel 上传或手工上传等多种方式收集各实验室的每日患者中位数和百分位数。通过对选择的新生儿筛查、产前筛查和生化专业分析物建立患者中位数和移动中位数（MovMed）方案，开发一项创新、实时的患者为中心的 QC 方案。实验室可以使用该软件将中位数作为监测自身校准状态的长期稳定性的工具，帮助实验室顺利开展患者数据质控活动，发现实际操作中的问题，促使实验室采取改进措施，同时与其他实验室互相联通，通过比对来评价性能，实现患者数据室内质控和室间比对的自动化、智能化和信息化。其监测和比对结果还可以反映各实验室的不精密度水平，为实现同级医疗机构检验结果互认提供依据。

一、患者数据的应用

实验室患者数据有助于公共医疗卫生政策的发展、实施和管理，能建立保持健康方式生活和早期应对健康问题信号重要性的公众意识,也能间接帮助减少医疗费用的负担。信息技术(information technology,IT)革命是改变实验室的推动力,提供创建可靠和可访问的"大数据"。目前大多医院采用的电子医疗记录(electronic health records,EHRs)和实验室信息系统(laboratory information system,LIS)可更便利地提供实验室数据并加以利用。

患者数据能被用来评价从试验申请到发出试验报告的检测过程。可分为几种情况:一个患者的单个样本,一个患者的几个样本,或多个患者的一个或多个样本。对于某些分析仪,当没有分析质控品样本时,患者数据的评价可能是首要的质量控制方法。使用患者数据的不同控制方法能检出系统和 / 或随机误差。

图 21-1 阐明了有经验的检验人员如何评价新的患者数据。检验人员首先确定它们的值是否合理。例如,20mmol/L 的血清钠或 30mmol/L 血清钾是不可能的,且应该紧跟着调查分析的标本类型。实验室结果会存在生理上的变异,但有些结果可能与危及生命的情况有关。检验人员必须认识到这样的值,并且立即使它们引起有关的医生注意。列出在所有检验上发现的这样"恐慌"或"临界"值。

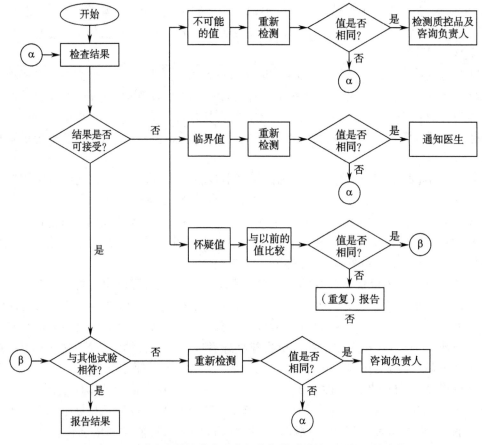

图 21-1 经验丰富的检验人员在评价新的试验结果所使用的步骤

目前使用患者数据的控制过程已引起检验界的广泛关注。美国临床化学学会 2000 年会强调了一个 EDUTRAK 讲话,其题目为"患者数据在质控过程中的应用:这一刻已经来了"。患者数据算法始于 1965 年的 Hoffman 和 Waid 的正态均值法(AoN)技术。这个技术充分利用了落入"正态"范围或近似参考范围的截断限内的患者检测结果,计算了用于监测过程稳定性的平均值。其思想是大量的患者检验结果应呈现一致的平均值,并落入期望的标准误范围内。平均值的变化表明过程已发生变化,其操作不再代表稳定性能。Bull 等人通过引进患者红细胞指数"校准控制"的 20 个最近患者结果的"移动平均值"使该方法更加动态。Cembrowski 和 Westgard 通过计算机模拟验证了该算法。

Lott 等人在过去一项 4 年的研究中,每两月调查 31 种分析物并为选择阶段的分析稳定性计算患者结果均值(所有数据)、"正态均值"和中位数。推荐使用 200~2 000 个患者样品计算"正态均值"或中位数。Ye 等人通过与定义的允许总误差(total allowable error,*TEa*)相关的计算机模拟为 6 种分析物调查了基于患者数据的控制程序。然而,他们使用相当大的 *TEa* 值;如浓度为 123mmol/L 的血清钠 *TEa* 为 4.0mmol/L,浓度为 3.0mmol/L 的血清钾为 0.5mmol/L。Stepman 等人展示了 2 个比利时大型临床实验室的血清钠的"5 天移动均值"结果。该结果与间接离子选择性电极的年度再赋值密切相关,每年浓度水平的总差异在 3mmol/L 以上。

除了 Lott 等人的报告,其他发表论文的结果与生物学变异中位数或大型临床实验室每月变异的"正态均值"的期望相比,似乎是相当不稳定的。血清钠"正态均值"估计的标准差(s)为 0.33mmol/L(相当于变异系数为 0.24%),与相同数据得到的均值和中位数的 s= 0.76mmol/L 和 s=0.82mmol/L 形成对比。

本次调查采用的是患者结果中位数进行实验室间和相同组间的比对,并实现患者结果中位数实验室内部的患者结果监测。

二、数据统计原理

后台分析系统可以对实验室上报的患者数据中位数和百分位数进行各种分析和计算,可得出许多有价值的信息。使用者通常为临床检验中心,可收集多个实验室患者数据,实时监测参加实验室的患者数据上报情况,及时发现实验室质量问题;并对上报的数据进行分析,横向和纵向地评价实验室的可比性和稳定性,在统计分析数据后出具结果报表,供实验室下载查看。

(一) 相关术语和解释

质量控制(quality control,QC):质量管理的一部分,致力于满足质量要求。

实验室间比对(interlaboratory comparison):按照预先规定的条件,由两个或多个实验室对相同或类似的物品进行测量或检测的组织、实施和评价。

中位数(median):代表一个样本、种群或概率分布中的一个数值,其可将数值集合划分为相等的上下两部分。对于有限的数集,可以通过把所有观察值高低排序后找出正中间的一个作为中位数。如果观察值有偶数个,通常取最中间的两个数值的平均数作为中位数。

百分位数(percentile):如果将一组数据从小到大排序,并计算相应的累计百分位,则某一百分位所对应数据的值就称为这一百分位的百分位数。

第 2.5 百分位数(the 2.5th percentile,$P_{2.5}$):一组 n 个观测值按数值大小排列,处于 2.5% 位置的值。

第 5 百分位数(the 5th percentile,P_5):一组 n 个观测值按数值大小排列,处于 5% 位置的值。

第 10 百分位数(the 10th percentile, P_{10}):一组 n 个观测值按数值大小排列,处于 10% 位置的值。

第 25 百分位数(the 25th percentile, P_{25}):一组 n 个观测值按数值大小排列,处于 25% 位置的值。

第 75 百分位数(the 75th percentile, P_{75}):一组 n 个观测值按数值大小排列,处于 75% 位置的值。

第 90 百分位数(the 90th percentile, P_{90}):一组 n 个观测值按数值大小排列,处于 90% 位置的值。

第 95 百分位数(the 95th percentile, P_{95}):一组 n 个观测值按数值大小排列,处于 95% 位置的值。

第 97.5 百分位数(the 97.5th percentile, $P_{97.5}$):一组 n 个观测值按数值大小排列,处于 97.5% 位置的值。

(二)相同组比对

不同专业可根据仪器、方法、试剂和校准品等一种或多种条件分为相同组,再进行相同组内和组间的比对。分为相同组后,同一组内的实验室可进行每日或每月中位数的比较,绘制箱式图可比较同一组内实验室的中位数分布情况。分组后还可以比较不同组间的中位数分布情况,比较不同检测系统或不同方法之间检测患者样品的差异,以便于了解检测真实患者样品的组间差异。

(三)百分差值评价

室间质量评价是利用实验室间比对,按照预先制定的准则评价参加者的能力的过程,是国际公认的实验室质量管理的重要组成部分。一般来说,室间质量评价主要采用从参加实验室获得的公议值的方法确定靶值。然后组织者根据方法、仪器或试剂等对参加实验室进行分组,将相同组的平均值或中位数作为靶值,计算百分差值。再将百分差值与用于评价该室间质量评价的评价标准进行比较,得出实验室是否通过以及每个分组的通过率。

在患者数据的实验室间比对中,组织者可选择参加实验室的患者数据中位数的中位数作为该组的靶值,然后计算每个实验室的百分差值。百分差值的计算公式为:百分差值 =(实验室中位数 – 该组靶值)/ 该组靶值 ×100%,然后与允许偏倚进行比较,从而可以计算每个组实验室在不同评价标准下的通过率。允许偏倚的来源主要有以下三种:根据生物学变异确定的偏倚;根据室间质量评价标准中的 $1/2TEa$ 来确定;根据我国行业标准确定。本文中生化专业使用生物学变异和行业标准两种评价标准;新筛专业使用室间质量评价标准中的 $1/2TEa$ 标准。

(四)患者数据与参考区间比较

参考区间(reference interval)取自生物参考人群的值分布的规定区间。参考区间一般定义为中间 95% 区间,特定情况下,其他宽度或非对称定位的参考区间可能更为适宜。参考区间可能会取决于原始样品种类和所用的检验程序。对于过大或过小均属异常的检验项目,则相应的参考区间既有上限又有下限,通常以生物参考人群的 2.5%($P_{2.5}$)结果为下限,以 97.5%($P_{97.5}$)为上限。某些情况下,只有一个生物参考限才是重要的,如上限 x,此时相应的参考区间即是小于或等于 x,这时的参考区间可能表达为 0 到 95%(P_{95})。

在理想情况下,随机综合性医院临床实验室的门诊患者结果分布比较类似,仅有少部分异常结果。在这种情况下,门诊患者结果的分布与生物参考人群的参考区间也有一定的关联性,因此将门诊患者结果中位数与参考区间中间值进行比较。对于生化专业,采用门诊患者结果的 $P_{97.5}$ 和 $P_{2.5}$ 与参考区间的上下限进行比较,新筛专业则使用 P_{95}、$P_{97.5}$ 和 P_{99} 三种百分位数与新筛切值进行比较,观察百分位数与参考区间或切值的关系。

(五)移动中位数计算

除了进行实验室间比对,患者结果中位数的长期监测对实验室来说可能更为重要。移动中位数(moving median,Med_{mov})计算方式:若移动中位数中 n=5,5 天中位数开平方根,如 7 月 1 日至 7 月 5 日为第一个结果,为 1 日至 5 日中位数的开平方根,第二个结果为 7 月 6 日,为 2 日至 6 日中位数的开平方根,计算公式为

$$Med_{mov} = \sqrt{(X_1^2 + X_2^2 + X_3^2 + X_4^2 + X_5^2)/5}$$

除了 n=5 之外,实验室还可以根据自己实验室的标本数量进行 n 的调整,可选择 n=8,10,16 等值。

第二节 患者数据实验室间比对应用

根据中国合格评定国家认可委员会 CNAS-CL03《能力验证提供者认可准则》(ISO/IEC 17043:2010)文件,实验室间比对定义为按照预先规定的条件,由两个或多个实验室对相同或类似的物品进行测量或检测的组织、实施和评价。根据其组织的形式和样品的类型,可分为常规室间质量评价/能力验证、正确度验证室间质量评价计划、室内质量控制的室间比对以及患者数据的实验室间比对。

一、实验室间比对文件要求

CNAS-CL03《能力验证提供者认可准则》(ISO/IEC 17043:2010)的 ISO 引言中提出了实验室间比对的代表性目的,它可以评定实验室从事特定检测或测量的能力及监视实验室的持续能力,识别实验室存在的问题并启动改进措施,建立检测方法的有效性和可比性,增强实验室客户的信心等。CNAS-CL01《检测与校准实验室能力的通用要求》(ISO/IEC 17025:2005)中也提到了实验室可通过参加实验室间的比对或能力验证计划监测检测和校准的有效性。CNAS-CL02《医学实验室质量和能力认可准则》(ISO15189:2012)中指出实验室应参加适于检验和检验结果解释的实验室间比对计划。《医疗机构临床实验室管理办法》也提出了实验室间比对的重要性。《卫生部办公厅关于医疗机构间医学检验、医学影像检查互认有关问题的通知》中要求医疗机构进行检查资料互认和检验结果互认。

二、理想的比对标本

理想的比对标本需要满足多个条件,首先在标本制备过程中保持均匀,在运输和储存过程中保持稳定,分析物浓度应覆盖预期的临床范围,标本类型合适,应足量经济,并且在临床实验室测量程序上临床标本具有相同表现,即互换性。但出于对被测物浓度的要求、

储存和运输方面的原因,常常需要对传统的 EQA 和 IQC 样品进行一些特殊的处理,如添加外源性分析物或冻干处理等,这将影响到样品的互换性。互换性是比对标本一个重要的特点要求,其可以通过参考测量程序或有证参考物质赋值,美国临床和实验室标准化研究院(Clinical and Laboratory Standards Institute,CLSI)EP30-A 文件描述了互换性标准物质的特征和证书,对样品的互换性进行了评价。CLSI C37-A 文件描述了具有互换性的胆固醇二级参考物质的制备和确认,根据该文件制备的样品即为我们所说的正确度验证计划样品。室间质量评价/能力验证组织是利用将样品分发给所有参与实验室的调查进行实验室分析质量的评估。然而,这种正确度的理想转变和评估获得的分析质量是很难实现的。只有按以上方法根据参考方法定靶值的正确度验证使用具有互换性的材料,但仅适用于少数检验项目(如糖化血红蛋白)。而且用参考方法确定靶值非常昂贵,也不能实时获得数据。此外EQA 计划很少能进行连续监测,且数据也不是以实时方式获取。因此最理想的比对标本为新鲜人血样本,即临床患者样品,既可以满足互换性的要求,同时数据是实验室已经获得的几乎不需要额外成本。

三、患者百分位数监测计划

实验室患者数据具有帮助公共医疗卫生政策的发展、实施和管理的潜力。信息技术革命的快速发展为创建可靠和可访问的"大数据"提供了机会,如医院的电子医疗记录(electronic health records,EHRs)和实验室信息系统(laboratory information system,LIS)。实验室和厂家均希望在精密的、无偏移的和稳定的体外诊断试验下实现最佳患者医疗。但厂家主要关注其检测的整体性能(相当于相同组性能),通过网络链接到其设备系统来监测实验室;而实验室更关注自己的质量水平,通过访问其自身数据来了解自身性能。

基于上述观点,本文介绍了比利时根特大学研究的患者数据百分位数监测计划("The Percentiler"),为实验室提供了一种利用实时患者数据进行实验室内质控和实验室间比对的新方法,不受互换性问题困扰而关注常规实验室检测的分析质量和可比性。实验室能使用其中位数作为监测自身校准状态的长期稳定性的工具,并与同行比较发现偏移及其来源,弥补了传统 EQA 的不足。一般不采集专科医院的患者数据,因为患者人群的关系,某些项目检验结果会总体偏高或偏低,而在一般的随机综合性医院或标本量较多的实验室,每日的患者群体一般是类似的,大部分患者应该为正常人,其检测结果大多也处于参考区间范围内,从各实验室采集的中位数、均值一般是具有可比性的,因此使用患者数据来进行实验室间比对是可行的。

(一)患者百分位数监测数据采集

患者数据百分位数监测描述了建立实验室和厂家之间自下而上合作的一个新方法,在本质上类似于在实验室和厂家实时访问患者数据百分位数,从而使他们能够评估试验可比性和实验室结果稳定性。实验室可从门诊或住院患者结果中计算特定仪器的每日第 25 百分位数(P_{25})、第 50 百分位数(P_{50})以及第 75 百分位数(P_{75})并将数据发送(通过网上填报或邮件)到特定数据库。数据可通过 LIS 每天自动传输或手工批量完成。在上传数据后根据仪器或方法分为各相同组并进行分析。任何类型和大小的实验室均可以参加。为了工具效用的最大化,参加者和厂家应共享信息但需要保密协议约束,也就是说只有申请的实验室才能获得特定的评价报告。

该方法可以调查实验室和相同组数据的偏倚和趋势。这里我们以第 50 百分位数(中位数)为例进行介绍。该项目收集了从门诊患者 20 种常见的血清或血浆测量分析物结果中计算的特定仪器每日的中位数:具体项目为白蛋白、丙氨酸转氨酶(alanine aminotransferase,ALT)、碱性磷酸酶(alkaline phosphatase,ALP)、天冬氨酸转氨酶(aspartate aminotransferase,AST)、钙、氯离子、C-反应蛋白(C-reactive protein,CRP)、肌酐、γ-谷氨酰转移酶(γ-glutamyl transferase,GGT)、葡萄糖、无机磷(磷酸盐)、乳酸脱氢酶(lactate dehydrogenase,LDH)、镁、钾、钠、总胆红素、总胆固醇、总蛋白、尿素和尿酸(尿酸盐)。数据编码包含由"分号"隔开的 7 种特性:实验室编号;日期(如 02/01/2014);仪器编号(ID);患者编码(门诊或住院,OUT 或 IN);检验名称(如 CA);检验项目单位(如 mmol/L);患者结果中位数(如 2.35)。实验室可直接从 LIS 检索这些特征并采用助记符号。可以自动(通过特定的 LIS 功能)或手动检索数据和电子输出。自动采集方式可以每天发送数据,而手动采集方式是以批处理形式每周或每月手工提取数据并通过邮件发送。发送到特定数据库后 stt-UGent 计划组将结果映射为常用的分析物名称、单位、仪器名称和其他技术细节。

(二)患者百分位数监测数据分析

参加实验室能通过用户界面访问其数据,进行在线调查。如果认为详细的离线分析更好,可下载数据到 Excel 中。用户界面允许下载每种分析物的一段时间后移动中位数图形(实验室和同行)和汇总统计量的表格(偏倚、稳健 CV)。当参加者报告 2 种或更多仪器的数据时,可在图中用不同颜色绘制,然后根据生物学变异或基于当前技术水平的适当偏倚限进行实验室试验稳定性的评估。每张图也显示单个实验室的长期中位数、相同组或所有设备的中位数,允许实验室监测不同仪器间的互换性并检出特定仪器特殊事件的发生。还可以提供其他有关长期不精密度和靶值信息,如与参考区间中位数比较计算偏倚。实验室也可进入界面访问自己的记录并根据分析物 / 日期进行筛选 / 分类,有助于追溯日期图形确定异常观察开始的时间。选择可能性包括:①计算移动中位数的 $n(n=5,8,16)$;②时间窗;③周末的纳入 / 排除。当参加者报告 2 种或更多仪器的中位数时,在图中每种仪器使用特定的颜色编码。根据生物学变异的适当偏倚限进行实验室试验稳定性的评估,至少最佳性能允许的分析物。然而,最大偏倚限设定为 10%。可直观的在图中看到灰色区域为该界限,有一周超过该限应该注意。

(三)患者数据评估实验室间可比性

患者百分位数监测是根据 ISO15189 要求,为实验室患者样品分析提供了一个直接、实时的质量度量。实验室和厂家可通过患者数据百分位数监测实时访问患者数据的中位数,然后根据分析仪器类型分为相同组。实验室可将自己的长期实验室中位数与相同组的中位数进行比较,计算本实验室与相同组的百分差值,该百分差值可与生物学变异导出的、行业标准或基于当前技术水平的偏倚性能规范比较。同时也可以将实验室患者数据中位数与参考区间中间值进行比较,对于近似正态分布或样品量很大的门诊检验项目,实验室患者数据中位数与参考区间中间值应该是比较接近的。以血清总蛋白为例,参考区间为 65~85g/L,中间值为 75g/L,可以将实验室患者数据中位数与 75g/L 进行比较,但这种方法是否可行,还需要收集数据分析统计后进行评价。

截至 2014 年 12 月,共有 124 家实验室约 250 台仪器参加该项目,表 21-1 为 5 种最常见仪器型号的相同组数据,分别为 Abbott Architect、Beckman AU、Roche Cobas、Beckman Synchron 和 Ortho Vitros。表中列出了中位数相差最大的两组间的百分差值(A 列)、2 倍的生物学变异适当偏倚限(B 列)以及 A 列与 B 列的比值。当比值≥2,表明厂商之间明显缺乏可比性。因为使用的方法学原理不同,在酶类检验项目中尤为明显。Alb、TBil、CRP、Glu 和 Mg 也可以观察到明显差别。

表 21-1　"The percentiler"计划中 5 种主要相同组中位数

分析物	单位	Architect	AU	Synchron	Vitros	Cobas	A/B 比值	A:Δ(%)	B:2× 偏倚
Alb	g/L	41.0	42.6	40.0	40.5	44.0	**3.7**	9.6	2.6
ALP	U/L	69.5	83.0	70.4	75.8	74.0	1.4	18[*]	12.8
ALT	U/L	18.7	20.0	20.0	27.4	18.0	**2.0**	45	22.8
AST	U/L	20.0	22.6	21.0	26.0	20.0	**2.5**	27	10.8
TBil	μmol/L	9.5	10.0	11.5	9.2	6.8	**2.2**	50	22.8
Ca	mmol/L	2.37	2.38	2.36	2.39	2.37	0.8	1.3	1.6
TC	mmol/L	5.06	4.89	4.95	4.67	4.78	1.0	8.0	8.0
Cl	mmol/L	105.1	104.1	104.7	102.5	100.5	**4.4**	4.4	1.0
Crea	μmol/L	71.6	74.9	73.5	75.1	76.0	0.7	5.9	8.0
CRP	mg/L	2.1	2.5	3.1	6.2	2.7	**2.8**	124	43.6
GGT	U/L	25.0	25.0	21.5	27.0	22.0	1.1	23	21.6
Glu	mmol/L	5.35	5.62	5.83	5.50	5.27	**2.3**	10	4.4
K	mmol/L	4.35	4.30	4.15	4.30	4.38	1.5	5.4	3.6
LDH	U/L	191.5	183.0	178.5	489.5	172.5	**15.2**	131	8.6
Mg	mmol/L	0.84	0.83	0.86	0.79	0.82	**2.4**	8.5	3.6
Na	mmol/L	140.0	139.0	139.0	140.5	140.6	1.8	1.1	0.6
P	mmol/L	1.09	1.07	1.17	1.21	1.13	1.9	12	6.4
TP	g/L	71.0	70.1	69.3	72.2	69.5	1.7	4.1	2.4
Urea	mmol/L	5.32	5.59	5.05	5.66	5.00	1.1	12	11
UA	μmol/L	321	312	320	315	324	0.4	3.8	9.8

注:A/B 比值中加粗标记为 A/B 比值≥2

[*] 以 ALP 为例计算:Δ =100 × [83(AU)− 69.5(Architect)]/74.54(平均值)=18%

图 21-2 为氯患者中位数的相同组比较结果。氯生物学变异导出的适当允许偏倚为 0.5%,2 倍适当偏倚限为 1%。蓝色条表示每个相同组的中位数,可以看到氯的中位数值范围约为 101~105mmol/L,明显超出了允许偏倚的范围,说明不同的检测系统之间明显缺乏可比性。这也基本符合目前临床实验室的现实情况,即随着检测技术的不断发展,检验项目精密度越来越好,但不同检测系统之间结果的可比性仍然是个问题。其他分析物可用类似的方法评估可比性。

再以钙为例,钙检验项目显示了较为满意的可比性(图 21-3)。图 21-3 为箱线图,箱代表了第 25 百分位数(P_{25})到第 75 百分位数(P_{75});上下端表示了最大和最小值。钙总中位数为 2.35mmol/L,最小值为 2.33mmol/L(Synchron 和 Vitros 仪器组),最大值为 2.38mmol/L(AU 和 Advia 仪器组)。与患者百分位数监测计划中制定的 0.05mmol/L 偏倚限相比,各仪器组间的可比性良好,离散程度较小。

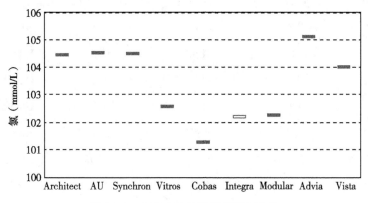

图 21-2　氯患者中位数的相同组比较

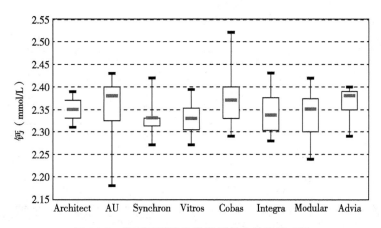

图 21-3　钙项目百分位数监测的中位数箱式图

(四)患者数据监测实验室稳定性

患者数据百分位数监测设计可在一个图中显示特定仪器的稳定性从而检出特定仪器特殊事件的发生。根据生物学变异或当前技术水平性能导出的适当偏倚限来评估试验的稳定性。后者应用于生物学变异很小而当前技术水平不能满足来源于生物学变异的偏倚限的分析物。一般来说,每日高通量和 / 或患者人群变异较小的实验室通常表现较低变异和较好的不同仪器之间的一致性。而低通量实验室或患者人群变异高(通常为中等大小医院的实验室)的实验室性能可能有更大的长期变异,可在计算移动中位数时通过选择更大的中位数数量在一定程度上减少变异。

表 21-2 为患者百分位数监测计划设置的偏倚限与来源于生物学变异的适当偏倚限,用于监测试验的稳定性。当分析物的生物学变异很小,其当前技术水平性能不能满足来源于

生物学变异的偏倚限（如 Alb、Ca、K、Na 等），可使用基于当前技术水平的偏倚限。如果超过该偏倚限的持续时间 >1 周视为不可接受。

表 21-2　"The Percentiler"计划设置的偏倚限与来源于生物学变异的适当偏倚限

	生物学	Percentiler	生物学	Percentiler	单位	中位数
	（%）	（%）	（浓度单位）	（浓度单位）		
Alb	1.3	**2.3**	0.56	1	g/L	43.0
ALP	6.4	7.0	4.6	5	U/L	71.9
ALT	11.4	11.0	2.1	2	U/L	18.1
AST	5.4	4.9	1.1	1	U/L	20.4
TBil	11.4	12.2	0.94	1	μmol/L	8.21
Ca	0.8	**2.1**	0.019	0.05	mmol/L	2.38
TC	4	4.1	0.20	0.2	mmol/L	4.91
Cl	0.5	**1.0**	0.51	1	mmol/L	102.0
Crea	4	4.1	2.9	3	μmol/L	73.0
CRP	21.8	**11.0**	0.40	0.2	mg/L	1.82
GGT	10.8	9.4	2.3	2	U/L	21.2
Glu	2.2	**3.8**	0.12	0.2	mmol/L	5.24
K	1.8	**3.4**	0.08	0.15	mmol/L	4.44
LDH	4.3	5.4	7.9	10	U/L	183.6
Mg	1.8	**3.5**	0.015	0.03	mmol/L	0.85
Na	0.3	**0.7**	0.42	1	mmol/L	140.6
P	3.2	3.6	0.036	0.04	mmol/L	1.11
TP	1.2	1.4	0.83	1	g/L	69.5
Urea	5.5	5.5	0.30	0.3	mmol/L	5.45
UA	4.9	4.7	15.5	15	μmol/L	317

注：Percentiler 一列中加粗标记为基于当前技术水平的偏倚限

图 21-4 为例显示了一家实验室 2 年时间内门诊患者氯移动中位数的变化，两种颜色的实线表示实验室的 2 种检测系统。从图中可看出除了 2013 年 7 月有一个小偏移，2 种仪器的稳定性和可比性均较好（长期中位数 ~103mmol/L，稳定在 103 ± 1mmol/L 之间）。图 21-5 显示了实验室超过 1 年的门诊患者 ALT 移动中位数的变化，可以看到数据有明显的偏移特征，最大值为 37U/L，最小值约为 22U/L。在 2014 年 9 月有一个较大波动，可猜测是否是因为仪器校准或试剂批号的改变。

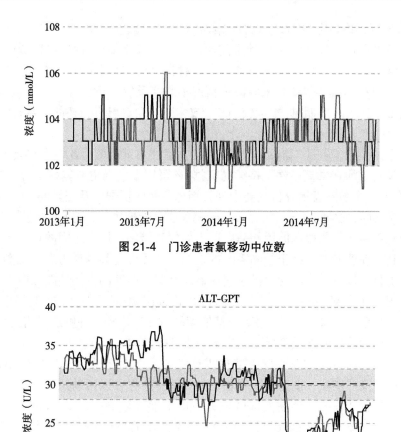

图 21-4　门诊患者氯移动中位数

ALT-GPT

图 21-5　门诊患者 ALT 移动中位数

四、患者数据进行实验室间比对的优势与发展

　　根据 ISO15189 要求,患者百分位数监测为实验室患者样品分析提供了一个直接、实时的质量度量。该质量度量通过一个独立的第三方进行监测,可以监测分析稳定性对医疗结果的影响并比较同属于一个网络的实验室间患者结果。结合患者结果和常规 IQC 数据监测,给出了厂家仪器、校准品和试剂中到长期变异的证据。将患者数据与 IQC 信息相联系通常可以加强实验室的质量管理 / 质量保证系统。将本实验室的患者数据与其他实验室进行比对,可给出分析变异原因的证据(自身性能或厂家性能),并且创建了一个制定合理质量目标的工具,通过更透明的性能沟通加强临床医生 / 实验室交流。

　　患者数据百分位数监测方法不同于常规的 EQA/PT 计划,它使用具有互换性的样品并且数据是实验室已经获得的几乎不需要额外成本。该方法可用于所有规模的实验室。一般来说,每日标本量较大的和 / 或患者人群变异较小的实验室通常表现较低变异和较好的不同仪器之间的一致性。而标本量较小的实验室或患者人群变异高(通常为中等大小医院的实验室)的实验室性能可能有更大的长期变异。因此小型实验室在计算移动中位数必须选择更大的 n,观察到不稳定性 / 改变也会比标本量大的实验室更晚。参加者尤其是小或中型医院的实验室可通过参加 IQC 的实验室间比对调查实验室偏移,而通过监测患者中位数进行长期质量管理。实验室使用其中位数作为监测自身校准状态中到长期稳定性的工具时,要求移动中位数在不被其他变异来源混淆情况下真实反映分析变异。在试验性研究中,可以通过处理去除周末和假期(标本量较小和 / 或住院与门诊患者转换的天数)的门诊患者中位数从而减少患者人群变异的影响。

患者数据的实验室间比对有助于厂家和实验室评估试验的可比性和稳定性,也提供了试验分析质量是如何在常规条件下持续的证据,还可用于发现主要偏移来源。结合 IQC 数据,该方法有助于实验室发现分析性能中到长期稳定性的证据以及变异的原因,如实验室性能或厂商性能(例如批号间变异),因此可不断完善质量管理体系,增强实验室与厂商的对话,帮助识别分析不稳定性的根本原因并采取适当的纠正措施。厂商之间的相互比较允许观察其他试验中到长期性能并有助于检测系统的选择。监测患者数据也为发展现实的质量目标创建了一种工具。该方法为厂商提供了其仪器在特定实验室的现场性能和应用问题的实时数据。同样提供了观察相同组趋势和 / 或告知相同组问题的可能性,允许厂商更容易地验证问题而不是与单个实验室进行交流。与其他相同组互相比较允许确定当前技术水平性能,当观察到特定试验性能明显低于标准时为试验改进提供动力。

使用患者数据可能会改善临床医生和实验室交流,同时有助于临床医生制订关于实验室数据不可避免变异的实际期望。最终稳定的实验室数据可以帮助医生改进患者医疗。它有助于纠正措施因为其揭示了主要偏倚来源,如制造商、实验室、仪器、试剂 / 校准品批号和实验室本身的再校准。该数据还可作为未来 EHR 应用的“交流中心”。当实验室数据用于全国或全球范围的流行病学或毒理学研究时尤其重要。试验可比性和稳定性的连续证据对于慢性疾病(糖尿病、甲状腺、肾脏和心脏疾病)的长期随访非常重要。然而只有当实验室数据为可互操作性时才能实现“大数据”,如降低成本、当前实践的改进和创建早期诊断和长期公共医疗卫生管理的新观点。

患者数据的监测也有其局限性,不能解决实现临床实验室检验结果的互换性和准确性面临的所有问题。当试验量越大,选择门诊患者结果越谨慎,数据的效用就越大。还需要强调监测患者中位数并不能替代日常 IQC,提倡将患者数据作为补充观察工具,能覆盖更长的观察时间。此外,使用患者数据中位数在临床实验室实施过程中存在数据获取困难,平台建设等条件限制,推广应用具有难度。如果想要真正做到实时、真实地传输数据,还需要加强实验室、LIS 厂商和计划组织者之间的共同合作,推进患者数据内部监测和实验室间比对工作的信息化进程。

患者数据百分位数监测为厂家和实验室提供了评估试验质量、可比性、稳定性以及变异来源的方法,也提供了试验分析质量是如何在常规条件下持续的证据,还可用于发现主要偏倚来源。该方法比较真实患者样品中产生的数据,并与日常 IQC 的观察联系在一起,是面向改进患者医疗现代化的质量管理 / 保证工具。该方法强调实验室结果的可互换性,它有助于现代临床需求,如确定共同的参考区间或临床决策限,电子医疗记录的实现和用于医疗护理一致化标准的循证临床实践指南的制定。在线访问相同的数据会促进实验室人员和制造商的对话,有助于识别分析不稳定性的根本原因,因此有助实验室和 / 或制造商能采取适当的纠正措施。

第二十二章

室内质量控制和室间质量评价相关质量指标调查结果分析

临床实验室质量控制活动主要包括内部质量控制和外部质量评价,即室内质量控制(internal quality control)和室间质量评价(external quality assessment,EQA),后者在国际上更多地被称为能力验证(proficiency testing,PT)。室内质量控制是由实验室工作人员采用一系列统计学方法,连续评价本实验室检测工作的可靠程度,判断检验报告是否可以发出的过程。其目的是监测和控制本实验室测定工作的一致性,提高常规测定工作的批间和批内标本检测结果的一致性,保证实验室检测的精密度。而室间质量评价是多家实验室分析同一标本,并由外部独立机构收集和反馈实验室上报的结果,以此评价实验室操作的过程。其目的是通过实验室间的比对,判定实验室的校准、检测能力以及监控其持续改进的能力,从而保证实验室检测的正确度。

质量指标作为有效的质量改进工具,能够帮助实验室监测并发现差错发生率较高的实验室过程。建立与室内质量控制和室间质量评价相关的质量指标,能够监测实验室室内质量控制程序的建立情况和室间质量评价活动的开展情况,帮助实验室识别精密度水平不符合要求以及 EQA 成绩不及格的检验项目,并采取相应的改进措施。

第一节　质量指标全国性调查

一、室内质量控制和室间质量评价相关质量指标

目前,主要建立了五个与室内质量控制和室间质量评价相关的质量指标,包括:①室内质控项目开展率;②室内质控项目变异系数不合格率;③室间质量评价项目参加率;④室间质量评价项目不合格率;⑤实验室间比对率(用于无室间质量评价计划的检验项目)。这些指标已被全部纳入原国家卫生计生委发布的 15 项临床检验专业医疗质量控制指标(2015 版)。表 22-1 给出了每个指标的定义和计算公式。

表 22-1　室内质量控制和室间质量评价相关质量指标的定义和计算公式

质量控制指标	定义	计算公式
室内质控项目开展率	开展室内质控项目的检验项目数占同期检验项目总数的比例	开展室内质控项目的检验项目数/同期检验项目总数 ×100%
室内质控项目变异系数不合格率	室内质控项目变异系数高于规定要求的检验项目数占同期对室内质控项目变异系数有要求的检验项目总数的比例	室内质控项目变异系数高于规定要求的检验项目数/同期对室内质控项目变异系数有要求的检验项目总数 ×100%
室间质量评价项目参加率	参加室间质量评价的检验项目数占同期特定机构(国家或省级临床检验中心)已开展的室间质量评价项目总数的比例	参加室间质量评价的检验项目数/同期特定机构已开展的室间质量评价项目总数 ×100%
室间质量评价项目不合格率	室间质量评价不合格的检验项目数占同期参加室间质量评价计划检验项目总数的比例	室间质量评价不合格的检验项目数/同期参加室间质量评价计划检验项目总数 ×100%
实验室间比对率(用于无室间质量评价计划的检验项目)	执行实验室间比对的检验项目数占同期无室间质量评价计划检验项目总数的比例	执行实验室间比对的检验项目数/同期无室间质量评价计划检验项目总数 ×100%

(一)室内质控项目开展率

临床实验室应为每个检验项目制定室内质控程序。室内质控程序主要应包括:质控品的选择(来源、浓度水平等);每次质控时质控品的数量、放置位置;质控频率;质控方法,质控图的选择和绘制、均值及控制界限的确定;"失控"与否的判断规则;"失控"时原因分析及处理措施;质控数据管理要求等。实验室应按照实际情况为不同的检验项目选择适当的室内质控规则。如根据功效函数图、操过程规范图、Westgard 西格玛规则等工具选择适合本实验室各检验项目的质控规则。应为各个项目绘制室内质控"质控图",通过长期观察失控/在控情况及其变化趋势,及时发现实验室质量水平的变化,分析失控原因,明确纠正措施,改进检测性能。

(二)室内质控项目变异系数不合格率

室内质控项目变异系数指的是该项目室内质控质控品测定值(在控数据)的标准差与其均值的比值。其中当月室内质控变异系数指的是本月室内质控数据的变异系数,而累积室内质控变异系数指的是从使用相同批号质控品开始的全部室内质控数据的变异系数。临床实验室可参照相关行业标准和国家标准,为其开展的各个项目制定室内质控允许不精密度质量规范(即允许的变异系数)。同时,实验室应该每天都记录各项目的室内质控结果,并计算当月和累积室内质控变异系数。

(三)室间质量评价项目参加率

室间质量评价(external quality assessment,EQA)又称为能力验证(proficiency testing,PT),指利用实验室间比对,按照预先制定的准则评价参加者的能力。《医疗机构临床实验室管理办法》第二十八、二十九条表明医疗机构临床实验室应当参加经原卫生部认定的室间质量评价机构组织的临床检验室间质量评价。参加室间质量评价应当按照常规临床检验方法与临床检验标本同时进行,不得另选检测系统,保证检测结果的真实性。医疗机构临床实验室对于室间质量评价不合格的项目,应当及时查找原因,采取纠正措施。

(四)室间质量评价项目不合格率

对每一次 EQA 调查,某一项目的得分计算公式为:该项目的可接受结果数 / 该项目的总测定样本数。若此项目的得分小于 80%,则为不满意的 EQA 成绩。若出现不满意的 EQA 成绩,实验室应系统地评价检测过程的方方面面,包括:①书写差错的检查;②质控记录、校准状况及仪器性能的检查;③若可能,重新分析原来的样品和计算结果;④评价该分析物实验室的历史检测性能。实验室应审核来源于不满意 EAQ 成绩时间内的患者数据,调查是否出现影响患者临床结果的问题。实验室应努力寻找导致不满意 EQA 成绩的原因,制订改进实验室质量体系的措施,降低问题再现的风险。

(五)实验室间比对率(用于无室间质量评价计划的检验项目)

实验室间比对指的是按照预先规定的条件,由两个或多个实验室对相同或类似被测物品进行校准 / 检测的组织实施和评价活动。临床实验室应当将尚未开展室间质量评价的临床检验项目与其他临床实验室的同类项目进行比对,或者用其他方法验证其结果的可靠性。

二、全国性调查

2015 年原国家卫生计生委临床检验中心在全国范围内与省级临床检验中心同步开展临床检验专业医疗质量控制指标的预调查,旨在初步推广临床检验质量控制指标在我国医学实验室中的应用,以期获得我国临床检验质量控制指标的基线数据库,同时建立统一的"临床检验质量控制指标"监测系统,促进其长期持续地开展以及多中心数据的比对。2016 年,原国家卫生计生委临床检验中心协同全国 31 家省级临床检验中心共同组织 15 项临床检验质量指标的室间质量评价计划,以便长期监测全国范围内实验室临床检验质量指标水平。其中,通过对室内质量控制和室间质量评价相关质量指标的调查,可以获取我国临床实验室质量控制总体水平,促进实验室建立完善的室内质量控制程序,积极参加原国家卫生计生委临床检验中心或省级临床检验中心开展的 EQA 计划。

第二节　调查结果分析

一、实验室参加情况与数据回报情况分析

2015 年,全国范围内 21 家省级临床检验中心与原国家卫生计生委临床检验中心同步开展了质量指标的初步调查,全国共有 9 771 家实验室参加,其中 5 760 家完成了数据填报,总体数据回报率为 57.60%。其中,福建省的回报率最高,为 99.18%;广东省的回报率最低,为 33.05%(表 22-2)。2016 年,全国范围内 31 家省级临床检验中心与原国家卫生计生委临床检验中心进一步开展质量指标的调查,第 1 次调查共有 12 425 家实验室参加,其中 8 036 家完成了数据填报,总体回报率为 64.68%;第 2 次调查共 11 670 家实验室参加,其中 6 119 家实验室完成了数据填报,总体回报率为 52.43%。在 2016 年两次调查中,海南省的回报率均最高,

为 100%;西藏自治区的回报率均最低,为 6.25%(表 22-3)。2016 年收集的数据量与 2015 年相比,有较大幅度的增加。同样,2017 年 31 家省级临床检验中心继续开展质量指标的全国性调查,第 1 次调查共有 11 869 家实验室参加,其中 8 025 家完成了数据填报,总体回报率为 67.61%;第 2 次调查共有 11 788 家实验室参加,其中 7 275 家完成了数据填报,总体回报率为 61.72%;总体回报率较上年有所提高。两次调查中,海南省的回报率均最高,为 100%;黑龙江省的回报率均为最低,分别为 9.29% 和 1.69%(表 22-4)。与室内质量控制和室间质量评价相关的 5 项质量指标每年仅调查一次,即每年的第 1 次调查中包含这五项质量指标,而第 2 次调查不包括。

表 22-2 2015 年 21 家省临床检验中心组织质量指标初步调查情况

临床检验中心名称	参加单位数量(家)	回报结果单位数量(家)	回报率(%)
福建省临床检验中心	368	365	99.18
江苏省临床检验中心	439	414	94.31
浙江省临床检验中心	653	516	79.02
山东省临床检验中心	695	519	74.68
辽宁省临床检验中心	353	252	71.39
重庆省临床检验中心	342	231	67.54
河南省临床检验中心	453	287	63.36
湖北省临床检验中心	466	295	63.3
四川省临床检验中心	768	455	59.24
内蒙古自治区临床检验质量控制中心	313	181	57.83
广西壮族自治区临床检验中心	375	213	56.8
北京市临床检验中心	570	284	49.82
江西省临床检验中心	433	204	47.11
海南省临床检验中心	66	31	46.97
陕西省临床检验中心	627	291	46.41
山西省临床检验中心	452	197	43.58
云南省临床检验中心	550	239	43.45
贵州省临床检验中心	287	124	43.21
湖南省临床检验中心	479	203	42.38
新疆维吾尔自治区临床检验中心	271	97	35.79
广东省临床检验中心	811	268	33.05
总计	9 771	5 666	57.60

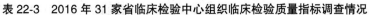

表 22-3　2016 年 31 家省临床检验中心组织临床检验质量指标调查情况

临床检验中心名称	2016 年第 1 次调查			2016 年第 2 次调查		
	参加单位数量（家）	回报结果单位数量（家）	回报率（%）	参加单位数量（家）	回报结果单位数量（家）	回报率（%）
海南省临床检验中心	62	62	100	62	62	100
河南省临床检验中心	452	447	98.89	453	320	70.64
福建省临床检验中心	368	363	98.64	368	362	98.37
陕西省临床检验中心	232	227	97.84	232	224	96.55
青海省临床检验中心	106	102	96.23	106	98	92.45
江苏省临床检验中心	404	386	95.54	388	383	98.71
山东省临床检验中心	697	647	92.83	695	531	76.4
浙江省临床检验中心	653	599	91.73	653	591	90.51
吉林省临床检验中心	291	250	85.91	291	158	54.3
河北省临床检验中心	394	305	77.41	209	39	18.66
广西壮族自治区临床检验中心	375	288	76.8	375	271	72.27
山西省临床检验中心	452	316	69.91	452	272	60.18
安徽省临床检验中心	418	286	68.42	418	102	24.4
宁夏回族自治区临床检验中心	82	56	68.29	82	58	70.73
广东省临床检验中心	953	601	63.06	811	546	67.32
辽宁省临床检验中心	393	239	60.81	353	140	39.66
内蒙古自治区临床检验质量控制中心	347	206	59.37	313	149	47.6
湖北省临床检验中心	474	279	58.86	466	144	30.9
云南省临床检验中心	550	320	58.18	550	196	35.64
甘肃省临床检验中心	308	177	57.47	308	156	50.65
北京市临床检验中心	570	324	56.84	570	295	51.75
湖南省临床检验中心	493	265	53.75	493	230	46.65
上海市临床检验中心	169	90	53.25	169	19	11.24
重庆市临床检验中心	342	168	49.12	342	69	20.18
贵州省临床检验中心	376	179	47.61	287	99	34.49
山西省临床检验质量控制中心	450	208	46.22	450	90	20
四川省临床检验中心	1 007	443	43.99	768	344	44.79
天津市临床检验中心	153	45	29.41	153	55	35.95
新疆维吾尔自治区临床检验中心	272	79	29.04	271	69	25.46
黑龙江省临床检验中心	566	78	13.78	566	46	8.13
西藏自治区临床检验中心	16	1	6.25	16	1	6.25
总计	12 425	8 036	64.68	11 670	6 119	52.43

表 22-4 2017 年 31 家省临床检验中心组织临床检验质量指标调查情况

临床检验中心名称	2016 年第 1 次调查			2016 年第 2 次调查		
	参加单位数量(家)	回报结果单位数量(家)	回报率(%)	参加单位数量(家)	回报结果单位数量(家)	回报率(%)
海南省临床检验中心	72	72	100	72	72	100
西藏自治区临床检验中心	16	16	100	16	15	93.75
江苏省临床检验中心	410	406	99.02	410	400	97.56
河南省临床检验中心	591	583	98.65	591	577	97.63
福建省临床检验中心	379	373	98.42	379	374	98.68
青海省临床检验中心	112	110	98.21	112	109	97.32
陕西省临床检验中心	261	253	96.93	261	252	96.55
浙江省临床检验中心	581	560	96.39	581	573	98.62
云南省临床检验中心	533	469	87.99	535	402	75.14
山东省临床检验中心	718	624	86.91	718	609	84.82
上海市临床检验中心	150	117	78	169	168	99.41
山西省临床检验中心	420	324	77.14	420	282	67.14
宁夏回族自治区临床检验中心	82	63	76.83	82	63	76.83
湖北省临床检验中心	447	340	76.06	335	287	85.67
广东省临床检验中心	493	369	74.85	496	357	71.98
广西壮族自治区临床检验中心	382	279	73.04	382	255	66.75
吉林省临床检验中心(吉林省医疗机构质量监测评价中心)	295	212	71.86	295	205	69.49
四川省临床检验中心	773	548	70.89	796	472	59.3
内蒙古自治区临床检验质量控制中心	320	218	68.12	320	200	62.5
辽宁省临床检验中心	431	278	64.5	431	205	47.56
贵州省临床检验中心	337	209	62.02	314	145	46.18
甘肃省临床检验中心	307	183	59.61	302	179	59.27
湖南省临床检验中心	502	278	55.38	502	270	53.78
江西省临床检验质量控制中心	469	253	53.94	469	122	26.01
北京市临床检验中心	572	305	53.32	572	144	25.17
新疆维吾尔自治区临床检验中心	163	75	46.01	165	82	49.7
天津市临床检验中心	106	43	40.57	104	62	59.62
河北省临床检验中心	491	162	32.99	503	173	34.39
重庆市临床检验中心	443	145	32.73	443	107	24.15
安徽省临床检验中心	421	103	24.47	421	104	24.7
黑龙江省临床检验中心	592	55	9.29	592	10	1.69
总计	11 869	8 025	67.61	11 788	7 275	61.72

二、室内质量控制和室间质量评价相关质量指标调查结果分析

（一）室内质控项目开展率

1. 全国和各省份参与调查实验室室内质控项目开展率：2015 年室内质控项目开展率全国中位数为 52.88%，其中北京市最高，中位数为 75%，浙江省最低，中位数仅为 36.09%（图 22-1）。2016 年室内质控项目开展率全国中位数为 52.24%，其中上海市最高，中位数为 86.48%，湖北省最低，中位数仅为 35.93%（图 22-2）。2017 年室内质控项目开展率全国中位数为 54.63%，其中上海市最高，中位数为 82.7%，浙江省最低，中位数仅为 39.3%（图 22-3）。

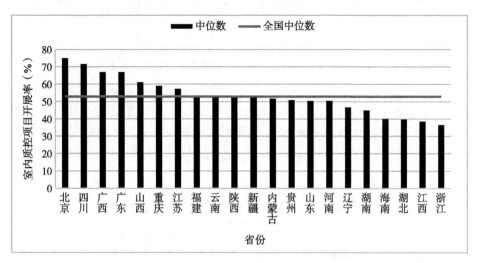

图 22-1　2015 年全国和各省参与调查实验室室内质控项目开展率分布情况

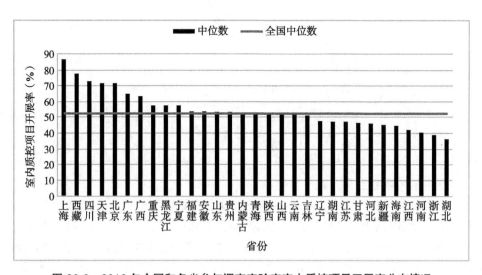

图 22-2　2016 年全国和各省参与调查实验室室内质控项目开展率分布情况

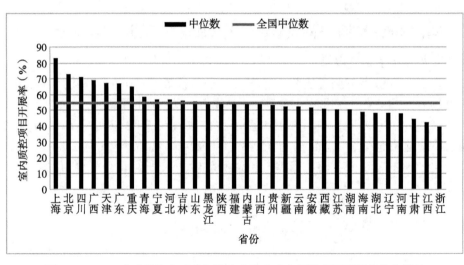

图 22-3　2017 年全国和各省参与调查实验室室内质控项目开展率分布情况

2. 不同年份参与调查实验室室内质控项目开展率分布情况：2015—2017 年，全国上报室内质控项目开展率相关数据的实验室数分别为 5 206、7 577、7 639，呈逐年递增趋势。室内质控项目开展率三年调查结果的各个百分位数相差不大，中位数水平均超过 50%（表 22-5）。

表 22-5　室内质控项目开展率多年调查结果

年份	回报数据实验室数	结果表达形式	统计量				
			P5	P25	中位数	P75	P95
2015	5 206	百分数	14.29	33.33	52.88	77.78	100.00
		σ 值	0.4	1.1	1.6	2.3	6.0
2016	7 577	百分数	15.38	33.33	52.54	76.67	100.00
		σ 值	0.5	1.1	1.6	2.2	6.0
2017	7 639	百分数	17.28	35.47	54.63	77.63	100.00
		σ 值	0.6	1.1	1.6	2.3	6.0

（二）室内质控项目变异系数不合格率

1. 全国和各省份参与调查实验室室内质控项目变异系数不合格率：2015 年室内质控项目变异系数不合格率全国中位数为 2.91%，其中北京市最低，中位数为 0，海南省最高，中位数为 11.63%，远远高于全国总体水平（图 22-4）。2016 年室内质控项目变异系数不合格率全国中位数为 3.8%，其中北京市、天津市、黑龙江省和辽宁省中位数最低，中位数均为 0%，海南省最高，中位数为 11.11%，远远高于全国总体水平（图 22-5）。2017 年室内质控项目变异系数不合格率全国中位数为 3.33%，其中北京市、上海市、辽宁省和吉林省最低，中位数均为 0%，西藏自治区最高，中位数为 10%，远远高于全国总体水平（图 22-6）。

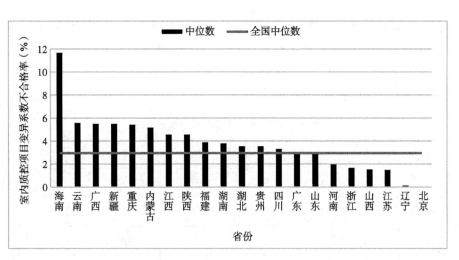

图 22-4 2015 年全国和各省参与调查实验室室内质控项目变异系数不合格率分布情况

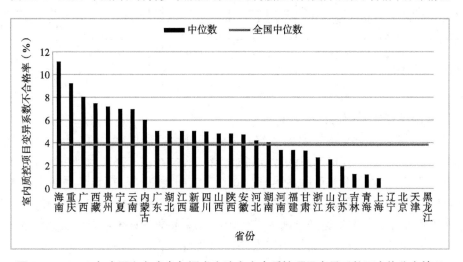

图 22-5 2016 年全国和各省参与调查实验室室内质控项目变异系数不合格分布情况

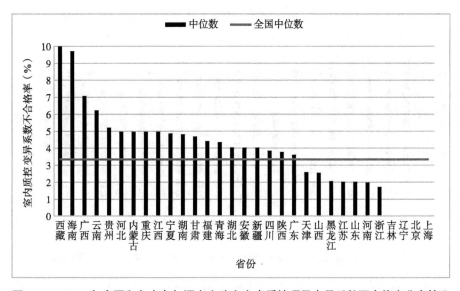

图 22-6 2017 年全国和各省参与调查实验室室内质控项目变异系数不合格率分布情况

2. 不同年份参与调查实验室室内质控项目变异系数不合格率分布情况:2015—2017年,全国上报室内质控项目变异系数不合格率相关数据的实验室数分别为 5 122、6 848、6 044,呈逐年递增趋势。2015 年室内质控项目变异系数不合格率全国总体水平最低,但三年的总体中位数均达到 3σ 水平(表 22-6)。

表 22-6　室内质控项目变异系数不合格率多年调查结果

年份	回报数据实验室数	结果表达形式	统计量				
			P5	P25	中位数	P75	P95
2015	5 122	百分数	0.00	0.00	2.91	7.94	28.57
		σ 值	2.1	2.9	3.4	6.0	6.0
2016	6 848	百分数	0.00	0.00	3.80	11.90	85.94
		σ 值	0.4	2.7	3.3	6.0	6.0
2017	7 044	百分数	0.00	0.00	3.33	10.96	87.50
		σ 值	0.3	2.7	3.3	6.0	6.0

(三)室间质量评价项目参加率

1. 全国和各省份参与调查实验室室间质量评价项目参加率:2015 年室间质量评价项目参加率全国中位数为 51.03%,其中四川省最高,中位数为 66.25%,浙江省最低,中位数为 33.1%,远远低于全国总体水平(图 22-7)。2016 年室间质量评价项目参加率全国中位数为 100%,海南省、重庆市和西藏自治区中位数分别为 95.34%、98.47% 和 55.36%,其余省份参与调查实验室总体中位数均达到全国水平。2017 年室间质量评价项目参加率全国中位数仍然为 100%,并且参与调查省份总体中位数均达到全国水平。

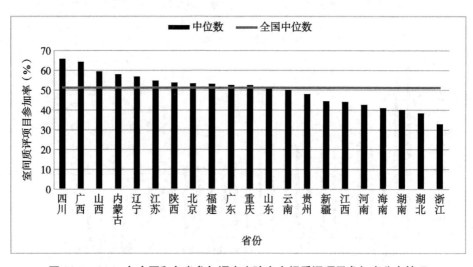

图 22-7　2015 年全国和各省参与调查实验室室间质评项目参加率分布情况

2. 不同年份参与调查实验室室间质量评价项目参加率分布情况:2015 至 2017 年,全国上报室间质量评价项目参加率相关数据的实验室数分别为 4 904、6 409、6 613,呈逐年递增趋势。2015 年参与调查实验室室间质量评价项目参加率最低,总体中位数仅为 51.03%,2016 和 2017 年则明显升高,中位数达到 100%(表 22-7)。

表 22-7 室间质量评价项目参加率多年调查结果

年份	回报数据实验室数	结果表达形式	统计量				
			P5	P25	中位数	P75	P95
2015	4 904	百分数	6.27	30.35	51.03	83.78	100.00
		σ 值	0.0	1.0	1.5	2.5	6.0
2016	6 409	百分数	0.00	83.33	100.00	100.00	100.00
		σ 值	0.0	2.5	6.0	6.0	6.0
2017	6 613	百分数	0.00	84.35	100.00	100.00	100.00
		σ 值	0.0	2.5	6.0	6.0	6.0

(四)室间质量评价项目不合格率

1. 全国和各省份参与调查实验室室间质量评价项目不合格率:2015 年室间质量评价项目不合格率全国中位数为 1.97%,其中内蒙古自治区最高,中位数为 5.8%,北京市、山东省和河南省最低,中位数均为 0(图 22-8)。2016 年室间质量评价项目不合格率全国中位数为 1.92%,其中西藏自治区最高,中位数为 8.06%,北京、上海、浙江、辽宁、吉林、河南、青海、黑龙江这 8 个省市最低,中位数均为 0(图 22-9)。2017 年室间质量评价项目不合格率全国中位数为 0,其中北京、上海、浙江、江苏、山东、湖南、广东、江西、辽宁、吉林、河南、青海、黑龙江这 13 个省市达到全国水平,中位数均为 0(图 22-10)。

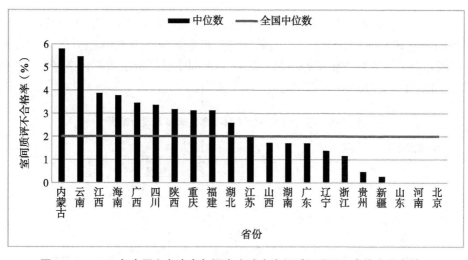

图 22-8 2015 年全国和各省参与调查实验室室间质评项目不合格率分布情况

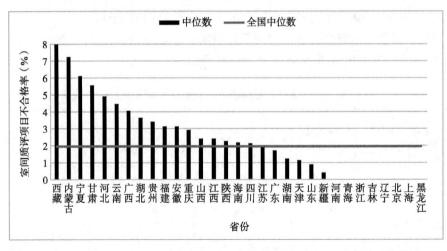

图 22-9　2016 年全国和各省参与调查实验室室间质评项目不合格率分布情况

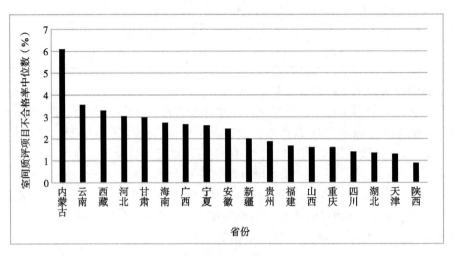

图 22-10　2017 年各省参与调查实验室室间质评项目不合格率分布情况

2. 不同年份参与调查实验室室间质量评价项目不合格率分布情况：2015 至 2017 年，全国上报室间质量评价项目不合格率相关数据的实验室数分别为 5 206、6 776、6 777，2016 年和 2017 年较 2015 年有较大幅度的增长。2017 年室间质量评价项目不合格率全国总体水平明显低于 2015 年和 2016 年（表 22-8）。

表 22-8　室间质量评价项目不合格率多年调查结果

年份	回报数据实验室数	结果表达形式	统计量				
			P5	P25	中位数	P75	P95
2015	5 206	百分数	0.00	0.00	1.97	6.41	17.02
		σ 值	2.5	3.0	3.6	6.0	6.0
2016	6 776	百分数	0.00	0.00	1.92	6.67	33.33
		σ 值	1.9	3.0	3.6	6.0	6.0
2017	6 777	百分数	0.00	0.00	0.00	4.88	16.67
		σ 值	2.5	3.2	6.0	6.0	6.0

（五）实验室间比对率

1. 全国和各省份实验室间比对率：2015年实验室间比对率全国中位数为13.33%，其中河南省最高，中位数为28.65%，辽宁省最低，中位数为2.8%（图22-11）。2016年实验室间比对率全国中位数为2.86%，其中上海市最高，中位数为25%，青海、河北、辽宁、云南、北京和黑龙江最低，中位数均为0%（图22-12）。2017年实验室间比对率全国中位数为3.77%，其中上海市最高，中位数为18.42%，青海、黑龙江和西藏最低，中位数均为0（图22-13）。

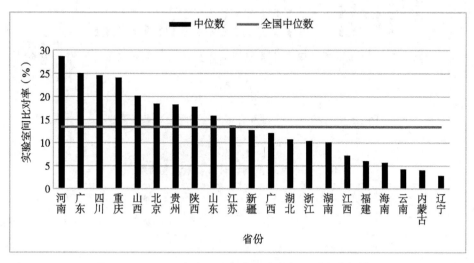

图 22-11 2015 年全国和各省实验室间比对率分布情况

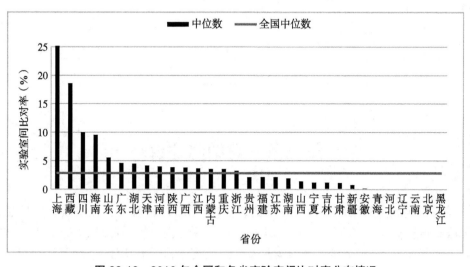

图 22-12 2016 年全国和各省实验室间比对率分布情况

2. 不同年份实验室间比对率分布情况：2015至2017年，全国上报实验室间比对率相关数据的实验室数分别为3 223、6 703、6 892，2016年和2017年参与调查实验室数量远远大于2015年。2015至2017年，全国实验室间比对率一直处于极低的水平，尤其2016和2017年的全国中位数均不足5%（表22-9）。

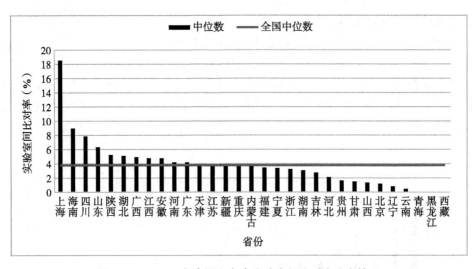

图 22-13　2017 年全国和各省实验室间比对率分布情况

表 22-9　实验室间比对率多年调查结果

年份	回报数据实验室数	结果表达形式	统计量				
			P5	P25	中位数	P75	P95
2015	3 223	百分数	0.00	0.00	13.33	57.14	100.00
		σ 值	0.0	0.0	0.4	1.7	6.0
2016	6 703	百分数	0.00	0.00	2.86	16.67	76.19
		σ 值	0.0	0.0	0.0	0.5	2.2
2017	6 892	百分数	0.00	0.00	3.77	17.86	81.48
		σ 值	0.0	0.0	0.0	0.6	2.4

第三节　总结与建议

　　我国临床实验室室内质控开展率不高,这可能与很多检验项目无法获取质控品有关。但在无法获得质控品时,实验室可通过其他方法开展室内质控,例如患者数据室内质控等。参与调查的实验室中,北京和上海的实验室室内质控项目开展率较高,而浙江、湖北则相对较低。因此,实验室还需进一步加强教育培训,继续提高室内质控项目开展率。我国临床实验室室内质控项目变异系数不合格率整体性能水平连续三年均达到最低可接受水平,即 3σ 水平。由于各个检验项目不精密度评价标准不同,室内质控变异系数不合格率不具有直接可比性。目前没有可获取的统一允许不精密度质量规范,因此,实验室需参考国家及行业标准,根据自身情况制定合适的允许不精密度质量规范,也可基于生物学变异制定。

　　与室内质控和室间质量评价相关的 5 项检验中阶段质量指标中,我国实验室室间质量评价项目参加率较高,大部分省份室间质量评价项目参加率的中位数达到 100%。参加室间质量评价项目对实现检验结果互认至关重要,因此,参加率较低的实验室应该更加积极参加原卫生部临床检验中心以及省临床检验中心开展的室间质量评价计划,扩大项目覆盖率,促进更多检验项目结果的互认。同时,临床实验室应当将尚未开展室间质量评价的临床检验项目与其他临床实验室的同类项目进行比对,或者用其他方法验证其结果的可靠性。然而,我国实验室间比对率总体水平相当低,说明我国临床实验室在实验室内部质量控制和外部质量评价方面还有着很大的提升空间,尤其需要更加重视实验室间比对的开展。

　　总之,实验室应积极开展内部质控活动,同时积极参加室间质量评价计划,对无室间质量评价计划的项目应进行实验室间比对,这样才能保证实验室结果的准确度和精密度,进而为患者提供更加准确可靠的结果,促进患者安全,提升实验室服务质量。

第二十三章

临床检验解释性注释的室间质量评价

检验后阶段的主要质量问题在于实验室专业人员与临床医生之间交流不畅,引起检验后差错并影响患者安全。随着日益复杂的诊断和治疗方案,以及不断增多的实验室检验项目,临床医生可能不熟悉申请的检验项目及结果,从而难以作出医疗决策。

解释性注释(interpreting commenting, IC)作为检验报告的重要组成部分,目的在于帮助临床医生解释复杂的或不常见的试验结果,避免误诊,减少实验室检测数量,减少程序运行、标本采集和患者就诊次数,缩短诊断时间,降低检验后差错。解释性注释是指实验室专业人员根据患者的临床情况,以口头或书面报告的形式提供实验室结果的临床解释。检验结果的解释要求实验室专业人员理解涉及的检验过程、方法性能以及潜在的检验差错,结合检验结果与患者的临床情况,给出以患者为中心的结果解释。然而,由于试验类型、复杂程度和专业化程度不同,解释性注释的当前技术实践不仅在不同国家之间不同,甚至在同一国家的不同实验室内也存在较大差异。不正确的结果解释会导致误诊、患者不良结局,延长鉴别诊断和患者管理的时间,因此实验室应注意提高解释性注释的质量。

室间质量评价(external quality assessment, EQA)计划或能力验证(proficiency testing, PT)计划通过实验室间比对评价参加者的能力,确定解释性注释提供者的专业能力和资格,保证解释性注释的质量并降低差错风险。与分析性 EQA 计划不同,解释性注释的 EQA 计划评估的是解释性注释提供者的表现。临床检验结果解释性注释的室间质量评价计划是参加者能力跟踪的连续性计划,有助于教育、培训和专业持续发展。

第一节　检验后阶段与解释性注释

一、检验后阶段

检验全过程是基于 Lundberg 教授提出的"脑脑循环"概念,即检验全过程包括一系列活动,从临床医生头脑中产生的临床问题,检验申请,标本采集、运输、分析,检验报告的解释,到报告反馈给临床医生并最终决策,传统意义上通常将这些活动分成3个阶段:检验前、检验中和检验后阶段。在检验全过程的最后阶段,实验室提供的信息应保证更好的临床结局,而非仅仅发放患者结果。实验室应有专业人员回答临床医生提出的问题并解释实验室结果。为临床医生提供咨询服务是实验室活动的关键部分,内容可包括:实验室采用方法的精密度和正确度、检验结果的临床意义、申请项目的临床意义及其适用性等。图 23-1 根据 ISO 15189∶2012 总结了检验后阶段解释性注释的相关内容。

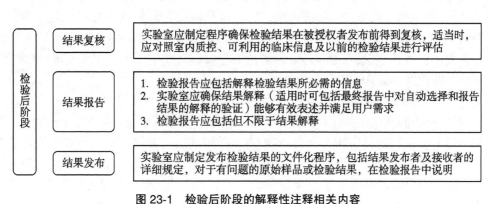

图 23-1 检验后阶段的解释性注释相关内容

二、解释性注释的文件要求

《医疗机构临床实验室管理办法》第二十条规定:"医疗机构临床实验室应当提供临床检验结果的解释和咨询服务。"并指出诊断性临床检验报告应当由执业医师出具。ISO15189∶2012 规定检验后过程包括结果复核、临床材料保留和储存、样品(和废物)处置,以及检验结果的格式化、发布、报告和留存等。4.1.2.2 条款指出"实验室管理层应确保实验室服务,包括适当的解释和咨询服务,满足患者及实验室服务使用方的需求";4.7 条款指出:"实验室应建立与用户沟通的以下安排:a)为选择检验和使用服务提供建议,包括所需样品类型、临床指征和检验程序的局限性以及申请检验的频率;b)为临床病例提供建议;c)为检验结果解释提供专业判断;d)推动实验室服务的有效利用;e)咨询科学和后勤事务,如样品不满足可接受标准的情况";5.1.2 指出"对检验做专业判断的人员应具备适当的理论和实践背景及经验";5.8.3 条款指出"检验报告应包括但不限于:(k)结果解释(适当时)"。完整的结果解释所需要的信息通常实验室难以获取,因此检验申请表应包括与患者和申请项目相关的临床资料,包括患者的家系、家族史、旅行和接触史、传染病和其他相关临床信息,用于检验操作和解释检验结果目的。2012 版 ISO15189 的规定表明检验结果的解释是检验后阶段咨询服务中的核心内容,也是检验后阶段中最常见的问题,加强临床与实验室的沟通交流有助于结果解释,而开展解释性注释的前提是实验室获取足够的患者信息。

1998 年,澳大利亚皇家病理学院发布的《提供生化报告解释性注释指南》对于解释性注释而言具有里程碑式的意义,指南指出实验室是否提供结果解释取决于申请医生提供的患者信息是否充足、是否了解申请的检验项目及意义,以及检验结果的临床意义。此外,英国临床病理认可委员会(Clinical Pathology Accreditation,CPA)于2001年发布的《医学实验室标准》对解释性注释也作出了具体要求。

三、解释性注释的技术框架

尽管目前尚不存在解释性注释质量评估的参考指南和标准,但实验室通过建立IC的信息层次、规范注释用语、提高注释人员能力,可提高解释性注释的质量。

(一)信息层次

实验室绝大多数检验结果以数字形式表示,结果的意义,特别是这些数字对于特定患者诊断、预后及管理的意义通常由临床医生判断。除了数值结果外,大多数报告还提供参考区间,只有少数检验报告提供解释性注释。实验室人员和临床医生应意识到从检验数据到临床智慧转变的重要性,该过程通过整合患者所有相关信息并应用医学知识实现,被称为"知识金字塔",即数据—信息—知识—智慧。

尽管实验室的数据通常是定量或定性的检测结果,但数据隐含的信息,尤其是异常结果,可能具有重要的临床相关性。例如,在甲状腺激素、葡萄糖耐量试验中,分析物的异常检测结果可能与分析物的异常状态相关,实验室人员识别出的数据信息可为临床医生提供参考。在将实验室数据转换为有用信息后,实验室专业人员应根据患者的病史、专业知识及临床经验在报告中提供解释性注释,在患者特定医疗背景下将实验室信息的解释整合到"以患者为中心"的报告中。将实验室数据信息转换为临床智慧的最终目的是提供对患者有益的临床措施,尽管目前患者的管理是由临床医生负责而非实验室人员,但每一次临床医生根据实验室结果的诊断都会对患者结局产生影响。

(二)注释用语

临床实验室提供的解释性注释用语可能具有误导性,因此必须规范解释性注释的格式和用语。例如若实验室检验结果支持特定的诊断,则可用"建议……"、"与……一致"、"提示……"、"诊断为……"等进行客观描述,不建议应用"可能"、"大概"等具有一定主观性的用语。解释性注释应当简明扼要,易于理解。由于临床实验室通常难以获取患者完整的临床信息,因此会根据检验结果详细地给出可能的诊断,但临床医生只会参考其中的一部分作出决策,这样不仅耗费实验室专业人员的时间和精力,大量的信息还可能误导临床医生。实验室除了要加强与临床的沟通交流、尽可能地获取患者完整信息外,还须精简解释性注释的字数。实验室专业人员提供的解释性注释应包括:①异常的检验结果及临床意义;②可能的诊断;③进一步检测建议。表23-1给出了解释性注释的示例。

(三)注释人员

提供解释性注释的实验室专业人员须有一定的资质、理论和实践背景及经验。注释人员应定期参加解释性注释相关的培训和能力评估。解释性注释室间质量评价计划的参加者是不同实验室间甚至同一实验室内不同的注释人员,在该类计划中,通过提供病例信息,要求参加者根据相应的临床信息和检验结果给出解释。因此IC的EQA计划在对参加者的教育、培训及专业持续发展方面有重要的作用。参加者的适当培训和教育有助于保证解释性注释的安全性和质量。

表 23-1　解释性注释示例

患者信息:51 岁男性急诊患者

临床信息:急性精神分裂症,正在服用利培酮

检验项目	检验结果	参考区间
钠	108mmol/L	136~146mmol/L
钾	4.1mmol/L	3.5~5.5mmol/L
肌酐	80μmol/L	50~110μmol/L
尿素	2.0mmol/L	2.7~7.8mmol/L
血浆渗透压	227mmol/kg	280~300mmol/kg
尿钠	12mmol/L	
尿钾	8mmol/L	
尿渗量	0mmol/kg	
解释性注释	血钠降低提示严重的低钠血症,可能由利培酮引起,建议停药 2 周后复查	

四、解释性注释的局限性

国际临床化学和检验医学联合会(International Federation of Clinical Chemistry and Laboratory Medicine,IFCC)于 2011 年成立了实验室差错和患者安全工作组(Working Group-Laboratory Errors and Patient Safety,WGLEPS),由 Mario Plebani 教授发起了质量指标模型(model of quality indicators,MQI)计划。2016 年在帕多瓦举行的"临床检验质量指标一致化"共识会议更新了质量指标模型,其中检验后质量指标包括周转时间、危急值通报率、检验报告不正确率以及解释性注释有效率,解释性注释有效率是指解释性注释对患者结局产生积极影响的报告数 / 有解释性注释的报告总数。质量指标作为传统质控方法的补充,是评价质量、识别问题,以及监测检验过程的一种有效工具,通过长期的横向和纵向比较,可帮助实验室监测质量水平。设立结果解释相关质量指标有助于增加实验室数据的价值,监测解释的有效性,帮助临床医生理解复杂的实验室数据,缩短诊断和管理患者的时间。

然而目前解释性注释有效率尚处于质量指标模型中较低的优先级,主要原因在于当前无标准化的方法评估结果解释的质量,而且临床医生通常不会记录接收检验报告后采取的措施,无法预估患者结局,因此检验后阶段解释性注释的审核和评价仍是临床医生和实验室之间的责任灰区。

解释性注释能避免临床医生忽视潜在重要的检验结果,尽管如此,由于患者的临床信息不足以及实验室专业人员对特定专业领域的知识不足,大多数实验室尚未开展解释性注释服务,仅在发现表征临床特定疾病的检验结果或临床医生对结果存疑时提供口头解释。ISO 15189:2012 反复强调实验室应对检验结果进行解释,要求临床申请医生尽可能地提供患者相关信息,并在检验项目申请和结果解释方面加强与实验室专业人员的交流。2005 年,一项英国的研究表明在英国范围内,生化检验结果的解释性注释差异很大。实验室人员由于资质、临床经验和专业能力的不同,对同一检验结果给出的解释性注释可能存在差异,甚至缺

乏临床经验和专业知识不足的人员可能给出具有误导性的解释性注释。因此必须定期培训和评估注释人员的专业能力,监测解释性注释的有效性,提高 IC 的质量。

第二节　解释性注释的室间质量评价计划

ISO 15189 : 2012 指出"实验室应参加适于相关检验和检验结果解释的实验室间比对计划(如室间质量评价计划或能力验证计划)。实验室应监控实验室间比对计划的结果,当不符合预定的评价标准时,应实施纠正措施"。在过去十年内,英国、澳大利亚等国家已经相继开展了解释性注释的 EQA 计划,但仅对以英语为母语的国家参加者开放。

一、英国临床生化解释性注释的室间质量评价计划

1997 年,Gordon Challand 提出"Cases for Comment"计划,由英国临床生物化学协会(the Association for Clinical Biochemistry,ACB)通过网络发布病例信息,要求参加者在一周内提交病例注释。参加者提交的病例注释被分解成几部分,评估人员在不知道参加者信息的情况下根据适当程度对病例注释的每一部分进行评价。最终病例注释的得分为各部分得分的总和,评估人员根据病例注释得分进行排序并将评估报告反馈给参加者。2001 年,英国国家室间质量评价计划(National External Quality Assessment Scheme,NEQAS)将该项研究发展为正式的临床生化解释性注释的室间质量评价计划。

在 NEQAS 中,EQA 组织者每月下发 2 例病例信息,6 个月共下发 12 例病例,要求参加者根据病例信息给出解释性注释。来自综合医院及学术机构的约 10 位同行根据解释性注释的积极影响程度分别对整条注释进行评分,表 23-2 为评价标准,EQA 组织者计算每位参加者的平均得分,根据平均分进行排序。组织者计算解释性注释得分的中位数、第 25 百分位数和第 75 百分位数,并将同行评审们提供的参考注释、调查分析情况以及低、中、高分的解释性注释总结在报告中,反馈给参加者,图 23-2 是英国临床生化解释性注释室间质量评价计划中某一病例的回报情况。

表 23-2　英国临床生化解释性注释室间质量评价计划的评价标准

评分	意义
+3	参加者注释对患者结局等积极影响非常高
+2	参加者注释对患者结局等积极影响高
+1	参加者注释对患者结局等积极影响较高
0	参加者注释对患者结局等无积极影响
−1	参加者注释有误或具有一定的误导性

二、澳大利亚解释性注释室间质量评价计划

澳大利亚皇家病理学院(RCPA)开展的患者报告注释计划(RPCP)在 2000 年试行,并

在 2001 年作为正式的解释性注释 EQA 计划在全国范围内实施。RCPA 每月在质量保证计划网站上发放病例给参与实验室，并为参与实验室提供患者年龄、性别、简要的临床记录、检测结果以及其他可用的信息，参加者登录网站后在线给出病例注释，由于 IC 的 EQA 计划评估的是解释性注释提供者的表现，因此各实验室可提供多个解释性注释。

与 NEQAS 的评价方式不同，在 RPCP 中，参加者提交病例注释后，每条病例注释被分解为多个关键短语，用于进一步分析。具有临床和实验室专业知识的约 8 位同行评审专家通过协商一致的方式对每一关键短语进行评分，分数的总和即为病例注释得分。RPCP 组织者认为根据适当性对关键短语进行分类是非常客观的度量，但须提供关于参加者所用关键短语适当性的指南以及同行评审小组给出的参考注释。随后 RCPA 改进了 RPCP 的评分标准，将解释性注释的各个关键短语分为"首选"、"相关性低"、"非支持性"和"误导性"四个等级（表 23-3），并由同行评审专家给出参考注释。图 23-3 是澳大利亚解释性注释室间质量评价计划的回报情况示例。

解释性注释的室间质量评价计划回报表

| 病例号：276 | 参加者编号：BA1464 | 日期：2009年6月19日 | 时间窗分数0.61
（在下发病例的6个月内各病例注释得分的均值） |

一位门诊56岁的男性患者，阵发性心悸，采集血清标本送检，检验结果如下：
总胆固醇10.1mmol/L，低密度脂蛋白胆固醇7.8mmol/L，高密度脂蛋白胆固醇1.0mmol/L，甘油三酯2.6mmol/L，肝功能检验结果均在参考范围内。

BA1464提供的解释性注释如下：
该病例信息提示高血压，建议进行24小时动态心电图监测。必要时行冠状动脉造影，排除动脉粥样硬化，此外还须排除继发性疾病，如糖尿病等。

该病例注释的平均分为0.00
（专家小组各位成员给出的分数均值）

调查情况分析：
共147位参加者回报了该病例的解释性注释，除5位参加者外其余的分数均大于0（第25百分位数为0.80，中位数为1.10，第75百分位数为1.32）。

　　几乎所有参加者都表示应排除高胆固醇血症的继发因素，部分参加者表示该病例信息可能提示家族性高胆固醇血症。86%的参加者建议检查甲状腺功能；21%的参加者建议检测空腹血糖，排除2型糖尿病；11%的参加者认为需要咨询临床医生该患者近期是否大量饮酒；40%的参加者认为须咨询该患者既往是否有心血管疾病，20%的参加者建议使用他汀类药物进行降血脂治疗。参加者给出的进一步检测项目包括：心电图、γ-GT、尿蛋白（排除肾病综合征）、尿酸盐、肝功能等。

低分注释：
目前英国指南建议总胆固醇<10mmol/L，低密度脂蛋白胆固醇<3.0mmol/L，应监测动态心电图的变化情况和血压，检测心肌标志物。建议进一步检测空腹血糖（排除糖尿病）、肝功能试验（排除甲状腺功能减退/亢进）、肌钙蛋白（排除心肌梗死）以及动态心电图和超声心动图（排除心肌病）。

中位分数注释：
建议进行甲状腺功能检测，排除引起高胆固醇血症的继发因素。向临床咨询该患者是否肥胖、有糖尿病史或近期饮酒，建议采集该患者其他家庭成员的血清标本送检，排除家族性高胆固醇血症。该患者的检验结果表明脑血管疾病的风险增加，建议进行冠心病和脂质沉积的体质检查。

高分注释：
考虑继发性高胆固醇血症（由甲状腺功能减退症、肾病综合征、糖尿病、过量饮酒等引起），若由甲状腺功能减退引起，则治疗后须重新采集标本检测血脂。若继发因素均被排除则考虑家族性高胆固醇血症，检查该患者的家族史，并进行DNA检测，确诊为家族性高胆固醇血症，则可参考2008年NICE指南进行治疗。

注：
至少需要上报6个以上病例的解释性注释才算本次EQA结果有效，由于分数是专家小组根据解释性注释的积极影响程度给出，因此分数越高越好。

A

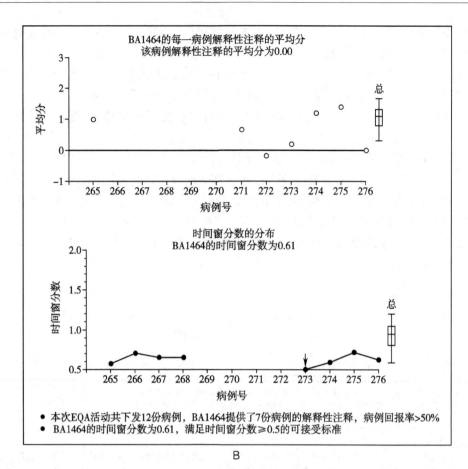

图 23-2 英国临床生化解释性注释室间质量评价的回报情况示例

A.回报情况分析;B.统计图及要点总结

表 23-3 澳大利亚解释性注释室间质量评价计划的评价标准

适当性分类	意义
首选	关键短语非常适用于该病例注释
相关性低	关键短语与病例信息的相关性低
非支持性	关键短语与该病例信息不相关,不建议使用该关键短语
误导性	该关键短语具有一定的误导性

三、解释性注释室间质量评价计划的建议结构

(一) ISO/IEC 17043 :2010

CNAS-CL03《能力验证提供者认可准则》(ISO/IEC 17043 :2010)的附录 A.1 提出解释性 EQA 计划的"能力验证物品"是与参加者能力的解释性特征相关的一个检测结果(如描述性的形态学说明)、一套数据(如确定校准曲线)或其他一组信息(如案例研究)。解释性注释的 EQA 计划在评价分析阶段的同时,也评定检测的分析前阶段和分析后阶段的质量。附录 A.4 给出了解释性 EQA 计划的模式:制备检测物品、编制调查表或案例分析→向参加者发放调查表、案例分析或检测物品→接收参加者的结果和解释→确定回答和解释的可接受准则→将参加者的结果和解释与准则进行比较→编制报告并发布咨询 / 教育性评议。

患者报告注释

日期：2014/09/08　　　　　　　　病例号 15-07　　　　　　　　参加者编号：

参考注释：
儿茶酚胺类激素的检验结果在正常参考区间内，提示该患者嗜铬细胞瘤的可能性较低，但不排除在症状发作时采集标本或检测方法的敏感性低的可能性。若患者持续存在嗜铬细胞瘤的典型症状，则建议检测尿或血浆变肾上腺素。建议检测尿和电解质，必要时重复检测上述项目

患者ID：　　年龄：50岁　　性别：女　　类别：门诊

申请单信息：高血压、肾上腺占位性病变，未进行治疗

检验结果如下：
去甲肾上腺素：227nmol/D（<560）
肾上腺素：71nmol/D（<125）
血清肌酐：8.8mmol/D（5.0~16.0）
24小时尿量：2.52L
尿游离皮质醇、血清醛固酮/肾素比、电解质均在参考区间内

该参加者注释：
去甲肾上腺素和肾上腺素的检验结果均在参考范围内。怀疑嗜铬细胞瘤，建议检测血浆游离变肾上腺素，或24小时尿总变肾上腺素

注释关键短语：
1. 去甲肾上腺素和肾上腺素检验结果均在参考范围内——相关性低
2. 怀疑嗜铬细胞瘤——首选
3. 建议检测血浆游离变肾上腺素或24小时尿总变肾上腺素——首选

参考注释依据：
　　原发性高血压和非分泌性肿瘤均常见。肾上腺占位性病变合并高血压逐渐趋于年轻化，尤其当病情难以控制时，应当查找引起继发性高血压的肾上腺因素。尽管过去尿儿茶酚胺用于诊断嗜铬细胞瘤，但其缺乏诊断敏感性，尤其当临床症状是偶然性的或尿液标本采集于患者临床症状不典型时，因此建议一天内采集3次标本送检。
　　肾上腺素的产生是连续的，对嗜铬细胞瘤诊断敏感性为97%~100%。因该患者尿皮质醇检验结果正常，无典型库欣综合征的临床表现，因此排除库欣综合征。醛固酮/肾素及电解质结果在参考区间内有助于排除醛固酮增多症。

该病例共51位参加者提供解释性注释，共54个关键短语。

参加者注释关键短语的频数分布表

	首选	相关性低	非支持性	误导性
参考注释	3	1	0	0
该参加者	2	1	0	0

A

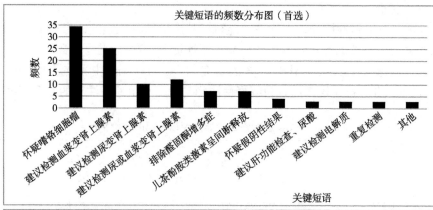

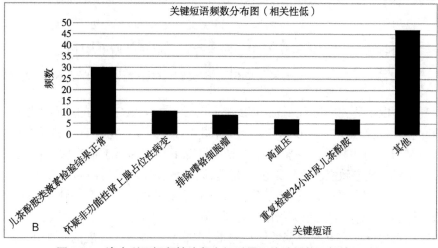

图 23-3　澳大利亚解释性注释室间质量评价计划的回报情况示例

A. 回报情况分析；B. 统计图

（二）确定范围及病例发放

在开展解释性注释的 EQA 计划之前须确定评价的范围,如临床生化注释的质量评价计划的范围须包括临床生化实验室提供的一般临床生化、内分泌、肿瘤标志物检测等。病例可选用来自医院住院或门诊、涵盖不同复杂程度的儿童或成人病例。在计划开展前还须确定每个调查周期的病例数及调查的时间间隔。组织者提供的病例报告应包含患者所在环境、年龄、性别、简要临床记录、实验室检测的全部结果,以及其他相关信息。组织者通过 Web 形式定期在网站上发布新的病例信息,并通知参加者,参加者在截止日期之前提交病例注释。为保证解释性注释的简洁性,建议限制提交的字数或字符数。

（三）参加者及专家小组

解释性注释的提供者须经足够的培训且具有相应资格,并且能够展示提供结果解释的能力。一般认为只有在特定实验室领域具有明确专业知识的专业人员,才具有解释实验室结果的能力。EQA 计划的典型特征是向参加者提供教育机会并促进质量改进,为实现该目的,EQA 计划反馈给参加者的报告中包括了咨询和教育性的评议。

组织者须规定专家小组的人员数量及入选的资格标准,专家小组由临床和检验专家组成,保证决策不受个人意见支配,且决策过程有效。专家小组的成员针对每一病例给出参考注释作为可接受准则,在参加者众多,须由多个专家小组制定参考注释的情况下,组织者须制定各小组间的决策标准,减少偏倚。

（四）评价标准

组织者须考虑解释性注释的准确性、完整性、临床价值及表述的清晰程度。ISO17043 : 2010 建议根据协商一致的方式对解释性注释进行评价,评价的标准可由数字表示,如 1= 差、2= 不满意、3= 满意、4= 良好、5= 优秀。表 23-4 是 IFCC 的解释性注释质量评估小组提出的评价标准,由组织者分析比较参加者的解释性注释与专家小组参考注释的符合程度。

表 23-4　IFCC 解释性注释质量评估小组的评价标准

评分	解释	定义
5	最优	与参考注释的符合程度最高,将导致最佳的诊断和 / 或随访
4	良好	与参考注释相似,将导致可接受的诊断和 / 或随访
3	中立	与参考注释不同,将无助于诊断和 / 或随访,但无危害
2	不满意	与参考注释不同,将导致不充分的诊断和 / 或随访
1	较差	与参考注释不同,将导致严重的诊断错误和 / 或不适当的随访

意大利生物医学研究中心（Center of Biomedical Research,CRB）的室间质量评价组织者做了一项问卷调查,结果显示仅少数实验室（占调查对象的 9%）会定期在检验报告中附加解释性注释。实验室担心在缺乏完整临床信息的情况下存在提供不适当解释性注释的风险,以及解释性注释可能导致实验室结果发放延迟,因此解释性注释目前还未普及。

目前关于解释性注释的定义、标准化措施和质量要求等还未实现一致化,也不存在解释性注释质量评价的"金标准"、相关指南和标准,使得大多数实验室尚未意识到解释性注释在检验后阶段的重要性。在开展解释性注释之前,实验室必须考虑开展的专业和项目、负责提供解释性注释的实验室人员以及如何提高注释质量。尽管解释性注释能提高检验报告的价值,但也需要花费更多的人力和精力。实验室可根据实际情况对临床医生经常咨询、不熟悉或具有重要意义的检验项目开展解释性注释。此外,将解释性注释进行编码化亦可注释人员的工作负担。

解释性注释作为一项实验室检验后活动,随着医疗体制的改革,实验室建立的检验路径和检验规则系统有助于降低检验成本、避免重复检验;同时随着《医疗机构临床实验室管理办法》和 ISO 15189:2012 中解释性注释相关内容的发布,实验室检验结果解释在实验室认可过程中至关重要。此外,由于检验技术的发展、新的和复杂检验项目的引入以及电子数据交流的普及,解释性注释有助于加强临床与实验室沟通与交流,并对医疗决策的制定和安全有效的医疗起着重要作用。

第二十四章

质量指标和六西格玛级别

六西格玛(6σ)管理法起源于美国 20 世纪 80 年代兴起的一场质量革命,最早应用于摩托罗拉公司,取得了令人瞩目的成绩。以后逐步推广到通用电气、IBM 等公司以及多个行业,包括医疗机构。六西格玛可将定性的质量指标转化为定量程序,采用缺陷和缺陷率等来评价检验全过程的质量指标。

第一节　六西格玛管理概述

在 6σ 的术语中,当试验结果超出了设定在真值或预期值附近的允许范围时,该过程的结局即为缺陷。6σ 提供了质量标杆的尺度,理想目标是达到几乎无缺陷的操作。基准是基于过程每百万结果发生的缺陷(DPM)的测量。6σ 可用于评价厂家声明的性能、确认实验室方法性能、持续评价方法质量以及选择合理的质量控制方法。在真正达到 6σ 时,每百万个结果只会发生 3.4 个缺陷;若达到 3σ,每百万个结果有将近 67 000 个缺陷,这些过程通常需要改进、重新设计甚至更换。传统的 6σ 应用,过程性能的目标是 6σ,而将 3σ 作为最低的可接受水平。将 DPM 转化为 σ 度量有两种方式,一种为通常说的短期 σ,相当于过程有 $1.5s$ 偏倚的缺陷率,检验前和检验后过程通常使用短期 σ 转化。另一种被称为长期 σ,相当于过程无偏移的缺陷率,检验中过程通常采用长期 σ 估计。而将长期西格玛度量转化为短期西格玛需要增加 $1.5s$,短期尺度的"$1.5s$ 漂移"反映了在正态分布的任意一侧增加 1.5 倍标准差的方式进行补偿,是在 6σ 理论建立很久之前在医疗保健和实验室使用的经验系数。

对于分析检测过程,西格玛级别的质量评估可利用已知的分析性能,如不精密度和偏倚。6σ 的 "6" 是指一个过程的真值和允许范围的差距或距离;其目标是减少过程的测量变异,直到可以容纳 6 倍标准差(s),这样即使发生较小的过程偏移,在常规操作时有高达 1.5 倍标准差,产生的缺陷数量仍然是每百万结果中只有 3.4 个。短期西格玛模型假设了可能发生在日常操作中的 $1.5s$ 偏移(图 24-1)。

通过西格玛度量能较容易地识别高风险和低风险方法。西格玛度量为 3 或更低水平的方法表现不好,减少这些方法的 QC 频率可能会导致更糟糕的问题。西格玛度量为 6 或更高水平的方法可能是理想的候选方法,可以考虑调整 QC 频率,因为它们的运行缺陷很少。如果实验室选择使用类似于故障模式和效应分析(failure mode and effect analysis,FMEA)的技术,6σ 可直接纳入风险分析工具。例如,如果使用 2 因子或 3 因子模型的 FMEA,实验室可能选择评价风险优先指数(RPN)或西格玛水平临界值。由此产生的风险评估不依赖于主观排名,更看重于观察到的性能。

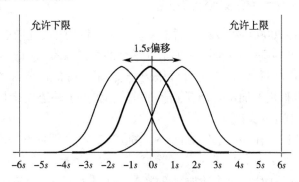

图 24-1　六西格玛概念
箭头表示过程中预期的常规变异,图为 1.5s

　　方法决定图以西格玛度量的形式评价安全性能(不精密度和偏倚)。功效函数图描述判断分析批失控的概率与批中发生的误差大小关系,允许对不同的控制规则和不同的控制测定值个数使用误差检出概率(P_{ed})和假失控概率(P_{fr})描述 QC 性能特征。通过比较常见 QC 程序的性能评估不同 QC 规则的优缺点。临界误差图将特定的误差情况应用于功效曲线,通过假失控概率(P_{fr})和临界误差的预期误差检出概率(P_{ed})允许实验室对任何给定的临界系统误差选择 QC 程序。选择合理的质控程序保证检出医学上重要的误差也可通过操作规范图(OPSpecs charts)实现,其形式同方法决定图一致。利用西格玛度量的 EQA 或 PT 能提供分析方法性能的长期监测。因此六西格玛工具和度量是分析质量体系的内在部分。

　　ISO15189:2012 文件增加了 6σ 级别的要求,条款 3.19 指出质量指标为一组内在特征满足要求的程度的度量。质量的测量指标可表示为产出百分数,例如,产生百分数(在规定要求内的百分数)、缺陷百分数(在规定要求外的百分数)、百万机会缺陷数(DPMO)或六西格玛级别。例如,"要求"为实验室接收的所有尿液样品未被污染,则收到被污染的尿液样品占收到的所有尿液样品(此过程的固有特性)的百分数就是此过程质量的一个度量。ISO 15189:2012 文件 5.6.2 指出实验室应设计质量控制程序以验证达到预期的结果质量,结合风险分析和六西格玛有助于实验室设计最佳的质量控制方案。美国临床实验室改进修正案(CLIA′88)要求临床实验室的质量保证计划应包括评价检验全过程的每个步骤。美国医疗机构评审联合委员会(Joint Commission on Accreditation of Healthcare Organizations,JCAHO)在其病理学和临床实验室服务的综合认可手册中声明实验室需要"系统评估和改进重要的功能和工作过程及其结果"。JCAHO 还要求实验室进行外部实验室比对以评价其性能。

第二节　六西格玛在质量指标中应用

Nevalainen 等人最先将 6σ 用于评估临床实验室过程,之后西班牙加泰罗尼亚卫生研究院也采用 6σ 级别评估实验室质量指标,表明性能有所改进尤其是检验前过程。埃及 Alexandria 大学医院一项研究进行了检验全过程的 6σ 级别测量,调查试验的检验前、检验中和检验后阶段的质量指标。其将改进前后分为两个阶段,开始时通过质量指标评估其当前性能,并根据该评估作出改变和改进,然后再一次评估以确定实验室改进工作是否成功。

一、应用质量指标评价实验室性能

Nevalainen 等人在2000年发表的一篇论文中第一次使用 σ 尺度描述实验室过程的质量。数据来自于三家不同的实验室及美国病理学家学会的质量探索(Q-Probe)计划的性能总结。Q-Probe 计划数据的样本量大,结果更有说服力,提供了详细的调研和关于结果数据采集的说明。通常几百家实验室参加特定质量指标的监控,如由于缺乏腕带标识导致的患者识别问题、报告周转时间、输血差错等。

分析的大部分过程都在 3σ 到 4σ 之间,一些低于 3σ。该研究第一部分显示了 3 个临床实验室的质量指标并用百万分率表示。实验室选择的质量指标包含了检验全过程,分别为检验前、检验中和检验后阶段,每个阶段至少监测一个质量指标,结果如表 24-1 所示。最后一列将百分数的变异转化为百万分率,将实验室质量指标数据与其他行业进行比较。从表 24-1 可以看出,以百分比表示的质量指标变异较小,除了细胞学、巴氏涂片的信息缺少和不恰当的时间收集 TDM 峰值 / 谷值。但在现代高通量实验室,较小的变异也会有大量缺陷的产生,因此实验室不应该因为质量指标的百分数变异小就认为具有良好的性能。

表 24-1　将以百分数变异表示的实验室检验全过程的质量指标转化为百万分率

质量指标	样本量	变异	百分数变异(变异 / 样本量 ×100)	百万分率(PPM)
六西格玛质量	1 000 000	3.4	0.000 34	3.4
检验前阶段				
缺少申请信息				
组织样品	2 691	43	1.597 9	15 979
细胞学、巴氏涂片	6 932	695	10.025 9	100 259
申请试验的错误更正	197 195	616	0.312 3	3 123
患者没有识别腕带	26 400	139	0.526 5	5 265
标本重新采集	26 400	503	1.905 3	19 053
在不恰当的时间收集 TDM* 峰值 / 谷值	280	58	20.714 0	107 140
红细胞减少原因	3 365	54	1.604 0	16 040
运输问题	2 982	2	0.067 0	670
运输温度	332 223	17	0.005 1	51
标本不符合试验需要的运输条件	26 400	138	0.522 7	5 227
样品标签错误	332 223	35	0.010 5	105
拒收标本的数量、来源和性质				
检验中阶段				
实验室检验误差	192 665	140	0.072 6	726
微生物错误判断的解释	34 734	256	0.737 0	7 370
检验后阶段				
实验室报告差错	389 860	208	0.053 3	533

*TDM 治疗药物监测

表 24-2 为美国 CAP 质量探索计划调查中有关质量指标的数据,将报告中的中位数转化为百万分率和西格玛尺度进行性能的比较。在质量探索计划中,可以看出大部分质量指标的变异较小,可达到 3σ 的最低可接受要求,除了治疗药物监测标本的收集时间和细胞学标本的适当性。但是一旦与大样本相乘,缺陷数量也非常大,很多质量指标仍需要进行改进。

表 24-2 将以百分数变异表示的代表检验全过程的质量探索实验室质量指标转化为百万分率

质量指标	样本量	百分数变异（中位数）	百万分率（PPM）	σ 水平
六西格玛质量	1 000 000	0.000 34	3.4	6.00
检验前				
申请准确度:申请和未申请的检验	224 431	1.8	18 000	3.60
重复试验申请	221 476	1.52	15 200	3.65
腕带错误:患者没有腕带标识	451 436	6.5	65 000	4.00
治疗药物监测时间差错	18 679	24.4	244 000	2.20
血液学标本的可接受性	35 325	0.38	3 800	4.15
化学标本的可接受性	10 709 701	0.30	3 000	4.25
手术病理标本的登记	1 004 115	3.4	34 000	3.30
细胞学标本的适当性	626 400	7.32	73 200	2.95
检验中				
实验室能力验证(室间质量评价)	616 467	0.9	9 000	3.85
手术病理冷冻切片的不一致诊断率	79 647	1.7	17 000	3.60
子宫颈涂片复查假阴性率	1 741 515	2.4	24 000	3.45
检验后				
结果报告错误	487 804	0.047 7	477	4.80

内部评估是 ISO9000、美国血站认证程序联合会等质量体系的基本要素。质量指标测量是工作过程的重要部分和人员的日常工作;因此,将收集数据以评估内部性能作为日常实验室工作的一部分是合理的。然而,大多数实验室人员将质量指标的收集视为妨碍他们进行"真正"工作的额外任务。因此,实验室人员总是不愿意收集和报告数据并且不愿意积极参与到审查和采取必要措施。将质量指标信息作为常规工作的管理报告比较少见,除了周转时间。大多数实验室信息系统都有一些质量指标数据的报告编写功能,但通常只有在人员受到有效的专业培训并经过反复试验才能产生有意义的报告。

航空业的六西格玛数据显示行李处理不当的性能约为 4 000PPM(0.4%)。美国公众认为该性能是不可接受的,需要继续努力改进以防止该问题的发生。将 0.4% 的性能与任何实验室或"质量探索"的质量指标相比并提出疑问"我们是否满足于从我们的认证 / 管理实验室得到的性能水平？"

可根据本例进一步评价当前实验室性能对患者结果的影响。每一个缺陷都有可能会影响患者医疗质量和医疗成本。因此实验室性能检测必须直接与组织面临的风险管理程序及其质量成本评估程序相关联。目前质量保证程序关注于"发现问题,解决问题"的理念而没有考虑造成问题的根本过程。为了显著改善实验室性能,需要考虑更换系统的方法。制造业和服务行业已经成功应用 ISO9000 质量体系方法以改进性能和生产力。由于医疗卫生行业开始吸取在过去 10~15 年中制造业和服务行业的教训,开始实施质量体系战略并取得了较大的突破,比如六西格玛概念。若认证项目支持并赞助这些新兴的质量系统方法,将有助于实验室实现真正的性能改进。

二、检验全过程的质量指标评价

埃及 Alexandria 大学医院一项研究完成了检验全过程的 6σ 级别测量,调查试验的检验前、检验中和检验后阶段的质量指标。其将改进前后分为两个阶段,开始时通过质量指标评估其当前性能,并根据该评估作出改变和改进,然后再一次评估以确定实验室改进工作是否成功。

1. 第一阶段　第一阶段评估包括检验前、检验中和检验后过程,表 24-3 和表 24-4 以不完整检验申请单和不同错误样品拒收为例说明检验前质量指标 6σ 改进。

表 24-3　不完整检验申请单的缺陷率和 σ 值

质量指标(N^*=319 444)	第一阶段缺陷率	第一阶段 σ 值
不完整的患者信息	1.02%	3.9
缺少入院编号	1.85%	3.6
缺少患者准备	2.97%	3.4
缺少医生标识	6.35%	3.1
缺少诊断	1.75%	3.7
缺少数据和时间	9.79%	2.8
缺少样品类型	9.94%	2.8

$^*N$ 代表研究的样本数量,下同

表 24-4　不同错误样品拒收的缺陷率和 σ 值

质量指标(N=50 440)	第一阶段缺陷率	第一阶段 σ 值
溶血	3.14%	3.4
凝血	0.98%	3.9
抗凝比例错误	0.35%	4.2
错误标识	0.08%	4.7
脂血	0.03%	5

选择测量 18 种化学分析物的西格玛度量表示检验中过程的性能。表 24-5 显示了将长期西格玛转化为短期西格玛之后的结果。将这些缺陷率应用到 50 440 个接收样品中,该实验室产生约 13% 的错误结果。甘油三酯和 CK 能达到 6σ 水平,但比如尿素几乎是完全错误的,试验间性能变异非常大。

表 24-5 不同分析物在改进前后缺陷率和 σ 值

分析物（N=50 440）	第一阶段缺陷率	第一阶段 σ 值
白蛋白	0.000 34%	>6
总胆红素	8.1%	2.92
钙	0.19%	4.46
氯	15.9%	2.5
胆固醇	1.8%	3.85
肌酐	21.2%	2.37
葡萄糖	15.9%	2.55
钾	0.000 85%	5.83
总蛋白	0.07%	4.77
钠	9.7%	2.88
甘油三酯	0.000 34%	>6
尿素	93.3%	0
尿酸	8.1%	2.9
ALT	24.2%	2.19
ALP	27.4%	2.07
AST	9.7%	2.86
CK	0.000 34%	>6
LDH	1.1%	3.8

检验后过程与检验前均通过缺陷率的计算进行评估,在得出检验结果之后应认真审核测定结果并加强与临床医生的对话、结合临床实际来减少差错。表 24-6 为检验后过程缺陷率和 σ 值的示例。

表 24-6 检验后缺陷率和 σ 值

阶段	第一阶段差错	第一阶段 N	缺陷率 %
申请形式错误	10 753	31 944	8.03%
样品拒收	2 314	50 440	1.73%
分析错误	119 372	50 440*18 =907 920	89.18%
检验后结果错误	1 410	27 612	1.05%
总计	133 849	—	—

表 24-7 为整个第一阶段的总结,统计了不同质量指标的缺陷率和百分数。

表 24-7　检验全过程的缺陷率

质量指标(N=50 440)	第一阶段缺陷率	第一阶段 σ 值
错误结果	1.07%	3.9
错误样品(申请)	0.72%	4
错误样品(接收)	0.58%	4.1
不完整结果	0.08%	4.7
总计	5.11%	3.2

第一阶段可以看出,缺陷率和分布的结果与传统观点形成鲜明的对比。已有的大多数质量指标研究宣称检验中质量差错最少,但相反当实验室计算了检验全过程中每个阶段的性能,会发现几乎 90% 的问题来源于分析方法本身,本研究中 18 种化学分析物大多没有达到 3σ。

2. 第二阶段　在第一阶段初步评估后对实验室进行多项改进,如护士和技术人员进行培训讲座和视频电影学习,举办关注于质量意识、ISO15189 标准的研讨会(检验前小组研讨会包括抽血技术和检验前标准),然后进行实验室改进后的第二阶段的质量指标检测。表 24-8 和表 24-9 分别为不完整检验申请单和不同错误样品拒收改进前后的频率以及 σ 值,可以看出实验室实现了较大的改进,缺陷率明显降低而 σ 值均有所上升,不完整检验单中"缺少数据和时间"和"缺少样品类型"项目的 σ 值均从 2.8 上升到 3.7,所有检验前质量指标均达到 3σ 的最低标准,说明实验室意识到检验前的不足并采取了有效的改进。

表 24-8　不完整检验申请单的缺陷率和 σ 值

质量指标(第 1 阶段 N_1=319 444,第 2 阶段 N_2=28 286)	第一阶段缺陷率	第一阶段 σ 值	第二阶段缺陷率	第二阶段 σ 值
不完整的患者信息	1.02%	3.9	0.24%	4.4
缺少入院编号	1.85%	3.6	0.28%	4.3
缺少患者准备	2.97%	3.4	1.68%	3.7
缺少医生标识	6.35%	3.1	3.41%	3.4
缺少诊断	1.75%	3.7	0.65%	4.0
缺少数据和时间	9.79%	2.8	1.78%	3.7
缺少样品类型	9.94%	2.8	1.60%	3.7

表 24-9　不同错误样品拒收的缺陷率和 σ 值

质量指标(第一阶段 N_1=50 440,第二阶段 N_2=45 180)	第一阶段缺陷率	第一阶段 σ 值	第二阶段缺陷率	第二阶段 σ 值
溶血	3.14%	3.4	1.86%	3.6
凝血	0.98%	3.9	0.69%	4
抗凝比例错误的样品	0.35%	4.2	0.21%	4.4
错误标识	0.08%	4.7	0.07%	4.7
脂血	0.03%	5	0.01%	5.3

在第一阶段评估中缺陷率最高的是检验中阶段,在进行改进活动(如质量概念培训、Westgard 规则、库存管理和能力验证评价等)之后分析性能如表 24-10 所示,其性能有了相当大的改进,一些检验实现了 $>3\sigma$ 的改进,如尿酸、ALT、ALP 均从 $<3\sigma$ 上升为 $>6\sigma$,平均错误率从 $>13\%$ 到 $<0.05\%$。

表 24-10　不同分析物在改进前后缺陷率和 σ 值

分析物(第一阶段 N_1=50 440,第二阶段 N_2=45 180)	第一阶段缺陷率	第一阶段 σ 值	第二阶段缺陷率	第二阶段 σ 值
白蛋白	0.000 34%	>6	0.011%	5.26
总胆红素	8.1%	2.92	0.26%	4.33
钙	0.19%	4.46	0.013%	5.74
氯	15.9%	2.5	0.26%	4.33
胆固醇	1.8%	3.85	0.012%	5.65
肌酐	21.2%	2.37	0.003 2%	5.51
葡萄糖	15.9%	2.55	0.1%	4.69
钾	0.000 85%	5.83	0.000 34%	>6
总蛋白	0.07%	4.77	0.000 34%	>6
钠	9.7%	2.88	0.13%	4.54
甘油三酯	0.000 34%	>6	0.000 34%	>6
尿素	93.3%	0	0.1%	4.64
尿酸	8.1%	2.9	0.000 34%	>6
ALT	24.2%	2.19	0.000 34%	>6
ALP	27.4%	2.07	0.000 34%	>6
AST	9.7%	2.86	0.013%	5.74
CK	0.000 34%	>6	0.000 34%	>6
LDH	1.1%	3.8	0.011%	5.23

再看检验后阶段,从表 24-11 可以看到通过 6σ 理论在第二阶段也有较为明显的改进,但"不完整结果"从 4.7σ 降低到 3.8σ,从较好的水平降低到最低要求水平,应重点关注并执行改进措施。

表 24-11　检验后缺陷率和 σ 值

质量指标(第一阶段 N_1=50 440,第二阶段 N_2=24 507)	第一阶段缺陷率	第一阶段 σ 值	第二阶段缺陷率	第二阶段 σ 值
错误结果	1.07%	3.9	0.58%	4.1
错误样品(申请)	0.72%	4	0.35%	4.2
错误样品(接收)	0.58%	4.1	0.23%	4.4
不完整结果	0.08%	4.7	1.33%	3.8
总计	5.11%	3.2	2.48%	3.6

表 24-12 总结了两个阶段的检验全过程缺陷和缺陷率。进行改进之后的第二阶段，可以看见最明显的改进之处是检验中阶段的差错，从大约 120 000 个检验差错结果减少为 <500 个。

表 24-12 检验全过程的缺陷率

阶段	第一阶段差错	第一阶段 N	缺陷率	第二阶段差错	第二阶段 N	缺陷率
申请形式错误	10 753	31 944	8.03%	2 727	28,266	54.1%
样品拒收	2 314	50 440	1.73%	1 285	45,180	25.5%
分析错误	119 372	50 440*18 =907 920	89.18%	418	45,180*18 = 813,240	8.3%
检验后差错	1 410	27 612	1.05%	608	24.507	12.1%
总计	133 849	—	—	5.038	—	—

执行改进后的差错发生率与传统观点一致，超过 75% 的差错发生在检验前阶段，略高于 12% 的差错发生在检验后阶段，<10% 的差错发生在检验阶段。从中可得，如果实验室没有密切监测其分析质量，实验室很有可能会错过其差错；如果只监测检验前和检验后差错，也只会发现冰山一角；只有监测检验全过程的分析质量才能确定最全面的差错来源（方法本身、检验前和检验后差错）。结合 6σ 度量评估检验，可识别具体问题并作出重要改进。一旦分析方法的质量水平达到 4σ 及以上，差错数量会大大减少。

进行改进后大多质量指标均可以达到 4σ 的质量水平，缺陷率也较低，但也容易错过一些问题。随着现代技术的发展和就医人群的增加，一些高通量实验室每天需要执行成百上千个检验，将这样一个大基数与低缺陷率相乘，每个质量指标的差错数量是非常可观的。每个差错事件可能会对患者产生较大的影响。因此，实验室在使用 σ 值评估性能时，不能仅仅根据低缺陷率而错误地认为质量指标具有良好性能，而应该结合各实验室的实际情况对重要项目进行重点监测。

三、小结

六西格玛级别是客观评估过程性能的一种技术，可量化分析检测过程的性能和风险。应用六西格玛级别表示检验全过程的测量质量指标，将西格玛尺度转化为短期西格玛结果以比较检验全过程中各个过程的缺陷率。六西格玛有助于实验室过程的风险分析，帮助实验室判断需要改进的过程和操作的优先顺序。合理使用六西格玛质量控制工具有助于设计最佳的质量控制方案。

第二十五章

临床实验室信息系统

实验室信息系统（laboratory information systems，LIS）是临床实验室运作的重要部分。然而，尽管临床实验室产生信息的复杂性与日俱增，而且随着新的高通量和大规模的实验室检测的使用，实验室产生的信息快速扩张，LIS 的功能明显落后于目前硬件和软件科技的能力。在广泛的意义上，LIS 对于临床科室、患者和实验室之间的信息交流是至关重要的。

目前，越来越多的改进实验室操作质量的工作重点从检验过程转移到检验前和检验后过程，在检验过程，特别是对于高度自动化仪器执行的测试，目前显示出很少的问题。差错绝大部分出现在检验前和检验后过程。质量指标能对传统质控无法涉及的检验前和检验后过程差错进行定量监测，从而改进实验室服务质量。然而随着医疗水平的不断增高，实验室标本量也飞速增长。人工收集和计算质量指标数据显然是一项庞大且几乎不可能完成的工作。因此，LIS 将会在质量指标的监测中发挥重大的作用。利用 LIS，实验室可以简单、快速且准确地统计质量指标、绘制相应"质控图"。

本章节列出来自实验室实践专业人员的观点设计或者改进最先进技术的 LIS 的想法，重点在于优化临床实验室操作、通过实验室信息的智能化管理改善临床医疗以及利用实验室信息系统进行质量指标的监测。

第一节　信　息　安　全

医疗信息系统必须防止未经授权的内部和外部访问，并且要根据适用的法律和规章保护健康档案的机密性同时不阻碍合法用户的功能性。例如医疗提供者应该能够获取他们的全部患者的相关信息，但是不能获得其他患者的信息（除非他们作为会诊医生）。涉及评估医疗质量的人员应该可以访问全部患者的某些信息。可以提供不同的安全级别，而且系统应该允许使用者利用用户规定的功能来建立工作小组并且存取资料，正如在表 25-1 中列举。

表 25-1 实验室信息系统(LIS)使用者种类

信息管理者	完全访问所有功能,包括该系统的低层次的过程,设计脚本和程序 为本地需求定制功能的能力
医疗提供者	申请试验,附上申请意见,界定警戒和观察结果,同时有能力根据他们的需要制订报告和解释信息
技术人员	处理申请和标本,执行检测,记录结果,对结果附上解释,执行质量和其他实验室管理活动
管理者	制作和审核报告和统计学量,人员管理活动,货存清单,编写和审查程序和其他文件
实验室责任人	有能力设计和检查他或者她的领域的全部活动,包括有权使用患者信息,质量管理数据,文件检查与管理和代表性的报告
患者	依据机构政策,系统(LIS 或者 HIS)应该为患者提供直接访问实验室结果、报告和患者解释性意见,例如通过一个可靠的基于网络的浏览器界面

HIS:医院信息系统

　　LIS 的安全接口应该包括先进的登录能力,例如,通过生物识别或者频射识别装置(RFIDs),能够把按键和登录时间降到最低,同时在离开工作区时提供快速自动注销。在某些可靠的场所,系统应该有能力连续显示实验室检测的实时结果(例如,在实验室"STATs"时间内的或者手术室内的患者的结果)而不需要多重登录要求。系统应该有远程登录和访问申请和报告系统,例如,通过一个安全的网络浏览器,允许提供者和实验室工作人员在任何地点和从任何移动和手持设备进入 LIS。系统应该允许灵活的、可靠的并且提供信息的电子签名以便鉴定数据和文件。

第二节　检验前过程与质量指标

一、试验申请

　　试验申请是最适合的干预步骤,目的是提高实验室资源的合理使用(实验室利用)。试验申请系统连接到智能决策支持系统具有减少周转时间和停留时间的潜力,同时可以指导提供者利用优化的试验,而且可以是 LIS 或者 HIS 的一个功能,处于 LIS 和 HIS 之间的边界。不管使用哪一个系统,应该给用户提供及时的反馈。正如在其他的情况下在实验室和临床实践的接口中,临床医生和实验室人员的同时参与对于引导实验室使用的政策和规则的发展是很重要的。最有用的系统是那些要求医疗提供者直接进入系统申请,从而提供系统和提供者(计算机化的提供者申请进入(CPOE))之间合作的可能性。CPOE 系统成功的一个重要考虑是恰当的设计来使它最可用并且与提供者使用的日常工作流程相匹配。下面列出的是在试验申请系统中理想的功能列表。

　　1. 系统应该从 HIS 或者申请提供者(当信息在 HIS 中是难以获取的或者不正确的)接收输入的数据,包含以下内容:

　　(1)申请提供者:姓名(强制的);专业;地址(如果在不同的地点);与认证和权限的数据库

接口是希望提供最新的提供者的信息,用于常规通知的联系媒体(电子邮箱,固定或者移动电话,寻呼机号码等)(强制的);危急结果通知联系信息(寻呼机,手机和非工作时间代理联系),包括链接机构通知级联/电话安排合适的一个特定的患者(强制的);另外的提供者/提供者团队和其他合法委托人或医疗提供者希望的人员接收结果。

进一步的通知要求(例如,当获得结果时,或者当结果超出参考范围、危急限值或自定义的阈值限时进行通知)。由机构、部门或者其他小组政策有能力建立通知标准。有能力选择通知媒介,包括HIS最重要的警报,HIS在患者记录上的警报,电子邮件,短信服务(SMS)文本消息,自动电话通话,寻呼机,电传和其他。对于某些重要地区,例如,手术室,新的有意义的结果应该引发一个可以听见的警报。某些通知(例如,危急的结果)必须有一个确保安全的通知机制,返回确认已收到消息并且允许未答复的通知根据预建立的协议逐步升级。

(2)患者信息:患者识别(姓名或者社会保险号码)或者如果需要的话进行唯一加密审计跟踪(例如,研究或者环境标本);患者人口特征,包括出生日期/年龄,性别(男性,女性,跨性别者),种族,种族特点和曾用名;患者地址(固定地址和如果住院现行位置);编纂的诊断(诊断相关小组作出的初步诊断,适当时,国际疾病分类(ICD-9或者ICD-10)和其他相关临床信息(“研究的原因”);编纂的非实验室检测结果;身高,体重,重要特征;药物史(剂量和执行的日期/时间);中药和其他补充剂;饮食和用餐时间(来决定空腹时间);对患者实施的医疗程序,包括外科干预和放射程序;妇产科信息;其他相关的临床信息。

(3)申请信息:要求的试验;要求的标本来源;申请日期/时间;要求采集的日期/时间(开始,结束);重复频率(对于固定的申请,如果从制度上允许);特定患者准备指南;试验的紧迫性(根据制度需求制订类别);采集的职责(患者的邮件、床旁检测、病房或护理单元、常规抽血路线、实验室采集等);给实验室的其他的自由文本注释和说明。

2.专家系统使用患者信息、以前的检测结果和临床医生的输入(例如,一系列可能的诊断)来建议适当的试验,检测频率和解释标准。

更简单的系统可能用一种机制来指导提供者从一系列标准的诊断和临床情况中进行选择以及获得相应的指南和临床路径,从而容易申请到适当的试验。

3.系统具有用户友好界面显示试验目录(包含外部参考实验室执行的检测),并有可获取的可选择的分组,例如,按字母顺序的、按实验室学科、按临床表现。此目录必须与现行通用目录一致、完整并且定期更新,而且在HIS系统与LIS系统接口处要使用标准的专业术语。每个进入检测目录的信息应该显示不同使用者选择的种类和复杂程度,包括表25-2中显示的项目。

表25-2　试验目录条目包含的项目

- 试验名称和同义词
- 适当的标本并有超链接采集方法
- 患者准备要求,例如,空腹,饮食,避免药物和中药
- 适当的采集时间(一天中的时间,与进餐、使用药物的相关时间等)
- 医院管理决定的检测费用(视情况而定,不同种类患者不同水平)
- 执行试验的部门
- 链接试验性能特征

4. 系统根据地点、诊断、提供者专业等,对某些试验具有限制允许申请的能力。

5. 系统允许例如由临床医生和实验室专家要求批准的试验进行定义。此批准系统应该融入一个下游的连接数据库,自动通知批准者和申请提供者有等待批准的试验。

6. 系统有能力区别研究与患者医疗的标本,而且有能力提供不同计费程序(即使是同一标本上的不同检测)。研究申请应该被附在研究管理系统中,包括可以获得不同方案和研究报告的链接。

7. 一个恰当的申请专家系统要有如表 25-3 中列出的功能。

表 25-3　恰当的申请专家系统的理想功能

- 系统显示之前相关试验结果(图表的,如果需要)和待定相关申请,让提供者有机会在意识到这类信息后取消申请
- 系统建立和制定医学必要性审核和接受或拒绝准则,包括不同情况下,例如,患者位置,诊所,专家,诊断,最大恰当申请频率准则
- 系统合并或取消落在预先设定的标准冗余的申请(机构或国家建立的)。例如,如果两个提供者在同一周内申请促甲状腺素检测,申请合并且两个提供者将会收到结果。如果一个提供者在系统中有可获取的结果后的一个月申请了一个 HbA1c 的检测,此申请就要被取消,如果需要推翻的话,通知提供者给实验室打电话进行说明
- 系统使用现有的临床和实验室输入来确定是否合适。例如,如果患者性别是女性而申请检测前列腺特异性抗原,此申请会被标记取消。如果患者接受纳巴霉素和环孢素治疗,而只申请环孢素,那么系统会询问提供者是否也需要测量纳巴霉素
- 系统有能力强制性取消标记的申请来阻止不适合的工作规则,同时提供一个机制让申请提供者证明此例外是有理由的,例如,通过让提供者给实验室打电话来忽视规则。一些申请类型,例如,与研究方案有关的申请,应该通过政策免除遵守适当条款
- 专家申请适当系统应该能够暂停与适当诊断代码不相关联的申请(例如 ICD-9 或 ICD-10)

ICD:国际疾病分类

8. 申请系统应该具有从不同的接口系统中接替申请的能力,例如,在另一个机构或参考实验室的另一个 LIS,而无需人工干预,以便在一个设施里申请的试验可以允许在另一个地点或机构进行标本的采集和登记。理想情况下,参考实验室的目录应该对申请提供者可在线获得,同时对于申请、检测和报告实施机构性的限制和批准过程。对于送出的检测,系统应该能够生成一个清楚的有运输者、接收者和运输信息的运输单。

9. 申请系统应该接收来自 LIS 的实时反馈并且通知申请提供者申请的状况,包括以下步骤:①实验室申请确认;②标本采集;③标本登记;④实验室启动登记;⑤分析完成;⑥结果验证;⑦结果报告;⑧申请完成。

10. 系统具有分割实验室申请的能力,即一个申请可能包含多种测试需要多种标本和登记。系统应该具有跟踪进展并且报告一个申请里的每个独立部分状况的能力。

二、标本采集、登记和处理

适当的标本采集和处理是保证实验室结果质量的基础,遵从著名原则"输入的是垃圾,得到的也是垃圾"。一个理想的 LIS 应该具有优化标本采集和处理的功能,包括以下内容:

1. 标本采集目录视机构运作情况而定。例如,对于一个地点的每轮采血,系统产生要

采血的患者的适合目录,以及事先打印的登记标签。此目录应该指出每个患者最有效的到达途径,并且考虑到要求优先的测试。

2. 系统用在线或者打印的恰当标本采集指南指导标本采集者,指南中有与全部程序相关的简单的一步一步的格式。

3. 系统有能力为采集者提供待定实验室申请的清单,并生成唯一的条码或者射频识别(RFID)或电子标签在床旁扫描患者识别腕带或者其他独特的物理患者标识符。在采集点生成的标签应该包括至少两个患者标识符,及采集日期和时间,采集者身份,申请的紧迫性,及尽可能要求试验的缩写名称。使用二维条形码或 RFID 标签允许大量的信息附加到标本上。标本到达实验室,系统应该能够通过扫描标本采集器上附加的标签识别标本,且无需进一步人为干预启动试验,例如,在机器人样品加工自动线。

4. 除了自动记录患者信息、位置、采集日期和时间、采集者身份,系统应该允许采集者输入编纂或自由文本形式的相关信息,从而用于某些实验室试验的适当性能和解释,正如表 25-4 所示。

表 25-4 标本采集者输入的信息可用于某些实验室试验的适当性能和解释

◆ 一系列标本的标本号和采集时间
◆ 特定采集地点
◆ 空腹或餐后,末次进食时间
◆ 妇科和一些内分泌试验,末次月经
◆ 上次用药日期 / 时间 / 剂量(如果从 HIS 中得不到)
◆ 标本采集困难,例如长时间使用止血带,静脉通路的存在
◆ 其他相关临床信息(定制试验,系统提示)

HIS:医疗信息系统

5. 系统应该能够支持用于患者识别、标本登记和床旁检测便携式设备的双向接口,包括用于数据传输的无线连接能力。床旁检测结果应该与主要分析仪器结果整合在一起,同时要确定这些结果的来源。

6. 床旁检测管理系统应该能够获取跟踪仪器、试剂、质量控制、用户身份、培训和能力的记录。

7. 系统应该分别记录标本登记(如申请与实物标本吻合),实验室标本接收和启动标本分析。例如,采血者扫描加患者条形码腕带及选择一个适当的待定申请,系统记录采集时间和登记标本,及采血者携带的便携装置打印出一个登记标签。标本被采集,标签在患者面前贴在标本容器上。到达实验室接收台后,标本登记标签扫描由实验室确认接收,然后运送到实验室的分析单元。当标本放入到自动机器人标本处理线时,再次扫描标签且启动分析。或最后两步合并,标本可能在放入机械轨道后首先进行扫描并且启动分析。在这种情况中,实验室周转时间就分化成从申请到采集到登记到接收到启动到报告。最后一部分(启动到报告)是分析时间,而前面的部分就是分析前。区别不同部分的周转时间很重要,因为通常只有从接收到报告过程是在实验室完全控制之下。使用这些时间点,“未完成清单”可以集中在待定申请,实验室标本接收,或者只在进行分析的登记准备上。

8. 系统应该根据机构的政策允许以上描述的标本处理结果的偏离,例如:

(1)实验室接收到没有申请或正式加入的标本,但是有适当的患者标识符。系统承认实验室接收到的这类标本,等待到来适当的相应的申请。在规定的情况下,实验室人员应该具有在系统中输入一个文件或者口头的申请。

(2)在实验室接收到的适当识别的标本具有纸质的或电子的申请单,但是没有正式加入的标签。实验室承认及验证申请和标本的适当性,然后标本的正式加入和应用适当的标签或 RFID 标签。

(3)系统应该有能力正式加入和处理非患者标本,例如,与患者无关的动物、研究或者环境标本,质控和验证材料,及最为重要的能力验证材料。系统应该允许特定的人员来给能力验证材料分配唯一虚拟的患者身份,这样执行测试的分析人员不知道标本是能力验证材料。

9. 系统应该有能力识别和编纂用于研究目的的标本,并具有包括生物样本库和组织库的数据库管理能力。

10. LIS 应该与实验室自动化管理软件接口来确保在申请过程中规定所有分析前的要求(如,离心的速度、时间、分样的数量、自反性检测)发送到了标本处理系统。

11. 系统应该能在检验前、检验中、检验后过程跟踪标本位置,包括运送到实验室不同的部门或者外部场所,以及标本的储存管理。后者包括容易检索到精确的标本储存位置和定期报告以便标本按批处理的功能。

12. 系统应该能够生成能被扫描的多个分样标本的标签来执行与每个分样有关的适当的试验。

三、质量指标

实验室信息系统应该能够识别并记录错误的申请单,包括检测名称错误、检测项目遗漏、监测项目增加、患者信息错误、患者信息缺失等。信息系统中应有统计相关质量指标的模块,每日记录申请单错误数,每月统计各个原因造成的申请单错误率,以月为横坐标,申请单错误率(或转换为西格玛度量)为纵坐标绘制差错"质控图"。监测申请单错误率变化趋势,寻找改进措施。也可按照不同的临床科室进行分类统计,若某临床科室差错发生率较高,可通知临床科室并协助其寻找原因,进行相关培训。

实验室信息系统应该能够通过手工输入,或者下拉菜单的形式记录患者标本类型错误、标本容器错误、标本采集量错误、血培养污染和抗凝标本凝集等检验前差错和采取的相应措施。信息系统应能按月统计出标本类型错误率、标本容器错误率、标本采集量错误率、血培养污染率和抗凝标本凝集率。以时间为横坐标、这些率或其西格玛度量值为纵坐标绘制差错"质控图",分析变化趋势,寻找根本原因并采取改进措施。

实验室应该可以利用实验室信息系统,通过条码系统记录标本采集时间和实验室接收标本时间。在实验室信息系统中计算出每个标本的检验前 TAT、各个检测项目每月检验前 TAT 中位数和第 90 百分位数,并以月份为横坐标,当月 TAT 中位数或第 90 百分位数为纵坐标绘制相应的"质控图"。同时,实验室在咨询用户后,应为每项检验确定反映临床需求的周转时间且应定期评审是否满足其所确定的周转时间。应该可以在实验室信息系统中设定实验室内 TAT 目标,计算超出目标的标本比例和相应的西格玛值,从而对超出规定时间的标本进行监测。

以检验前周转时间监测为例,绘制监测"质控图"见图 25-1 和 25-2。

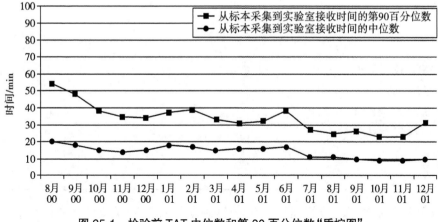

图 25-1　检验前 TAT 中位数和第 90 百分位数"质控图"

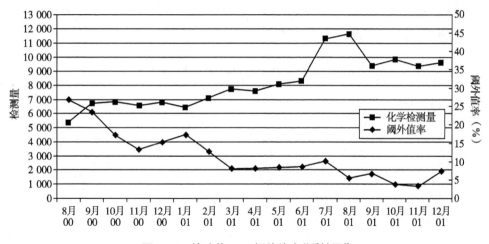

图 25-2　检验前 TAT 阈外值率"质控图"

第三节　检验中过程与质量指标

检验中过程已经成为大多数医学实验室科学技术发展的焦点。除了与标本处理和分析仪器软件(通常称为中间件)接口来合理的处理分析请求——包括有能力依据工作量直接分配到适当仪器检测,召回要重复检测的标本,直接标本稀释,执行自反性检测——LIS 应提供以下的功能:

1. 跟踪和联系特定检测,记录检测所需的全部要素,特别是手工分析和那些与实验室建立的试剂相关的方法。关于试剂和其他试验要素的信息应包含如表 25-5 所示的信息中。

表 25-5 与试剂和其他试验要素相关有用的信息

◆ 要素的名称

◆ 制造商

◆ 目录号

◆ 批号

◆ 实验室接收日期 / 时间

◆ 打开并且使用的日期 / 时间

◆ 最初体积 / 测试数量

◆ 目前体积 / 剩余测试数量

◆ 有效期

◆ 储存要求

2. 文件控制系统(如下)管理每个检测(特别是手工分析)适当的标准化操作程序,根据分析人员的要求很容易显示或打印。

3. 对每个患者的测试记录检测仪器。分析仪器记录应该包括表 25-6 中的信息并且提供链接到在线预防性维护和服务记录,并有能力提示用户定期的维护和服务。如果实验室要求,也应自动地通知仪器制造商。

表 25-6 与每个实验室分析仪器有关的有用信息

◆ 仪器名称

◆ 制造商

◆ 系列号

◆ 开始运转日期

◆ 预期寿命

◆ 校准研究(通过检测)

◆ 维护和修理记录

4. 系统应该产生实验室具体工作量的清单("工作清单")便于人工和自动化检测批处理和结果,同时跟踪还没有完成的申请。如果额外的标本在工作清单创立以后到来,工作清单应该通过扫描增加标本的条形码或者 RFID 标签进行清单扩增。

5. 试验中"未完成清单"是已得到正式加入但是还没有完成的测试,要强调那些超出了申请种类规定时间的测试,应该在要求时被显示,如果非常需要,也应该在连续报告屏幕上显示。类似的,未完成或者无法履行的申请清单应该在需要时可获取。未完成清单应该有能力包括送往参考实验室的测试。未完成测试显示有重要临床影响的一个例子是在大屏幕上连续展示没有在规定时间内完成的急诊申请,可能是按照颜色编码和 / 或通过年龄要求进行整理,来提示工作人员调查并且处理有风险超出可接受周转时间临界值的申请或标本。

一、质量管理

在目前的医疗经济环境下,机构越来越注重改善患者医疗的质量和结果来提高他们的财务状况并且获得竞争优势。临床实验室质量管理包括确保实验室操作全方面质量的计划。更严格来说,质量控制(QC)指的是定期分析已知反应或者分析浓度的样本来评估分析准确度和精密度。一个现代的 QC 计划应该旨在通过最大限度检出失误和最小化假不合格测试来改善实验室结果的准确度和可靠性。此质量管理模块应该支持认可要求,包括 CAP、CLIA′88 和 ISO15189 : 2012 标准,以及包含以下功能:

1. 质控方案和报警机制应该使用依据源于生物变异导出的总的可接受误差的概念和监管要求的可接受的界限。用户应该依据建立的生物变异数据库和对与临床决策相关的不同测试使用特定仪器执行检测得到的测量不精密度来制订 QC 方案。

2. 每个检测系统的质量控制文件应该记录以下内容:

(1)特定质控品的信息(所描述检测成分,包括批号,有效期)。

(2)对每个有关检测系统的制造商或者实验室指定的控制值。

(3)有关每个控制物和每个分析仪器的一系列质控检测结果。

3. 每个患者检测结果应该在一个容易检索的记录中链接到相关质控结果。

4. 系统安排自动地运行质控或者作为选择提醒适当的人员来执行 QC 任务。

5. 系统应该指导用户考虑检测系统的总可接受误差和分析性能(精密度和偏倚)来选择 QC 规则。

6. 起作用的 QC 规则和报告应该通过试验、试验组、分析仪器类型、实验室地点和轮班工作来制订。

7. 先进的用户规定的 QC 结果的显示应该包括 Levey-Jennings 图和用户选择的规则违背的交互显示,例如 Westgard 规则。

8. 包含 Levey-Jennings 质控图的质控报告应该是容易解释的以便员工可以迅速作出关于测试可接受性的重大决定。违反质控的故障维修和纠正措施指导应该是在使用者选择范围内可以得到的。

9. 使用者应该能够定制日期间隔和时间范围,并且能够合计,分割或者比较多重 QC 水平,QC 批号,测试组,试剂盒,试剂批号,分析仪器,实验室单元和多个实验室。

10. 应该可以链接第三方销售商获取 QC 数据的自动上载并且可以获取同行性能数据的实时下载。

11. 系统应该有能力来实时记录 QC 失败后的纠正措施。

12. 系统应该能够依据恰当的统计学参数和使用者的输入内容从 QC 计算结果中剔除离群值和不正确的结果。

13. 对于用户规定的某些试验批,系统应该在 QC 失败的情况下自动地中断分析或者自动验证,并且指导工作人员进行适当的调查和决策的选择。

14. 系统应该有能力批量处理 QC 结果,因此用户不用不断地转变屏幕去验证 QC。

15. 同行比较统计量应该包括范围、平均值、中位数、标准差、标准差指数、变异系数、Youden 图和基于时间的绘制图和直方图。系统应该能够从外部实验室间计划输入这些参数。

16. 可代替质量控制方法应该是可得到的,包括正常值、全部结果或者用户指定的准则的移动平均值法。如果使用所有的结果,应该以中位数表示。另一个用于质量监测有价值的报告是显示根据试验和不同患者特点的结果直方图,并带有规定的强调标识与历史的频率分布的偏离。

17. 系统提供用户制订的 QC 总结报告以便监督人员和管理人员回顾,并有能力记录审核和改正措施的功能。

18. 系统应该有接口连接仪器性能数据,温度监测系统,水质参数,环境测量,有关良好实验室实践和认可需要的周期性记录的其他数据。

19. 系统应该管理能力验证(PT)计划,从 PT 物质的存货清单控制到记录 PT 结果和调查 PT 失败,并可以让适当的管理人员在线回顾和确认 PT 结果。理想情况下,与外部 PT 计划提供者的接口应该保证 PT 数据准确无误的传输。

20. 系统管理认可在线要求,包括准备适当的文件,例如,通过合并清单和问卷调查,此资料是从官方认可机构的数据库中得到的,数据库允许追踪和记录清单问题的答案和调查结果,并包含链接到相关政策、程序和其他能作为依从证据的电子记录。系统应该能够捕获和控制认可机构如 CAP 或者 ISO15189 需要的全部数据。

21. 系统应该有用户友好的事件、差错和过程改善追踪机制,并具有尖端的数据库,查询和报告功能。系统应该允许任何用户开启实时的事件和差错报告,并可以选择匿名方式。

二、检验中过程质量指标

实验室信息系统应该能够统计室内质控项目开展率、室间质量评价项目参加率、室间质量评价项目不合格率、实验室间比对率。同时,还应能够计算各个项目的室内质控变异系数,统计室内质控项目不合格率。记录标本接收和发送报告的时间,计算实验室内周转时间,实验室信息系统对实验室内 TAT 的监测与检验前 TAT 类似,具体可参见利用实验室信息系统监测检验前 TAT。

第四节　检验后过程与质量指标

一、结果的输入和验证

LIS 不仅应该作为分析过程得出的实验室结果库,而且应该指导分析者提供准确的、可复现的和适用于临床情况的高质量结果。结果输入和验证的理想功能包括以下内容:

1. 以不同的格式记录结果的能力,包括数字,包含扩展字符的文本和图像,通过一个灵活的数据储存方法避免约束数据大小的限制。

2. 在有接口或非接口分析仪器上执行的试验以及手工检测结果的自动和手工输入和修正,并使用适当的安全级别。结果输入应该包括单独结果输入、批量结果输入、除外的批量输入、修正结果、添加结果及中间的和最终结果的选项。可以通过个别检测或者小组、使用自定义小组结构来输入结果。

3. 系统应该允许不同水平的结果证明,有能力扣留结果的发放直到更高级用户的批准,例如,技术主管。

4. 为了电子记录中所有实验室结果的无缝集成,系统应该能够接收来自其他实验室,包括通过电子接口外部参考实验室如表格和图形的不同形式的结果。这种数据整合非常可取的一个实例是对于白血病的诊断,其临床信息连同血液学、血液病理学、分子的和流量数据通常需要用来作出准确的诊断。

5. 系统应该可以使用先进的专家决策支持来进行结果自动验证。自动验证避免了实验室结果证明中的人为干预,而且是促使实验室运转效率改善的主要动力。越高级的系统用于执行自动验证,报告错误结果的概率就越低,就有更多的时间允许专家来检查异常的结果。用于达到自动验证决策的输入包括以下内容:

(1)与患者记录中从前的检测结果比较[时间上的差值(delta)检查]。

(2)与相同或者密切相关的标本其他相关试验的结果比较(横向检查)。一个例子就是肌酐和尿素。

(3)根据溶血、脂血、黄疸的预先确定界限来检查标本。

(4)临床信息,包括人口特征、地点(住院患者与门诊患者,诊所类型)、诊断、用药程序。

(5)外部和内部质控结果。

(6)结果分布的统计数据。

6. 执行时间上的差值(delta)检查的能力应该包括分析时间上的数据和计算变化率以及绝对变化值,可以与预先确定的界限值进行比较,此界限值可能由于患者临床信息,例如人口特征、诊断、治疗不同而呈现不同。

7. 专家系统应该有能力根据分析结果和临床数据申请自反性检测,其可由机构或实验室政策进行规定,以及由申请提供者制定,并与标本处理和分析系统接口,以及对结果增加适当的代码或解释。

二、结果报告

系统应该能够提供用于患者医疗不同形式的报告,包括根据试验、试验组、日期、数据范围、申请提供者或提供者小组、诊所或专业、按次序的或列表的累积工作单组成标准和自定义的报告,以及以下附加的功能:

1. 除了实际的检测值,数字的试验结果应该包括以下显示的内容(选择的或强制的,视情况而定):

(1)测量单位。

(2)适当参考人群的参考区间(通过不同临床输入用户设定的,包括走动的与躺着的、性别、年龄、种族、体重、孕龄、月经周期)。

(3)应显示个性度量来指导参考范围的解释。对于高个性的试验,其个体内变异性远低于个体间变异性,应该增加一个说明:基于个体的参考范围要比基于人群的参考区间更为适当。对于有高个性的试验和有足够记录数据的患者,系统应该能计算和显示出特定个体的参考范围,例如,以前结果中央90%,并有能力让用户或者专家系统从明显与疾病相关的计算结果中排除。

(4)结果的置信区间,基于在相应水平上观察到的分析变异。

(5)此外,参考改变值(RCV),即结果的区间,是分析不精密度、个体内生物变异和执行重复检测的数量的结果。应该允许用户通过选择置信度阈值(例如,95%)和涉及单侧(例如,增加)与双侧(增加或降低)决定的适当的 Z 值的改变来定制参考改变值区间。

(6)结果相关的标志,如表25-7所示,由用户预先规定临界值。

(7)分析人员添加的有关解释。

表 25-7 与实验室检测结果有关的有用的标志

◆ 参考区间外的结果,有上或下参考界限倍数的指示。置信区间外的结果,由于分析的或者生物变异引起改变可能性的指示

◆ 超出医学相关不同水平临界值的结果,包括多层次意义和危急结果。后者应该链接到自动通知提供者。与以前结果的动态的改变(*delta*)超出用户规定的临界值,例如,超出 RCV 区间。对不同水平改变的概率可以编码标志,例如,"可能"为 $P>0.80$,"较可能"为 $P>0.90$,"很可能"为 $P>0.95$,和"事实上确定"为 $P>0.99$

RCV:参考改变值

2. 生成的报告是灵活的,并由用户设定,包括试验的生产者(实验室人员)和接收者(提供者、患者)的信息。

3. 提供各种报告的选择,包括用户定制的自动安全传真、电子邮件和其他电子文本传输机制。

4. 复杂图形的实验室结果,理想情况下,要融合其他适当临床信息,例如生命体征、生物计学、用药剂量 / 时间。图形功能应该与目前技术水平绘图程序匹配并且允许在(坐标)轴和刻度、柱状图、条件格式、彩色编码、用户规定计算结果的公式和多维数据显示的动态改变。彩色显示更好。

5. 能够将结果评论超链接到包含进一步试验信息的页面,包括分析参数、毒素的半衰期、药物和某些其他分析物、计算器、临床指南、跟踪建议、参考文献和其他相关数据来帮助提供者解释结果和在临床医疗中使用信息。

6. 系统应该依据 HIS 或用户的输入内容,通过显示选择诊断阳性和阴性的似然比来连接检测前和检测后诊断信息。在选择特定临床条件下,系统应该显示适当的贝叶斯统计资料,包括敏感度、特异性、准确度、阳性和阴性预测值和受试者工作曲线。

7. 所有可能的明显干扰和异常试验结果的原因的方便显示,包括疾病、中药补品、药物。如果在 HIS 可得到资料中抽出此信息,那么应该对此信息进行标记,而且完整的列表应该可被用户通过链接选择来进行显示。

8. 由患者相关事件启动智能的累积报告,例如出院或者门诊就诊,以方便快捷的临床医疗。例如,用决策支持来避免由于已描述未知的或未解决的临床意义的实验室结果导致的不适当的出院。

9. 专家系统应该能够添加对试验结果适当的解释性的评论,其考虑不仅是检测结果本身,而且是其他相关试验和在 HIS 和一个随当地信息更新的知识数据库中可得到的临床信息,例如,疾病流行性。存在的模式也应该考虑,特别是治疗药物监测和临床有用的药代动力学参数计算,例如,集中曲线下面积和评估消除半衰期。

三、通知管理

对于某些结果(例如"危急值")应结合机构的政策来制定结果分发到最终用户手中以及对常规报告用户选择通知机制(例如,打印出来、传真、电子邮件、HIS 提示)。一个基于规则的系统应该用来选择通知用户适当的机制和时机(见上述"试验申请")。通知管理系统应该具有以下功能:

1. LIS 应该有先进的"有意义结果"通知系统。系统应该包括对重要结果通知的多层

次的紧迫性。例如,防止医疗差错。马萨诸塞州同盟建立了三个水平的通知:红色、橙色和黄色。"红色"结果是说明如果没有快速采取行动就有死亡或者发病危险的结果。这些与美国联合委员会(JC)和美国病理学家学会(CAP)定义的"危急的试验结果"相一致,而且强制地直接通知医疗提供者并在机构内政策规定的最大时间框架内(通常为15~60分钟)有能力对患者的医疗进行干预,并且要求对接收到的信息进行确认或者"复述"过程。实例就是钾水平为2.5mmol/L。"橙色"结果是具有高度意义结果,但是不会立即威胁到患者而且在通知前可以等待数小时(目标6~8小时)。"橙色"结果包括,例如,高度升高的肌酐、淀粉酶、脂肪酶和转氨酶水平。通知提供者应该通过一个高度优先过程来进行,例如,通过一个高度优先HIS警告要求接收者进行确认收到,并且如果适当的提供者难以获得时,要有替代通知的级联过程。最后,"黄色"水平结果是那些如果诊断和治疗没有适时进行的话可能有显著的患病率和死亡率,但是没有立即威胁到生命的结果。黄色结果要求3天内通知,并且可能包括被动的方法,如HIS警告或者图表标记,并有强制性确认收到和跟踪。实例包括高促甲状腺素(TSH)或高铅水平,或者新诊断癌症或者HIV感染。

2. 意义重大的结果通知应该使用人工智能和专家决策支持系统使得更能鉴定出真阳性(例如,威胁生命的)结果,同时把假阳性信号(例如,预期结果)降到最低。专家系统应该使用先前描述的各种各样的输入内容来执行申请输入和自动验证系统。即使没有专家系统的干预,动态规则应该用来决定结果是否是危急的。例如,对于低血红蛋白水平的单一临界值是不恰当的,因为慢性贫血比急性贫血具有更好的耐受性。一个动态的临界值检出血红蛋白急速降低将与临床更加相关,而且会识别出使用固定临界值时病情可能不被认为严重的实际有危险的患者。

3. 除了在申请输入步骤规定提供者和代理者外,系统使用基于规则通知适当的第三方,如传染病控制或公共卫生部门,其视实验室结果而定。

4. 实验室结果的任何改变或有待改正应该快速与提供者交流,与HIS系统接口的报告应该是正确无误的并且是完全更新的。

5. 系统应该给最终用户提供询问实验室试验、标本接收、获取结果的能力,如果需要更进一步的信息应该可以链接适当的在线信息和实验室人员的信息。搜索引擎应该使用最先进水平的科技,允许检索项同义词、拼写错误和先进的布尔组合。实验室管理者应该可以获得用户活动报告以便进行过程改进。

四、检验后过程质量指标

实验室信息系统应该能够识别和记录检验报告不正确,即实验室已发出的报告,其内容与实际情况不相符,包括结果不正确、患者信息不正确、标本信息不正确等。统计检验报告不正确率,并对不正确类型进行分类统计。绘制"质控图"对检验报告不正确率进行长期监测。

另外实验室信息系统应该可以识别出危急值的出现,记录危急值出现时间并向实验室人员发出警报。记录危急值确认时间和危急值报告时间,最好能与HIS系统联通,对确认的危急值进行自动报警并向临床申请确认回执。实验室信息系统软件应能统计危急值报告率,设定危急值报告规定时间并统计危急值报告及时率。计算危急值报告时间,统计各专业危急值报告时间中位数和第90百分位数,从而对危急值报告进行长期监测。

在本章节中我们列出了在未来LIS中相当多的需要功能,旨在通过尽可能优化临床实验室操作和优化医疗提供者和临床实验室之间的接口,来改善患者医疗质量和成本效率。随着医疗水平的不断增高,实验室标本量也飞速增长。人工收集和计算质量指标数据显然是一项庞大且几乎不可能完成的工作。因此,LIS将会在质量指标的监测中发挥重大的作用。利用 LIS,实验室可以简单、快速且准确地统计质量指标、绘制相应"质控图",从而对检验全过程进行精准控制。另外,LIS 系统应该能与质量指标室间质量评价软件对接,以实现质量指标数据的自动采集,方便临床实验室上报数据。

参考文献

1. 王治国. 临床检验质量控制预测值模型的建立和应用. 中国卫生统计, 1994, 11(3):49-52.
2. 王治国. 使用多元回归分析进行试验干扰的确定. 陕西医学检验, 1995, 10(3):3-4.
3. 王治国. 临床化学质量控制方法的选择和设计. 陕西医学检验, 1995, 10(4):49-53.
4. 王治国. 临床检验分析方法精密度要求的重新评价. 陕西医学检验, 1996, 11(1):34-37.
5. 王治国. 临床检验方法比较研究中回归分析方法的介绍. 陕西医学检验, 1996, 11(2):18-20.
6. 王治国. 应用 Lotus 1-2-3 进行临床检验实验数据处理. 陕西医学检验, 1996, 11(3):12-13.
7. 王治国. 临床化学实验室内统计质量控制规则的介绍. 陕西医学检验, 1997, 12(2):35-38.
8. 王治国. 临床检验质量控制的计算机模拟程序研究. 中国卫生统计, 1997, 14(4):58-60.
9. 王治国. Internet 在医学检验中的应用. 医学信息, 1998, 11(10):34-37.
10. 王治国. SARS 软件在临床实验室实验数据统计分析上应用技巧的研究. 陕西医学检验, 1998, 13(2): 24-25.
11. 王治国. 血气及 pH 测定室间质量评价系统的建立. 江西医学检验, 1998, 16(4):223-224.
12. 李小鹏, 王治国. 临床化学室间质评靶值确定及评价限设定的研究. 陕西医学检验, 1999, 14(1):45-49.
13. 王治国. 中国临床检验信息网的开发和研究. 医学信息, 1999, 12(7):16-17.
14. 王治国. 论我国临床检验系统信息化建设. 医学信息, 1999, 12(8):28-29.
15. 王治国. 全国临床检验实验室间质评(EQA):远程数据通信网络系统的研究. 医学信息, 2000, 13(1): 16-18.
16. 李小鹏, 王治国. 临床化学实验室室内质量控制方法的简便设计. 临床检验杂志, 2001, 19(1):47-48.
17. 李小鹏, 王治国. 美国临床实验室标准化委员会标准与指南. 中华检验医学杂志, 2001, 24(4):251-252.
18. 李小鹏, 王治国. 临床检验分析方法不精密度要求研究. 中国卫生统计, 2002, 19(6):328-331.
19. 王治国. 2001 年全国新生儿疾病筛查实验室质量评价. 中国公共卫生, 2002, 18(11):1324-1327.
20. 王治国. 6σ 质量标准在临床实验室质量控制的应用(Ⅰ). 上海医学检验杂志, 2002, 17(2):125-127.
21. 王治国. 6σ 质量标准在临床实验室质量控制的应用(Ⅱ). 上海医学检验杂志, 2002, 17(3):189-190.
22. 王治国. 临床化学分析仪室内质量控制方法的评价和选择. 华中医学杂志, 2002, 26(1):6-8.
23. 王治国. 医学实验室的质量管理. 世界标准化与质量管理, 2002, (9):15-17.
24. 王治国. 休哈特和累积和联合控制图提高临床检验质量控制水平. 中国卫生统计, 2003, 20(2):87-92.
25. 王治国. 应用操作过程规范图设计临床检验室内质控方法. 中国卫生统计, 2003, 20(5):292-295.
26. 王薇, 王治国. 凝血试验项目室内统计质控方法的设计. 临床检验杂志, 2003, 21(4):242-243.
27. 王治国. 2003 年全国产前筛查实验室质量评价. 中国预防医学会, 2004, 5(6):481-483.
28. 王治国. 监测临床检验分析过程的多特征化途径. 齐鲁医学检验, 2004, 15(1):1-2.
29. 王治国. 利用工作表调查和解决临床实验室每日质控问题. 中华检验医学杂志, 2004, 27(9):600-602.
30. 王治国. 临床检验定量测定室内质控系统的建立. 检验医学, 2004, 19(1):6-9.
31. 王治国. 临床检验定量测定量统计质控方法选择和设计表格. 检验医学, 2004, 19(1):10-11.
32. 王治国. 临床检验室内质量控制数据实验室间比对. 中华检验医学杂志, 2004, 27(10):701-702.
33. 王治国. 临床实验室精密度性能的评估. 检验医学, 2004, 19(5):455-457.

34. 王薇,王治国.血红蛋白测定室内质量控制方法设计.临床输血与检验,2004,6(1):17-19.

35. 王薇,王治国.应用操作过程规范图设计血液分析仪室内质量控制方法.检验医学,2004,19(1):12-14.

36. 王治国.测量不确定度及其在临床检验中应用.中国卫生统计,2005,22(2):85-86.

37. 王治国.英国临床病理学实验室认可-医学实验室标准的修订及内容.中国医院管理,2005,25(5):62-64.

38. 王治国.临床检验方法评价决定图的制作及应用.检验医学,2006,21(6):570-572.

39. 王治国.临床生化检测分析中实验室质量控制.中华检验医学杂志,2007,30(3):357-360.

40. 张建平,王治国.临床检验室间质量评价计划主要问题以及研究进展.中华检验医学杂志,2007,30(9):977-981.

41. 王薇,王治国.六西格玛在临床实验室的应用.中国医疗器械信息,2008,14(12):10-16.

42. 王薇,王治国.全国新生儿疾病筛查实验室苯丙氨酸和促甲状腺素检测的质量评价.广东医学,2008,29(3):353-356.

43. 张建平,王治国.肌酐检测的准确性问题研究.国际检验医学杂志,2008,29(6):501-503.

44. 张建平,王治国.介绍一种诊断明确时定性检测方法的性能评估方案.检验医学,2008,23(1):76-78.

45. 王治国.临床化学检验项目的s水平的计算及质控方法的选择.检验医学,2009,24(1):71-73.

46. 王治国.新生儿遗传代谢病筛查实验室质量管理.广东医学,2009,30(9):1215-1216.

47. 张建平,王治国.临床实验室定量检测方法总分析误差评估的研究.国际检验医学杂志,2009,30(1):79-80.

48. 曾蓉,王治国.临床实验室误差与患者安全.国际检验医学杂志,2010,31(12):1402-1403.

49. 王薇,王治国.全国同型半胱氨酸检测室间质量评价结果分析.现代检验医学杂志,2010,25(3):149-151.

50. 王薇,王治国.便携式血糖检测仪室内质量控制方法的设计.现代检验医学杂志,2010,25(4):150-152.

51. 王薇,王治国.临床实验室对厂家声明的精密度和真实度的性能验证要求.检验医学,2010,25(12):1001-1005.

52. 王薇,王治国.全国血铅临床检测室间质量评价结果分析.中国医药导刊,2010,12(12):2121-2123.

53. 王薇,王治国.全血五元素检测的实验室间质量调查结果分析.中国预防医学杂志,2010,11(8):839-841.

54. 钟堃,王治国.利用多中心使用相同检测系统建立人体参考区间的要求.中华检验医学杂志,2010,33(8):790-792.

55. 钟堃,王治国.全国2009年新生儿遗传代谢病筛查项目切值分析.中国儿童保健杂志,2010,18(12):982-984.

56. 钟堃,王治国.稳健统计在全国临床化学检验室间质量评价的应用.中国计量,2010,12(1):46-48.

57. 曾蓉,王薇,王治国.临床检验质量控制指标的现状分析.中国医院,2011,6(15):30-33

58. 曾蓉,王治国.肿瘤标志物应用的质量要求探讨.国际检验医学杂志,2011,32(7):746-747.

59. 曾蓉,王治国.免疫检测的临床评估.国际检验医学杂志,2011,8(32):1523-1524.

60. 曾蓉,王治国.诊断性检验中的误差网格的建立与解释.国际检验医学杂志,2011,9(32):1652-1653.

61. 曾蓉,王薇,王治国.美国临床实验室质量跟踪计划的经验与启示.中国医院,2011,11(15):57-60.

62. 曾蓉,王薇,王治国.误差网格在血铅检测性能评估中应用.中国公共卫生杂志,2011,27:60-63.

63. 曾蓉,王治国.临床实验室质量指标体系的建立.中华医院管理杂志,2011,27(3):211-214.

64. 何法霖,王治国.POCT血糖仪质量规范的研究.国际检验医学杂志,2011,32(17):2002-2004.

65. 何法霖,王治国.全国全血细胞计数室间质量评价两种评价标准的比较.现代检验医学杂志,2011,26(1):150-152.

66. 胡丽涛,王治国.临床实验室安全与患者安全的相关分析.国际检验医学杂志,2011,1(32):11-13.

67. 胡丽涛,王治国.实验室质量控制:用患者数据评价分析性能.国际检验医学杂志,2011,32(5):617-618.

68. 胡丽涛,王治国.临床检验定性检测的质量控制.检验医学杂志,2011,26(8):564-566

69. 胡丽涛,王治国.血凝分析仪的性能评估方法的研究进展.国际检验医学杂志,2011,32(9):975-977.

70. 胡丽涛,王治国.凝血检测标本的采集、运送、处理和保存.现代检验医学杂志,2011,26(2):29-31.

71. 胡丽涛,何法霖,王治国.生物学变异在患者系列结果改变评价中的应用.现代检验医学杂志,2011,26(6):153-155.

72. 胡丽涛,何法霖,王治国.血液分析仪的室内质量控制.国际检验医学杂志,2011,32(15):1777-1779.

73. 王薇,王治国.临床肌酐检测结果质量水平现状分析及溯源性问题研究.现代检验医学杂志,2011,26(3):47-50.

74. 王薇,王治国.全国常规化学检验项目参考区间现状调查分析.中华检验医学杂志,2011,34(12):1139-1143.

75. 王薇,王治国.同一医院内两台凝血分析仪血浆凝血酶原时间的可比性验证.现代检验医学杂志,2011,26(4):114-115.

76. 王薇,王治国.中国便携式血糖检测仪的质量评价.国际检验医学杂志,2011,32(3):382-384.

77. 王薇,王治国.在同一医院内白细胞计数在3台不同血细胞分析系统上可比性验证.国际检验医学杂志,2011,32(5):620-621.

78. 杨雪,王治国.常规实验室检验血液标本处理程序.中国医院杂志,2011,11(16):61-64.

79. 张妍,王治国.医疗服务人员培训及能力评估.国际检验医学杂志,2011,32(5):615-616.

80. 钟堃,王治国.参考区间的理论问题探讨.国际检验医学杂志,2011,32(4):526-527.

81. 钟堃,王治国.临床检验参考区间的转换和验证.现代检验医学杂志,2011,26(4):140-143.

82. 钟堃,王治国.临床检验共同参考区间的分析质量规范.国际检验医学杂志,2011,32(20):2420-2421.

83. 白玉,王治国.美国政府对临床检验项目管理及质量控制要求.国际检验医学杂志,2011,32(3):384-385.

84. 白玉,王治国.全国常规化学检验项目室内质控变异系数的分析.检验医学,2011,26(3):207-209.

85. 曾蓉,王薇,王治国.临床实验室报告周转时间的监测.临床检验杂志,2012,30(4):301-308.

86. 曾蓉,王薇,王治国.常规血培养污染监测的质量保证措施.现代检验医学杂志,2012,27(6):160-162.

87. 曾蓉,王薇,王治国.临床实验室心肌损伤标志物检测回报时间的调查.临床检验杂志,2012,30(11):922-923.

88. 曾蓉,王薇,王治国.临床检验全局性和支持性过程中的质量指标和规范.国际检验医学杂志,2012,33(3):380-381.

89. 曾蓉,王薇,王治国.临床实验室关键过程的质量指标和规范.中国医院管理,2012,(1):49-51.

90. 曾蓉,王薇,王治国.临床实验室危急值报告制度的建立.中华检验医学杂志,2012,35(4):380-381.

91. 何法霖,白玉,王薇,等.由生物学变异确定的质量规范在常规化学室间质评和室内质控中的应用.中华检验医学杂志,2012,35(6):531-537.

92. 何法霖,胡丽涛,王薇,等.澳大利亚室间质量评价限在我国常规化学室间质量评价中的应用.现代检验医学杂志,2012,27(2):140-143.

93. 何法霖,王薇,钟堃,等.3种允许总误差(TEa)质量规范在血脂室间质评中的应用.临床检验杂志,2012,30(1):70-71.

94. 何法霖,王薇,钟堃,等.临床血液学检验项目质量规范的研究.国际检验医学杂志,2012,33(18):2302-2304.

95. 何法霖,王薇,钟堃,等.一种新的室间质量评价反馈方案.临床检验杂志,2012,30(4):307-308.

96. 何法霖,王治国,王薇,等.两种来源的允许总误差质量规范在凝血室间质量评价中的应用.检验医学,2012,27(6):513-515.

97. 何法霖,王治国.生物学变异在制定临床检验质量规范中的应用.国际检验医学杂志,2012,32(18):2117-2119.

98. 胡丽涛,王薇,王治国.回归和多元分析在参考物质互换性研究中的应用.中国卫生统计,2012,29(3):462-464.

99. 胡丽涛,王治国.分子诊断质量控制面临的问题.临床检验杂志,2012,30(6):466-467.

100. 胡丽涛,王治国.计算的检验项目室内质量控制方法研究.检验医学,2012,27(2):99-102.

101. 康凤凤,王薇,王治国.基于风险管理的临床实验室质量控制.国际检验医学杂志,2012,33(21):2673-2674.

102. 康凤凤,王治国.FRACAS在临床检验中的应用.现代检验医学杂志,2012,27(6):14-16.

103. 康凤凤,王治国.临床实验室质量控制中的风险管理.临床检验杂志,2012,30(7):539-542.

104. 康凤凤,王治国.失效模式和效应分析在减少检验医学差错中的应用.中国医院,2012,16(9):37-39.

105. 王治国,居漪,王薇.临床检验质量规范.检验医学,2012,27(12):984-988.

106. 王薇,杨雪,胡丽涛,等.糖化血红蛋白两种床旁检测方法性能的比较.中国糖尿病杂志,2012,20(7):511-514.

107. 王薇,钟堃,白玉,等.北京市常规化学检验结果互认项目在全国室间质评中的结果分析.中华检验医学杂志,2012,35(1):62-66.

108. 王薇,钟堃,何法霖,等.全国新生儿遗传代谢病筛查葡萄糖-6-磷酸脱氢酶检测实验室室间质评质量调查分析.中国儿童保健杂志,2012,20(3):205-207.

109. 王薇,钟堃,何法霖,等.全国新生儿先天性肾上腺皮质增生症筛查17-羟孕酮检测室间质量调查分析.中国儿童保健杂志,2012,20(6):573-575.

110. 杨雪,王薇,张传宝,等.我国肌酐检测系统性能分析.检验医学,2012,27(12):989-994.

111. 杨雪,王治国.感染性疾病定量分子检测的质量保证.国际检验医学杂志,2012,33(16):2010-2012.

112. 杨雪,王治国.患者身份和标本识别的准确性.实用医院临床杂志,2012,9(3):18-20.

113. 杨雪,王治国.临床检验项目的生物学变异.现代检验医学杂志,2012,27(2):4-6.

114. 张妍,王治国.实验室不符合项管理计划的制定.国际检验医学杂志,2012,33(1):118-120.

115. 张妍,王治国.体外诊断试剂的稳定性测试.现代检验医学杂志,2012,27(2):161-162.

116. 钟堃,何法霖,王薇,等.参考区间的发展与现状.中国实验诊断学,2012,16(12):2355-2358.

117. 钟堃,王薇,白玉,等.全国干化学室间质量评价项目参考区间现况调查.检验医学,2012,27(8):684-687.

118. 钟堃,王薇,何法霖,等.北京市医疗机构常规生化互认指标参考区间分析.临床检验杂志,2012,30(8):621-622.

119. 钟堃,张传宝,王薇,等.多种统计方法对实验室间定量检测结果的比对研究.临床检验杂志,2012,30(9):697-699.

120. 赵海建,张传宝,王薇,等.脂类检验项目室内质控变异系数分析.中华检验医学杂志,2012,35(12):1172-1175.

121. 胡丽涛,王治国.自动血液学分析仪的确认和验证.国际检验医学杂志,2011;32(13):1497-1499.

122. 胡丽涛,王治国.临床检验室内质量控制技术的发展.现代检验医学杂志,2013;28(1):001-003.

123. 胡丽涛,王薇,王治国.质量控制规则检出持续误差的性能特征研究.临床检验杂志,2013,31(2):134-136.

124. 姜好,杨雪,王薇,等.320个病种临床路径检验项目设置分析.中华医院管理杂志,2013,29(5):359-361.

125. 康凤凤,王治国.一种新的室间质量评价靶值建立及其不确定度的稳健统计方法.检验医学,2013;28(9):845-846.

126. Feng F.Kang,Wei Wang,Chuan B.Zhang,et al.Wang.Establishment of an assigned value and its uncertainty for tumour markers in proficiency testing in China.Accreditation and Quality Assurance,2013,18(5):435-439.

127. Zeng R,Wang W,Wang Z.National survey on critical values notification of 599 institutions in China.Clin Chem Lab Med 2013;51:2099-107.

128. 康凤凤,王薇,何法霖,等.已通过ISO15189认可的临床实验室常规生化指标的性能评价.临床检验杂志,2013,31(1):57-59.

129. 康凤凤,王薇,王治国.风险管理与临床实验室质量改进.实验与检验医学,2013,31(1):1-3.

130. 康凤凤,王薇,何法霖,等.重点专科检验科常规生化项目检测性能现状研究.现代检验医学杂志, 2013,28(4):20-22.

131. 康凤凤,王薇,王治国.HIV感染的实验室检测质量控制.临床输血与检验,2013,15(4):327-330.

132. 康凤凤,杨雪,曾蓉,等.ISO15189:2012与临床实验室质量指标.临床检验杂志,2013,31(8):609-611.

133. 王薇,曾蓉,王治国.用西格玛水平评价四种血葡萄糖检测系统的性能.现代检验医学杂志,2013,28(4):83-88.

134. 王薇,钟堃,何法霖,等.2003-2012年全国新生儿遗传代谢病筛查室间质量评价结果分析.中国儿童保健杂志,2013,21(4):345-354.

135. 杨雪,王治国.利用室间质评数据评估便携式血糖仪性能.现代检验医学杂志,2013:28(2):118-122.

136. 杨雪,王薇,王治国.8种糖化血红蛋白床旁检测仪性能的分析.中国糖尿病杂志,2013,21(8):695-698.

137. 杨雪,王治国.检验医学分析前的差错类型与防范.中华医院管理杂志,2013,29(1):31-34.

138. 杨雪,王治国.检验医学中的差错.国际检验医学杂志,2013,34(10):1341-1342.

139. 杨雪,张传宝,王薇,等.我国心肌损伤标志物不同检测系统质量水平调查.临床检验杂志,2013,31(1):65-67.

140. 赵海建,王萌,张传宝,等.同一医院内血清葡萄糖(GLU)在两台不同检测系统上可比性验证.现代检验医学杂志,2013,28(3):158-159.

141. 赵海建,张传宝,何法霖,等.常规化学检测项目室间质量评价数据统计新方法探讨.检验医学杂志, 2013,28(7):625-628.

142. Zeng R,Wang W,Wang Z.National survey on critical values notification of 599 institutions in China.Clin Chem Lab Med,2013,51:2099-2107.

143. 康凤凤,王薇,王治国.临床实验室质量指标的一致化.检验医学,2014,29(9):982-985.

144. 费阳,王薇,王治国.临床实验室信息系统的基本要求.中国医院管理,2014,34(12):36-38.

145. 费阳,王薇,王治国.临床检验检验前阶段室间质量评价方案的设计.中国医院管理杂志,2014,35(4):29-32.

146. Yang Fei,Rong Zeng,Wei Wang,et al.National survey on intra-laboratory turnaround time for some most common routine and stat laboratory analyses in 479 laboratories in China.Biochemia Medica 2015;25(2):213-21.

147. Yang Fei,Fengfeng Kang,Wei Wang,et al.Preliminary probe of quality indicators and quality specification in total testing process in 5753 laboratories in China.Clinical Chemistry and Laboratory Medicine (CCLM).2016,54(8):1337-1345.

148. 王治国,费阳,康凤凤,等.国家卫生计生委发布临床检验专业15项医疗质量控制指标(2015年版)内容及解读.中华检验医学杂志,2015,38(11):777-781.

149. 费阳,王薇,王治国.国际临床化学和检验医学联合会质量指标及监测平台的建立.中华检验医学杂志,2015,38(11):789-792.

150. 张路,王薇,王治国.临床检验全过程检验前及检验后阶段的管理.中国医院管理,2015,35(8):34-36.

151. 费阳,王薇,王治国.医学检验质量指标:质量和患者安全的基本工具.现代检验医学杂志,2015,30(4):1-5.

152. 费阳,王薇,王治国.临床检验前阶段质量指标及其质量规范.临床检验杂志,2015,33(8):626-629.

153. 费阳,王薇,王治国.临床检验危急结果报告的规范化.现代检验医学杂志,2015,30(6):1-6.

154. 章晓燕,王薇,赵海建,等.ISO15189:2012与六西格玛级别.临床检验杂志,2015,33(11):846-848.

155. Fengfeng Kang,Chuanbao Zhang,Wei Wang,et al.Six sigma metric analysis for performance of creatinine with fresh frozen serum.The Scandinavian Journal of Clinical & Laboratory Investigation,2016,76(1):40-44.

156. Zhong K,Wang W,He F,et al.The status of neonatal screening in China,2013.J Med Screen,2016,23(2):59-61.

157. Lu Zhang,Xue Yang,Wei Wang,et al.National survey on specimen acceptability for complete blood count testing of clinical laboratories in China.International Journal of Laboratory Hematology,2016,38(3):e48-e51.

158. Yang Fei, Fengfeng Kang, Wei Wang, et al.Preliminary probe of quality indicators and quality specification in total testing process in 5753 laboratories in China.Clinical Chemistry and Laboratory Medicine (CCLM), 2016, 54 (8): 1337-1345.

159. Yang Fei, Wei Wang, Falin He, et al.Imprecision Investigation and Analysis of Routine Chemistry in China. Journal of Clinical Laboratory Analysis, 2016, 30 (5): 444-450.

160. Xiaoyan Zhang, Shishi Zhang, Wei Wang, et al.Imprecision investigation and analysis for neonatal screening in China-phenylalanine and thyroid stimulating hormone.Clinical Laboratory, 2016, 62 (12): 2437-2441.

161. 王治国, 费阳, 王薇, 等.理解临床检验质量指标, 抓质量从实验室内部做起.中华检验医学杂志, 2016, 39 (01): 4-6.

162. 章晓燕, 王薇, 赵海建, 等.临床检验分析质量管理的有效措施和模型.中华检验医学杂志, 2016, 39 (01): 71-72.

163. 张诗诗, 王薇, 何法霖, 等.全国流式细胞术淋巴细胞亚群项目健康成人参考区间现状分析.中华检验 医学杂志, 2016, 39 (5): 356-360.

164. 费阳, 康凤凤, 王薇, 等.2015年全国临床检验质量指标室间质量评价.中华检验医学杂志, 2016, 39 (6): 433-437.

165. 费阳, 王薇, 赵海建, 等.我国新生儿遗传代谢病筛查质量指标.中华检验医学杂志, 2016, 39 (7): 556-558.

166. 张诗诗, 王薇, 赵海建, 等.美国临床实验室的质量控制要求.中华检验医学杂志, 2016, 39 (8): 654-656.

167. 李婷婷, 王薇, 赵海建, 等.解读新ISO指南80: 质控品实验室内部制备指南.中华检验医学杂志, 2016, 39 (12): 988-990.

168. 叶圆圆, 王薇, 赵海建, 等.临床检验液相色谱-质谱检测方法确认.中华检验医学杂志, 2016, 39 (12): 991-994.

169. 费阳, 王薇, 钟堃, 等.235家临床实验室红细胞沉降率参考区间和医学决定水平的现况调查和分析.检 验医学与临床, 2016, 13 (1): 13-15.

170. 章晓燕, 王薇, 王治国.减少临床实验室差错的程序和风险分析.国际检验医学杂志, 2016, 37 (1): 140-142.

171. 费阳, 王薇, 钟堃, 等.全国137家临床实验室全血黏度参考区间的现况调查和分析.检验医学与临床, 2016, 13 (3): 312-314.

172. 钟堃, 王薇, 何法霖, 等.我国18项干化学检测项目参考区间调查及与已发布和即将发布的卫生行业 标准的比较和分析.检验医学, 2016, 31 (1): 31-37.

173. 章晓燕, 王薇, 王治国.制定基于风险的临床检验质量控制计划.检验医学与临床, 2016, 13 (4): 568-570.

174. 王薇, 钟堃, 何法霖, 等.我国血脂7项检测指标参考区间来源调查.临床检验杂志, 2016, 34 (1): 70-72.

175. 张路, 何法霖, 王薇, 等.临床检验检验前质量指标的一致化.现代检验医学杂志, 2016, 31 (1): 158-160.

176. 肖亚玲, 王薇, 赵海建, 等.临床检验定量测定项目室内质量控制数据监测平台的开发.中国医院管理, 2016, 36 (4): 42-44.

177. 费阳, 曾蓉, 王薇, 等.全国范围内516家临床实验室血液学检验项目危急值的调查与分析.国际检验 医学杂志, 2016, 37 (7): 871-875.

178. 费阳, 王薇, 王治国.490家临床实验室甲状腺功能5项参考区间现况调查.检验医学, 2016, 31 (4): 314-318.

179. 钟堃, 王薇, 何法霖, 等.2014年全国血铅检验项目实验室内不精密度现状分析.中国预防医学杂志, 2016, 17 (5): 341-344.

180. 章晓燕, 何法霖, 王薇, 等.全国网织红细胞计数参考区间和决定限现状调查与分析.现代检验医学杂 志, 2016, 31 (3): 158-161.

181. 张路, 王薇, 王治国.卫生部临床检验中心开展临床实验室室间质量评价活动满意度的调查.现代检 验医学杂志, 2016, 31 (2): 144-148.

182. 肖亚玲,吴皓瑜,王琪,等.应用临床检验定量测定项目室内质量控制数据监测平台对室内质量控制实验室间比对数据的分析.现代检验医学杂志,2016,31(2):149-156.

183. 张诗诗,王薇,赵海建,等.Westgard 西格玛规则在糖化血红蛋白检验项目室内质量控制中的选择应用.现代检验医学杂志,2016,31(2):157-160.

184. 何法霖,陶炯,王薇,等.全国 45 家实验室早孕期母血清产前筛查调查.检验医学,2016,31(6):533-537.

185. 张路,王薇,赵海建,等.我国临床实验室开展医护人员满意度调查的现状分析.中国医院管理杂志,2016,36(7):32-34.

186. 章晓燕,王薇,王治国.基于西格玛度量优化临床检验风险分析质量控制计划.现代检验医学杂志,2016,31(4):154-158.

187. 肖亚玲,王薇,赵海建,等.西格玛性能验证图在常规化学检测项目性能评价中的应用.现代检验医学杂志,2016,31(4):159-161.

188. 费阳,王薇,王治国.患者人群数据质量控制方法.检验医学,2015,31(7):610-612.

189. 李婷婷,王薇,赵海建,等.ISO 15189 :2012 与临床实验室持续改进.临床检验杂志,2016,34(5):382-384.

190. 章晓燕,王薇,赵海建,等.生物学变异推导出的质量规范在肿瘤标志物检测指标质量评价中的应用.临床检验杂志,2016,34(5):388-391.

191. 章晓燕,费阳,王薇,等.通过 ISO 15189 认可实验室质量指标制定及监测情况调查.中国医院管理,2016,36(9):32-34.

192. 叶圆圆,王薇,赵海建,等.临床检验质量指标面临的挑战.临床检验杂志,2016,34(6):454-456.

193. 张诗诗,王薇,赵海建,等.我国特殊蛋白检验指标允许总误差和允许不精密度的初步研究.临床检验杂志,2016,34(7):602-607.

194. 张诗诗,赵海建,王薇,等.临床检验总误差与测量不确定度.现代检验医学杂志,2016,31(5):153-156.

195. 章晓燕,王薇,王治国.临床检验正确度质控品——评估偏倚.现代检验医学杂志,2016,31(5):147-149.

196. 章晓燕,王薇,赵海建,等.用患者数据中位数评估和监测临床检验项目可比性和稳定性.临床检验杂志,2016,34(7):599-601.

197. 李婷婷,王薇,赵海建,等.ISO 15189 :2012 与临床实验室过程管理.临床检验杂志,2016,(8):621-624.

198. 章晓燕,王薇,赵海建,等.基于质量管理体系的质量控制方式.国际检验医学杂志,2016,37(22):3230-3233.

199. 费阳,王薇,王治国.Westgard 西格玛规则在临床血液学检验项目室内质量控制规则选择中的应用.检验医学,2015,31(11):993-996.

200. 章晓燕,王薇,赵海建,等.我国 2015 年新生儿遗传代谢病筛查项目切值的调查与分析.临床检验,2016,34(9):706-709.

201. 张诗诗,王薇,王治国.临床检验质量控制程序性能验证.现代检验医学杂志,2016,31(6):150-153.

202. 李婷婷,赵海建,王治国,等.ISO 15189 :2012 与临床实验室人员管理.现代检验医学杂志,2016,31(6):158-161.

203. 费阳,王薇,何法霖,等.尿液定量生化检验项目室内质控变异系数调查与分析.现代检验医学杂志,2016,31(6):154-157.

204. Falin He,Wei Wang,Kun Zhong,et al.The Status of Quality Control Investigation and Analysis for Maternal Serum Marker of Prenatal Screening Laboratories in China.Clinical Laboratory,2017,63(1):183-188.

205. Xiaoyan Zhang,Wei Wang,Falin He,et al.Proficiency testing of maternal serum prenatal screening in second trimester in China,2015.Biochemia Medica,2017,27(1):114-121.

206. Shishi Zhang,Xiaoyan Zhang,Wei Wang,et al.External Quality Assessment of First-trimester Prenatal Biochemical Screening in China.Clinical Laboratory,2017,63(7+8):1171-1177.

207. YE Yuanyuan,Wang Wei,Zhao Haijian,et al.National Survey on Internal Quality Control Practice for Lipid Parameters in Laboratories of China from 2014 to 2016.Clinical Laboratory,2017,63 :1411-1419.

208. Ye Y, Zhao H, Fei Y, et al.Critical values in hematology of 862 institutions in China.Int J Lab Hem, 2017, 39(5):513-520.

209. Tingting Li, Wei Wang, Haijian Zhao, et al.National continuous surveys on internal quality control for HbA1c in 306 clinical laboratories of China from 2012 to 2016：Continual improvement.Journal of Clinical Laboratory Analysis, 2017, 31(5):

210. Yang Fei, Haijian Zhao, Wei Wang, et al.National survey on current situation of critical value reporting in 973 laboratories in China.Biochemia Medica, 2017, 27(3):030707.

211. 章晓燕, 费阳, 王薇, 等.临床检验危急及重大风险结果管理.中华医院管理杂志, 2017, 33(8):602-604.

212. 李婷婷, 赵海建, 张传宝, 等.京津冀地区 110 家检验结果互认医疗机构糖化血红蛋白的室间质量评价和室内质量控制结果分析.中华糖尿病杂志, 2017, 9(11):676-681.

213. 张诗诗, 费阳, 王薇, 等.临床检验后阶段质量指标及其质量规范.中国医院管理, 2017, 37(1):46-49.

214. 何法霖, 王薇, 钟堃, 等.2015 年全国中孕期母血清产前筛查相关指标的调查与分析.代检验医学杂志, 2017, 32(1):154-156.

215. 费阳, 王薇, 王治国.患者个体数据 Delta 检查方法.检验医学, 2015, 32(1):64-68.

216. 张诗诗, 王薇, 赵海建, 等.临床检验测量不确定度的进一步认识.现代检验医学杂志, 2017, 32(2):1-4.

217. 钟堃, 王薇, 何法霖, 等.人来源样品中铝、砷、铬、镉和汞微量元素检测分析前因素的质量控制.现代检验医学杂志, 2017, 32(2):160-164.

218. 张诗诗, 王薇, 赵海建, 等.常规临床检验项目如何选择不同分析性能规范模型.临床检验杂志, 2017, (2):89-93.

219. 李婷婷, 王薇, 赵海建, 等.关于京津冀地区 132 家医疗机构临床检验定量测定结果互认质量和技术监管的建议.临床检验杂志, 2017(3):212-214.

220. 张诗诗, 王薇, 赵海建, 等.我国血清总胆红素、直接胆红素检验项目参考区间现状与即将发布行业标准的分析比较.现代检验医学杂志, 2017, 32(3):152-156.

221. 黄钰竹, 王薇, 赵海建, 等.美国 CLSI M52 和 CNAS 指南关于商品化微生物鉴定系统及药敏试验系统验证方法的比较.临床检验杂志, 2017(4):301-303.

222. 章晓燕, 费阳, 王薇, 等.标本周转时间如何界定与改进.临床检验杂志, 2017(6):401-404.

223. 段敏, 赵海建, 王薇, 等.临床检验危急值警示阈值确定方案调查.临床检验杂志, 2017(6):470-475.

224. 黄钰竹, 王薇, 赵海建, 等.美国 CLSI M52 商品化微生物鉴定及药敏试验系统的验证过程.现代检验医学杂志, 2017, 32(04):148-151.

225. 段敏, 赵海建, 王薇, 等.临床检验参考区间和决定限的质量要求.现代检验医学杂志, 2017, 32(05):148-151.

226. 李婷婷, 王薇, 赵海建, 等.临床实验室室间质量评价结果解释及不合格结果原因调查的建议性方法.现代检验医学杂志, 2017, 32(05):152-156.

227. 张诗诗, 王薇, 赵海建, 等.临床化学检验中精密度、正确度、总误差和测量不确定度的讨论.临床检验杂志, 2017, (9):641-643.

228. 李婷婷, 赵海建, 张传宝, 等.全国血气和酸碱分析室间质量评价不及格项目原因调查.临床检验杂志, 2017(9):711-715.

229. 章晓燕, 王薇, 王治国.前瞻性风险分析在临床检验中的应用.检验医学, 2017, 32(10):917-921.

230. 王薇, 章晓燕, 袁帅, 等.全国新生儿遗传代谢病筛查质量指标室间质量调查研究.中国儿童保健杂志, 2017, 35(11):1182-1185.

231. 段敏, 赵海建, 王薇, 等.临床检验程序不精密度、正确度及诊断准确度验证的实用性方法.现代检验医学杂志, 2017, 32(6):160-164.

232. 李婷婷, 赵海建, 王薇, 等.京津冀地区 56 家检验结果互认实验室常规化学 18 个项目参考区间结果分析.现代检验医学杂志, 2017, 32(6):154-159.

233. Shishi Zhang, Wei Wang, Falin He, et al.Status of Internal Quality Control for 5 Important Thyroid Related Hormones Tests from 2011 to 2016 in China.J Clin Lab Anal, 2018, 32(1):e 22154.

234. Xiaoyan Zhang, Yang Fei. National survey on turnaround time of clinical biochemistry tests in 738 laboratories in China. Journal of Clinical Laboratory Analysis. J Clin Lab Anal, 2018, 32（2）: e22251.

235. Shuai Yuan, Wei Wang, Jianping Li, et al. Trueness verification survey for blood lead concentration measurement in Chinese clinical laboratories. Accreditation and Quality Assurance, 2018, 32（2）: 97-102.

236. Wei Wang, Kun Zhong, Falin He, et al. National Survey on internal quality control for tumor markers in clinical laboratories in China. Biochemia Medica, 2018, 28（2）: 020701.

237. Tingting Li, Wei Wang, Haijian Zhao, et al. Quality specification and status of internal quality control of cardiac biomarkers in China from 2011 to 2016. Journal of Clinical Laboratory Analysis, 2018, 32（4）: e22324.

238. Min Duan, Wei Wang, Haijian Zhao, et al. National surveys on Internal Quality Control for Blood Gas Analysis and Related Electrolytes in clinical laboratories of China. Clinical Chemistry and Laboratory Medicine, 2018.

239. 康凤凤, 郿卫星, 王薇, 等. 全国 8029 家医疗机构临床实验室 15 项质量指标现况分析. 中华医院管理杂志, 2018, 34（1）: 59-63.

240. 段敏, 赵海建, 王薇, 等. IFCC 关于临床检验之外阶段质量指标与实验室性能的讨论. 现代检验医学杂志, 2018, 33（01）: 1-4.

241. 何法霖, 王薇, 钟堃, 等. 我国中孕期产前筛查不同检测系统室内质量控制现状与行业标准的比较. 现代检验医学杂志, 2018, 33（01）: 154-157.

242. 黄钰竹, 王薇, 赵海建, 等. 利用太古奇 Taguchi 损失函数改进血糖仪的误差网格分析. 现代检验医学杂志, 2018, 33（01）: 158-160.

243. 段敏, 赵海建, 王薇, 等. 基因检测实验室的质量管理与认可方法. 临床检验杂志, 2018（2）: 135-138.

244. 刘佳丽, 王薇, 何法霖, 等. 全国 566 家临床实验室血清降钙素原室内质量控制不精密度调查与分析. 现代检验医学杂志, 2018, 33（02）: 139-142.

245. 张志新, 王薇, 何法霖, 等. 2014-2017 年我国临床实验室 HbA2 和 HbF 检测室内质控变异系数分析. 现代检验医学杂志, 2018, 33（02）: 143-145.

246. 叶圆圆, 王薇, 赵海建, 等. 中国临床实验室标本可接受性质量指标室间质量调查研究. 现代检验医学杂志, 2018, 33（2）: 134-1338.

247. 段敏, 赵海建, 王薇, 等. 临床检验项目参考区间验证的建议. 临床检验杂志, 2018（3）: 204-206.

248. 王薇, 李婷婷, 赵海建, 等. 常规生化检验项目参考区间行业标准实施情况调查与分析. 临床检验杂志, 2018（3）: 221-226.

249. 叶圆圆, 王薇, 赵海建, 等. 我国 2017 年常规生化检验血液标本可接受性的现状调查与分析. 临床检验杂志, 2018, 36（6）: 401-405.

250. 杨振华, 王治国. 临床实验室质量管理. 北京: 人民卫生出版社, 2003.

251. 申子瑜, 杨振华, 王治国. 临床实验室管理. 北京: 人民卫生出版社, 2003.

252. 王治国. 临床检验质量控制技术. 北京: 人民卫生出版社, 2004.

253. 王治国. 临床检验质量控制技术. 第 2 版. 北京: 人民卫生出版社, 2008.

254. 王治国. 临床检验方法确认与性能验证. 北京: 人民卫生出版社, 2009.

255. 陈文祥, 王治国. 医院管理学系列丛书 - 临床实验室管理分册. 北京: 人民卫生出版社, 2011.

256. 王治国. 临床检验生物学变异与参考区间规范. 北京: 人民卫生出版社, 2012.

257. 王治国. 临床检验 6σ 质量控制设计与控制. 北京: 人民卫生出版社, 2012.

258. 王治国. 临床检验质量控制技术. 第 3 版. 北京: 人民卫生出版社, 2014.

259. 王治国, 康凤凤, 临床检验风险管理. 北京: 人民卫生出版社, 2015.

260. 王治国, 费阳, 康凤凤. 临床检验质量指标. 北京: 人民卫生出版社, 2016.

附录 1

生物学变异导出的性能规范

样品类型	分析项目中文名称	生物学变异		适当的性能规范			最低性能规范			最佳性能规范		
		个体内生物学变异 CV_I	个体间生物学变异 CV_G	允许不精密度 $I(\%)$	允许偏倚 $B(\%)$	允许总误差 $TE(\%)$	允许不精密度 $I(\%)$	允许偏倚 $B(\%)$	允许总误差 $TE(\%)$	允许不精密度 $I(\%)$	允许偏倚 $B(\%)$	允许总误差 $TE(\%)$
S-	11-脱氧皮质醇	21.3	31.5	10.7	9.5	27.1	15.98	14.26	40.62	5.33	4.75	13.54
U-	氨基酮戊酸	16	27	8	7.8	21	12.00	11.77	31.57	4	3.92	10.52
S-	17-羟孕酮	19.6	52.4	9.8	14	30.2	14.70	20.98	45.23	4.9	6.99	15.08
U-	香草扁桃酸	22.2	47	11.1	13	31.3	16.65	19.49	46.96	5.55	6.50	15.65
S-	5'核苷酸酶	11.3	12.6	5.7	4.2	13.6	8.48	6.35	20.33	2.825	2.12	6.78
U-	5-羟吲哚醋酸	20.3	33.2	10.2	9.7	26.5	15.23	14.59	39.71	5.075	4.86	13.24

续表

样品类型	分析项目中文名称	生物学变异		适当的性能规范			最低性能规范			最佳性能规范		
		个体内生物学变异 CV_I	个体间生物学变异 CV_G	允许不精密度 $I(\%)$	允许偏倚 $B(\%)$	允许总误差 $TE(\%)$	允许不精密度 $I(\%)$	允许偏倚 $B(\%)$	允许总误差 $TE(\%)$	允许不精密度 $I(\%)$	允许偏倚 $B(\%)$	允许总误差 $TE(\%)$
S-	α1-酸性糖蛋白	11.3	24.9	5.7	6.8	16.2	8.48	10.25	24.24	2.825	3.42	8.08
S-	α1-抗胰乳蛋白酶	13.5	18.3	6.8	5.7	16.8	10.13	8.53	25.23	3.375	2.84	8.41
S-	α1-抗胰蛋白酶	5.9	16.3	3	4.3	9.2	4.43	6.50	13.80	1.475	2.17	4.60
S-	α1-球蛋白	11.4	22.6	5.7	6.3	15.7	8.55	9.49	23.60	2.85	3.16	7.87
U-	α1-微球蛋白,浓度,晨尿	33	58	16.5	16.7	43.9	24.75	25.02	65.86	8.25	8.34	21.95
P-	α2-抗纤溶酶	6.2		3.1			4.65			1.55		
S-	α2-球蛋白	10.3	12.7	5.2	4.1	12.6	7.73	6.13	18.88	2.575	2.04	6.29
S-	α2-巨球蛋白	3.4	18.7	1.7	4.8	7.6	2.55	7.13	11.33	0.85	2.38	3.78
U-	α2-微球蛋白,晨尿	29	32	14.5	10.8	34.7	21.75	16.19	52.08	7.25	5.40	17.36
S-	α-淀粉酶	8.7	28.3	4.4	7.4	14.6	6.53	11.10	21.87	2.175	3.70	7.29
S-	α-淀粉酶(胰腺相关的)	11.7	29.9	5.9	8	17.7	8.78	12.04	26.52	2.925	4.01	8.84
U-	α-淀粉酶,浓度,随机	94	46	47	26.2	103.7	70.50	39.24	155.57	23.5	13.08	51.86
S-	α-胡萝卜素	35.8	65	17.9	18.6	48.1	26.85	27.83	72.13	8.95	9.28	24.04
S-	酸性磷酸酶	8.9	8	4.5	3	10.3	6.68	4.49	15.50	2.225	1.50	5.17
S-	前列腺酸性磷酸酶活性(PAP)	33.8		16.9			25.35			8.45		
S-	抗酒石酸酸性磷酸酶(TR-ACP)	8	13.3	4	3.9	10.5	6.00	5.82	15.72	2	1.94	5.24
P-	激活部分凝血活酶时间	2.7	8.6	1.4	2.3	4.5	2.03	3.38	6.72	0.675	1.13	2.24
S-	乙酰化/游离肉毒碱	10.4	27.2	5.2	7.3	15.9	7.80	10.92	23.79	2.6	3.64	7.93
S-	腺苷脱氢酶(ADA)	11.7	25.5	5.9	7	16.7	8.78	10.52	25.00	2.925	3.51	8.33
P-	脂肪连接蛋白	18.8	51.2	9.4	13.6	29.1	14.10	20.45	43.72	4.7	6.82	14.57

续表

样品类型	分析项目中文名称	生物学变异		适当的性能规范			最低性能规范			最佳性能规范		
		个体内生物学变异 CV_I	个体间生物学变异 CV_G	允许不精密度 $I(\%)$	允许偏倚 $B(\%)$	允许总误差 $TE(\%)$	允许不精密度 $I(\%)$	允许偏倚 $B(\%)$	允许总误差 $TE(\%)$	允许不精密度 $I(\%)$	允许偏倚 $B(\%)$	允许总误差 $TE(\%)$
S-	AFP(非肝癌)	12	46	6	11.9	21.8	9.00	17.83	32.68	3	5.94	10.89
P-	丙氨酸	14.7	55.8	7.4	14.4	26.6	11.03	21.64	39.83	3.68	7.21	13.28
S-	丙氨酸氨基肽酶	4.1		2.1			3.08			1.025		
S-	丙氨酸氨基转移酶	24.3	41.6	12.2	12	32.1	18.23	18.07	48.14	6.075	6.02	16.05
S-	白蛋白	3.1	4.2	1.6	1.3	3.9	2.33	1.96	5.79	0.775	0.65	1.93
U-	白蛋白,浓度,晨尿	36	55	18	16.4	46.1	27.00	24.65	69.20	9	8.22	23.07
S-	糖化白蛋白	5.2	10.3	2.6	2.9	7.2	3.90	4.33	10.76	1.30	1.44	3.59
U-	夜尿白蛋白量	29.5	58	14.8	16.3	40.6	22.13	24.40	60.91	7.38	8.13	20.30
U-	白蛋白/肌酐	30.5	32.5	15.3	11.1	36.3	22.88	16.71	54.46	7.63	5.57	18.15
S-	醛固酮	29.4	40.1	14.7	12.4	36.7	22.05	18.65	55.03	7.35	6.22	18.34
U-	醛固酮,浓度	32.6	39	16.3	12.7	39.6	24.45	19.06	59.40	8.15	6.35	19.80
S-	碱性磷酸酶	6.4	24.8	3.2	6.4	11.7	4.80	9.60	17.52	1.6	3.20	5.84
S-	碱性磷酸酶,骨	6.2	35.6	3.1	9	14.1	4.65	13.55	21.22	1.55	4.52	7.07
S-	碱性磷酸酶,肝	10	27	5	7.2	15.4	7.50	10.80	23.17	2.5	3.60	7.72
S-	碱性磷酸酶,胎盘	19.1		9.6			14.33			4.775		
U-	氨,总量,24小时	24.7	27.3	12.4	9.2	29.6	18.53	13.81	44.37	6.175	4.60	14.79
S-	淀粉样物质 A	25	61	12.5	16.5	37.1	18.75	24.72	55.66	6.25	8.24	18.55
S-	雄烯二酮	11.1	51.1	5.6	13.1	22.2	8.33	19.61	33.35	2.775	6.54	11.12
S-	雄甾烯二酮	11.1	51.1	5.8	13.1	22.6	8.33	19.61	33.35	2.775	6.54	11.12

续表

样品类型	分析项目中文名称	生物学变异		适当的性能规范			最低性能规范			最佳性能规范		
		个体内生物学变异 CV_I	个体间生物学变异 CV_G	允许不精密度 $I(\%)$	允许偏倚 $B(\%)$	允许总误差 $TE(\%)$	允许不精密度 $I(\%)$	允许偏倚 $B(\%)$	允许总误差 $TE(\%)$	允许不精密度 $I(\%)$	允许偏倚 $B(\%)$	允许总误差 $TE(\%)$
P-	血管紧张素转化酶	0.1		0.1			0.08			0.025		
S-	阴离子间隙	9.5	10.1	4.8	3.5	11.3	7.13	5.20	16.96	2.38	1.73	5.65
P-	抗凝血酶 Ⅲ	5.2	15.3	2.6	4	8.3	3.90	6.06	12.49	1.3	2.02	4.16
S-	载脂蛋白 A1	6.5	13.4	3.3	3.7	9.1	4.88	5.58	13.63	1.625	1.86	4.54
S-	载脂蛋白 B	6.9	22.8	3.5	6	11.6	5.18	8.93	17.47	1.725	2.98	5.82
P-	精氨酸	19.3	34.1	9.7	9.8	25.7	14.48	14.69	38.58	4.83	4.90	12.86
P-	抗坏血酸 (维生素 C)	20	21	10	7.3	23.8	15.00	10.88	35.63	5.00	3.63	11.88
S-	抗坏血酸 (维生素 C)	26	31	13	10.1	31.6	19.50	15.17	47.35	6.50	5.06	15.78
S-	抗坏血酸 (维生素 C)	26	31	13	10.1	31.6	19.50	15.17	47.35	6.5	5.06	15.78
P-	天冬酰胺	12.3	28	6.2	7.6	17.8	9.23	11.47	26.69	3.08	3.82	8.90
S-	天门冬氨酸氨基转移酶	11.9	17.9	6	5.4	15.2	8.93	8.06	22.79	2.975	2.69	7.60
P-	天冬氨酸	31.2	55.1	15.6	15.8	41.6	23.40	23.75	62.36	7.80	7.92	20.79
S-	α- 生育酚	13.8	15	6.9	5.1	16.5	10.35	7.64	24.72	3.45	2.55	8.24
S-	β2- 微球蛋白	5.9	15.5	3	4.1	9	4.43	6.22	13.52	1.475	2.07	4.51
B-	剩余碱	76.4	43.2	38.2	21.9	85	57.30	32.91	127.46	19.10	10.97	42.49
S-	嗜碱性粒细胞计数	28	54.8	14	15.4	38.5	21.00	23.08	57.73	7	7.69	19.24
S-	β- 胡萝卜素	36	39.7	18	13.4	43.1	27.00	20.10	64.65	9	6.70	21.55
S-	β- 隐黄素	36.7		18.4			27.53			9.175		
S-	β- 球蛋白	10.1	9.1	5.1	3.4	11.7	7.58	5.10	17.60	2.525	1.70	5.87

续表

样品类型	分析项目中文名称	生物学变异		适当的性能规范			最低性能规范			最佳性能规范		
		个体内生物学变异 CV_i	个体间生物学变异 CV_G	允许不精密度 $I(\%)$	允许偏倚 $B(\%)$	允许总误差 $TE(\%)$	允许不精密度 $I(\%)$	允许偏倚 $B(\%)$	允许总误差 $TE(\%)$	允许不精密度 $I(\%)$	允许偏倚 $B(\%)$	允许总误差 $TE(\%)$
S-	结合胆红素	36.8	43.2	18.4	14.2	44.5	27.60	21.28	66.82	9.2	7.09	22.27
S-	总胆红素	23.8	39	11.9	11.4	31.1	17.85	17.13	46.59	5.95	5.71	15.53
Patient-	体重	1.1	26.6	0.6	6.7	7.6	0.83	9.98	11.34	0.28	3.33	3.78
S-	C肽	16.6	23.2	8.3	7.1	20.8	12.45	10.70	31.24	4.15	3.57	10.41
P-	C蛋白	5.6	55.2	2.9	13.9	18.7	4.20	20.81	27.74	1.40	6.94	9.25
S-	C反应蛋白	42.2	76.3	21.1	21.8	56.6	31.65	32.70	84.92	10.55	10.90	28.31
S-	补体C3	5.2	15.6	2.6	4.1	8.4	3.90	6.17	12.60	1.3	2.06	4.20
S-	补体C4	8.9	33.4	4.5	8.6	16	6.68	12.96	23.98	2.225	4.32	7.99
S-	CA 125	24.7	54.6	12.4	15	35.4	18.53	22.47	53.04	6.175	7.49	17.68
S-	CA 153	6.1	62.9	3.1	15.8	20.8	4.58	23.70	31.25	1.525	7.90	10.42
S-	CA 199	16	102	8	25.8	39	12.00	38.72	58.52	4	12.91	19.51
S-	CA 549	9.1	33.4	4.6	8.7	16.2	6.83	12.98	24.24	2.275	4.33	8.08
S-	钙	1.9	2.8	1	0.8	2.4	1.43	1.27	3.62	0.475	0.42	1.21
S-	可扩散结合钙	5.3	4.5	2.7	1.7	6.1	3.98	2.61	9.17	1.33	0.87	3.06
U-	钙,浓度,24小时	27.5	36.6	13.8	11.4	34.1	20.63	17.17	51.20	6.875	5.72	17.07
U-	钙离子	1.7	1.9	0.9	0.6	2	1.28	0.96	3.06	0.425	0.32	1.02
U-	钙,总量,24小时	26.2	27	13.1	9.4	31	19.65	14.11	46.53	6.55	4.70	15.51
S-	蛋白结合钙	4.1	6.1	2.1	1.8	5.2	3.08	2.76	7.83	1.03	0.92	2.61
S-	超过滤钙	2.2	2.7	1.1	0.9	2.7	1.65	1.31	4.03	0.55	0.44	1.34

续表

样品类型	分析项目中文名称	生物学变异		适当的性能规范			最低性能规范			最佳性能规范		
		个体内生物学变异 CV_I	个体间生物学变异 CV_G	允许不精密度 $I(\%)$	允许偏倚 $B(\%)$	允许总误差 $TE(\%)$	允许不精密度 $I(\%)$	允许偏倚 $B(\%)$	允许总误差 $TE(\%)$	允许不精密度 $I(\%)$	允许偏倚 $B(\%)$	允许总误差 $TE(\%)$
S-	糖缺失性转铁蛋白	7.1	38.7	3.6	9.8	15.7	5.33	14.75	23.54	1.775	4.92	7.85
(B)Gas	二氧化碳	4.8	5.3	2.4	1.8	5.7	3.60	2.68	8.62	1.20	0.89	2.87
S-	CEA	12.7	55.6	6.4	14.3	24.7	9.53	21.39	37.10	3.175	7.13	12.37
S-	游离肉毒碱	7.6	15.2	3.8	4.2	10.5	5.70	6.37	15.78	1.90	2.12	5.26
S-	总肉毒碱	7.7	13.8	3.9	4	10.3	5.78	5.93	15.45	1.93	1.98	5.15
B-	CD4淋巴细胞计数	25		12.5			18.75			6.25		
S-	血浆铜蓝蛋白	5.8	11.1	2.9	3.1	7.9	4.35	4.70	11.87	1.45	1.57	3.96
S-	铁氧化铜蓝蛋白	5.8	11.1	2.9	3.1	7.9	4.35	4.70	11.87	1.45	1.57	3.96
S-	氯	1.2	1.5	0.6	0.5	1.5	0.90	0.72	2.21	0.3	0.24	0.74
S-	胆固醇	5.4	15.2	2.7	4	8.5	4.05	6.05	12.73	1.35	2.02	4.24
S-	胆碱酯酶	7	10.4	3.5	3.1	8.9	5.25	4.70	13.36	1.75	1.57	4.45
S-	胆碱酯酶,活性	5.4	10.3	2.7	2.9	7.4	4.05	4.36	11.04	1.35	1.45	3.68
S-	胆碱酯酶活性	6.1	18.2	3.1	4.8	9.8	4.58	7.20	14.75	1.53	2.40	4.92
S-	胆碱酯酶浓度	7.1		3.6			5.33			1.78		
S-	胆碱酯酶,免疫活性	6.4		3.2			4.80			1.6		
P-	嗜铬蛋白A	12.8	26.3	6.4	7.3	17.9	9.60	10.97	26.81	3.2	3.66	8.94
P-	瓜氨酸	21.4	43.9	10.7	12.2	29.9	16.05	18.31	44.80	5.35	6.10	14.93
S-	I型原骨胶原C前肽(PICP)	7.8	26.7	3.9	7	13.4	5.85	10.43	20.08	1.95	3.48	6.69
S-	I型原骨胶原N前肽(PINP)	7.4	57.3	3.7	14.4	20.5	5.55	21.67	30.82	1.85	7.22	10.27

续表

样品类型	分析项目中文名称	生物学变异		适当的性能规范			最低性能规范			最佳性能规范		
		个体内生物学变异 CV_I	个体间生物学变异 CV_G	允许不精密度 $I(\%)$	允许偏倚 $B(\%)$	允许总误差 $TE(\%)$	允许不精密度 $I(\%)$	允许偏倚 $B(\%)$	允许总误差 $TE(\%)$	允许不精密度 $I(\%)$	允许偏倚 $B(\%)$	允许总误差 $TE(\%)$
S-	Ⅲ型原骨胶原 N 前肽（PⅢNP）	13.6	87.2	6.8	22.1	33.3	10.20	33.10	49.93	3.40	11.03	16.64
U-	晨尿颜色	30.9	47.4	15.5	14.1	39.6	23.18	21.22	59.46	7.73	7.07	19.82
P-	铜	8	19	4	5.2	11.8	6.00	7.73	17.63	2	2.58	5.88
S-	铜	4.9	13.6	2.5	3.6	7.7	3.68	5.42	11.48	1.225	1.81	3.83
S-	皮质醇	20.9	45.6	10.5	12.5	29.8	15.68	18.81	44.67	5.225	6.27	14.89
S-	Ⅰ型原骨胶原 C 肽	8.2	17.6	4.1	4.9	11.6	6.15	7.28	17.43	2.05	2.43	5.81
S-	C 反应蛋白	42.2	76.3	21.1	21.8	56.6	31.65	32.70	84.92	10.55	10.90	28.31
S-	肌酸激酶	22.8	40	11.4	11.5	30.3	17.10	17.27	45.48	5.7	5.76	15.16
S-	肌酸激酶 -MB，%	6.9	48.2	3.45	12.17	17.87	5.18	18.26	26.80	1.725	6.09	8.93
S-	肌酸激酶 -MB，活性	19.7	24.3	9.9	7.8	24.1	14.78	11.73	36.11	4.925	3.91	12.04
S-	肌酸激酶 -MB，质量	18.4	61.2	9.2	16	31.2	13.80	23.96	46.73	4.6	7.99	15.58
S-	肌酐	5.3	14.2	2.7	3.8	8.2	3.98	5.68	12.24	1.325	1.89	4.08
S-	肌酐	6	14.7	3	4	8.9	4.50	5.95	13.38	1.50	1.98	4.46
Patient-	肌酐清除率	13.6	13.5	6.8	4.8	16	10.20	7.19	24.02	3.4	2.40	8.01
Patient-	肌酐清除率（肾脏病膳食改良试验）	6.7		3.4			5.03			1.68		
U-	肌酐，浓度，24 小时	24	24.5	12	8.6	28.4	18.00	12.86	42.56	6	4.29	14.19
U-	肌酐，浓度，晨尿	23.2	25.7	11.6	8.7	27.8	17.40	12.98	41.69	5.80	4.33	13.90
U-	肌酐，浓度，随机尿	36.3	32.4	18.2	12.2	42.1	27.23	18.25	63.17	9.08	6.08	21.06

续表

样品类型	分析项目中文名称	生物学变异 个体内生物学变异 CV_I	生物学变异 个体间生物学变异 CV_G	适当的性能规范 允许不精密度 I(%)	适当的性能规范 允许偏倚 B(%)	适当的性能规范 允许总误差 TE(%)	最低性能规范 允许不精密度 I(%)	最低性能规范 允许偏倚 B(%)	最低性能规范 允许总误差 TE(%)	最佳性能规范 允许不精密度 I(%)	最佳性能规范 允许偏倚 B(%)	最佳性能规范 允许总误差 TE(%)
U-	肌酐,总量,24 小时	11	23	5.5	6.4	15.4	8.25	9.56	23.17	2.75	3.19	7.72
U-	I 型胶原 C 端肽 / 肌酐,第一次晨尿	32.8	48	16.4	14.5	41.6	24.60	21.80	62.39	8.2	7.27	20.80
U-	I 型胶原 C 端肽 / 肌酐,第二次晨尿	23.4		11.7			17.55			5.85		
U-	I 型胶原 C 末端交联肽(s-CTx)	9.6	30.6	4.8	8	15.9	7.20	12.03	23.91	2.4	4.01	7.97
U-	I 型胶原 C 末端交联肽 / 肌酐	24.4	48	12.2	13.5	33.6	18.30	20.19	50.39	6.10	6.73	16.80
S-	Cyfra 21.1	22.5	31.1	11.3	9.6	28.2	16.88	14.39	42.24	5.625	4.80	14.08
S-	胱抑素 C	4.6	13	2.3	3.4	7.2	3.45	5.17	10.86	1.15	1.72	3.62
P-	胱抑素 C	5.5		2.8			4.13			1.38		
P-	半胱氨酸	5.9	12.3	3	3.4	8.3	4.43	5.12	12.42	1.475	1.71	4.14
P-	半胱氨酸	38.3	48.5	19.2	15.4	47	28.73	23.17	70.57	9.58	7.72	23.52
S-	硫酸脱氢表雄酮	5.6	25.9	2.8	6.6	11.2	4.20	9.94	16.87	1.40	3.31	5.62
U-	脱氢表雄酮 /min	26.5	35.7	13.3	11.1	33	19.88	16.67	49.47	6.625	5.56	16.49
U-	脱氢表雄酮 /min,晨尿	15.4	30.3	7.7	8.5	21.2	11.55	12.75	31.80	3.85	4.25	10.60
U-	脱氢表雄酮 /min,24 小时尿	16	30.7	8	8.7	21.9	12.00	12.98	32.78	4.00	4.33	10.93
U-	脱氢表雄酮 / 肌酐,24h(Delmas CC 2001)	13.5	17.6	6.8	5.5	16.7	10.13	8.32	25.02	3.375	2.77	8.34
U-	脱氢表雄酮 / 肌酐,晨尿	13.1	19	6.6	5.8	16.6	9.83	8.65	24.87	3.275	2.88	8.29
U-	脱氢表雄酮 / 肌酐,晨尿	13.8	34.6	6.9	9.3	20.7	10.35	13.97	31.05	3.45	4.66	10.35

样品类型	分析项目中文名称	生物学变异		适当的性能规范			最低性能规范			最佳性能规范		
		个体内生物学变异 CV_I	个体间生物学变异 CV_G	允许不精密度 $I(\%)$	允许偏倚 $B(\%)$	允许总误差 $TE(\%)$	允许不精密度 $I(\%)$	允许偏倚 $B(\%)$	允许总误差 $TE(\%)$	允许不精密度 $I(\%)$	允许偏倚 $B(\%)$	允许总误差 $TE(\%)$
P-	二肽基肽酶IV(ACE)	8.2	14.5	4.1	4.2	10.9	6.15	6.25	16.39	2.05	2.08	5.46
S-	二肽基肽酶IV(ACE)	12.5	27.7	6.3	7.6	17.9	9.38	11.40	26.86	3.125	3.80	8.95
P-	弹性蛋白酶	13.6	16.4	6.8	5.3	16.5	10.20	7.99	24.82	3.4	2.66	8.27
S-	内皮生长因子	10.7	47.6	5.4	12.2	21	8.03	18.30	31.54	2.675	6.10	10.51
B-	嗜酸性粒细胞计数	21	76.4	10.5	19.8	37.1	15.75	29.71	55.70	5.25	9.90	18.57
(B)Plat-	肾上腺素	25.3		12.7			18.98			6.325		
	肾上腺素	48.3		24.2			36.23			12.075		
(B)Plat-	肾上腺素	25.3		12.7			18.98			6.33		
B-	红细胞分布宽度	3.5	5.7	1.8	1.7	4.6	2.63	2.51	6.84	0.875	0.84	2.28
B-	红细胞计数	3.2	6.1	1.6	1.7	4.4	2.40	2.58	6.54	0.8	0.86	2.18
U-	雌二醇	30.4		15.2			22.80			7.6		
S-	雌二醇	18.1	19.7	9.1	6.7	21.6	13.58	10.03	32.43	4.525	3.34	10.81
S-	雌二醇	22.8	24.4	11.4	8.3	27.2	17.10	12.52	40.74	5.70	4.17	13.58
U-	游离雌二醇	38.6		19.3			28.95			9.65		
P-	凝血因子V	3.6		1.8			2.70			0.9		
P-	凝血因子VII	6.8	19.4	3.4	5.1	10.7	5.10	7.71	16.12	1.7	2.57	5.37
P-	凝血因子VIII	4.8	19.1	2.4	4.9	8.9	3.60	7.39	13.33	1.2	2.46	4.44
P-	凝血因子X	5.9		3			4.43			1.475		
S-	铁蛋白	14.2	15	7.1	5.2	16.9	10.65	7.75	25.32	3.55	2.58	8.44

续表

样品类型	分析项目中文名称	生物学变异		适当的性能规范			最低性能规范			最佳性能规范		
		个体内生物学变异 CV_I	个体间生物学变异 CV_G	允许不精密度 $I(\%)$	允许偏倚 $B(\%)$	允许总误差 $TE(\%)$	允许不精密度 $I(\%)$	允许偏倚 $B(\%)$	允许总误差 $TE(\%)$	允许不精密度 $I(\%)$	允许偏倚 $B(\%)$	允许总误差 $TE(\%)$
P-	纤维蛋白原	10.7	15.8	5.4	4.8	13.6	8.03	7.16	20.40	2.675	2.39	6.80
(B) Erythr-	叶酸	12	66	6	16.8	26.7	9.00	25.16	40.01	3	8.39	13.34
S-	叶酸	24	73	12	19.2	39	18.00	28.82	58.52	6	9.61	19.51
S-	卵泡刺激素（FSH）	7.9	41.6	3.9	10.6	17.1	5.93	15.88	25.66	1.98	5.29	8.55
S-	卵泡刺激素（FSH）（男性）	8.7	18	4.4	5	12.2	6.53	7.50	18.26	2.175	2.50	6.09
S-	游离肉毒碱	7.6	15.2	3.8	4.2	10.5	5.70	6.37	15.78	1.9	2.12	5.26
S-	游离雌二醇	22.8		11.4			17.10			5.7		
U-	游离雌二醇	38.6		19.3			28.95			9.65		
S-	游离睾酮	9.3		4.7			6.98			2.325		
U-	游离睾酮	51.7		25.9			38.78			12.925		
S-	游离 T_4	5.7	12.1	2.9	3.3	8	4.28	5.02	12.07	1.425	1.67	4.02
S-	游离 T_3	7.9	17.6	4	4.8	11.3	5.93	7.23	17.01	1.975	2.41	5.67
S-	果糖胺	3.4	5.9	1.7	1.7	4.5	2.55	2.55	6.76	0.85	0.85	2.25
S-	半乳糖基羟赖氨酸	11.8	25.8	5.9	7.1	16.8	8.85	10.64	25.24	2.95	3.55	8.41
S-	g球蛋白	14.6	12.3	7.3	4.8	16.8	10.95	7.16	25.23	3.65	2.39	8.41
S-	g-谷氨酰转移酶	13.8	41	6.9	10.8	22.2	10.35	16.22	33.30	3.45	5.41	11.10
S-	总的球蛋白	5.5	12.9	2.8	3.5	8	4.13	5.26	12.07	1.375	1.75	4.02
S-	葡萄糖	5.7	6.9	2.9	2.2	6.9	4.28	3.36	10.41	1.425	1.12	3.47
P-	葡萄糖	4.5	5.8	2.3	1.8	5.5	3.38	2.75	8.32	1.13	0.92	2.77

续表

样品类型	分析项目中文名称	生物学变异		适当的性能规范			最低性能规范			最佳性能规范		
		个体内生物学变异 CV_I	个体间生物学变异 CV_G	允许不精密度 $I(\%)$	允许偏倚 $B(\%)$	允许总误差 $TE(\%)$	允许不精密度 $I(\%)$	允许偏倚 $B(\%)$	允许总误差 $TE(\%)$	允许不精密度 $I(\%)$	允许偏倚 $B(\%)$	允许总误差 $TE(\%)$
S-	葡萄糖	6.1	6.1	2.9	2.2	6.9	4.58	3.24	10.78	1.53	1.08	3.59
(B) Erythr-	葡萄糖-6-磷酸脱氢酶(G-6-PDH)	32.8	31.8	16.4	11.4	38.5	24.60	17.13	57.72	8.2	5.71	19.24
B-spot	葡萄糖-6-磷酸脱氢酶(G-6-PDH)	7.3	10.3	3.7	3.2	9.2	5.48	4.73	13.77	1.825	1.58	4.59
P-	谷氨酸	46.4	79.9	23.2	23.1	61.4	34.80	34.65	92.07	11.60	11.55	30.69
P-	谷氨酰胺	12.1	22	6.1	6.3	16.3	9.08	9.42	24.39	3.03	3.14	8.13
S-	谷胱甘肽过氧化物酶	7.2	21.7	3.6	5.7	11.7	5.40	8.57	17.48	1.8	2.86	5.83
S-	糖化清蛋白	5.2	10.3	2.6	2.9	7.2	3.90	4.33	10.76	1.3	1.44	3.59
S-	糖化总蛋白	0.9	11.6	0.5	2.9	3.7	0.68	4.36	5.48	0.225	1.45	1.83
P-	甘氨酸	11.8	40.3	5.9	10.5	20.2	8.85	15.75	30.35	2.95	5.25	10.12
P,S-	结合珠蛋白	20.4	36.4	10.2	10.4	27.3	15.30	15.65	40.89	5.1	5.22	13.63
P-	结合珠蛋白	20	27.9	10	8.6	25.1	15.00	12.87	37.62	5.00	4.29	12.54
S-	结合珠蛋白	20.4	36.4	10.2	10.4	27.3	15.30	15.65	40.89	5.10	5.22	13.63
S-	高密度脂蛋白胆固醇1	5.5	27.2	2.8	6.9	11.5	4.13	10.41	17.21	1.375	3.47	5.74
S-	高密度脂蛋白胆固醇2	15.7	40.7	7.9	10.9	23.9	11.78	16.36	35.79	3.925	5.45	11.93
S-	高密度脂蛋白胆固醇3	7	14.3	3.5	4	9.8	5.25	5.97	14.63	1.75	1.99	4.88
S-	高密度脂蛋白胆固醇	7.1	19.7	3.6	5.2	11.1	5.33	7.85	16.64	1.775	2.62	5.55
B-	血细胞比容	2.8	6.4	1.4	1.7	4.1	2.10	2.62	6.08	0.7	0.87	2.03

续表

样品类型	分析项目中文名称	生物学变异		适当的性能规范			最低性能规范			最佳性能规范		
		个体内生物学变异 CV_I	个体间生物学变异 CV_G	允许不精密度 I(%)	允许偏倚 B(%)	允许总误差 TE(%)	允许不精密度 I(%)	允许偏倚 B(%)	允许总误差 TE(%)	允许不精密度 I(%)	允许偏倚 B(%)	允许总误差 TE(%)
B-	血红蛋白	2.8	6.6	1.4	1.8	4.1	2.10	2.69	6.15	0.7	0.90	2.05
B-	糖化血红蛋白A1C	3.4	5.1	1.7	1.5	4.3	2.55	2.30	6.51	0.85	0.77	2.17
B-	糖化血红蛋白A1C	1.9	5.7	0.9	1.5	3	1.43	2.25	4.60	0.48	0.75	1.53
P-	组氨酸	9.7	27.2	4.9	7.2	15.2	7.28	10.83	22.83	2.43	3.61	7.61
P-	同型半胱氨酸	9	40.3	4.5	10.3	17.7	6.75	15.48	26.62	2.25	5.16	8.87
S-	羟基丁酸脱氢酶	8.8		4.4			6.60			2.2		
S-	羟基丁酸脱氢酶	6.6		3.3			4.95			1.65		
P-	羟脯氨酸	34.5	56.7	17.3	16.6	45.1	25.88	24.89	67.58	8.63	8.30	22.53
S-	羟脯氨酸/肌酐	25.9	38	13	11.5	32.9	19.43	17.25	49.30	6.475	5.75	16.43
U-	羟脯氨酸/min,晨尿	34.3	42.7	17.2	13.7	42	25.73	20.54	62.99	8.58	6.85	21.00
U-	羟脯氨酸/肌酐	19	33.8	9.5	9.7	25.4	14.25	14.54	38.05	4.75	4.85	12.68
U-	羟脯氨酸/min,第一次晨尿	36.1	38.8	18.1	13.2	43	27.08	19.87	64.55	9.03	6.62	21.52
U-	羟脯氨酸/min,夜尿	36.1	38.8	18.1	13.2	43	27.08	19.87	64.55	9.025	6.62	21.52
U-	羟脯氨酸/肌酐	40.5	32.9	20.3	13	46.5	30.38	19.57	69.69	10.13	6.52	23.23
S-	免疫球蛋白A	5.4	35.9	2.7	9.1	13.5	4.05	13.61	20.30	1.35	4.54	6.77
S-	免疫球蛋白G	4.5	16.5	2.3	4.3	8	3.38	6.41	11.98	1.125	2.14	3.99
S-	免疫球蛋白M	5.9	47.3	3	11.9	16.8	4.43	17.87	25.18	1.475	5.96	8.39
S-	免疫球蛋白κ链	4.8	15.3	2.4	4	8	3.60	6.01	11.95	1.2	2.00	3.98
S-	免疫球蛋白λ链	4.8	18	2.4	4.7	8.6	3.60	6.99	12.93	1.2	2.33	4.31

样品类型	分析项目中文名称	生物学变异		适当的性能规范			最低性能规范			最佳性能规范		
		个体内生物学变异 CV_I	个体间生物学变异 CV_G	允许不精密度 $I(\%)$	允许偏倚 $B(\%)$	允许总误差 $TE(\%)$	允许不精密度 $I(\%)$	允许偏倚 $B(\%)$	允许总误差 $TE(\%)$	允许不精密度 $I(\%)$	允许偏倚 $B(\%)$	允许总误差 $TE(\%)$
S-	胰岛素	21.1	58.3	10.6	15.5	32.9	15.83	23.25	49.36	5.275	7.75	16.45
S-	胰岛素样生长因子(IGF-1)	9.4	27	4.7	7.1	14.9	7.05	10.72	22.35	2.35	3.57	7.45
S-	胰岛素样生长因子(IGF-1)	14.6	45.4	7.3	11.9	24	10.95	17.88	35.95	3.65	5.96	11.98
S-	胰岛素样生长因子结合蛋白3(IGFBP-3)	10.1	63.9	5.1	16.2	24.5	7.58	24.26	36.76	2.53	8.09	12.25
S-	细胞间黏附分子-1	1.9	21	1	5.3	6.8	1.43	7.91	10.26	0.475	2.64	3.42
(B)Leuc-	干扰素受体	14	20	7	6.1	17.7	10.50	9.15	26.48	3.5	3.05	8.83
S-	白介素1-β	30	36	15	11.7	36.5	22.50	17.57	54.70	7.50	5.86	18.23
S-	白介素-8	24	31	12	9.8	29.6	18.00	14.70	44.40	6	4.90	14.80
S-	铁	26.5	23.2	13.3	8.8	30.7	19.88	13.21	46.00	6.625	4.40	15.33
P-	异亮氨酸	15.5	45.5	7.8	12	24.8	11.63	18.03	37.21	3.88	6.01	12.40
B-	乳酸	27.2	16.7	13.6	8	30.4	20.40	11.97	45.63	6.8	3.99	15.21
S-	乳酸脱氢酶	8.6	14.7	4.3	4.3	11.4	6.45	6.39	17.03	2.15	2.13	5.68
S-	乳酸脱氢酶异构酶1(LDH1)	6.3	10.2	3.2	3	8.2	4.73	4.50	12.29	1.575	1.50	4.10
S-	乳酸脱氢酶异构酶1(LDH1)	2.3	8.3	1.2	2.2	4.1	1.73	3.23	6.08	0.58	1.08	2.03
S-	乳酸脱氢酶异构酶2(LDH2)	4.9	4.3	2.5	1.6	5.7	3.68	2.44	8.51	1.225	0.81	2.84
S-	乳酸脱氢酶异构酶2(LDH2)	3.3	2.4	1.7	1	3.7	2.48	1.53	5.61	0.83	0.51	1.87
S-	乳酸脱氢酶异构酶3(LDH3)	4.8	5.5	2.4	1.8	5.8	3.60	2.74	8.68	1.2	0.91	2.89
S-	乳酸脱氢酶异构酶3(LDH3)	2.8	3.8	1.4	1.2	3.5	2.10	1.77	5.24	0.70	0.59	1.75

续表

样品类型	分析项目中文名称	生物学变异		适当的性能规范			最低性能规范			最佳性能规范		
		个体内生物学变异 CV_I	个体间生物学变异 CV_G	允许不精密度 $I(\%)$	允许偏倚 $B(\%)$	允许总误差 $TE(\%)$	允许不精密度 $I(\%)$	允许偏倚 $B(\%)$	允许总误差 $TE(\%)$	允许不精密度 $I(\%)$	允许偏倚 $B(\%)$	允许总误差 $TE(\%)$
S-	乳酸脱氢酶异构酶4(LDH4)	9.4	9	4.7	3.3	11	7.05	4.88	16.51	2.35	1.63	5.50
S-	乳酸脱氢酶异构酶4(LDH4)	5.9	5.3	3	2	6.9	4.43	2.97	10.28	1.48	0.99	3.43
S-	乳酸脱氢酶异构酶5(LDH5)	12.4	13.4	6.2	4.6	14.8	9.30	6.85	22.19	3.1	2.28	7.40
S-	乳酸脱氢酶异构酶5(LDH5)	8	9.6	4	3.1	9.7	6.00	4.69	14.59	2.00	1.56	4.86
P-	乳铁蛋白	11.8	23.7	5.9	6.6	16.4	8.85	9.93	24.53	2.95	3.31	8.18
S-	低密度脂蛋白胆固醇	8.3	25.7	4.2	6.8	13.6	6.23	10.13	20.40	2.075	3.38	6.80
S-	低密度脂蛋白胆固醇(直接)	6.5		3.3			4.88			1.625		
P-	低密度脂蛋白胆固醇(氧化型)	21	50	10.5	13.6	30.9	15.75	20.34	46.32	5.25	6.78	15.44
S-	低密度脂蛋白受体 mRNA	21.5	13.6	10.8	6.4	24.1	16.13	9.54	36.15	5.375	3.18	12.05
P-	亮氨酸	14.8	44	7.4	11.6	23.8	11.10	17.41	35.72	3.70	5.80	11.91
B-	白细胞计数	10.9	19.6	5.5	5.6	14.6	8.18	8.41	21.90	2.725	2.80	7.30
P-	白细胞计数	10.9	19.6	5.5	5.6	14.6	8.18	8.41	21.90	2.725	2.80	7.30
S-	脂肪酶	23.1	33.1	11.6	10.1	29.1	17.33	15.14	43.72	5.775	5.05	14.57
S-	脂蛋白(a)	8.5	85.8	4.3	21.6	28.6	6.38	32.33	42.85	2.125	10.78	14.28
S-	脂蛋白(a)	20.8	18.1	10.4	6.9	24.1	15.60	10.34	36.08	5.20	3.45	12.03
S-	黄体素	19.5	21	9.8	7.2	23.3	14.63	10.75	34.88	4.875	3.58	11.63
P-	黄体素	13	21	6.5	6.2	16.9	9.75	9.26	25.35	3.25	3.09	8.45
S-	黄体素	23.7		11.9			17.78			5.93		
S-	黄体生成素	14.5	27.8	7.3	7.8	19.8	10.88	11.76	29.70	3.625	3.92	9.90

续表

样品类型	分析项目中文名称	生物学变异		适当的性能规范			最低性能规范			最佳性能规范		
		个体内生物学变异 CV_I	个体间生物学变异 CV_G	允许不精密度 $I(\%)$	允许偏倚 $B(\%)$	允许总误差 $TE(\%)$	允许不精密度 $I(\%)$	允许偏倚 $B(\%)$	允许总误差 $TE(\%)$	允许不精密度 $I(\%)$	允许偏倚 $B(\%)$	允许总误差 $TE(\%)$
B-	淋巴细胞 CD4	25		12.5			18.75			6.25		
B-	淋巴细胞计数	10.4	27.8	5.2	7.4	16	7.80	11.13	24.00	2.6	3.71	8.00
P-	赖氨酸	11.5	38.2	5.8	10	19.5	8.63	14.96	29.19	2.88	4.99	9.73
(B) Erythr-	镁	5.6	11.3	2.8	3.2	7.8	4.20	4.73	11.66	1.4	1.58	3.89
(B) Leuc-	镁	18.3	16.4	9.2	6.1	21.2	13.73	9.22	31.86	4.575	3.07	10.62
S-	镁	3.6	6.4	1.8	1.8	4.8	2.70	2.75	7.21	0.9	0.92	2.40
(B) Mon-	镁	18.1	20.3	9.1	6.8	21.7	13.58	10.20	32.60	4.53	3.40	10.87
U-	镁,浓度,24h	45.4	37.4	22.7	14.7	52.2	34.05	22.06	78.24	11.35	7.35	26.08
U-	离子镁	1.9	5.1	1	1.4	2.9	1.43	2.04	4.39	0.475	0.68	1.46
U-	镁,总量,24h	38.3	37.6	19.2	13.4	45	28.73	20.13	67.52	9.575	6.71	22.51
(B) Erythr-	红细胞平均血红蛋白含量 (HCM)	1.6	5.2	0.8	1.4	2.7	1.20	2.04	4.02	0.4	0.68	1.34
(B) Erythr-	红细胞平均血红蛋白浓度 (MCHC)	1.7	2.8	0.9	0.8	2.2	1.28	1.23	3.33	0.425	0.41	1.11
(B) Erythr-	红细胞平均体积 (MCV)	1.3	4.8	0.7	1.2	2.3	0.98	1.86	3.47	0.325	0.62	1.16
(B) Plat-	血小板平均体积 (MPV)	4.3	8.1	2.2	2.3	5.8	3.23	3.44	8.76	1.075	1.15	2.92
P-	单核细胞计数	14.7	43.4	7.4	11.5	23.6	11.03	17.18	35.37	3.68	5.73	11.79
B-	单核细胞计数	17.8	49.8	8.9	13.2	27.9	13.35	19.83	41.86	4.45	6.61	13.95
S-	黏液癌相关抗原 (MCA)	10.1	39.3	5.1	10.1	18.5	7.58	15.22	27.72	2.525	5.07	9.24
S-	髓过氧化物酶	36	30	18	11.7	41.4	27.00	17.57	62.12	9	5.86	20.71

续表

样品类型	分析项目中文名称	生物学变异		适当的性能规范			最低性能规范			最佳性能规范		
		个体内生物学变异 CV_I	个体间生物学变异 CV_G	允许不精密度 $I(\%)$	允许偏倚 $B(\%)$	允许总误差 $TE(\%)$	允许不精密度 $I(\%)$	允许偏倚 $B(\%)$	允许总误差 $TE(\%)$	允许不精密度 $I(\%)$	允许偏倚 $B(\%)$	允许总误差 $TE(\%)$
S-	肌红蛋白	13.9	29.6	7	8.2	19.6	10.43	12.26	29.46	3.475	4.09	9.82
U-	I型胶原N端肽/肌酐,第一次晨尿	17.2	44.8	8.6	12	26.2	12.90	18.00	39.28	4.3	6.00	13.09
U-	N-乙酰葡萄糖苷酶,第一次晨尿	52.9	22	26.5	14.3	58	39.68	21.48	86.95	13.23	7.16	28.98
U-	N-乙酰葡萄糖苷酶,浓度,过夜	48.6	18.4	24.3	13	53.1	36.45	19.49	79.63	12.15	6.50	26.54
U-	N-乙酰葡萄糖苷酶/肌酐	51.1	21.8	25.6	13.9	56	38.33	20.83	84.07	12.78	6.94	28.02
B-	中性粒细胞计数	16.1	32.8	8.1	9.1	22.4	12.08	13.70	33.63	4.025	4.57	11.21
U-	氮,总量	13.9	24.2	7	7	18.4	10.43	10.47	27.67	3.475	3.49	9.22
S-	非抑制的 arilestearase 活性	3.8	37.2	1.9	9.3	12.5	2.85	14.02	18.73	0.95	4.67	6.24
B (Plat) -	去甲肾上腺素	9.5		4.8			7.13			2.375		
P-	去甲肾上腺素	19.5		9.8			14.63			4.875		
B (Plat) -	去甲肾上腺素	9.5		4.8			7.13			2.38		
U-	I型胶原N端肽/肌酐,第一次晨尿	17	52	8.5	13.7	27.7	12.75	20.52	41.55	4.25	6.84	13.85
U-	I型胶原N端肽/肌酐,第二次晨尿	15.5	37.6	7.8	10.2	23	11.63	15.25	34.43	3.88	5.08	11.48
S-	N端前脑钠素	20.8	36.2	10.4	10.4	27.6	15.60	15.66	41.40	5.2	5.22	13.80
S-	N端前脑钠素	10	16	5	4.7	13	7.50	7.08	19.45	2.50	2.36	6.48

续表

样品类型	分析项目中文名称	生物学变异		适当的性能规范			最低性能规范			最佳性能规范		
		个体内生物学变异 CV_I	个体间生物学变异 CV_G	允许不精密度 $I(\%)$	允许偏倚 $B(\%)$	允许总误差 $TE(\%)$	允许不精密度 $I(\%)$	允许偏倚 $B(\%)$	允许总误差 $TE(\%)$	允许不精密度 $I(\%)$	允许偏倚 $B(\%)$	允许总误差 $TE(\%)$
P-	鸟氨酸	18.4	54.9	9.2	14.5	29.7	13.80	21.71	44.48	4.60	7.24	14.83
S-	渗透压	1.3	1.2	0.7	0.4	1.5	0.98	0.66	2.27	0.325	0.22	0.76
P-	渗透压	1.3	1.5	0.7	0.5	1.6	0.98	0.74	2.35	0.33	0.25	0.78
Saliva-	渗透压	9.5	35.8	4.8	9.3	17.1	7.13	13.89	25.65	2.38	4.63	8.55
U-	晨尿渗透压	28.3	57.9	14.2	16.1	39.5	21.23	24.17	59.19	7.08	8.06	19.73
S-	骨钙蛋白	6.3	23.1	3.2	6	11.2	4.73	8.98	16.78	1.575	2.99	5.59
S-	骨钙蛋白 (+1 trab)	7.2	27	3.6	7	12.9	5.40	10.48	19.39	1.8	3.49	6.46
U-	草酸,浓度,24h	44	18	22	11.9	48.2	33.00	17.83	72.28	11	5.94	24.09
U-	草酸,总量,24h	42.5	19.9	21.3	11.7	46.8	31.88	17.60	70.19	10.625	5.87	23.40
S-	对氧磷	13.4	84	6.7	21.3	32.3	10.05	31.90	48.48	3.35	10.63	16.16
S-	对氧磷酶	13.4	84	6.7	21.3	32.3	10.05	31.90	48.48	3.35	10.63	16.16
S-	对氧磷酶1底物抑制剂 (PON 4SI)	3.9	80.1	1.9	20	23.2	2.93	30.07	34.90	0.975	10.02	11.63
S-	对氧磷酶活性	8	86.4	4	21.7	28.3	6.00	32.54	42.44	2	10.85	14.15
S-	甲状旁腺激素 (PTH)	25.9	23.8	13	8.8	30.2	19.43	13.19	45.24	6.475	4.40	15.08
B-	pCO_2	4.8	5.3	2.4	1.8	5.7	3.60	2.68	8.62	1.2	0.89	2.87
B-	pH (pH units)	0.2		0.1			0.15			0.05		
B-	pH [H+]	3.5	2	1.8	1	3.9	2.63	1.51	5.84	0.875	0.50	1.95
S-	醋酸苯酯	6.6	25.2	3.3	6.5	12	4.95	9.77	17.94	1.65	3.26	5.98

续表

样品类型	分析项目中文名称	生物学变异		适当的性能规范			最低性能规范			最佳性能规范		
		个体内生物学变异 CV_I	个体间生物学变异 CV_G	允许不精密度 $I(\%)$	允许偏倚 $B(\%)$	允许总误差 $TE(\%)$	允许不精密度 $I(\%)$	允许偏倚 $B(\%)$	允许总误差 $TE(\%)$	允许不精密度 $I(\%)$	允许偏倚 $B(\%)$	允许总误差 $TE(\%)$
P-	醋酸苯酯	9.5	40.6	4.8	10.4	18.3	7.13	15.64	27.39	2.38	5.21	9.13
S-	磷	8.5	9.4	4.3	3.2	10.2	6.38	4.75	15.27	2.125	1.58	5.09
Patient-	肾小管重吸收磷	2.7	3.3	1.4	1.1	3.3	2.03	1.60	4.94	0.675	0.53	1.65
U-	磷,浓度,24h	26.4	26.5	13.2	9.4	31.1	19.80	14.03	46.70	6.6	4.68	15.57
U-	磷,总量,24h	18	22.6	9	7.2	22.1	13.50	10.83	33.11	4.5	3.61	11.04
S-	磷脂	6.5	11.1	3.3	3.2	8.6	4.88	4.82	12.87	1.625	1.61	4.29
B-	丙酮酸盐	15.2	13	7.6	5	17.5	11.40	7.50	26.31	3.80	2.50	8.77
P-	纤溶酶原	7.7		3.9			5.78			1.925		
B-	血小板分布宽度	2.8		1.4			2.10			0.7		
B-	血小板比容	11.9		6			8.93			2.975		
B-	血小板计数	9.1	21.9	4.6	5.9	13.4	6.83	8.89	20.15	2.275	2.96	6.72
U-	胆色素原	17	31	8.5	8.8	22.9	12.75	13.26	34.30	4.25	4.42	11.43
U-	尿卟啉	40		20			30.00			10		
U-	尿卟啉(总)	40		20			30.00			10.00		
(B)Leuc-	钾	13.6	13.4	6.8	4.8	16	10.20	7.16	23.99	3.4	2.39	8.00
S-	钾	4.8	5.6	2.4	1.8	5.8	3.60	2.77	8.71	1.2	0.92	2.90
U-	钾,浓度,24小时	27.1	23.2	13.6	8.9	31.3	20.33	13.38	46.91	6.775	4.46	15.64
U-	钾,总量	24.4	22.2	12.2	8.2	28.4	18.30	12.37	42.57	6.1	4.12	14.19
S-	前清蛋白	10.9	19.1	5.5	5.5	14.5	8.18	8.25	21.74	2.725	2.75	7.25

续表

样品类型	分析项目中文名称	生物学变异 个体内生物学变异 CV_I	个体间生物学变异 CV_G	适当的性能规范 允许不精密度 $I(\%)$	允许偏倚 $B(\%)$	允许总误差 $TE(\%)$	最低性能规范 允许不精密度 $I(\%)$	允许偏倚 $B(\%)$	允许总误差 $TE(\%)$	最佳性能规范 允许不精密度 $I(\%)$	允许偏倚 $B(\%)$	允许总误差 $TE(\%)$
S-	I 型前胶原 C 末端	7.8		3.9			5.85			1.95		
S-	I 型前胶原 N 末端	6.8	18.4	3.4	4.9	10.5	5.10	7.36	15.77	1.7	2.45	5.26
S-	催乳素	23	35	11.5	10.5	29.4	17.25	15.71	44.17	5.75	5.24	14.72
S-	催乳素（男性）	6.9	61.2	3.5	15.4	21.1	5.18	23.10	31.63	1.725	7.70	10.54
P-	脯氨酸	17	104.4	8.5	26.4	40.5	12.75	39.67	60.70	4.25	13.22	20.23
P-	脯氨酰肽链内切酶	16.8	13.9	8.4	5.5	19.3	12.60	8.18	28.97	4.2	2.73	9.66
S-	备解素因子 B	9.5	11.2	4.7	3.7	11.5	7.13	5.51	17.26	2.375	1.84	5.75
S-	前列腺特异性抗原（PSA）	18.1	72.4	9.1	18.7	33.6	13.58	27.99	50.38	4.525	9.33	16.79
S-	蛋白	2.7	4	1.4	1.2	3.5	2.03	1.81	5.15	0.68	0.60	1.72
S-	蛋白 C	5.8	55.2	2.9	13.9	18.7	4.35	20.81	27.99	1.45	6.94	9.33
P-	蛋白 S	5.8	63.4	2.9	15.9	20.7	4.35	23.87	31.05	1.45	7.96	10.35
U-	蛋白，浓度，24 小时	39.6	17.8	19.8	10.9	43.5	29.70	16.28	65.29	9.9	5.43	21.76
S-	糖化蛋白	0.9	11.6	0.5	2.9	3.7	0.68	4.36	5.48	0.23	1.45	1.83
U-	蛋白，总量，24 小时	35.5	23.7	17.8	10.7	40	26.63	16.01	59.94	8.875	5.34	19.98
S-	蛋白，总量	2.7	4	1.4	1.2	3.4	2.03	1.81	5.15	0.675	0.60	1.72
S-	总糖化蛋白	0.9	11.6	0.5	2.9	3.7	0.68	4.36	5.48	0.23	1.45	1.83
P-	凝血酶原时间	4	6.8	2	2	5.3	3.00	2.96	7.91	1	0.99	2.64
U-	吡啶烷醇 / 肌酐	8.7	17.6	4.4	4.9	12.1	6.53	7.36	18.13	2.18	2.45	6.04
U-	吡啶烷醇 / 肌酐，morning spot	8.7	17.6	4.4	4.9	12.1	6.53	7.36	18.13	2.175	2.45	6.04

续表

样品类型	分析项目中文名称	生物学变异		适当的性能规范			最低性能规范			最佳性能规范		
		个体内生物学变异 CV_I	个体间生物学变异 CV_G	允许不精密度 $I(\%)$	允许偏倚 $B(\%)$	允许总误差 $TE(\%)$	允许不精密度 $I(\%)$	允许偏倚 $B(\%)$	允许总误差 $TE(\%)$	允许不精密度 $I(\%)$	允许偏倚 $B(\%)$	允许总误差 $TE(\%)$
U-	吡啶烷醇/肌酐(晨尿)	19.4	23.6	9.7	7.6	23.6	14.55	11.46	35.46	4.85	3.82	11.82
B-	丙酮酸	15.2	13	7.6	5	17.5	11.40	7.50	26.31	3.8	2.50	8.77
B-	红细胞分布宽度	3.5	5.7	1.8	1.7	4.6	2.63	2.51	6.84	0.875	0.84	2.28
S-	高荧光强度网织红细胞计数	10	62	5	15.7	24	7.50	23.55	35.93	2.5	7.85	11.98
S-	低荧光强度网织红细胞计数	1.6	4.9	0.8	1.3	2.6	1.20	1.93	3.91	0.4	0.64	1.30
S-	中荧光强度网织红细胞计数	13	33	6.5	8.9	19.6	9.75	13.30	29.39	3.25	4.43	9.80
S-	网织红细胞计数	11	29	5.5	7.8	16.8	8.25	11.63	25.24	2.75	3.88	8.41
P-	视黄醇(维生素A)	6.2	21	3.1	5.5	10.6	4.65	8.21	15.88	1.55	2.74	5.29
S-	视黄醇(维生素A)	13.6	19	6.8	5.8	17.1	10.20	8.76	25.59	3.4	2.92	8.53
S-	类风湿因子	8.5	24.5	4.3	6.5	13.5	6.38	9.72	20.24	2.125	3.24	6.75
P-	S蛋白	5.8	63.4	2.9	15.9	20.7	4.35	23.87	31.05	1.45	7.96	10.35
S-	SCC抗原	39.4	35.7	19.7	13.3	45.8	29.55	19.94	68.70	9.85	6.65	22.90
P-	硒	12	14	6	4.6	14.5	9.00	6.91	21.76	3	2.30	7.25
B-	硒	12	12	6	4.2	14.1	9.00	6.36	21.21	3	2.12	7.07
Semen-	精子,浓度	26.8	56.4	13.4	15.6	37.7	20.10	23.42	56.58	6.7	7.81	18.86
Semen-	精子,形态	19.6	44	9.8	12	28.2	14.70	18.06	42.32	4.9	6.02	14.11
Semen-	精子,向前运动性	15.2	32.8	7.6	9	21.6	11.40	13.56	32.37	3.8	4.52	10.79
Semen-	精子,快速向前运动性	18.8	51.8	9.4	13.8	29.3	14.10	20.66	43.93	4.7	6.89	14.64
Semen-	精子,总的运动性	18.4	29.8	9.2	8.8	23.9	13.80	13.13	35.90	4.6	4.38	11.97

续表

样品类型	分析项目中文名称	生物学变异		适当的性能规范			最低性能规范			最佳性能规范		
		个体内生物学变异 CV_I	个体间生物学变异 CV_G	允许不精密度 $I(\%)$	允许偏倚 $B(\%)$	允许总误差 $TE(\%)$	允许不精密度 $I(\%)$	允许偏倚 $B(\%)$	允许总误差 $TE(\%)$	允许不精密度 $I(\%)$	允许偏倚 $B(\%)$	允许总误差 $TE(\%)$
Semen-	精子,活力	10.3	25.8	5.2	6.9	15.4	7.73	10.42	23.16	2.575	3.47	7.72
P-	丝氨酸	12.8	42.8	6.4	11.2	21.7	9.60	16.75	32.59	3.20	5.58	10.86
S-	性激素结合蛋白(SHBG)	12.1	42.7	6.1	11.1	21.1	9.08	16.64	31.62	3.025	5.55	10.54
(B) Erythr-	钠	1.8	12.4	0.9	3.1	4.6	1.35	4.70	6.93	0.45	1.57	2.31
(B) Leuc-	钠	51	36.4	25.5	15.7	57.7	38.25	23.50	86.61	12.75	7.83	28.87
S-	钠	0.7	1	0.4	0.3	0.9	0.53	0.46	1.32	0.175	0.15	0.44
S-	碳酸氢钠	4.8	4.7	2.4	1.7	5.6	3.60	2.52	8.46	1.2	0.84	2.82
B-	碳酸氢钠	4	4.8	2	1.6	4.9	3.00	2.34	7.29	1.00	0.78	2.43
Sweat-	氯化钠	15	25	7.5	7.3	19.7	11.25	10.93	29.50	3.75	3.64	9.83
U-	钠,总量,24小时	28.7	16.7	14.4	8.3	32	21.53	12.45	47.97	7.175	4.15	15.99
U-	钠,浓度,24小时	24	26.8	12	9	28.8	18.00	13.49	43.19	6	4.50	14.40
P-	可溶性CD163	9	35.9	4.5	9.3	16.7	6.75	13.88	25.02	2.25	4.63	8.34
S-	可溶性CD163	4.5	4.5	2.3	1.6	5.3	3.38	2.39	7.96	1.125	0.80	2.65
Semen-	精子,浓度	26.8	56.4	13.4	15.6	37.7	20.10	23.42	56.58	6.70	7.81	18.86
Semen-	精子,快速向前运动性	18.8	51.8	9.4	13.8	29.3	14.10	20.66	43.93	4.70	6.89	14.64
Semen-	精子,形态	19.6	44	9.8	12	28.2	14.70	18.06	42.32	4.90	6.02	14.11
Semen-	精子,向前运动性	15.2	32.8	7.6	9	21.6	11.40	13.56	32.37	3.80	4.52	10.79
Semen-	精子,总的运动性	18.4	29.8	9.2	8.8	23.9	13.80	13.13	35.90	4.60	4.38	11.97
Semen-	精子活力	10.3	25.8	5.2	6.9	15.4	7.73	10.42	23.16	2.58	3.47	7.72

续表

样品类型	分析项目中文名称	生物学变异		适当的性能规范			最低性能规范			最佳性能规范		
		个体内生物学变异 CV_I	个体间生物学变异 CV_G	允许不精密度 $I(\%)$	允许偏倚 $B(\%)$	允许总误差 $TE(\%)$	允许不精密度 $I(\%)$	允许偏倚 $B(\%)$	允许总误差 $TE(\%)$	允许不精密度 $I(\%)$	允许偏倚 $B(\%)$	允许总误差 $TE(\%)$
S-	超氧化物歧化酶	17.1	10.5	8.6	5	19.1	12.83	7.52	28.69	4.275	2.51	9.56
(B)Erythr-	超氧化物歧化酶	12.3	4.9	6.2	3.3	13.5	9.23	4.97	20.19	3.075	1.66	6.73
P-	牛磺酸	30.6	44	15.3	13.4	38.6	22.95	20.10	57.97	7.65	6.70	19.32
S-	睾酮	9.3	23.7	4.7	6.4	14	6.98	9.55	21.06	2.325	3.18	7.02
Saliva-	睾酮	17.3	28.8	8.7	8.4	22.7	12.98	12.60	34.01	4.325	4.20	11.34
U-	睾酮	25		12.5			18.75			6.25		
S-	游离睾酮	9.3		4.7			6.98			2.33		
U-	游离睾酮	51.7		25.9			38.78			12.93		
S-	甲状腺球蛋白	14	39	7	10.4	21.9	10.50	15.54	32.86	3.5	5.18	10.95
S-	甲状腺球蛋白抗体	8.5	82	4.3	20.6	27.6	6.38	30.91	41.43	2.125	10.30	13.81
S-	甲状腺过氧化物酶抗体	11.3	147	5.7	36.9	46.2	8.48	55.29	69.27	2.825	18.43	23.09
S-	促甲状腺激素	19.3	24.6	9.7	7.8	23.7	14.48	11.73	35.61	4.825	3.91	11.87
S-	促甲状腺激素受体抗体	4.8		2.4			3.60			1.2		
S-	甲状腺素（T_4）	4.9	10.9	2.5	3	7	3.68	4.48	10.55	1.225	1.49	3.52
S-	甲状腺素结合蛋白	4.4	12.6	2.2	3.3	7	3.30	5.00	10.45	1.1	1.67	3.48
S-	甲状腺素结合蛋白	0.09	0.06	0	0	0.1	0.07	0.04	0.15	0.02	0.01	0.05
S-	游离甲状腺素	5.7	12.1	2.9	3.3	8	4.28	5.02	12.07	1.43	1.67	4.02
S-	甲状腺素/甲状腺素结合蛋白	0.1	0.1	0	0	0.1	0.08	0.05	0.18	0.03	0.02	0.06
P-		10.5	61	5.3	15.5	24.1	7.88	23.21	36.21	2.63	7.74	12.07

续表

样品类型	分析项目中文名称	生物学变异		适当的性能规范			最低性能规范			最佳性能规范		
		个体内生物学变异 CV_I	个体间生物学变异 CV_G	允许不精密度 $I(\%)$	允许偏倚 $B(\%)$	允许总误差 $TE(\%)$	允许不精密度 $I(\%)$	允许偏倚 $B(\%)$	允许总误差 $TE(\%)$	允许不精密度 $I(\%)$	允许偏倚 $B(\%)$	允许总误差 $TE(\%)$
S-	组织多肽抗原(TPA)	28.7	40.4	14.4	12.4	36.1	21.53	18.58	54.10	7.175	6.19	18.03
S-	组织多肽抗原(TPA)	31.1	63.7	15.6	17.7	43.4	23.33	26.58	65.07	7.78	8.86	21.69
S-	组织多肽特异性抗原(TPS)	36.1	108	18.1	28.5	58.3	27.08	42.70	87.38	9.025	14.23	29.13
S-	总的肉毒碱	7.7	13.8	3.9	4	10.3	5.78	5.93	15.45	1.925	1.98	5.15
U-	总的儿茶酚胺,浓度,24小时	24	32	12	10	29.8	18.00	15.00	44.70	6	5.00	14.90
U-	总的卟啉	40		20			30.00			10		
S-	转铁蛋白	3	4.3	1.5	1.3	3.8	2.25	1.97	5.68	0.75	0.66	1.89
P-	苏氨酸	17.9	33.1	9	9.4	24.2	13.43	14.11	36.26	4.48	4.70	12.09
S-	甘油三酯	20.9	37.2	10.5	10.7	27.9	15.68	16.00	41.86	5.225	5.33	13.95
S-	三碘甲状腺氨酸(T₃)	8.7	17.2	4.4	4.8	12	6.53	7.23	17.99	2.175	2.41	6.00
S-	游离三碘甲状腺氨酸(T₃)	7.9	17.6	4	4.8	11.3	5.93	7.23	17.01	1.98	2.41	5.67
S-	三碘甲状腺氨酸,摄入	0.05		0.03			0.04			0.01		
S-	三碘甲状腺氨酸/甲状腺素结合蛋白	0.1	0.1	0.1	0	0.1	0.08	0.05	0.18	0.03	0.02	0.06
S-	肌钙蛋白I	14	63	7	16.1	27.7	10.50	24.20	41.53	3.5	8.07	13.84
S-	肌钙蛋白I	9.7	57	4.9	14.5	22.5	7.28	21.68	33.69	2.43	7.23	11.23
S-	肌钙蛋白I	30.5	90	15.3	23.7	48.9	22.88	35.64	73.38	7.63	11.88	24.46
P-	色氨酸	22.7	152.6	11.4	38.6	57.3	17.03	57.85	85.95	5.68	19.28	28.65
S-	肿瘤坏死因子 α	43	29	21.5	13	48.4	32.25	19.45	72.66	10.75	6.48	24.22
S-	尿酸	9	17.6	4.5	4.9	12.4	6.75	7.41	18.55	2.25	2.47	6.18

续表

样品类型	分析项目中文名称	生物学变异		适当的性能规范			最低性能规范			最佳性能规范		
		个体内生物学变异 CV_I	个体间生物学变异 CV_G	允许不精密度 $I(\%)$	允许偏倚 $B(\%)$	允许总误差 $TE(\%)$	允许不精密度 $I(\%)$	允许偏倚 $B(\%)$	允许总误差 $TE(\%)$	允许不精密度 $I(\%)$	允许偏倚 $B(\%)$	允许总误差 $TE(\%)$
U-	尿酸,浓度,24 小时	24.7	22.1	12.4	8.3	28.7	18.53	12.43	43.00	6.175	4.14	14.33
U-	尿酸,总量,24 小时	18.5	14.4	9.3	5.9	21.1	13.88	8.79	31.69	4.625	2.93	10.56
S-	尿素	12.3	18.3	6.2	5.5	15.7	9.23	8.27	23.49	3.075	2.76	7.83
U-	尿素,浓度,24 小时	22.7	25.9	11.4	8.6	27.3	17.03	12.91	41.01	5.675	4.30	13.67
U-	尿素,总量,24 小时	17.4	25.4	8.7	7.7	22.1	13.05	11.55	33.08	4.35		
P-	缬氨酸	10.6	40.1	5.3	10.4	19.1	7.95	15.55	28.67	2.65	5.18	9.56
U-	香草扁桃体酸,浓度,24 小时	22.2	47	11.1	13	31.3	16.65	19.49	46.96	5.55	6.50	15.65
S-	血管细胞黏附分子 1	5.2	16	2.6	4.2	8.5	3.90	6.31	12.74	1.3	2.10	4.25
S-	血管细胞黏附分子 1(VCAM-1)	5.2	16	2.6	4.2	8.5	3.90	6.31	12.74	1.30	2.10	4.25
S-	血管内皮生长因子	14.1	28.8	7.1	8	19.6	10.58	12.02	29.47	3.525	4.01	9.82
P-	血管内皮生长因子	14.1	18.1	7.1	5.7	17.4	10.58	8.60	26.05	3.53	2.87	8.68
B-	血管内皮生长因子	14.3	28.8	7.2	8	19.8	10.73	12.06	29.75	3.58	4.02	9.92
S-	血管内皮生长因子	10.7	47.6	5.4	12.2	21	8.03	18.30	31.54	2.68	6.10	10.51
P-	维生素 B_1	4.8	12	2.4	3.2	7.2	3.60	4.85	10.79	1.2	1.62	3.60
(B)Eryth-	维生素 B_{12}	15	69	7.5	17.7	30	11.25	26.48	45.04	3.75	8.83	15.01
B-	维生素 B_2(核黄素)	5.8	10	2.9	2.9	7.7	4.35	4.34	11.51	1.45	1.45	3.84
(B)Eryth-	维生素 B_2(核黄素)	6.4	11	3.2	3.2	8.5	4.80	4.77	12.69	1.6	1.59	4.23
(B)Eryth-	维生素 B_2(含胱甘肽还原酶活化)	5.2	40	2.6	10.1	14.4	3.90	15.13	21.56	1.3	5.04	7.19
(B)Eryth-	维生素 B_6	14	24	7	6.9	18.5	10.50	10.42	27.74	3.5	3.47	9.25
B-	维生素 B_6	20	34	10	9.9	26.4	15.00	14.79	39.54	5	4.93	13.18

续表

样品类型	分析项目中文名称	生物学变异		适当的性能规范			最低性能规范			最佳性能规范		
		个体内生物学变异 CV_I	个体间生物学变异 CV_G	允许不精密度 $I(\%)$	允许偏倚 $B(\%)$	允许总误差 $TE(\%)$	允许不精密度 $I(\%)$	允许偏倚 $B(\%)$	允许总误差 $TE(\%)$	允许不精密度 $I(\%)$	允许偏倚 $B(\%)$	允许总误差 $TE(\%)$
(B)Eryth-	维生素 B_6 状态（AST 激活）	1.4	44	0.7	11	12.2	1.05	16.51	18.24	0.35	5.50	6.08
(B)Eryth-	维生素 E	7.6	21	3.8	5.6	11.9	5.70	8.37	17.78	1.9	2.79	5.93
(B)Eryth-	维生素 K	38	44	19	14.5	45.9	28.50	21.80	68.83	9.5	7.27	22.94
S-	极低密度脂蛋白胆固醇	27.6		13.8			20.70			6.9		
P-	血管性血友病因子	0.001	28.3	0.000 5	7.1	7.1	0.00	10.61	10.61	0.000 25	3.54	3.54
P-	血管性血友病因子	2.5	27.3	1.3	6.9	8.9	1.88	10.28	13.37	0.63	3.43	4.46
P-	血管性血友病因子抗原	5	18	2.5	4.7	8.8	3.75	7.01	13.19	1.25	2.34	4.40
S-	水	3.1	0.1	1.6	0.8	3.3	2.33	1.16	5.00	0.775	0.39	1.67
S-	玉米黄素	34.7		17.4			26.03			8.675		
S-	锌	9.3	9.4	4.7	3.3	11	6.98	4.96	16.47	2.325	1.65	5.49
P-	锌	11	14	5.5	4.5	13.5	8.25	6.68	20.29	2.75	2.23	6.76
P-	α- 氨基丁酸	24.7	32.3	12.4	10.2	30.5	18.53	15.25	45.81	6.18	5.08	15.27
U-	α- 淀粉酶（胰腺）	39	78.4	19.5	21.9	54.1	29.25	32.84	81.10	9.75	10.95	27.03
P-	α- 胡萝卜素	24	65	12	17.3	37.1	18.00	25.98	55.68	6.00	8.66	18.56
S-	α- 胡萝卜素	48	65	24	20.2	59.8	36.00	30.30	89.70	12.00	10.10	29.90
S-	甲胎蛋白（AFP，非肝癌）	12.2	45.6	6.1	11.8	21.9	9.15	17.70	32.80	3.05	5.90	10.93
P-	β- 胡萝卜素	18	48	9	12.8	27.7	13.50	19.22	41.50	4.50	6.41	13.83
U-	δ- 氨基酮戊酸	16	27	8	7.8	21	12.00	11.77	31.57	4.00	3.92	10.52

注：S，血清；P，血浆；U，尿液；Patient-，患者；(B)Gas，血气；(B)Erthry，血红细胞；B-spot，血斑；Saliva，唾液；(B)Leuc-，血细胞；Semen-，精液；Sweat，汗液

附录 2

能力验证活动追踪工作表

实例 2-1　跟踪多次能力验证活动的表格

PT 活动名称	预定运送日期	接受日期	处理日期	执行 PT 的技术人员	使用的仪器	结果提交日期	总结报告接收	总结报告审核	评论
第一次活动生化	2014 年 2 月 3 日	2014 年 2 月 7 日	2014 年 2 月 9 日	KC,BR,AG		2014 年 2 月 12 日	2014 年 4 月15日	2014 年 4 月16日	钠为80% T_3 为 60%—参见纠正措施
第一次活动血液学	2014 年 3 月 12 日	2014 年 3 月 19 日	2014 年 3 月 19 日	ST,JB		2014 年 3 月 20 日	2014 年 5 月 24 日	2014 年 5 月 25 日	100%
第一次活动微生物学	2014 年 3 月 24 日	2014 年 3 月 28 日	2014 年 3 月 30 日	ED,TW		2014 年 4 月 3 日	2014 年 6 月 12 日	2014 年 6 月 13 日	样品 #MS3,不是活的;通知提供者
第一次活动免疫									
第一次活动输血服务									

实例 2-2 跟踪单次能力验证活动的表格

能力验证接收和活动表格

活动名称:			
PT#:	检验区域:		截止日期:
接收日期:	接收人员:		订货合同号:
			储存地点:
厂家 / 来源:	Panel 名称:		模块:
是否可接受:是 / 否	接收条件:冰袋　干冰　环境		样品编号:
如果不可接受,请填写			
通知厂家的人员 / 日期:			
申请更换样品:是 / 否		所有样品或样品编号:	
样品接收人员 / 日期:		是否可接受:是 / 否　　接收到的样品编号:	
试剂盒说明审核人员:		PT 日历更新人员:	
样品准备人员 / 日期:		提交给实验室的日期:	
额外批号 / 有效期:			
对检测人员的特殊说明(如有需要):			
检测人员:		收到检测记录:	
收到的申请书:		收到的结果报告:	
结果输入人员 / 日期:			
QC 审核人员 / 日期:			
结果提交人员 / 日期:			

方法	分析物 / 试验	可接受标准	偏离 #	通过 / 失败

评分 ≥ 80% 被认为是满意的活动			
评分 %:	总分:	本次活动被认为是:　　满意　　不满意	
评价收到和审核的人员 / 日期:			
如果需要调查请填写,并附上支持性文件和档案			
调查编号:	附上完成的调查:是 / 否		
纠正措施:			
评论:			
报告完成	签字:		日期:
自我证明 / 同意:意识到由于 PT 材料的性质,可能要求一些特殊处理,实验室主任自我证明检测人员对标本中的分析物的操作与常规患者标本的操作尽可能接近。此外,遵守了有关 PT 的所有的适用的遵从性和法规要求。实验室主任已经审核和批准了此次活动的最终解释。			
实验室主任签字 / 日期:			
			第 1 页总 1 页

缩写:PT,能力验证;QC,质量控制

附录 3

能力验证提供者对于定量结果的性能统计量

一、评价性能的基本方法

许多不同的统计量可用于评价定量被测量的性能。然而,这些统计量是根据相同的基本原则产生的。

➢ 将参加者的结果与适当的指定值进行比较。
➢ 将结果与指定值之间的差值与可接受的允许测量误差进行比较。

二、确定指定值的方法

指定值通常由下面的技术进行确定:
➢ 参考值——由样品配制确定(加入已知的或纯物质配制而来)
➢ 参考值——由有能力的实验室采用参考方法分析确定
➢ 公议值——由少数专家实验室确定
➢ 公议值——由使用共同检测方法的参加实验室组合的结果确定
➢ 公议值——由使用不同方法的参加实验室的组合结果确定

公议值可以是稳健均值或删除离群值后计算的均值。PT 提供者应该描述所使用的方法或监管机构指定的方法。指定值的统计技术超出本指南的范围。

三、确定性能标准的方法

性能标准通常由下列方法之一来确定:
➢ 由监管或认可机构规定的允许测量误差
➢ 由监管或认可机构规定的目标标准差(s)(或目标不确定度)
➢ 由其他技术如专家判断或以前 PT 活动的平均标准差(s)确定的允许误差
➢ 由参加者结果确定的公议标准差(s)
➢ 基于不确定度的方法,使用实验室报告的合成不确定度和靶值的不确定度

以上标准可以各种方式进行应用,包括:

> 对于指定值的不同浓度水平,标准可能有所不同
> 标准可使用允许总测量误差表示(见 D 分数,下面)
> 标准可使用 s 表示,用于计算性能统计量(见 Z 分数或标准差指数/标准差区间,下面)
> 标准可使用与指定值相同的单位表示或以百分数表示(或百分比)
> 标准可用于加权分数的基础,反映提交结果与指定值之间差值的临床效果

四、共同的性能统计量

参加者结果、指定值和性能标准通常被用来计算性能统计量。以下符号用于不同的分量:

$X=$ 参加者结果

$X_{pt}=$ 指定值

$\delta_E=$ 允许总测量误差

$\sigma_{pt}=$ 能力评定的标准差 (s)

$u(X)=$ 参加者结果的标准不确定度

$u(X_{pt})=$ 指定值的标准不确定度

以下是常见的性能统计量:

> D 分数: $D=x-x_{pt}$; $|D| \leqslant \delta_E$ 是可接受的。
> P_A 分数: $P_A=(x-x_{pt})/\delta_E \cdot 100\%$; $|P_A| \leqslant 100\%$ 是可接受的。
> z 分数: $z=(x-x_{pt})/\sigma_{pt}$; $|z| \leqslant 3.0$ 是可接受的。
> zeta 分数: $zeta=(x-x_{pt})/\sqrt{[u(x)^2+u(x_{pt})^2]}$; $|zeta| < 3.0$ 是可接受的。

$z > 3.0$ 为行动信号, $2.0 < z \leqslant 3.0$ 通常被称为"警告信号"。

附录 4

能力验证结果示例

4-1 葡萄糖能力验证结果示例

在附录表 4-1 中显示了由 5 个不同样品(A 到 E)组成的单次 PT 活动(953)的结果。在每一行中分别为实验室结果、靶值以及实验室结果与靶值的差值。第 5 列列出了允许差值(可接受性能的界限值),第 6 列显示了实验室结果所代表允许差值的百分比。例如,样品 A 的实验室结果与靶值的差值是 0.539mmol/L,占允许差值(1.02)的百分比是 53%。样品 E 的结果不可接受,即占允许差值的 –117%。

附录图 4-1 以图形方式显示相同的数据。因为 X 轴的值是按照浓度递增顺序来排列,允许的差值随着浓度的增加而增加。可以看到样品 E 的点落在这些界限之外,但是图形让它更容易被看到它接近下限(–117%)并且处于低浓度。

虽然附录表 4-1 的第六列(即允许差值的百分比)对于单次验证活动看起来可能没有意义,但是随着时间变化它可以成为监控性能的有用工具。高于 100% 的值(或小于 –100%)表示为不可接受的结果,但是所有的值可以绘制在传统的休哈特(或 Levey-Jennings)图上,其 X 轴代表验证活动。附录表 4-2 和附录图 4-2 提供了实例。

附录表 4-1　葡萄糖验证(单次活动)*

活动和样品	结果	靶值	差值	± 允许差值	允许差值的百分比
953A	10.73	10.19	0.539	1.02	53
953B	9.02	9.12	−0.099	0.91	−11
953C	13.42	12.96	0.462	1.30	36
953D	4.02	4.31	−0.292	0.43	−68
953E	2.64	3.03	−0.385	0.33	−117[†]

* 所有结果以 mmol/L 表示

[†] 不可接受结果

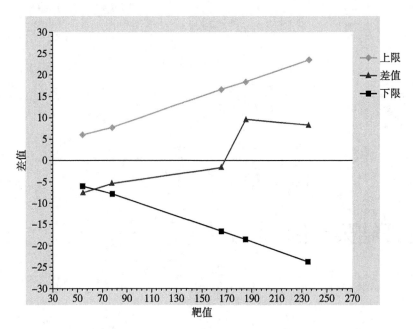

附录表 4-2 葡萄糖验证(多次活动)**

次数和样本	结果	靶值	差值	± 允许差值	差值占允许差值的百分比
951A	13.26	12.30	0.957	1.23	78
951B	15.90	14.38	1.518	1.44	106[†]
951C	4.13	3.92	0.204	0.39	52
951D	4.18	4.09	0.088	0.41	22
951E	2.53	2.46	0.066	0.33	20
952A	3.03	2.88	0.149	0.33	45
952B	14.30	13.27	1.034	1.33	78
952C	2.97	2.73	0.237	0.33	72
952D	14.96	13.83	1.128	1.38	81
952E	4.68	4.39	0.286	0.44	65
953A	10.73	10.19	0.539	1.02	53
953B	9.02	9.12	−0.099	0.91	−11
953C	13.42	12.96	0.462	1.30	36
953D	4.02	4.31	−0.292	0.43	−68
953E	2.64	3.03	−0.385	0.33	−117[†]
954A	5.50	5.31	0.193	0.53	36
954B	14.52	13.87	0.655	1.39	47
954C	2.37	2.56	−0.198	0.33	−60
954D	9.30	9.89	−0.600	0.99	−61
954E	5.12	5.23	−0.110	0.52	−21

** 所有结果以 mmol/L 表示

[†] 不可接受结果

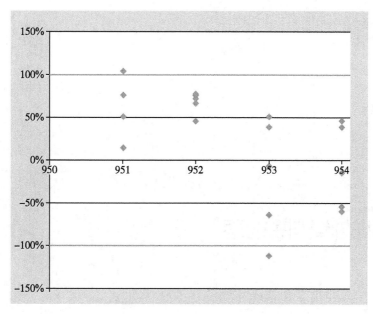

附录图 4-2　休哈特 (Levey-Jennings) 图

X 轴代表验证活动。验证活动 953 与其他 3 次验证活动一起出现。图上显示活动 953 与靶值的差值的跨度是相对得宽（+52% 到 –117%），比其他 3 次活动都宽得多。验证活动 951 也有一个不可接受的结果（偏高）。验证活动 952 具有最小的误差宽度，但都是正偏的。验证活动 954 比 952 有较宽的误差，但这些误差有正的也有负的

4-2　定性评价报告示例

附录表 4-3 提供显示定性被测量所有 5 份样品通过分数的评价报告示例。

附录表 4-3　定性评价报告示例

参加者记录	预期响应	参加者评分
阳性	阳性	好
阳性	阳性	好
阳性	阳性	好
阴性	阴性	好
阴性	阴性	好

附录 5

能力验证故障排除指南

一、能力验证性能规则

附录表 5-1 提供了基于以图形总结显示允许偏差的性能规则。该表分为两部分,分别反映单次和多次活动的解释性指南。在某些情况下,识别出随时间变化的趋势可以提供额外的诊断信息。

附录表 5-1　使用评价图来监测 PT 性能的指南

单次活动 PT 评价图中的模式		
规则	评论	建议的措施
(1)在一次活动中一个结果超过 ±75% 的允许偏差	审核结果以排除可能的问题;对结果超过 ±100% 的允许偏差,识别非分析来源的可能的差错,如笔误	如果数据不符合规则(2)或规则(3),遵循对系统误差或随机误差建议的措施,视情况而定
(2)所有结果都在靶值的一侧,且至少有一个差值超过 ±50% 的允许偏差	显示的偏差表明可能的校准漂移;如果相对差值均接近 0,就不需太关心	对系统误差的证据,参见建议措施清单
(3)更大的正的或负的差值;结合长的正的和负的条的长度是 >200 总范围内的 140	显示可能的随机误差	对随机误差的证据,参见建议措施清单
多次活动 PT 评价图的时间趋势		
规则	评论	建议的措施
持续的结果在靶值的一侧	显示持续的偏倚,即使很小;在这个时间范围内应该进行了重新校准	对系统误差的证据,参见建议措施清单
结果从靶值的一侧翻转到靶值的另一侧	显示了系统和/或过程改变的效果;较长的条形更值得关注。	对系统误差的证据,参见建议措施清单

多次活动 PT 评价图的时间趋势		
规则	评论	建议的措施
随着时间变化,条形的长度增加	突然的改变可能显示出系统和 / 或过程改变的效果;它可能揭示系统或随机误差的新来源	遵循系统或随机误差的建议措施,视情况而定
随着时间变化,条形的长度变短	显示系统和 / 或过程改变的效果,特别是纠正措施的结果	保留纠正措施已成功的文件

附录图 5-1 阐述累积 PT 结果的各种模式及解决问题的建议。

注:X 轴代表将 PT 结果表示为由 PT 提供者建立的可接受限的百分比

$$X 轴 = (你室结果 - 靶值) / 允许偏差$$

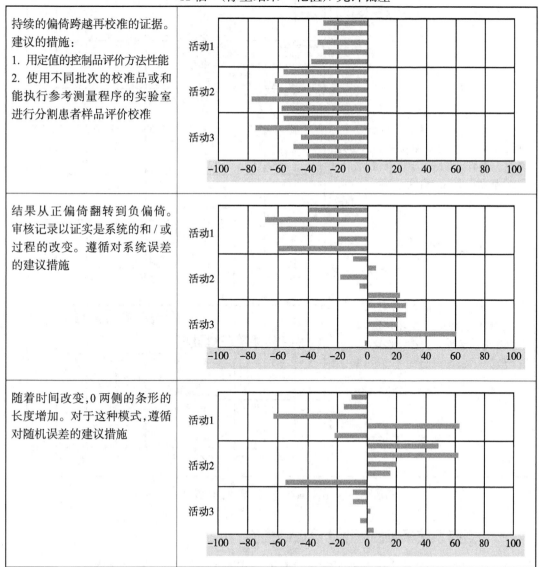

461

随着时间改变,条形的长度主要在一侧增长。对于这种模式,遵循对系统误差建议的措施	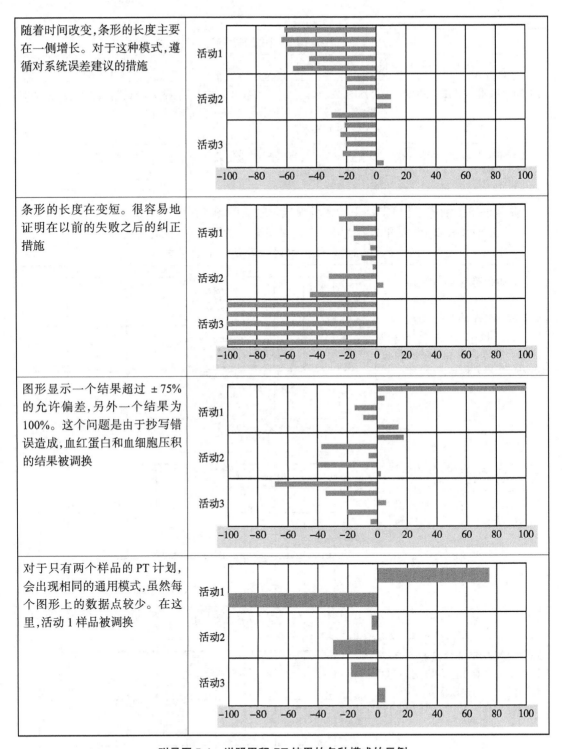
条形的长度在变短。很容易地证明在以前的失败之后的纠正措施	
图形显示一个结果超过 ±75% 的允许偏差,另外一个结果为100%。这个问题是由于抄写错误造成,血红蛋白和血细胞压积的结果被调换	
对于只有两个样品的 PT 计划,会出现相同的通用模式,虽然每个图形上的数据点较少。在这里,活动 1 样品被调换	

附录图 5-1 说明累积 PT 结果的各种模式的示例

二、当有系统误差的证据时建议的措施

➤ 检查内部 QC 性能。寻找可能还没有触发实验室失控规则的趋势或移位。

> 如果尚未进行重新校准,重新校准仪器。
> 如果参加外部 QC 性能计划,审核 QC 性能的比对报告。如果大量的 QC 材料的实验室性能一直不同于组性能均值,则需要进一步调查。
> 使用定值的控制品来评估性能。

三、当有随机误差的证据时建议的措施

> 排除非分析来源的差错(例如,抄写错误、错位的标本、计算错误)。
> 调查分析系统的组成部分(例如,取样探针、反应池、试剂)。
> 审核内部 QC 性能。

四、关于将日常质量控制纳入到能力验证性能解释的其他评论

当审核 PT 性能时,重要的是通过检查标准差指数 / 标准差区间和相对距离图来识别当前和潜在的失败。在考核前、考核中和考核后评价实验室的 QC 数据也可以帮助确定可能的问题和解决方案。QC 记录应注明何时出现再校准和试剂批号的改变。当审核有问题的 PT 结果的可能来源时,也应该收集和检查用于评价 PT 样品和报告 PT 结果的所有其他实验室记录。

附录 6

能力验证结果审核、评价和调查表格示例

实例 6-1　PT 结果审核、评价和调查表示例

调查名称：＿＿＿＿＿＿＿＿＿＿＿＿＿　　年：＿＿＿＿＿＿＿＿＿＿

实验室 / 部门：＿＿＿＿＿＿＿＿＿＿＿　　日期：＿＿＿＿＿＿＿＿

第一步：收集信息

	按照要求填写并附上文件	注释
被测量		
PT 提供者		
PT 活动编号		
PT 材料		
提供者发送材料的日期		
PT 材料接收（日期 / 时间）		
接收者（姓名）		
包装情况		
样品管 / 容器数量		
特别的通知（若有的话）		
结果上报截止日期		
样品检测日期 / 时间		
检测样品的技术人员		
与 QC/ 本批次内部控制相关的信息		
结果评价人员（姓名）		
最终书写 / 记录报告的人员		
报告日期 / 时间		

续表

	按照要求填写并附上文件	注释
我们实验室的结果		
指定值(靶值)		
可接受结果 / 范围		
对所有分析物评价 *SDI*		
评价图的模式 / 趋势		

第二步:确定所要的措施

PT 结果	要求的措施
所有活动 / 考核 / 分析物均是 100%	调查任何趋势 / 位移,如果适用的话
未评分的活动	完成自我评价 / 调查
少于 10 家实验室报告的考核 / 分析物	执行替代评价方案
通过的分数,但小于 100%	完成调查部分
不成功的评分	完成调查部分

第三步:执行调查(如果需要调查或自我评价,完成本部分。如果不需要进行调查,进入第七步)

仪器 / 方法:＿＿＿＿＿＿＿＿＿＿＿＿＿＿＿＿＿＿＿＿＿＿

□ 审核考核 / 分析物中不可接受的结果 / 提及的问题:＿＿＿＿＿＿＿

描述:＿＿＿＿＿＿＿＿＿＿＿＿＿＿＿＿＿＿＿＿＿＿

□ 以前 PT 活动的问题,最近 12 个月　　考核 / 分析物:＿＿＿＿＿＿

描述:＿＿＿＿＿＿＿＿＿＿＿＿＿＿＿＿＿＿＿＿＿＿

采取的其他措施(附上支持性文件和其他信息,视情况而定)

□ 审核患者结果＿＿＿＿＿＿＿＿＿＿＿＿＿＿＿＿

□ 重复分析＿＿＿＿＿＿＿＿＿＿＿＿＿＿＿＿＿

□ 审核 SOP＿＿＿＿＿＿＿＿＿＿＿＿＿＿＿＿＿

□ 审核培训记录＿＿＿＿＿＿＿＿＿＿＿＿＿＿＿

□ 校准 / 校准验证＿＿＿＿＿＿＿＿＿＿＿＿＿＿

□ QC＿＿＿＿＿＿＿＿＿＿＿＿＿＿＿＿＿＿＿

□ 维护 / 温度记录＿＿＿＿＿＿＿＿＿＿＿＿＿＿

□ 对比数据＿＿＿＿＿＿＿＿＿＿＿＿＿＿＿＿＿

□ 供应商 / 技术支持＿＿＿＿＿＿＿＿＿＿＿＿＿

第四步:结论

□ 笔误＿＿＿＿＿＿＿＿＿＿＿＿＿＿＿＿＿＿

□ 样品完整性_____

□ 基质效应_____

□ 随机误差_____

□ 试剂 / 仪器故障_____

□ 技术 : 偏离 SOP_____

□ 其他_____

第五步 : 总结 (包括临床意义)

描述 :_____

第六步 : 纠正措施

描述 :_____

第七步 : 审核 (根据实验室程序)

监督员 :   日期 :

技术主管 :   日期 :

主任 (要求) :   日期 :

评论 / 建议的其他措施 :

描述 :_____

实例 6-2　结果审核、评价和调查表格示例

<u>审核</u> : *根据政策完成本部分。如果不需要调查，根据实验室程序在审核的最后部分签上名字和日期。*

□ 评价所有活动 / 考核 / 分析物的 *SDI*，如果适用。

□ 评价图的模式或趋势，如果适用。

□ 如果所有活动 / 考核 / 分析物结果是 100%，则调查任何适用的趋势或变化。

□ 完成未评分的自我评价。

□ 确定是否有少于 10 家实验室报告的考核 / 分析物。

注 : *必须执行替代评价。对于少于 10 家实验室的教育性考核，不需要执行替代评价。*

□ 通过分数，但少于 100% (完成调查部分)。

□ 不成功的分数 (完成调查部分)。

<u>审核</u> : (按照实验室程序)

监督员 :_____　　　　日期 :_____

技术主管 :_____　　　日期 :_____

主任 (要求) :_____　　日期 :_____

<u>调查</u> : 如果需要调查，完成本部分。

分析日期 :_____　　　　仪器 / 方法 :_____

☐ 审核考核 / 分析物中不可接受的结果 / 提到的问题

☐ 以前 PT 活动的问题,最近 12 个月;考核 / 分析物:

调查并附上支持性文件和附加信息,视情况而定。

评价:

☐ 重复分析＿＿＿＿＿＿＿＿＿＿＿＿＿＿＿＿＿＿＿＿＿＿＿＿＿＿＿＿＿

☐ 验证 PT 样品标签＿＿＿＿＿＿＿＿＿＿＿＿＿＿＿＿＿＿＿＿＿＿＿＿＿

☐ 校准 / 验证校准＿＿＿＿＿＿＿＿＿＿＿＿＿＿＿＿＿＿＿＿＿＿＿＿＿＿

☐ QC＿＿＿＿＿＿＿＿＿＿＿＿＿＿＿＿＿＿＿＿＿＿＿＿＿＿＿＿＿＿＿＿＿

☐ 维护 / 温度记录＿＿＿＿＿＿＿＿＿＿＿＿＿＿＿＿＿＿＿＿＿＿＿＿＿＿

☐ 对比数据＿＿＿＿＿＿＿＿＿＿＿＿＿＿＿＿＿＿＿＿＿＿＿＿＿＿＿＿＿

☐ 供应商 / 技术支持＿＿＿＿＿＿＿＿＿＿＿＿＿＿＿＿＿＿＿＿＿＿＿＿＿

☐ 技术:偏离 SOP＿＿＿＿＿＿＿＿＿＿＿＿＿＿＿＿＿＿＿＿＿＿＿＿＿＿

☐ 报告错误＿＿＿＿＿＿＿＿＿＿＿＿＿＿＿＿＿＿＿＿＿＿＿＿＿＿＿＿＿

☐ 其他＿＿＿＿＿＿＿＿＿＿＿＿＿＿＿＿＿＿＿＿＿＿＿＿＿＿＿＿＿＿＿＿

总结:(包括临床意义)

纠正措施:

审核者:(根据实验室程序)

监督员:＿＿＿＿＿＿＿＿＿＿＿＿　　日期:＿＿＿＿＿＿＿＿＿＿＿＿＿

技术主管:＿＿＿＿＿＿＿＿＿＿＿　　日期:＿＿＿＿＿＿＿＿＿＿＿＿＿

主任(要求):＿＿＿＿＿＿＿＿＿＿　　日期:＿＿＿＿＿＿＿＿＿＿＿＿＿

实例 6-3 PT 活动报告审核表格示例

PT 活动信息:
PT 活动:_____
实验室部门:
□ _____

评分的 PT 结果:
□ 可接受的结果:在表格的底部"审核者"部分签字。
□ 要求调查(不满意结果或 >2s 的满意结果):
文件评价和不可接受 PT 调查表格的结果。

教育性的和未评分的考核:
□ 可接受的结果:在表格的底部"审核者"部分签字。
□ 要求调查:文件化评价和不可接受 PT 结果调查表格的结果。
□ 非教育性的或未评分结果

要求调查的分析物(附上文件):

审核者	名称	签字	日期
技术主管			
检验区域的监督员			
QA 负责人			
行政主管			
实验室医疗主管			

实例 6-4 不可接受的 PT 调查表格示例

PT 系列识别:
日期:
不可接受的结果:
可接受范围:
这种分析物 / 试验以前的趋势:
调查:

结论:

问题分类:
□ 笔误
□ 程序上的
□ 分析上的
□ 样品处理
□ PT 材料
□ 不确定
□ 其他:

患者结果是否受到影响?

纠正措施 / 系统改变以防止问题再发生:

审核者	名称	签字	日期
技术主管			
检验区域的监督员			
QA 负责人			
行政主管			
实验室医疗主管			

附录 7

分子能力验证报告示例

实例 7-1 *BCR/ABL1* 基因重组的 PT 实例

分析物	标本	结果	预期结果	评价
BCR/ABL1 p210 定性	1	阳性	阳性	可接受
	2	未检测到	未检测到	可接受
	3	阳性	阳性	可接受
BCR/ABL1 p190 定性	1	阳性	阳性	可接受
	2	未检测到	阳性	不可接受
	3	阳性	阳性	可接受

分析物	标本	评价统计量							评价
		结果	均值	s	*SDI*	实验室数量	可接受下限	可接受上限	
BCR/ABL1 p210 Log Red	2	未检测到							未评分
	3	3.4	3.48	0.46	−0.2	138	3.02	3.94	可接受
BCR/ABL1 P190 Log Red	2	未检测到							未评分
	3	2.04	1.59	0.44	+1.8	81	1.13	2.05	可接受

BCR/ABL1 p210：标本 1 阳性。标本 2 RNA 阴性。标本 3 用 RNA 阴性的标本稀释将标本 1（1∶10 000）制备而来。

BCR/ABL1 p190：标本 2 和标本 3 通过使用 RNA 阴性的标本稀释标本 1 获得（分别是 1∶10 000 和 1∶100）。

虽然参加者对 p210 和 p190 转录产物的定量是满意的，但是 p190 的检测方法检测标本 2 中低水平的融合转录不够灵敏

实例 7-2　丙型肝炎病毒的分子检测的 PT 实例

分析物	标本	结果	预期结果	评价
HCV 基因分型测序	5	类型 3	类型 3	可接受
HCV 亚型	5	没有亚型		不评分

分析物	标本	评价统计量							
		结果	均值	s	SDI	实验室数量	可接受下限	可接受上限	评价
HCV Log10	1	3.32	3.15	0.45	+ 0.4	14	0.80	4.50	可接受
	2	4.79	4.51	0.47	+ 0.6	14	3.10	5.09	可接受
	3	< 0.70	阴性	不适用	不适用	7	不适用	不适用	不评分
	4	4.90	4.85	0.50	+ 0.1	14	3.33	6.36	可接受
	5	4.17	4.04	0.35	+ 0.4	13	2.98	5.10	可接受

实例 7-2 显示 HCV 的定量病毒载量和基因分型。对进行比较的方法进行评价,当结果落在同组均值加减 3s 范围内被认为是"可接受的"。对基因分型的评价被认为是"可接受的",因为得到了预期的响应。亚型分析虽然因为方法间的变异而比较难匹配上同行组,但可以提供用于教育而不进行评分。根据所使用的方法,有些检测方法不如其他方法敏感,无法确定所有的亚型。

附录 8

记录不满意的妇科细胞学能力验证
性能的样本表格

参加者姓名：王医生

☐ 细胞学技师

☐ 病理学家—初步筛查（由病理学家筛查／解释）

☐ √病理学家—二次的（由细胞学技师预筛玻片）

试验名称／编码：ABC123

病例／玻片编号（字母／数字）：案例 5,7,9

执行检测日期：2014 年 4 月 1 日

检测材料：

☐ √载玻片　　☐ 数字图像　　√☐ 液基制备（LBP）　☐ 数字病理切片扫描（WSI）

☐ 常规涂片

错误分类：

☐ 笔误／转录错误

☐ 筛选错误（筛查未发现异常细胞）

☐ √诊断／解释错误（筛查发现异常细胞，但诊断错误或解释错误）

诊断／解释错误的细节：

☐ √假阴性：病例 5 低度鳞状上皮内病变被诊断为上皮内病变和恶性肿瘤阴性

☐ √假阳性：病例 7 诊断为低度鳞状上皮内病变；病例 9 不满意地诊断为低度鳞状上皮内病变

☐ 孤立的病例误差，检查通过的活动

☐ 检查活动失败

向检查机构提交上诉请求了吗？

☐ 否

☐ √是　　　　　　　　　　结果：☐ √通过　　　☐ 未通过

审查实验室或单独的妇科细胞学 QA 文件：
- ☑ √实时 QC 再筛选数据
  - ☑ √之前的性能令人满意
  - ☐ 性能取决于可接受的参数
  - 解释：＿＿＿＿＿＿＿＿＿＿＿＿＿＿＿＿＿＿＿＿＿＿＿＿＿＿
- ☑ √对当前高度鳞状上皮内病变的之前妇科细胞学回顾性再筛选
  - ☑ √之前的性能令人满意
  - ☐ 性能取决于可接受的参数
  - 解释：＿＿＿＿＿＿＿＿＿＿＿＿＿＿＿＿＿＿＿＿＿＿＿＿＿＿
- ☑ √妇科细胞学 - 宫颈活检相关性
  - ☑ √之前的性能令人满意
  - ☐ 性能取决于可接受的参数
  - 解释：＿＿＿＿＿＿＿＿＿＿＿＿＿＿＿＿＿＿＿＿＿＿＿＿＿＿
- ☑ √妇科细胞学诊断统计审核
  - ☑ √诊断统计量在可接受的参数范围内
  - ☐ 诊断统计量取决于可接受的参数
  - 解释：＿＿＿＿＿＿＿＿＿＿＿＿＿＿＿＿＿＿＿＿＿＿＿＿＿＿

额外的调查：
- ☑ √审核 / 重新筛查 / 重新检测由参加者最近签署的 100 份患者病例。
  - 调查结果：没有发现诊断错误
  - 其他：＿＿＿＿＿＿＿＿＿＿＿＿＿＿＿＿＿＿＿＿＿＿＿＿＿＿

调查结果分析：

10 个病例中出现 3 个诊断错误导致一次 PT 失败。重复检测是成功的，成绩是 100%。审核所有其他实验室妇科细胞学质量监测揭示性能在可接受的参数范围内。审核 100 份以前已签署发出的病例没有发现诊断错误。

纠正措施：
- ☑ √此时无需采取纠正措施。以后的 PT 性能将会受到监测。
- ☐ 再教育 / 再培训 / 补救

详细说明：＿＿＿＿＿＿＿＿＿＿＿＿＿＿＿＿＿＿＿＿＿＿＿＿＿＿
- ☐ 再过筛＿＿＿＿% 的病例，在＿＿＿＿天 / 病例中，然后重新评价。（附上调查结果）
- ☐ 再筛高危病例，在＿＿＿＿天 / 病例中，然后重新评价。（附上调查结果）
- ☐ 对＿＿＿＿病例，在签名前，审核最终诊断，然后重新评价。（附上调查结果）
- ☐ 改变每小时玻片 / 每天玻片的限制。
- ☐ 暂停筛查患者妇科细胞学，直到补救工作完成。
- ☐ 暂停妇科细胞学的诊断 / 签名，直到补救工作完成。
- ☐ 其他：＿＿＿＿＿＿＿＿＿＿＿＿＿＿＿＿＿＿＿＿＿＿＿＿＿＿

最后处理：
- ☑ √此时无需采取纠正措施。以后的 PT 性能将会受到监测。
- ☐ 纠正措施完成并且满意。不需要任何限制。
- ☐ 纠正措施完成。必要的限制。

详细说明：_____

□　纠正措施未完成和 / 或不满意。停止妇科细胞学检查。

监督员：_____　　　　日期：_____

实验室主任：　李医生　　　　　　　　日期：　2014 年 8 月 15 日

附录 9

临床检验定量测定项目室间质量评价不及格原因编码表

大类编码	大类名称	亚类编码	亚类名称	是否与EQA过程相关
A	室间	A1	样品在运送时变质(污染;溶血;无活性;不均匀)	1
	质评	A2	室间质评样品未在规定的时间内接收(如一直放在收发室没有接收)	1
	样品	A3	室间质评样品未在适当的温度下接收	1
	问题	A4	室间质评样品标签贴错	1
		A5	室间质评样品量不足	1
		A6	其他室间质评样品问题,请描述	
B	室间	B1	室间质评结果未提交(如未检测、未及时提交)	1
	质评	B2	抄写错误(结果没有正确地从设备屏幕或打印文件转录到报告表格上,如以相反顺序或一直向下逐行复印样品结果)	1
	结果	B3	单位报告不正确或单位换算错误	1
	上报	B4	小数点位置错误	1
	问题	B5	上报时选择的方法、仪器或试剂分组错误	1
		B6	上报项目错误(如将钠和钾的结果报反了)	1
		B8	上报数据不是原始数据,对数据进行了校正	1
		B7	其他结果上报问题,请描述	
C	方法	C1	未编写相应项目的标准操作规程(SOP)	0
	问题	C2	标准操作规程(SOP)中的步骤描述不正确	0
		C3	标准操作规程(SOP)与颁布的卫生标准不一致(例如使用过时的或不正确的抗生素报告方案)	0

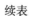

续表

大类编码	大类名称	亚类编码	亚类名称	是否与EQA过程相关
C	方法问题	C4	未对员工进行培训和考核	0
		C5	方法偏离	0
		C6	使用非配套的试剂/校准品	0
		C7	该项目检测方法未经确认或验证	0
		C8	使用不适当的参考区间	0
		C9	不适当的温育条件(如时间、温度和/或空气)	0
		C10	校准品本身质量问题(如校准品赋值不正确、校准品不稳定)	0
		C11	移液管或加样枪未校准或校准错误	0
		C12	试剂或质控品本身质量问题	0
		C13	试剂批间差异引起的不准确	0
		C14	未使用最新换代的试剂	0
		C15	结果接近方法检出限导致的不准确	0
		C16	结果不在检测系统的分析测量范围(也称线性范围)内	0
		C17	基质效应引起的室间质评样品与患者样品的差异	1
		C18	样品携带污染	0
		C19	样品中可能包含干扰因素(这可能具有方法特异性)	1
		C20	环境改变(如装修等)	0
		C21	室内质控方面问题(如不适当的质控方法或未做室内质控;质控品浓度与分析物浓度无关;质控规则或界限值不适当)	0
		C22	其他方法问题,请描述	
D	设备问题	D1	设备管道或孔被堵塞	0
		D2	设备加样不准	0
		D3	设备功能故障(如仪器老化;零件故障)	0
		D4	纯水机或去离子水设备功能障碍	0
		D5	设备数据处理功能出现障碍	0
		D6	设备软件应用编程错误或遗漏	0
		D7	未定期执行设备维护	0
		D8	其他设备问题,请描述	
E	技术问题	E1	未遵循建议对环境或设备进行监测(如温度、湿度等)	0
		E2	设备参数、检测模块或标本类型等设置未更改或错误	0
		E3	质控品、校准品或试剂使用前处理不正确(包括复溶、配制、未混匀等)	0
		E4	质控品、校准品或试剂储存不适当	0

大类编码	大类名称	亚类编码	亚类名称	是否与 EQA 过程相关
E	技术问题	E5	试剂过期、超过开瓶稳定时间段、失效或污染	0
		E6	不同批号试剂混加	0
		E7	校准问题（如校准曲线过期,校准品浓度输入错误、校准品过期）	0
		E8	对室内质控失控未采取措施	0
		E9	检测了错误的样品（如在第一次 EQA 活动中错误地检测了第二次 EQA 活动的样品）	1
		E10	未遵循标准操作规程（SOP）	0
		E11	未遵循室间质评使用说明书	1
		E12	室间质评样品不适当的储存	0
		E13	室间质评样品不适当的复溶	1
		E14	室间质评样品检测前未混匀	0
		E15	室间质评样品复溶后未在规定时间内检测	1
		E16	室间质评样品处理时被污染	0
		E17	样品在设备上放置顺序或位置错误	0
		E18	加样或稀释错误	0
		E19	计算错误	0
		E20	试验反应判断错误	0
		E21	其他技术问题,请描述	
F	室间质评评价问题	F1	由于参加实验室数量不够导致不适当的分组	1
		F2	由于数据统计方法不当导致的不适当的靶值	1
		F3	评价区间不适当	1
		F4	室间质评组织者数据输入不正确	1
		G	调查后无法解释（调查后仍不能确定质评结果不合格的原因,请选择此项）	
		H	其他	

注:是否与 EQA 过程相关:1 表示与 EQA 过程相关,0 表示与 EQA 过程不相关

缩写:室间质量评价（external quality assessment,EQA）

附录10

室间质评不及格结果原因分析工作表（方案1）

提示

在你开始评价不及格结果的潜在原因之前，请仔细阅读 EQA 组织者反馈的结果回报表和 / 或能力验证报告以获取对不及格结果可能的解释。如果没有给出解释，请使用如下流程图来查找潜在的原因（附录图 10-1）。详细的注释见附录表 10-1。

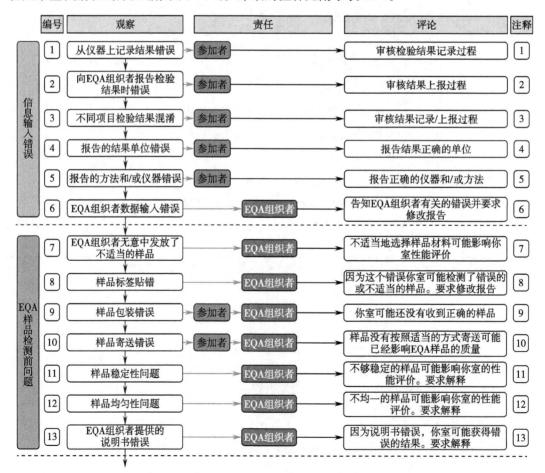

	编号	观察	责任	评论	注释
信息输入错误	1	从仪器上记录结果错误	参加者	审核检验结果记录过程	1
	2	向EQA组织者报告检验结果时错误	参加者	审核结果上报过程	2
	3	不同项目检验结果混淆	参加者	审核结果记录/上报过程	3
	4	报告的结果单位错误	参加者	报告结果正确的单位	4
	5	报告的方法和/或仪器错误	参加者	报告正确的仪器和/或方法	5
	6	EQA组织者数据输入错误	EQA组织者	告知EQA组织者有关的错误并要求修改报告	6
EQA样品检测前问题	7	EQA组织者无意中发放了不适当的样品	EQA组织者	不适当地选择样品材料可能影响你室性能评价	7
	8	样品标签贴错	EQA组织者	因为这个错误你室可能检测了错误的或不适当的样品。要求修改报告	8
	9	样品包装错误	参加者 EQA组织者	你室可能还没有收到正确的样品	9
	10	样品寄送错误	参加者 EQA组织者	样品没有按照适当的方式寄送可能已经影响EQA样品的质量	10
	11	样品稳定性问题	EQA组织者	不够稳定的样品可能影响你室的性能评价。要求解释	11
	12	样品均匀性问题	EQA组织者	不均一的样品可能影响你室的性能评价。要求解释	12
	13	EQA组织者提供的说明书错误	EQA组织者	因为说明书错误，你室可能获得错误的结果。要求解释	13

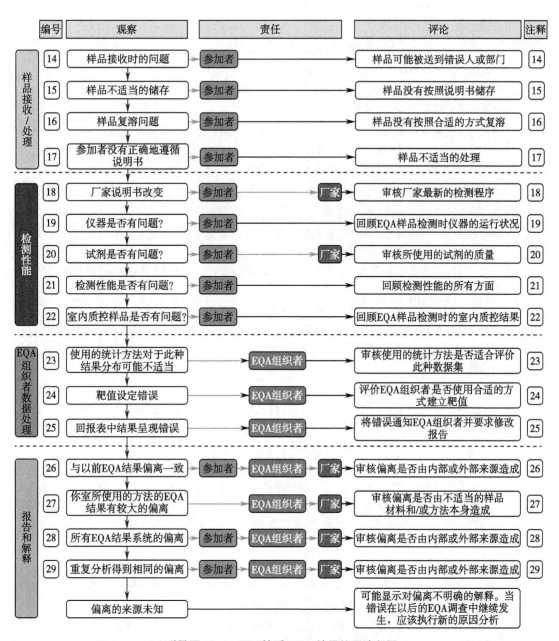

附录图 10-1　不可接受 EQA 结果处理流程图

附录表 10-1　EQA 结果不及格原因分析流程图注释

注释	评论
1	参加者在记录 EQA 样品检测结果时出现错误。这是实验室内部原因导致的错误。参加者应该仔细审核结果记录过程,并采取适当的措施防止此类问题的再次发生
2	参加者在报告 EQA 样品检测结果给 EQA 组织者时出现错误。这是实验室内部原因导致的错误。参加者应该仔细审核结果上报过程,并采取适当的措施防止此类问题的再次发生
3	参加者在从仪器上记录检验结果或将检测结果上报给 EQA 组织者时将不同项目检验结果混淆了。参加者应该仔细审核结果记录和 / 或报告过程,并采取适当的措施防止此类问题的再次发生

注释	评论
4	参加者上报的结果单位错误(例如,上报的单位是 U/dl,正确的单位是 U/ml)这可能导致 EQA 组织者在评价软件中进行数据处理时出错。在这种情况下,此种结果可能被当作离群值。参加者在报告结果时应该选择正确的单位
5	参加者上报的仪器和 / 或方法错误。这可能导致将结果划分到错误的方法 / 仪器组。这可能不仅影响所在组的全部结果评价也可能影响你室自己结果和性能的评价。为了防止此类问题的再次发生,参加者在上报结果时,应该选择正确的方法 / 仪器编码
6	EQA 组织者错误地输入你室的结果(例如,结果、单位、方法、仪器等)到数据库中,从而导致对你室性能错误的评价。请通知 EQA 组织者,并要求修改报告
7	EQA 组织者发放了不适当的 EQA 样品(例如,EQA 样品对于特定的方法不具有互通性,也就是对于特定的方法 EQA 组织者使用的样品与真实患者样品表现不一样。这可能影响你室的性能评价。EQA 组织者有责任在报告中注明此问题。如果 EQA 组织者没有这样做,请通知 EQA 组织者并要求修改报告
8	EQA 组织者给样品贴错了标签。这样评价将与样品信息的描述和 / 或期望的靶值不符。EQA 组织者有责任在报告中注明此问题。如果没有,请通知 EQA 组织者,并要求修改报告。另外,EQA 组织者应该给你室提供替代样品以获得重新检测样品的机会或者 EQA 组织者不得不重新开展整个调查
9	由于 EQA 组织者对样品包装错误导致你室收到错误的样品。因为你不知道这个事实,所以检测了错误的样品,这可能影响你室的性能评价。EQA 组织者有责任在报告中注明此问题。如果没有,请通知 EQA 组织者,并要求修改报告。参加者也有责任在接收后尽快检查他们是否收到了正确的样品。如果参加者没有这样做,而对不正确接收的样品仍进行检测,他们也有责任
10	EQA 组织者选择了一种不适当的方式分发样品(例如,不适当的包装材料,在不适当时期分发等)。这可能导致接收延迟,包装损坏等。检测此种样品可能影响你室的性能评价。在今后的 EQA 活动中将此种问题及时通知 EQA 组织者。另外,EQA 组织者应该提供替代样品给你室进行重新检测,并向你室提供修改的报告。通常,当样品接收延迟或包装损坏时请立即告知 EQA 组织者,样品可能受到影响,并请求替代样品
11	EQA 组织者发放了不够稳定的样品。这可能影响你室的性能评价。EQA 组织者有责任在报告中注明此问题,并重新开展此调查。如果 EQA 组织者没有这样做,请通知 EQA 组织者,并要求用更好的样品重新开展调查,并向参加者提供修改的报告
12	EQA 组织者发放了不够均匀的样品。这可能影响性能评价。EQA 组织者有责任在报告中注明此问题。如果 EQA 组织者没有这样做,请通知 EQA 组织者,并要求提供修改的报告。另外,EQA 组织者应该向你室提供替代样品,给予你室重新检测样品的机会并提供修改的报告
13	EQA 组织者在说明书中提供的信息不适当。因为这个原因你可能以不适当的方式处理了样品。这可能影响了你室的性能评价。EQA 组织者有责任在报告中注明此问题。如果 EQA 组织者没有这样做,请通知 EQA 组织者,并要求提供修改的报告。另外,EQA 组织者应该向你室提供替代样品,给予你室重新检测样品的机会并提供修改的报告
14	EQA 组织者告知参加者样品寄送的日期(例如,按照年度调查计划)。样品寄送到你室时延迟。例如,这可能是由于 EQA 组织者获得的详细地址信息有误或者在医院内部分配错误。这可能导致较差的检验结果。请仔细评价样品的递送和 / 或分配过程,并采取适当的措施防止此问题在以后调查中发生。如果样品的寄送存在体系性的延迟,应该通知 EQA 组织者,并在以后的调查中使用另外的递送方式分发样品

注释	评论
15	样品接收后保存不适当。例如,样品没有放到冰箱。这可能导致不好的检验结果。请仔细评价样品的存储程序,并采取适当的措施防止此类问题的再次发生
16	样品复溶不适当,例如,因为你没有使用校准过的吸管,因此你用移液管吸取了错误的体积。另外一种可能是你没有适当地混匀样品。这可能导致不好的检验结果。请仔细评价样品复溶的程序,并采取适当的措施在今后的调查中避免此问题
17	你没有仔细阅读说明书。因此在处理样品时你可能犯错(例如,此次调查中样品的稳定时间比往常的短,但是你没有注意到这点,因此没有在样品稳定的时间段检测样品)这可能导致不好的检验结果。请每次仔细阅读说明书
18	如果厂家对检验组成和 / 或程序做了改变,他们应该让实验室知晓。如果厂家没有这样做,应该告知厂家并要求在以后加强沟通。必要时实验室应该对修改的检验程序进行评价 / 确认。如果实验室没有根据厂家给的信息变更检验程序,那么不得不执行实验室内部的行动
19	如果在 EQA 样品检测时出现仪器相关的问题(例如,由于维护问题、校准、检测设置问题),那么实验室不得不采取内部行动以防止重复的问题
20	如果在 EQA 样品检测时出现试剂相关的问题(例如,特定批号、复溶、储存问题),那么不得不采取措施防止重复的问题。如果问题是由外部因素造成,应该联系试剂经销商或厂家
21	如果 EQA 样品检测时存在与检验性能相关的问题(例如,检测设置,本地修改,校准),那么不得不采取内部行动防止重复的问题
22	如果室内质控样品结果可以解释 EQA 结果的偏离,那么不得不采取内部行动以防止重复的问题。确保在 EQA 样品检测期间患者的结果是正确的。观察室内质控结果的趋势
23	EQA 组织者有责任向参加者提供使用的有关统计学方法的信息(例如,每个报告中应该包含统计学方法信息)。审核数据,例如由于结果呈非正态分布或数据集太小,使用的统计学方法是否可能有问题。联系 EQA 组织者并要求其进一步的解释
24	如果靶值是由参考方法建立的,那么偏离可能是由靶值的设定或你室的方法造成。检查其他方法的偏离。如果偏离跟你室的偏离都相似,那么可能靶值不正确。告知 EQA 组织者。如果偏离与其他方法不同,那么同时用其他可靠的方法检测参考物和一些患者样品。让你室方法的厂家知道 EQA 偏离,并寻求适当的措施。 如果靶值是公议值(一个由多种不同方法组成的方法组的所有结果计算而来),那么这个偏离代表的是你室的方法,但所有组的指定值并不代表你室方法。实验室应该将你室的结果与你室特定的方法公议值进行比较评价而不是所有组计算的靶值。如果在报告中没有给出指定方法组的,请向 EQA 组织者索求此种信息。如果靶值计算是来自很少数的结果,那么可能导致不可靠的靶值。结果解释时要小心。 如果靶值不是通过原始结果计算而来,而是原始结果和修改结果(例如,使用本地校正因子)的混合,这可能导致较大的变异和不正确的靶值。当报告结果时,如果结果不是原始的应该做到标记,在计算靶值时将这些结果排除在外,或者当作单独的方法组对待(这种情况下需要足够数量的参加者对结果进行相同的校正)
25	EQA 组织者可能在报告中错误的呈现结果(例如,你室特定的方法的结果出现在其他方法组)。请通知 EQA 组织者,并要求修改报告
26	类似的偏离在以前就发生过。如果偏离对于此方法是典型的,那么原因在外部[参见注释 18(例如方法的改变)和注释 20(例如特定的试剂批号问题)。原因也可能是由于使用的 EQA 样品(例如对于某种特定方法不具有互换性)。如果这些都不是,原因在于内部。请确保在 EQA 样品检测时,室内质控和患者结果是正确的。采取适当的纠正措施

续表

注释	评论
27	如果有关联,请向 EQA 组织者诉说调查中使用的样品材料对于你室的方法可能不适当。一些材料对于某种特定方法会特异性表现较大的偏离,这种情况下偏离可能超出了可接受限但是没有超过所在方法的变异。告知 EQA 组织者,并要求互换性更好的材料(如果可能)
28	当检测了几个不同浓度的样品时,如果存在系统误差,请彻底调查。系统误差有不同的来源,例如,校准品问题(外部的)、吸样误差(内部的)、特定试剂批号问题(外部的)、靶值设定问题(外部的)。应该彻底调查潜在的原因并采取适当的措施
29	重复分析储存的 EQA 样品。如果重复分析显示不再有偏离,那么看起来方法是可以的。请确保 EQA 样品检测时室内质控和患者结果是正确的。当必要时采取适当的纠正措施。 如果重复分析显示相同的偏离,向 EQA 组织者寻求样品进行再次分析。如果重复分析显示没有偏离了,方法似乎是可以的。这很可能是 EQA 样品出了问题(例如 EQA 组织者发放了错误的样品,复溶时吸样误差)。如果重复分析显示相同的偏离,可能是使用的方法有问题(外部原因)或者 EQA 组织者发放的样品问题(外部原因)。彻底调查潜在的原因并采取适当的措施

注:内部原因指来自实验室本身的问题,外部原因指来自厂家或 EQA 组织者的问题

附录 11

室间质评不及格结果原因分析工作表(方案 2)

实验室 / 部门:＿＿＿＿＿＿＿＿＿＿＿＿＿＿日期(年 / 月 / 日):＿＿＿＿＿＿＿＿＿＿＿＿＿＿

基本信息收集

	内容 / 描述	备注
评价项目(名称)		
室间质评组织者(机构名称)		
室间质评样品	□ 血清　□ 全血　□ 血浆　□ 尿液 □ 脑脊液　□ 血斑　□ 模拟标本	
室间质评样品发送日期(年 / 月 / 日)		
室间质评样品接收日期(年 / 月 / 日)		
室间质评样品接收者(姓名)		
样品管 / 容器编号		
特别的通知	□ 无　□ 有,内容:＿＿＿＿＿＿＿	
样品检测日期(年 / 月 / 日)		
检测样品的技术人员(姓名)		
结果审核人员(姓名)		
最终结果上报人员(姓名)		
结果上报截止日期(年 / 月 / 日)		
结果上报日期(年 / 月 / 日)		
你室的结果		
靶值		
可接受范围		

按照下面步骤逐步排查错误来源,勾选符合的选项

问题	问题分类	勾选
室间质评样品问题	样品在运送时变质(污染;溶血;无活性;不均匀)	
	室间质评样品未在规定的时间内接收(如一直放在收发室没有接收)	
	室间质评样品未在适当的温度下接收	
	室间质评样品标签贴错	
	室间质评样品量不足	
	其他室间质评样品问题,请描述:＿＿＿＿＿＿＿＿＿＿＿＿＿	
室间质评结果上报问题	室间质评结果未提交(如未检测、未及时提交)	
	抄写错误(结果没有正确地从设备屏幕或打印文件转录到报告表格上,如以相反顺序或一直向下逐行复印样品结果)	
	单位报告不正确或单位换算错误	
	小数点位置错误	
	上报时选择的方法、仪器或试剂分组错误	
	上报项目错误(如将钠和钾的结果报反了)	
	上报数据不是原始数据,对数据进行了校正	
	其他结果上报问题,请描述:＿＿＿＿＿＿＿＿＿＿＿＿＿	
方法问题	未编写相应项目的标准操作规程(SOP)	
	标准操作规程(SOP)中的步骤描述不正确	
	标准操作规程(SOP)与颁布的卫生标准不一致(例如使用过时的或不正确的抗生素报告方案)	
	未对员工进行培训和考核	
	方法偏离	
	使用非配套的试剂 / 校准品	
	该项目检测方法未经确认或验证	
	使用不适当的参考区间	
	不适当的温育条件(如时间、温度和 / 或空气)	
	校准品本身质量问题(如校准品赋值不正确、校准品不稳定)	
	移液管或加样枪未校准或校准错误	
	试剂或质控品本身质量问题	
	试剂批间差异引起的不准确	
	未使用最新换代的试剂	
	结果接近方法检出限导致的不准确	
	结果不在检测系统的分析测量范围(也称线性范围)内	
	基质效应引起的室间质评样品与患者样品的差异	
	样品携带污染	

续表

问题	问题分类	勾选
方法问题	样品中可能包含干扰因素(这可能具有方法特异性)	
	环境改变(如装修等)	
	室内质控方面问题(如不适当的质控方法或未做室内质控;质控品浓度与分析物浓度无关;质控规则或界限值不适当)	
	其他方法问题,请描述:_____	
设备问题	设备管道或孔被堵塞	
	设备加样不准	
	设备功能故障(如仪器老化;零件故障)	
	纯水机或去离子水设备功能障碍	
	设备数据处理功能出现障碍	
	设备软件应用编程错误或遗漏	
	未定期执行设备维护	
	其他设备问题,请描述:_____	
技术问题	未遵循建议对环境或设备进行监测(如温度、湿度等)	
	设备参数、检测模块或标本类型等设置未更改或错误	
	质控品、校准品或试剂使用前处理不正确(包括复溶、配制、未混匀等)	
	质控品、校准品或试剂储存不适当	
	试剂过期、超过开瓶稳定时间段、失效或污染	
	不同批号试剂混加	
	校准问题(如校准曲线过期,校准品浓度输入错误、校准品过期)	
	对室内质控失控未采取措施	
	检测了错误的样品(如在第一次 EQA 活动中错误地检测了第二次 EQA 活动的样品)	
	未遵循标准操作规程(SOP)	
	未遵循室间质评使用说明书	
	室间质评样品不适当的储存	
	室间质评样品不适当的复溶	
	室间质评样品检测前未混匀	
	室间质评样品复溶后未在规定时间内检测	
	室间质评样品处理时被污染	
	样品在设备上放置顺序或位置错误	
	加样或稀释错误	
	计算错误	
	试验反应判断错误	
	其他技术问题,请描述:_____	

续表

问题	问题分类	勾选
室间质评评价问题	由于参加实验室数量不够导致不适当的分组	
	由于数据统计方法不当导致的不适当的靶值	
	评价区间不适当	
	室间质评组织者数据输入不正确	
调查后无法解释		
其他	请描述:_____	

实验室主任:_____ 日期:_____

附录 12

室间质评不及格结果原因分析工作表（方案 3）

基本信息

室间质量评价计划名称：_____ 　　实验室编号：_____

检测日期：_____ 　　结果上报日期：_____

检测人员：_____ 　　结果上报人员：_____

实验室主任：_____ 　　日期：_____

不可接受结果 1

样品编号： 　　检测项目名称：

结果上报人员： 　　可接受的结果 / 范围：

不可接受结果 2

样品编号： 　　检测项目名称：

结果上报人员： 　　可接受的结果 / 范围：

不可接受结果 3

样品编号： 　　检测项目名称：

结果上报人员： 　　可接受的结果 / 范围：

不可接受结果 4

样品编号： 　　检测项目名称：

结果上报人员： 　　可接受的结果 / 范围：

不合格结果原因分析

结果上报错误	是	否	不适用
结果是否正确地从仪器抄写到网络结果上报表中?			
结果上报时,仪器 / 方法 / 试剂编码选择是否正确?			
结果上报时单位换算正确吗?			
小数点位置是否正确?			
结果上报表中的结果与室间质评上报表中的结果是否一致?			

备注:上面这些问题中任何一个问题的答案是"否"的话可能揭示存在结果上报错误。虽然室间质评报告的报告形式与患者结果报告不一样,但结果上报错误可揭示需要额外的员工培训,审核室间质评组织者提供的说明书,或者需要另外一个审核者,或调查检测仪器提供的报告格式。如果上报的结果与上报表中的结果不一致,请联系室间质评组织者

检测过程	是	否	不适用
是否遵循 SOP 文件?			
试剂是否根据 SOP 文件配置?			
试剂是否在开瓶稳定性可接受范围内?			
室内质控结果可接受并且没有发生偏移吗?			
稀释是否正确?			
计算是否正确?			

备注:这些问题中任何一个问题的回答是"否"揭示程序错误的可能。这些错误揭示设备操作或方法性能不适当。可能要求审核室间质评样品中提供的说明书和 / 或实验室 SOP 文件。

设备	是	否	不适用
室间质评样品检测时段最近一次的校准是否可接受并在预设的稳定极限范围内?			
回顾过去室间质评结果,结果分布是否均匀而没有偏移?			
期望结果是否在仪器检测范围之内?			
是否定期进行仪器维护?			
是否有记录证明在室间质评前后不存在显著的设备 / 检测问题?			

备注:这些问题中任何一个问题的回答是"否"揭示分析错误的可能。这些类型的错误可能揭露不能遵循建议的设备维修和校准

样品处理	是	否	不适用
室间质评样品是否按照包装盒中说明书复溶?			
室间质评样品是否按照包装盒中说明书储存?			
包装盒中是否提供了操作的特殊说明?			
是否对正确的室间质评样品进行了正确的检测?			

备注:这些问题中任何一个问题的回答是"否"揭示样品处理错误的可能。这些类型的错误可能揭露不能看懂室间质评样品附带的说明书。

续表

室间质评样品	是	否	不适用
室间质评样品寄出后是否在规定的时间内接收?			
室间质评样品是否在适当温度下接收?			
室间质评样品包装和质量满足要求吗?			
你室的结果评分是否基于适当的分组?			
备注:这些问题中任何一个问题的回答是"否"揭示可能存在室间质评样品问题。如果问题存在于实验室内接收样品的延迟,那么需联系内部收发室以确认样品到达您机构后能够及时收到。如果你认为你室结果被划分到不适当的分组中,可通过"检验医学信息网"中的"临检中心数据分析"模块选择适当分组的靶值进行自我评价。如果需要请联系您的室间质评组织者获得更多的信息。			

总结:

纠正措施文件:

附录 13

质量云盒平台介绍

一、项目背景

降低就医成本,是我国医疗体制改革的重点之一,也是我国政府和百姓最为关心的问题。实现医疗机构间检验结果互认,有利于合理利用区域卫生资源,改进医疗服务,降低患者就诊费用,对患者切身感受深化医药卫生体制改革所带来的益处具有积极意义。为此,早在 2006 原卫生部就已公布《关于医疗机构间医学检验、医学影像检查互认有关问题的通知》(卫办医发〔2006〕32 号),要求各省级卫生行政部门要以加强医疗质量控制中心建设为切入点,大力推进同级医疗机构间检查结果互认工作。2010 年国务院办公厅颁发《关于印发医药卫生体制五项重点改革 2010 年度主要工作安排的通知》(国办函〔2010〕67 号)中提出"实行同级医疗机构检查结果互认"。2018 年 1 月原国家卫生计生委发布关于新的三年改善医疗服务行动计划(国卫医发〔2017〕73 号),强调要固化的五项工作制度之一———检查检验结果互认制度。

从先行省份和地区的情况来看,检验结果互认的实施普遍取得了良好的经济效益和社会效益,某种程度上做到了诊疗资源共享利用的最大化,解决了部分看病难、看病贵的问题,一定程度上改善了医患关系。对患者来说,在没有实行检验结果互认之前,患者若要换家医院接受治疗,前一家医院所做的那些检验项目,到了另一家医院就不被认同,必须重新花钱再检查一遍,这给一些经济上本来就很困难的患者平添了不少负担,在时间和体力上也耗费不少。检验结果互认的实施,有效减轻了患者这部分的负担。对检验科来说,获得检验结果互认资格,有利于加深临床和患者对于检验结果的信赖度,提升检验科室的外部形象,改善内部管理,增强实验室的综合竞争力。因此可以说,实施检验结果互认制度的最终目的在于为临床和患者提供优质、高效的临床检验服务,全面促进和提高医学实验室的质量管理水平。

质量云盒(Clinet Quality Box,CQB)的定位是承接管理机构对医学实验室的质量监管要求,依据国家标准(WS/T 496-2017)对实验室的质量控制指标(QI)、实验室室间质量评价(EQA)和室内质量控制(IQC)等多种数据进行自动采集和上报、并通过平台将实验室的质量和检验结果互认评价结果及时下发,实现实验室质量监控网络平台。同时 CQB 也是一款能为医学实验室提供可视化质量管理和质量持续改进数据依据的一体化实验室质量管理平台、能够外接各种第三方软件,形成数据互通、数据共享、数据融合、数据处理、数据分析、数据智能化呈现的多元化数据平台。

二、质量云盒主要功能介绍

根据实验室用户的需求不同 CQB 分为基础版(Web 版)和专业版(服务器版)两种版本。基础版是架构于互联网的运行环境,实验室用户通过网页登录的方式进行 QI、IQC 和 EQA 数据的上报,同时能够通过 CQB 的云服务对实验室的质量进行管理,CQB 的云服务包括但不限于 QI 可视化图表分析功能、IQC 专业质控软件功能。基础版主要面对各级临床检验中心等质量评价组织者,在向实验室提供简版的质量管理软件的基础上,更倾向为质量评价组织者和管理者提供专业的数据监控和分析服务。

专业版是架构于医院局域网的运行环境,通过与实验室信息系统(LIS)和 / 或仪器直联的标准化接口联结,自动获取 QI、IQC 和 EQA 数据并上报,同时能够通过 CQB 预加载的软件功能模块,提供各类实验室质量管理的应用功能,包括但不限于 QI 可视化图表分析功能、IQC 专业质控软件功能、EQA 的趋势性失控风险评估功能、检测体系质量评价的 sigma 度量功能等。

CQB 还具备开放性平台的外衍功能,能与市场上第三方的应用软件进行对接,能够形成账户信息共享、专业配置信息共享、质量管理数据共享的业务驱动模式,为实验室的管理者提供高效和一体化的管理平台,大大的提升用户体验。

1. 功能模块表　具体模块功能见附录表 13-1。

附录表 13-1　具体模块功能

序号	模块名称	模块功能	备注
1	IF	接口单元(interface unit): CQB 内置有 LIS 系统的接口,可实现从 LIS 系统获取与质量管理相关的数据	提供给 LIS 的接口
2	DA	数据分析单元(data analysis unit): CQB 云服务器内置有数据分析单元,可对实验室质量管理各种数据进行智能化的统计分析	对数据进行后台处理
3	DS	数据存储单元(data storage unit): CQB 云服务器内置的数据存储单元,可将统计分析后的数据进行汇总存储	将数据贮存于云端
4	DF	数据传输单元(data transfer): CQB 云服务器有数据传输单元,可实现对外传输经汇总分析后的实验室质量管理数据	通过网络浏览报告
5	EQA	室间质评模块(external qc modules): 实验室可通过 CQB,向其已预置的若干室间质评计划传输检测结果,并获得相应的质评反馈报告	室间质评功能
6	QI	质量指标模块(quality indicators modules): 实验室可通过 CQB,向管理端汇总报告本实验室的质量指标数据	质量指标功能

续表

序号	模块名称	模块功能	备注
7	IQC	室内质控模块（internal QC modules）： 该模块，可实现绘制 L-J 图、质控规则推荐、室内报告生成等全面的室内质控功能，满足实验室的日常 IQC 需求	室内质控功能
8	DM	数据监控模块（data monitoring） 该模块，可实现质量监管单位分级管理和上报数据进监控、层级单位间的信息互通和管理功能	上报数据监控

2. 接口单元（interface unit）　CQB 内置有实验室 LIS 系统的标准接口（HL7 信息接口协议），可在无人工干预情况下，实现对质量管理数据的自动获取。备注：实验室本地端能否实现自动传输，取决于两个条件：①实验室本地 LIS 能否与 CQB 直接相连；②实验室 LIS 导出的数据及文件格式符合 CQB 接口标准。

3. 数据分析单元（data analysis unit）　数据分析单元为 CQB 的核心组件。获取实验室上报的数据之后，CQB 的数据分析单元可在基于各种权威规则、指南，对质量管理数据进行智能化的统计分析，并最终形成固定格式的数据阵列。

4. 数据存储单元（data storage unit）　CQB 使用业界知名的 Mysql 数据库，与系统合并安装，同时提供导出、备份、清理历史数据等功能，为用户在云端，提供高等级的安全措施保存质量管理数据。同时在硬件上，服务器使用双硬盘配置做 RAID1，在硬件层面保障数据存储的可靠性。

5. 数据传输单元（data transfer）　目前在内外网数据传输上使用私有定制协议的 COM 口数据传输，可实现内外网的高度隔离；通过运营商的数据使用双向 RSA 加密，保证数据安全。

6. 室间质评上报模块（external QC modules）　用户可通过 CQB 的室间质评模块可向以 Clinet 为基础的各级临床检验中心或其他相关机构组织的室间质评计划，上传室间质评样本检测数据，并获得相应的质评反馈报告（附录图 13-1 和附录图 13-2）。

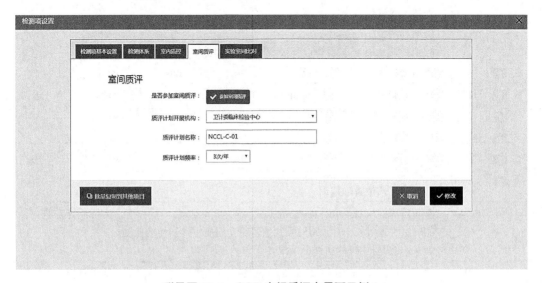

附录图 13-1　CQB 室间质评主界面示例 1

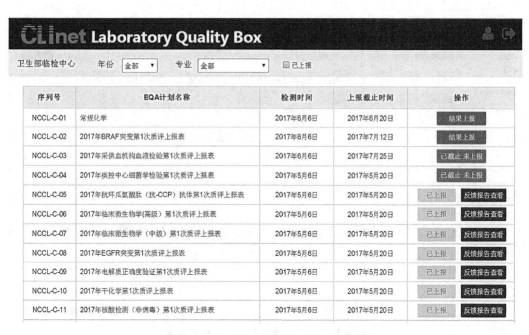

附录图 13-2　CQB 室间质评主界面示例 2

7. 质量指标模块（quality indicators modules）　用户可通过 CQB 的质量指标模块在基于中华人民共和国卫生行业标准 WS/T 496-2017 临床实验室质量指标,统计汇总本实验室的质量指标,并可向临床检验中心上报相应的质量指标数据(附录图 13-3)。

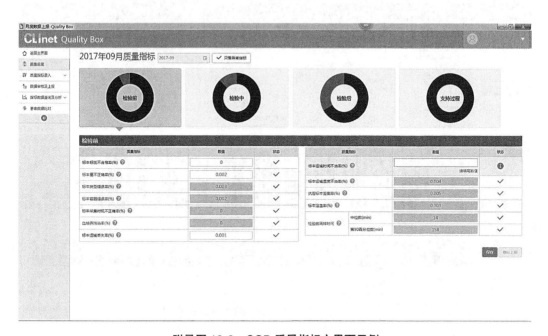

附录图 13-3　CQB 质量指标主界面示例

用户可登录 CQB 系统之后,按照月度 / 年度直接上报本实验室的质量指标数据(附录图 13-4)。

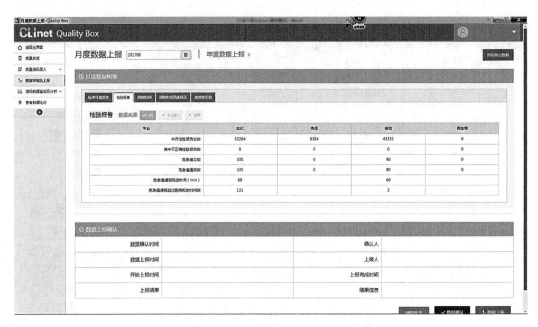

附录图 13-4 质量指标上报界面示意图

CQB 可通过以图形格式,向用户展示视觉化的本实验室质量数据总体情况,利于实验室直观了解本实验室质量情况(附录图 13-5)。

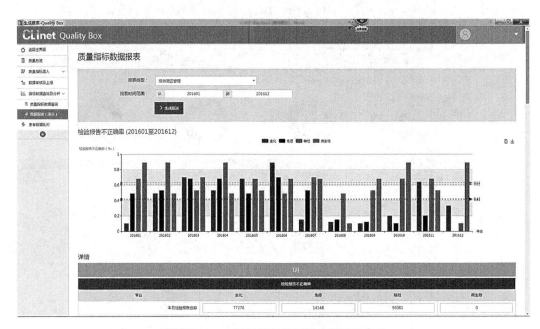

附录图 13-5 质量指标数据报表界面示意图

8. 室内质控模块(internal QC modules) 用户可通过 CQB 的室内质控模块可向以临床检验中心上传本地的室内质控数据,实现绘制 L-J 图、质控规则推荐、室内报告生成等全面的室内质控功能,满足实验室的日常 IQC 需求并获得相应的反馈报告(附录图 13-6)。

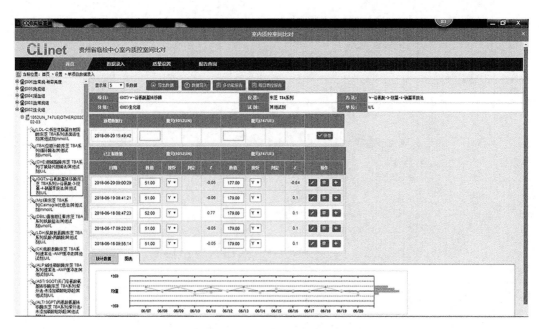

附录图 13-6　CQB 室内质控主界面示例

9. CQB 的一站式管理　CQB 采用一站式服务,即指一次账号登录,涵盖 IQC 日常操作;EQA 和 QI 的数据上报和反馈结果查看(附录图 13-7)。

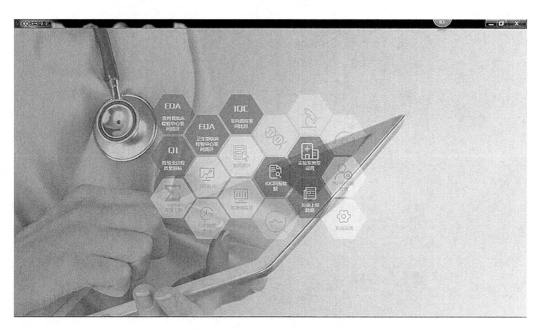

附录图 13-7　CQB 一站式登录